“十四五”国家重点研发计划“生育健康及妇女儿童健康保障”重点专项
“优化严重产后出血诊治策略的研究”（编号 2021YFC2701503）资助

产科麻醉医生笔记

Obstetrical Anesthesiologist’s Notes

（第 2 辑）

主　编　罗林丽　罗　东

副主编　张　英　廖志敏　周文琴　舒丽娟　宋　豪

科学出版社

北　京

内 容 简 介

本书以大量临床一线真实病例的病情介绍和围手术期处理经过为基础， 保留最有针对性和最有价值的临床信息，围绕该具体病例的疾病特点和处理过程进行相关知识的讲解和展开专家点评。全书共110余个临床病例，内容既包括了有代表性的临床常见产科合并症，也囊括了部分少见、罕见合并症，以及危重合并症救治和术中术后突发紧急事件的处理，涉及遗传、免疫、神经、精神、感染、产科大出血、麻醉并发症等多种疾病。本书内容实用，贴近临床，可作为临床一线医生的随身手册。

图书在版编目（CIP）数据

产科麻醉医生笔记. 第2辑 / 罗林丽，罗东主编. —北京：科学出版社，2024.4

ISBN 978-7-03-076980-0

Ⅰ.①产… Ⅱ.①罗… ②罗… Ⅲ.①产科外科手术—麻醉学 Ⅳ.①R719

中国国家版本馆CIP数据核字（2023）第219212号

责任编辑：郭 颖 / 责任校对：张 娟
责任印制：师艳茹 / 封面设计：龙 岩

科学出版社 出版
北京东黄城根北街16号
邮政编码：100717
http://www.sciencep.com

天津市新科印刷有限公司印刷

科学出版社发行 各地新华书店经销

*

2024年4月第 一 版 开本：787×1092 1/16
2024年4月第一次印刷 印张：20 1/2
字数：486 000

定价：168.00元

（如有印装质量问题，我社负责调换）

编著者名单

主　　编　罗林丽　罗　东

副 主 编　张　英　廖志敏　周文琴　舒丽娟　宋　豪

编　　委（以姓氏汉语拼音为序）

顾　娟　四川大学华西第二医院
江晓琴　四川大学华西第二医院
冷冬梅　四川大学华西第二医院
廖志敏　四川大学华西第二医院
林菁艳　川北医学院附属医院
刘建波　成都市大邑县人民医院
罗　东　四川大学华西第二医院
罗林丽　四川大学华西第二医院
舒丽娟　四川大学华西第二医院
宋　豪　四川大学华西第二医院
唐　勇　四川锦欣妇女儿童医院
吴　兰　四川大学华西第二医院
吴爱玲　内江市第一人民医院
曾　葵　四川大学华西第二医院
张　英　西南医科大学附属中医医院
周述芝　雅安市人民医院
周文琴　四川大学华西第二医院

参编人员

王　瑜　杨平亮　徐　棋　胡云霞　高治伟　任应博
毛安琼　杨典平　陈筱静　韩学广　周婧馨　潘雪琳
李妮娟　朱虹颖　张　芮　林巧霞　刘　超　李春平
邓　萍　何蕾蕾　汪体和　万佳露　许　滔　严　丹
黄川林　童　丹　侯　运　陈柏霖　魏大源　李佳蔓
冉　鑫　侯永超　张　杰　黄桂娟　古云彩

序　一

华西医院麻醉科于2000年开展了规范化住院医师培训，从那时候开始就雷打不动地开展了丰富多彩的病案讨论教学活动。23年来仅在2008年地震时中断过一次。华西麻醉科的病案讨论已经成为麻醉科教学中的一大特色，老师们为病案讨论教学提供了内容丰富的精彩病例，培养了一届又一届的研究生、住院医生和进修医生。时至今日，几百人共同参加讨论的盛况还留在许多曾经在华西麻醉科学习过的各科医生的脑海中，成为他们在华西学习期间不可磨灭的深刻记忆。2020年初华西麻醉科的病案讨论教学转移到线上进行。也正是如此，促成了“华西麻醉云学院”的创办。如今，“华西麻醉云学院，每逢周日来充电”的口号已经深入人心。历年来教学中的精彩病案也于2014年汇编成《麻醉学临床病案分析》，受到了广大麻醉医生的欢迎。

我们为什么如此重视病案讨论教学？为什么病案讨论教学如此受到广大临床医生的欢迎？从医学生过渡到临床医生是一个将理论应用于实践的过程，而对临床病例的管理是医生快速成长不可或缺的环节。麻醉科医生每天面临繁重的临床工作，工作压力大，工作时间长，所需要储备的知识多。但即便是在华西医院这样病源丰富的教学医院，麻醉科医生每天所面对的大多数患者仍然是普通的常规麻醉患者，所能接触到特殊患者或亲身经历的突发特殊情况仍然是有限的，有的特殊合并症可能终其一生都不可能亲自遇到。而对特殊病例麻醉管理的学习相当于是在有限的时间内获得了其他人的宝贵经验，是每一位麻醉科医生快速成长的必由之路。

妊娠期是一个非常特殊的时期，在这个时期孕妇的抵抗力是下降的，容易导致原有的系统性疾病复发和加重。妊娠本身还可能合并妊娠期特有的妊高征、糖尿病等合并症，在围生期还可能出现胎盘早剥、羊水栓塞等并发症。在这一时期，椎管内麻醉本身也容易导致神经系统的并发症发生。总之，妊娠期是各类合并症及并发症的高发时期，孕产妇也成为麻醉管理的高危人群。尤其是在基层医院，麻醉科医生所接触到特殊病例的机会有限，限制了他们在孕产妇麻醉管理方面的快速成长和提高。由四川大学华西第二医院麻醉科的产科麻醉专家们牵头主编的《产科麻醉医生笔记》（第2辑），是一本集合了110余个产科危重症、疑难病和少罕见病的麻醉管理病例的汇编，涉及遗传、免疫、神经、精神、骨骼肌肉疾病、感染性疾病等多个系统和方面，还纳入了许多椎管内麻醉的少见并发症和ICU重症患者的管理，内容十分丰富。区别于目前市面上已有的产科麻醉病例汇编书籍，本身具有形式新颖，内容精练，知识性强的特点，与临床病例结合紧密，在产科特殊病例麻醉管理方面有重要的指导作用。临床麻醉的内涵及核心知识与技能主要有三个方面：①消除或减轻损伤导致的疼痛和异常应激反应；②基本生命功能的监测和调控，重要组织脏器的保护和支持；③围麻醉手术期危急疑难重症的诊断、治疗和预防。本书从临床产科麻醉病例分析出发，全面地反映了我们对上述麻醉科医生临床工作重点的认知与实践。

希望这本书中提供的大量特殊病例能为基层麻醉科医生和年轻的麻醉科医生开阔视野，帮助他们积累经验，快速成长。预祝《产科麻醉医生笔记》能顺利出版，受到麻醉科医生们的大力欢迎，发挥它在产科麻醉管理方面的重要价值。

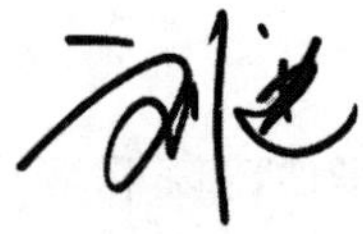

中华医学会麻醉学分会前任主任委员

中国医师协会麻醉学医师分会首任会长

四川大学华西医院麻醉科主任医师、教授、博导

序　二

随着舒适化医疗的开展，麻醉学科的临床任务从手术室内走到了手术室外，从主要为手术科室患者提供医疗服务，到几乎要为临床所有科室患者提供医疗服务。因此，麻醉学科不仅支撑了传统手术学科的发展，也促进了几乎所有临床学科的进步，特别是各类有创和无创诊断性操作和经过自然腔道的微创手术的开展。所以，麻醉学科的水平决定了医院的综合实力。因此，近年来麻醉学科的建设与发展受到从国家到各级地方政府部门和医院的高度重视，我们也迎来了麻醉学科发展的最好时机。

麻醉学科发展离不开麻醉学人才。人才一方面来自于扎实地开展住院医生规范化培训和积极尝试专科医生培训，为未来的学科发展输送优秀临床人才；另一方面，要加强对现有麻醉在职人员的培养，提升他们的岗位胜任力和应对各种突发临床事件的认知和处置能力。一个人的职业生涯是有限的，在短暂的职业生涯中靠个人的直接临床经验积累的知识和对临床事件的认知也是有限的。因此，必须通过阅读书籍、参加各种线上线下的学术讲座、病例讨论、进修学习等，用他人成功的经验与失败的教训来丰富自己，建立自己在临床工作上的自信，提升综合诊断治疗能力。

产科麻醉相对于其他亚专业的麻醉风险更高，产科麻醉医生压力也更大。因为国家有专门针对妇女儿童的权益保护法，孕产妇和儿童是我们关注的重点人群，围生期麻醉关系“母子两条命，责任大于天”。妊娠本身带来的特殊的病理生理改变、妊娠合并症及并发症使得产科麻醉有其复杂性和特殊性，而基层很多产科患者没有相应的妊娠期产检，有紧急情况方才入院，使得临床处理更加困难。基层麻醉医生相对妇儿专科医院的麻醉医生在产科麻醉疑难杂症的见识上偏少，认知和处理能力有待进一步提高。四川大学华西第二医院是四川省产科危急重症转诊中心，麻醉科在处理产科危急重症患者方面有丰富的经验。这本《产科麻醉医生笔记》由四川大学华西第二医院麻醉科为主体的专家团队和省内多名产科麻醉专家共同编写，通过 110 余个典型临床病例的客观呈现、解析和讨论，对提高麻醉医生，尤其是基层医院麻醉医生对产科并发症、产科合并疾病及危急重症患者麻醉管理水平大有帮助。全书内容丰富，包括 7 章，涵盖六大系统疾病，除麻醉期管理，还包括围手术期 ICU 的管理，有重要的临床指导意义。

亚洲小儿麻醉医师协会会长

第四届四川省医师协会麻醉医师分会会长

四川大学华西医院麻醉科主任医师、教授、博导

序　三

孕产妇及新生儿的死亡率是衡量一个国家发展水平的重要指标，随着我国社会发展形势的变化，国家相继出台实施二孩、三孩政策，以改善我国人口结构、应对人口老龄化的状况。实施以来，高龄孕产妇，以及与高龄相关的妊娠期并发症和合并症（如年龄大于35岁或40岁，双胎或多胎妊娠、妊娠期高血压疾病、妊娠期糖尿病、妊娠期肝内胆汁淤积症、前置胎盘甚至是凶险性前置胎盘、胎盘早剥、瘢痕子宫再次妊娠、妊娠合并心脏病、妊娠合并血液系统疾病、妊娠合并肾脏疾病、妊娠合并免疫系统疾病等）的增加，在广大医护人员所面临的风险和压力倍增的同时，也对产科医生和相关的医务工作者如产科麻醉医生提出了更高的要求，产科医生要保证整个妊娠期和产褥期的母胎安全，而麻醉医生则要保证母胎平稳度过围分娩期，同时也要保证孕产妇有一个舒适的体验。

孕产妇疾病具有复杂性、多样性、易变性和突发性等特点，在孕产妇特别是危重孕产妇的救治过程中，多学科团队的作用非常重要，这其中麻醉科医生的作用举足轻重。

由于孕产妇疾病的特殊性，有较多的临床麻醉医生不可能在其职业生涯中碰到和处理所有的疑难危急重症病例。本书通过临床病例这种形式，针对多种危重、疑难问题临床管理过程及危重紧急情况处理进行剖析，达到最终提升临床处理能力、提升临床医疗质量的目的。《产科麻醉医生笔记》依托以四川大学华西第二医院为主体的专家团队及省内多名产科麻醉专家，收集在长期临床实践中遇到的110余个典型的临床病例，包括常见的经典病例、疑难病例、罕见病例等，通过生动、特色的病例呈现，对疾病的特点及围分娩期管理，尤其是麻醉期管理进行了充分的阐述，并经专家点评，有助于产科麻醉医生，尤其基层的麻醉医生对于产科合并疾病、并发症及危急重症的临床管理水平提升。

本书不仅有助于产科麻醉医生对于相关疾病（如遗传疾病、免疫疾病、神经系统疾病、骨关节疾病、感染性疾病等）的了解，而且有助于对于妊娠期并发症（如心力衰竭、肺水肿、前置胎盘、胎盘早剥等）的认识，以及危急重症（子宫破裂、羊水栓塞、大出血等）围术期麻醉管理能力的提升，是一本值得每一位临床麻醉医生学习、收藏的好书。

周容

四川省预防医学会孕产期疾病防治及康复分会主任委员
世界中医药学会联合会围产医学专委会副会长
四川大学华西第二医院产科主任医师、教授、博导

前　言

随着我国三孩政策的实施和生育年龄的推迟，高危孕产妇数量不断增加，对临床麻醉管理提出了新的挑战。华西第二医院是西南地区危急重症的转诊中心，每年都会接诊大量的特殊病例，也会通过电话和微信等方式远程指导边远地区医院的麻醉医生救治大量的危重患者。在多学科管理团队中，麻醉医生的临床水平对于临床质量和患者结局起到了举足轻重的作用。

产科患者麻醉管理的复杂性在于，麻醉医生除了要熟悉妊娠期和分娩期的生理和病理改变，还要面对各类突发、疑难、危重和少罕见病例。尤其特殊的是产科急诊情况多，留给麻醉医生思考和准备的时间十分有限，因此，对产科麻醉医生的知识储备要求十分高。特别是在突然面对一些罕见病例时，连经典教科书和参考书上对于妊娠与疾病的相互影响及对这类患者麻醉管理的注意事项也很少提及，而通过查阅文献在短时间内能获得的有价值的信息又十分有限。所以，一直以来都想要写一本以病例分析的形式来讲述妊娠合并各种疑难、危重、少罕见病的麻醉管理方面的书籍，帮助麻醉医生们解决我们曾经面对的问题。《产科麻醉医生笔记》就是在这样的背景下产生的，也就注定了它必须是一本紧密结合临床、内容丰富、形式新颖的临床医生的口袋书。针对每一个病例它不必提供多么复杂的理论和多么全面的信息，但它能在最短的时间内让你知道如果你遇到了类似的患者该怎么办。就像身边随时有一位知识渊博的上级医师，当你在面对特殊患者感到心中没有底气时，能从他那里获得力量，最大可能保证麻醉安全，提高临床质量，这就是我们写这本书的初衷。

本书的编委团队主要来自于华西第二医院麻醉科和ICU，同时邀请了在产科麻醉管理方面具有丰富临床经验的一线专家来共同编写。本书收集了历年来在产科围手术期临床实践中遇到的大量疑难、危重及罕见病例，经过筛选、提炼和改编，保留了其中的主要病情特点，去除了与所述疾病本身无关的干扰项目，希望能更加有针对性地聚焦于所描述的疾病本身。本书包括了114个临床经典病例，共有7章，涵盖了六大系统合并症，包括遗传、免疫系统，神经、精神系统，骨骼、肌肉疾病，感染炎症性疾病及少罕见椎管内麻醉并发症，还包括了产科合并症大出血管理和严重妊娠合并症围产期管理。本书内容丰富，尤其是妊娠合并少罕见病约占到了本书总病例的2/3以上，其中妊娠合并脊髓硬膜外脂肪增多症、妊娠合并先天性无汗症、妊娠合并盖特曼综合征等让你感到困惑的合并症患者的麻醉管理，在这里都能找到答案。本书每个小节都围绕“病情介绍”“处理经过”“相关知识点”和“专家点评”四个部分进行展开，“相关知识点”部分主要参考了经典书籍和“Up To Date”中的相关内容，并充分阐述了合并症与妊娠的相互影响、疾病对母婴的影响。“专家点评”部分紧密结合病例，重点讨论了针对该类病例的麻醉与围手术期管理相关的内容，以期为大家呈现出一本内容丰富而又简明实用的临床读本。

在历时 6 个月的筹备和历时 1 年的编写过程中，编写团队的全体成员都付出了艰辛的劳动，查阅了大量的资料，并进行了多轮细致的修改，在本书即将出版之际，我们也借此机会感谢编写团队全体成员的辛勤付出，感谢刘进教授、左云霞教授和产科周容教授为本书作序。感谢“十四五”国家重点研发计划“生育健康及妇女儿童健康保障”重点专项负责人赵扬玉教授和分课题“优化严重产后出血诊治策略的研究”负责人刘兴会教授对本书的资助。最后，本书编写过程中难免存在不足之处，敬请各位同道批评指正，希望本书的出版能为提高广大麻醉医生，尤其是为提高基层的麻醉医生和年轻麻醉医生对于产科合并症、并发症及危重症的临床管理水平尽到绵薄之力。

罗林丽　罗　东

于成都

目　录

常用缩略语

po	口服
ih	皮下注射
ivgtt	静脉滴注
qd	每日 1 次
bid	每日 2 次
tid	每日 3 次
qid	每日 4 次
qod	隔日 1 次
q4h	每 4 小时 1 次
q6h	每 6 小时 1 次
q12h	每 12 小时 1 次
qw	每周 1 次
st	立即执行

第1章 妊娠合并遗传及免疫疾病

第一节 妊娠合并重症肌无力

☆病情介绍

患者，女，32岁，因“停经35^{+2}周，言语不清4^{+}个月，吞咽困难3^{+}个月”入院。患者4^{+}个月前无明显诱因出现口齿不清，3^{+}个月前出现吞咽大块食物困难，后出现上睑下垂，未做特殊处理，症状逐渐加重。1周前查乙酰胆碱抗体7.55mmol/L，颅脑MRI、脑脊液常规未见明显异常。外院诊断重症肌无力。

既往剖宫产史，余无特殊。

查体：心率88次/分，血压122/67mmHg，呼吸22次/分，SpO_2 96%。患者神志清楚，口齿不清，左眼睑轻度下垂，吞咽困难，无呼吸困难，四肢肌力正常。

入院诊断：妊娠合并重症肌无力；妊娠合并瘢痕子宫；G2P1 35^{+2}周宫内孕头位单活胎待产。

☆处理经过

入院后多科会诊。给予地塞米松促肺成熟，溴吡斯的明60mg tid对症治疗，肠内营养制剂口服补充热量。拟于36周择期行剖宫产。入室后常规监测：心率90次/分，血压110/65mmHg，呼吸18次/分，$SpO_2$94%（吸空气）。患者神志清楚，听诊双肺呼吸音清晰、对称，左侧上睑下垂，口齿不清，四肢肌张力正常。左侧卧位下$L_{3\sim4}$间隙行腰硬联合麻醉，鞘内给予0.67%罗哌卡因2.8ml，同时静脉泵注去氧肾上腺素1.5mg/h维持血压，血压波动在80～115/50～70mmHg，心率波动在60～100次/分，SpO_2波动在94%～100%（吸氧2L/min）。麻醉平面到T_6，手术开始7min后胎儿娩出，新生儿Apgar评分1-5-10min分别为10-10-10分。术中给予葡萄糖酸钙1g、益母草2ml、缩宫素10U促进宫缩。术中出血400ml，尿量100ml，给予双侧腹横肌平面阻滞，静脉镇痛泵镇痛，出室前麻醉上平面T_8，疼痛评分0分。3d后出院于神经内科就诊。

☆相关知识点

重症肌无力（myasthenia gravis，MG）是由自身抗体介导的获得性神经-肌接头传递障碍的自身免疫性疾病。其发病机制为：终板突触后膜上的乙酰胆碱受体抗体（acetylcholine receptor antibody，AChR-Ab）与乙酰胆碱受体结合，使乙酰胆碱降解加快，突触后膜上的乙酰胆碱大量丢失，导致神经 - 肌接头传递功能障碍。其相关抗体还包括抗横纹肌抗体、肌肉特异性酪氨酸激酶抗体等。MG 好发于育龄期妇女，妊娠合并重症肌无力发病率为 0.023% ～ 0.073%。

临床表现：全身骨骼肌均可受累，表现为波动性无力和易疲劳性，活动后加重，休息后减轻，即“晨轻暮重”，脑神经支配肌肉较脊神经更易受累，肌无力可从一组肌群逐渐累及其他肌群直到全身肌无力。各肌群症状见表 1-1-1。评估疾病严重程度有美国重症肌无力基金会（MGFA）临床分型：Ⅰ型——眼肌型；Ⅱ型——轻度全身型：可累及眼、口咽和呼吸系统；Ⅲ型——中度全身型；Ⅳ型——重度全身型；Ⅴ型——需要气管插管。

表 1-1-1　各肌群受累症状表现

受累骨骼肌	主要症状
眼外肌（80%）	上睑下垂、复视
面肌	眼睑闭合无力、鼓腮漏气、鼻唇沟变浅、苦笑、肌病面容
咀嚼肌	咀嚼困难
咽喉肌	吞咽困难、鼻音、饮水呛咳、声音嘶哑
颈肌	抬头困难
肢体	抬臂、梳头、爬楼梯困难，感觉正常
呼吸肌	呼吸困难

- 诊断依据：在具有典型重症肌无力的临床特征基础上，满足药理学检查、电生理特征以及血清抗 AChR 等抗体阳性任意一项，同时排除其他疾病即可诊断。
- 治疗目标：避免肌无力引起的功能受限。
- 治疗方式：胸腺切除术、胆碱酯酶抑制剂、免疫抑制剂和血浆置换。妊娠前行胸腺切除术降低分娩和围生期发病率。胆碱酯酶抑制剂，如溴吡斯的明，用于缓解临床症状；免疫抑制剂：糖皮质激素为一线治疗药物，主要为口服醋酸泼尼松及甲泼尼龙；非激素类免疫抑制剂，如硫唑嘌呤、他克莫司等，与糖皮质激素合用有助于激素减量及防止疾病复发；其余还包括靶向生物制剂等。

重症肌无力可表现为胆碱能危象和肌无力危象。胆碱能危象为乙酰胆碱过量反应，表现为肌无力、呼吸困难或呼吸衰竭、多汗、流涎、支气管分泌物增多和瞳孔缩小。治疗：气管插管、阿托品、停止抗胆碱药应用；肌无力危象为：病情因呼吸道感染、情绪应激、手术等快速恶化，主要表现为肌力减弱和呼吸系统障碍。治疗：气管插管，丙种球蛋白或血浆置换，可同时启动非激素类免疫抑制剂治疗。

妊娠对疾病影响：妊娠期雌激素和孕激素升高影响免疫细胞导致免疫耐受，使 MG 患者病情恶化，尤其在妊娠的前 3 个月和产褥期。MG 孕妇的 AChR-Ab 会经胎盘转运引起胎儿运动减少，死胎、畸形发生率增加，新生儿可能会出现一过性肌无力现象，在出生后 3d 应严密监测。

常用治疗药物对妊娠的影响：在孕早期使用泼尼松可能使新生儿畸形风险增加（兔唇），

增加妊娠期糖尿病、高血压、尿路感染、胎儿生长受限风险；硫唑嘌呤可能与胎儿发育迟缓和低体重儿相关；环孢素可能导致新生儿粒细胞减少；环磷酰胺增加流产、先天畸形风险；比较安全的药物：溴吡斯的明、丙种球蛋白。

☆专家点评

此例患者妊娠中期出现口齿不清、吞咽困难，查乙酰胆碱抗体阳性，脑脊液、颅脑 MRI 阴性，确诊为妊娠合并重症肌无力，经多科会诊，溴吡斯的明治疗，母儿获得较满意结局。围手术期关注点如下。

• 终止妊娠方式：如 MG 得到良好控制，可选阴道分娩。MG 主要累及横纹肌，一般平滑肌不受影响，但第二产程由于腹壁肌肉和肛提肌等肌力减弱，可能需要阴道助产，避免第二产程过长增加产妇疲劳感，疼痛等应激而导致重症肌无力危象。剖宫产创伤、应激大，可能诱发 MG 危象，患者为降低胎儿风险，坚持选择剖宫产。

• 麻醉方式选择：可行硬膜外镇痛下的阴道分娩，良好的分娩镇痛有利于减轻疼痛、疲劳、应激，降低症状恶化风险，并且如需转剖宫产时可直接硬膜外加药，避免全身麻醉可能导致术后呼吸道并发症增多的风险。可选择低浓度局麻药复合阿片类药物，减少运动神经阻滞。治疗用的胆碱酯酶抑制剂如溴吡斯的明会影响酯类局麻药（氯普鲁卡因、丁卡因、可卡因）的水解，导致其半衰期延长，可控性差，因此酰胺类麻醉药（罗哌卡因、布比卡因）是更好的选择。分娩镇痛宜选择具有感觉运动阻滞分离作用的罗哌卡因，可提供良好镇痛的同时减少运动阻滞。如行剖宫产，可采用小剂量腰麻复合硬膜外麻醉或单纯硬膜外麻醉，注意控制麻醉平面不要超过 T_4，避免呼吸抑制，避免使用具有呼吸抑制作用的镇静麻醉药。如患者有明显延髓或呼吸系统并发症，全身麻醉是更好的选择，有利于气道控制。

• 围手术期管理：应对 MG 患者进行产前评估，包括延髓和呼吸系统受累程度及全身肌力情况，随着子宫逐渐增大，膈肌上抬，孕妇通气量下降，功能残气量降低，在分娩时产妇疲劳也可诱发肌无力危象，在分娩前应监测产妇的肺活量来评价其疲劳程度。如长期使用泼尼松进行治疗，在术前应常规静脉使用地塞米松或甲泼尼龙，避免突然撤药诱发肌无力危象。围生期注意避免使用诱发肌无力危象的药物，包括肌松剂、奎尼丁、普萘洛尔、氨基糖苷类、特布他林、倍他米松和硫酸镁等。MG 患者去极化肌松剂氯化琥珀胆碱耐受性高，需较大剂量，易导致Ⅱ相阻滞，如患者使用胆碱酯酶抑制剂或血浆置换，会降低血浆中胆碱酯酶活性，氯化琥珀胆碱降解减少，作用时间延长。MG 患者对非去极化肌松剂非常敏感，需减量使用（至少减半），可选择小剂量短效的药物（如罗库溴铵），手术结束后使用 Sugammadex 拮抗。如用新斯的明拮抗，可使神经肌接头乙酰胆碱堆积，诱发胆碱能危象。MG 患者对吸入麻醉剂肌松效果也更敏感，甚至有报道显示，MG 患者可仅依赖吸入麻醉剂不需要肌松剂进行麻醉诱导和维持。全麻患者在拔管前恢复足够呼吸功能至关重要，推荐肌松监测，确保无肌松残余。这类患者围手术期都有发生肌无力危象的可能，应做好辅助通气准备。产后 3 个月内，MG 恶化风险高达 30%，应继续进行严密监测。

• 新生儿管理：母体抗体转移可引起新生儿肌无力，发病率为 20% ～ 30%，大部分可在产后 24h 出现肌无力，肌无力危象表现为哭声小，吸吮力不足，肌张力下降和呼吸衰竭，需对症支持治疗。一般产后3周可完全恢复。

总之，MG对妊娠影响较小，如MG症状得到良好控制，可选择阴道分娩，需注意产程过长会增加疲劳感，诱发肌无力危象；剖宫产创伤刺激大，可能诱发肌无力危象。对于无延髓和呼吸系统受累患者，椎管内麻醉为首选，局麻药物可选择酰胺类药物如罗哌卡因。如需全身麻醉，应警惕MG患者肌松药物、吸入麻醉药物应用特殊性，避免诱发肌无力危象的药物，围手术期加强肌松监测。

（周文琴　曾　葵）

第二节　妊娠合并系统性硬化症

☆病情介绍

患者，女，32岁，体重70kg，G2P0+1，因“停经 36^{+4} 周，发现血压升高1个月，诊断系统性硬化症4年”入院待产。既往病史：4年前面部、腹部及四肢皮肤变硬，伴色素沉着，外院诊断系统性硬化病，口服药物治疗（泼尼松、羟氯喹、环孢素），因备孕需求，妊娠前6个月自行停药，妊娠期间未治疗，妊娠期未规律产检，无糖尿病病史，无食物及药物过敏史。

查体：神清，血压152/81mmHg，呼吸20次/分，心率99次/分。面部皮肤拉紧，舌、牙龈、软腭、咽喉黏膜均有不同程度的硬化萎缩，引起张口及伸舌困难。腹部及双上肢皮肤变硬，伴色素沉着，冬季皮肤遇冷变紫色，未见破溃，全身皮肤未见皮疹，无皮下出血。腹部膨隆，腹部皮肤质硬、增厚。

辅助检查：乙肝表面抗原、e抗原、核心抗体阳性，未见乙肝病毒DNA定量报告，肝功能未见明显异常。D-二聚体6.95mg/L，FDP20.01μg/ml，抗凝血酶Ⅲ 69%。胎心率136次/分。

入院诊断：妊娠期高血压；妊娠合并系统性硬化病；妊娠合并慢性乙型肝炎病毒感染；$G2P0^{+1}$ 36^{+4} 周宫内孕头位单活胎待产。

多学科会诊后拟地塞米松促胎肺成熟后终止妊娠。

☆处理经过

入院后遵风湿免疫科会诊建议复查免疫全套、狼疮抗凝物、抗磷脂抗体等检查，抗SS-A（Ro）抗体31.2，抗Scl-70抗体314.5，抗核抗体阳性。24h尿蛋白定量：0.231g/24h。行地塞米松促胎肺成熟治疗后，37周时终止妊娠。患者要求试行阴道试产。目前患者无宫缩，阴道检查：先露头，S-3，宫颈居中位，质中，消退40%，宫口未开，内骨盆未扪及明显异常。坐骨结节间径 8^{+}cm。估计胎儿大小3000g，经产科医生评估并告知家属风险后使用地诺前列酮栓促宫颈成熟。放置地诺前列酮栓后4h，患者出现强烈腹痛伴宫缩、阴道流血及肛门坠胀感。胎心率180次/分，提示胎盘早剥，立刻中转紧急剖宫产终止妊娠。

入室后立即面罩吸氧并迅速建立两条大的静脉通道（16G）快速扩容，常规监测生命体征及尿量，氧饱和度 SpO_2 97%，左桡动脉穿刺置管监测有创动脉血压为147/98mmHg。再次查体，张口度3横指，充分氧合去氮，静脉推注丙泊酚105mg，瑞芬太尼70μg，罗库溴铵 45mg，按压环状软骨，顺利插管，术中静脉泵注瑞芬太尼，丙泊酚维持麻醉。手术开始后 3min 剖出一女婴，1min Apgar 评分 5 ～ 7 分，经面罩正压供氧后 5min Apgar 评分大于 8 分。术中出血量 1600ml，查血红蛋白 78g/L，给予浓缩红细胞悬液 4U，根据血气分析结果适当补钙纠酸，调整酸碱平衡，术后转入病房观察，静脉自控镇痛。

☆相关知识点

系统性硬化症（systemic sclerosis，SSc）是一种原因不明的慢性进展的自身免疫性疾病，特征是纤维结缔组织沉积于皮肤和其他组织内。硬皮病（scleroderma）是 SSc 的标志性表现，用于描述SSc的皮肤增厚变硬的病变特点，临床上常将系统性硬化症简称为硬皮病。SSc 是一种慢性多系统疾病，其特征是广泛的血管功能障碍以及皮肤和内脏器官的进行性纤维化。发病率为（8 ～ 56）/100 万，发病高峰年龄在 30 ～ 50 岁，SSc 明显好发于女性，男女比例为 1 ：（3 ～ 8），尤其是育龄期妇女，生育后发病率急剧增加，性激素可能是诱因之一。

SSc 发病机制的核心是患者体内产生抗核抗体和着丝粒的自身抗体，通过各种病理途径激活成纤维细胞，成纤维细胞通过未知过程或调节缺陷产生过多胶原和其他基质成分。过多的胶原积累引起皮肤和其他组织的微血管闭塞并成纤维化。内皮细胞经历血管舒缩和渗透性改变，表现为周期性血管收缩舒张和水肿。

SSc 和相关疾病的诊断主要基于特征性临床表现和特定血清学异常，根据临床表现可分为局限性皮肤 SSc（lcSSc）和弥漫性皮肤 SSc（dcSSc）。皮肤受累几乎是 SSc 的普遍特征，其特征是皮肤呈硬、厚、萎缩的硬皮样改变。皮肤增厚和硬化的程度和严重性不同，手指、手和脸通常是身体最早受累的部位，水肿肿胀和红斑可能先于皮肤硬化。这种皮肤改变可以是全身性的，也可以只出现在某个部位。其他突出的皮肤表现还包括瘙痒、水肿、皮肤色素沉着或脱色、四肢毛发脱落、干性皮肤、脂肪萎缩、指间关节溃疡与绷紧皮肤上的重复性微创、皮肤钙质沉着症等。只有一小部分 SSc 患者没有皮肤硬化，但这些患者仍然具有系统性疾病的特征性血管和（或）纤维变性特征，包括甲床处的毛细血管痉挛缺血改变、胃肠受累（90%）、心脏受累、肾脏受累（60% ～ 80%）、肾危象（10% ～ 25%）、肺动脉高压（10% ～ 40%）和（或）间质性肺病（80%）等。SSc 患者的肌肉骨骼表现多种多样，临床表现详见表 1-2-1。

表 1-2-1　系统性硬化症临床表现

类型	项目	早期	晚期
弥漫性皮肤 SSc	体格变化	感到疲乏和体重减轻	很小，普遍出现体重增加
	血管	雷诺病通常较轻	雷诺病加重，毛细血管扩张加重
	皮肤	手臂、躯干、面部的病情快速进展	稳定或退化
	肌肉骨骼	有明显的关节痛、僵硬、肌痛、肌无力、肌腱摩擦	出现肌肉屈曲挛缩和畸形，关节 / 肌腱部症状不明显
	胃肠道	有吞咽困难、胃灼热	症状加重，小肠和肛肠并发症更常见

续表

类型	项目	早期	晚期
	心肺	发生心肌炎、心包积液、间质性肺纤维化的风险最大	新发风险降低，但现有内脏纤维化加重
	肾	前 5 年内发生肾危象的风险最大	肾危象较少，5 年后不常见
局限性皮肤 SSc	体格变化	无症状	仅继发于内脏并发症
	血管	雷诺病严重且伴随长期性的毛细血管扩张症	雷诺病持续存在，常导致手指溃疡或坏疽
	皮肤	轻度皮肤病，躯干、面部几乎无进展	稳定，钙质沉着症更为明显
	肌肉骨骼	偶尔关节僵硬	肌肉轻度屈曲挛缩
	胃肠道	吞咽困难、胃灼热	症状加重，小肠和肛肠并发症更常见
	心肺	通常不受影响	肺纤维化可能发展，但通常进展缓慢，抗 Scl-70 预示着严重纤维化的风险增加。发生孤立性肺动脉高压和继发性右心室功能衰竭的风险最大
	肾	不受影响	几乎不受影响，抗 RNA 聚合酶可预测肾脏受累的风险

注：弥漫性皮肤 SSc 早期为发病＜ 3 年，晚期为发病＞ 3 年；局限性皮肤 SSc 早期为发病＜ 10 年，晚期为发病＞ 10 年

妊娠合并 SSc 患者流产风险增加了 3 倍，宫内生长受限、早产和新生儿低出生体重的风险也更高，早产大多发生于病程少于 4 年的不稳定性 SSc 患者。18% SSc 患者妊娠过程存在食管反流、心律失常、关节炎、皮肤增厚、肺纤维化、肾危象。肾脏疾病在 SSc 患者中很常见，然而，在妊娠患者中，很难区分由 SSc 引起的肾功能障碍或由先兆子痫和子痫引起的肾功能障碍。产后溶血性尿毒症综合征在组织学上也不能与 SSc 肾危象相区别。在妊娠期间出现肾危象的人群中，发病率和死亡率极高，因此，SSc 患者中肾功能恶化是最需要引起重视的，表现为突发明显或恶性高血压、急性少尿性肾衰竭、少量细胞或管型的轻度蛋白尿、微血管病性溶血性贫血和血小板减少症。但目前多数证据认为妊娠没有明显加剧 SSc 病情，妊娠是否与肾危象发生率增加相关尚不清楚。SSc 患者容易发生继发于皮肤纤维化的分娩困难，妊娠期间腹部压力的增加可能会加剧由于食管蠕动障碍引起的消化不良。

SSc 的治疗目的是减慢终末器官的损害，是对症治疗而不是对因治疗。当改变生活习惯（如避免感冒和戒烟）无效时，需要针对皮肤症状加用钙离子拮抗剂、质子泵抑制剂，针对胃肠道症状使用食管扩张剂，控制肺动脉高压的磷酸二酯酶抑制剂和前列腺素。没有证据表明青霉胺和甲氨蝶呤或者其他免疫抑制剂对疾病的改善是有效的。系统性硬皮病患者确诊后 15 年生存率超过 70%，局限性硬皮病则超过 90%。该类患者最常见的死亡原因是肾衰竭和恶性高血压。回顾性研究表明治疗手段的提高可以改善 SSc 患者孕妇和胎儿的

预后。

☆专家点评

本例患者外院诊断 SSc，病程缓慢，口服激素治疗，因备孕停药，当前仅有面部、腹部及四肢皮肤变硬，无心肺和肾脏改变，属于病情较轻的患者，围手术期风险较小。围手术期管理从以下几方面考虑。

● 终止妊娠时机和分娩方式选择：有研究证明 SSc 孕妇出现早产儿和足月小婴儿的概率较高。早产大多发生于病程少于 4 年的不稳定性 SSc 患者。该患者入院后产科给予地塞米松促胎肺成熟后行阴道试产，患者在使用地诺前列酮栓促宫颈成熟后出现强烈腹痛伴宫缩、阴道流血及肛门坠胀感，胎心率 180 次 / 分。地诺前列酮栓可能导致宫缩过频、过强，出现胎盘早剥，胎儿窘迫，产时、产后大出血，休克危及产妇生命等。且日益增大的子宫压迫输尿管会导致尿路梗阻，增厚的子宫和宫颈壁可能会导致宫缩乏力或者难产，因此，选择急行剖宫产术终止妊娠是正确的选择。

● 麻醉方式选择：研究表明部分 SSc 患者会有区域阻滞时间延长，可能是由于微血管改变导致局部麻醉药摄取减少，提示麻醉医生应该用小剂量滴定式追加局部麻醉药，并告知患者阻滞时间延长的可能性。该患者情况紧急，选择了全身麻醉，患者口周皮肤虽紧绷但最大张口度、下颌关节活动度、口咽部暴露度尚可，患者术前未禁食禁饮，快速诱导时应采用头高足低位，插管时压迫环状软骨闭合食管，防止反流误吸。

● 术中术后管理：麻醉监测选用有创血流动力学监测可以较好地了解患者循环状况，指导血管活性药物的应用及术中容量治疗，也便于监测血气分析，此外 SSc 患者小动脉痉挛、病变，导致袖带测压所得值不够准确，所以我们选择局麻下行动脉穿刺置管。术中监测血常规、血气分析，及时补充血容量、调节酸碱平衡。全麻剖宫产中考虑到麻醉药对新生儿的影响，全麻诱导多以短效镇静剂为主，并通过对分娩时间的控制（10 ～ 15min 以内），减少镇静药对新生儿的影响。

总之，SSc 为妊娠期罕见的免疫性疾病，以特征性血管和纤维变性为特点，可以累及全身重要器官，皮肤硬化病变最为常见，肺部和肾脏病变最为严重，且与妊娠期合并肾脏疾病鉴别困难。围生期应充分评估患者病情严重程度，重点关注病情变化，及时处理，保证母婴平安。

（黄川林　吴爱玲）

第三节　妊娠合并结节性硬化症

☆病情介绍

患者，女，25 岁，因“孕 39^{+6} 周，诊断结节性硬化症 15 年”要求入院待产。15 年前外院诊断“结节性硬化症”，2 年前外院诊断“双侧髓质海绵肾”，均未予以正规治疗。孕 22 周行胎儿超声检查示：胎儿左侧侧脑室增宽；左心室所见考虑为横纹肌瘤。孕 29 周患者行心脏彩超示：EF=63%，FS=34%。左心室（17mm × 8mm）、右心室（16mm ×

10mm）内占位（考虑心脏横纹肌瘤？），肝胆胰脾超声示：肝、胰内稍强回声（结节性硬化症？）。孕 39^{+5} 周外院行产科超声示：胎儿左心室强光团：横纹肌瘤？胎儿左侧脑积水，右侧侧脑室分离；胎儿胸腔积液、腹水；脑出血可能。为进一步诊治，急诊入院。

入院查体：心率 77 次 / 分，呼吸 18 次 / 分，SpO_2 98%，血压 102/66mmHg。神志清楚、对答切题，面部可见针尖至黄豆大小的坚硬蜡样丘疹，按之褪色，无皮下出血。口腔内未见明显结节，马氏分级 I 级。

辅助检查：泌尿系超声左、右肾区分别查见约 15.7mm × 7.4mm × 10.5mm、15.5mm × 7.0mm × 8.3mm 蚕豆样回声（结节性硬化症？）；产科超声检查见胎儿左心室内 4.3 mm × 3.1mm × 4.1mm 稍强回声；外院颅脑 CT 未见明显异常。实验室检查：Hb94g/L，肾功能正常，余未见明显异常。

入院后诊断：妊娠合并结节性硬化症；心脏横纹肌瘤；肝血管瘤；双侧髓质海绵肾；胎儿发育异常：左侧脑积水、左心室强回声：横纹肌瘤？胸腹腔积液；轻度贫血；G1P0 39^{+6} 周宫内孕头位单活胎先兆临产。

全科讨论及多科会诊后，拟在全麻下行择期剖宫产术。

☆处理经过

术前禁食 6h，禁饮 4h，入室后常规监测，充分预氧后依次静脉给予丙泊酚 120mg，瑞芬太尼 60μg，氯化琥珀胆碱 100mg，可视喉镜下顺利插入气管导管（ID=6.5，插管深度 21cm），3% 七氟烷、罗库溴铵 30mg 维持麻醉，手术开始后 2 min 取出一活男婴，断脐后静脉给予咪达唑仑 2mg，舒芬太尼 20μg。新生儿体重 3290g，Apgar 评分 1-5-10min 分别为 10-10-10 分，转入新生儿科治疗。手术历时 49min，晶体液输入量 700ml，失血 400ml，尿量 150ml，生命体征平稳，术毕患者转入 ICU 继续治疗，术后第 4 天无特殊出院。

新生儿诊断为：结节性硬化症？新生儿败血症；心脏多发占位：心脏横纹肌瘤？脑积水；心肌损伤；左眼底错构瘤；动脉导管未闭；室内传导阻滞；高乳酸血症。患儿家属拒绝进一步治疗，于生后第 14 天出院，出生第 28 天死亡。

☆相关知识点

结节性硬化症（tuberous sclerosis complex， TSC），又称为 Bourneville 病，是一种影响多个器官系统的常染色体显性遗传疾病，它是由分别编码 hamartin 和 tuberin 的 *TSC1*（*9q34*）和 *TSC2*（*16p13.3*）基因突变引起。据报道，TSC 总体患病率为 1/20 000，发病率为 1/10 000 ～ 1/5000 活婴。在多个器官系统中形成良性肿瘤，包括皮肤、大脑、心脏、肾脏、眼睛和肺，患者的症状和严重程度多种多样（表 1-3-1），以神经系统疾病（包括癫痫和智力障碍）而闻名。与一般人群相比，TSC 患者的预期寿命缩短。在 20 岁前死于主动脉瘤或脑动脉瘤破裂和心力衰竭相关的室壁瘤或脑动脉瘤多见。老年患者多死于肾脏受累和肺淋巴管肌瘤病。由于 TSC 存在对多个器官系统的严重影响，妊娠合并 TSC 的病例报道十分少见。

表 1-3-1　结节性硬化症临床表现

器官	病理改变	临床表现
皮肤	硬化结节	面部口鼻三角区对称皮脂腺瘤、蜡样丘疹；腰骶区鲨鱼皮斑；甲床下纤维瘤
心脏	主动脉瘤、室壁瘤、横纹肌瘤等	心力衰竭、瓣膜运动异常
肾脏	肾血管平滑肌脂肪瘤、多囊肾病、肾囊肿和肾细胞癌等	无痛性血尿、蛋白尿、腹部包块
神经系统	脑动脉瘤、脊髓动脉瘤等	癫痫、智力障碍、锥体外系症状、偏瘫、截瘫等
眼睛	血管瘤、视网膜胶质瘤	突眼、青光眼、视力下降、复视、玻璃体出血、原发性视神经萎缩等
肺	肺淋巴管肌瘤病	咳嗽、气促、自发性气胸、肺心病
骨骼	骨质硬化、骨质囊性变	脊柱裂、多指（趾）畸形等
其他	消化道（口内纤维瘤、牙龈增生、牙釉质凹陷）	相应器官受累表现

超过 70% 的 TSC 患者有脑损伤，但脊髓损伤罕见。颅内病变可能会使孟氏孔扩大或阻塞，从而提高颅内压并产生难以控制的癫痫发作，TSC 中 90% 患者会出现癫痫发作。当妊娠合并 TSC 时，在分娩过程中妊娠妇女可能会因为宫缩引起的疼痛、焦虑和过度通气而诱发癫痫。

肾脏表现在 TSC 患者中很常见。55% ～ 75% 的患者会出现肾血管平滑肌脂肪瘤。其他常见的肾脏病变包括多囊肾病、肾囊肿和肾细胞癌。虽然肾血管平滑肌脂肪瘤通常无症状，但存在破裂和出血的风险。文献曾报道，既往有 2 例患者妊娠期肾血管平滑肌瘤自发性破裂。在分娩过程中可能会造成严重的腹膜后大出血，导致低血容量性休克，因此对合并肾血管平滑肌瘤患者妊娠期需持续随访。

TSC 患者中至少 60% 的儿童合并心脏横纹肌瘤，可在各个心腔内有占位，最常累及的为左心室，大多数在出生后消退并最终消失。横纹肌瘤可能会损害心室功能，干扰瓣膜运动或导致流出道梗阻，也可能与心律失常有关。个别随年龄生长的横纹肌瘤，可突然破裂引起循环衰竭导致死亡。妊娠可以增加心脏的负担，在分娩过程中由于存在疼痛刺激、紧张、焦虑及血流动力学剧烈波动等诱因，心律失常、心脏横纹肌瘤破裂的风险增加。

妊娠和 TSC

合并 TSC 的女性，妊娠期高血压综合征的风险可能会略有增加，妊娠结束后病情缓解，一般不会转变为慢性持续性高血压。TSC 患者胎膜早破、羊水过少、羊水过多、胎盘早剥等风险增高。成人特别是成年女性 TSC 发病率和死亡率主要与肾脏和肺部并发症有关，妊娠早、中期不会增加发生肾脏破裂或肺部并发症——气胸的风险，但妊娠晚期可能发生肾肿瘤破裂出血、肾衰竭，是密切医疗随访最重要的时间。由于肾功能是影响预后最重要的因素，对于任何接受妊娠前咨询的 TSC 患者，都应该进行肾脏评估。

妊娠合并 TSC 可并发胎儿宫内发育迟缓、早产、胎儿脑积水和胎儿死亡。唯一可以在产前通过超声得到的征兆是妊娠 22 周以后胎儿心脏超声发现的心脏横纹肌瘤，但胎儿心脏横纹肌瘤往往是良性并有消退的趋势。TSC 患者必要时可行 MRI，可评估胎儿的其他结构，包括脑实质和肾实质，以便父母就胎儿预后进行咨询。

☆专家点评

本例患者疾病主要表现为皮肤、心脏、肾脏改变，智力正常，无癫痫发作病史。该患者 MRI 示：双侧侧脑室旁多发结节影，脑实质内散在结节影，多为结节性硬化；腰段脊髓未见明显异常。该患者虽然否认既往癫痫发作病史，但在分娩过程中癫痫发作的风险不能完全排除。肾脏方面仅表现为双侧髓质海绵肾且无感染、出血及结石等症状，肾功能未见明显异常。心脏方面合并心脏横纹肌瘤，左心室（17mm × 8mm）、右心室（16mm × 10mm）内占位，目前心功能评估 I 级，暂无心律失常。全麻下顺利剖宫产。

本患者的围手术期管理主要从以下几个方面考虑。

- 分娩方式：阴道试产过程中母体过度换气导致的低碳酸血症会降低癫痫发生的阈值，疼痛、焦虑、儿茶酚胺释放以及 Valsalva 动作对于该类患者有导致心脏横纹肌瘤、肾血管平滑肌脂肪瘤、动脉瘤破裂出血、心律失常等风险，应最好避免无镇痛下的自然分娩。如要硬膜外分娩镇痛下自然分娩，必须排除脊髓病变。此患者选择择期剖宫产手术可缩短分娩时间，避免长时间高腹压，有效控制疼痛刺激，减少肾血管平滑肌脂肪瘤、心脏横纹肌瘤破裂出血风险。
- 麻醉方式选择：椎管内麻醉与全身麻醉均有报道，该类患者可合并颅内低级别胶质瘤，可能有软脑膜播散或室管膜下巨细胞星形细胞瘤的转移。虽然脑内病变通常是良性的，但可能会扩大并阻塞 Monro 孔，从而升高颅内压，造成控制癫痫的困难，以及意外硬脊膜刺破时能导致脑脊液突然渗漏，降低颅内压，导致脑疝，危及生命。在颅内压升高的患者中，硬膜外麻醉和腰麻是有争议和风险的。实施全麻时，有 15% 的 TSC 患者可合并口腔结节导致插管困难及气道管理困难。尽管该患者 MRI 示腰段脊髓未见明显异常，但未进行大脑 MRI 检查，综合考虑患者有结节性硬化肾脏改变，术中有发生大出血的风险，选择气管插管全身麻醉。该患者口腔内未见明显结节，马氏分级 I 级，插管条件良好，实际插管操作顺利。
- 围手术期管理：需要避免癫痫发作的诱因、做好心电图及血流动力学监测。对于反复发作癫痫的患者，在药物治疗的同时，在围生期尽量避免诱发癫痫，包括避免低碳酸血症、疼痛刺激、灯光刺激；有心脏改变的患者要做好心电监护，及时发现可能出现的心律失常并使用药物治疗；有肾脏改变的患者，做好血流动力学监测的同时，还需做好腹膜后大出血的应对措施。
- 新生儿管理：在受 TSC 影响的父母中，孩子受该病影响的风险约为 50%。该新生儿产前检查提示存在多器官发育异常，娩出后须尽快完成查体、MRI、超声心动图及基因检测等检查，明确诊断，以便治疗。

总之，结节性硬化症是一种累及多个器官系统、临床表现多样、临床病程复杂的少见疾病，妊娠合并 TSC 尤其少见。围生期需要多学科综合评估，尤其需要充分评估肾脏血管平滑肌瘤和心脏横纹肌瘤破裂出血风险，以及颅内占位所导致的癫痫风险。阴道分娩可在排除脊髓病变及颅内高压风险后使用硬膜外分娩镇痛，减少过度换气带来的低碳酸血症、疼痛应激等，降低发生癫痫的风险；实施全麻注意合并口腔结节导致插管困难及气道管理困难；围手术期密切监护，避免癫痫发作的诱因、治疗心律失常，合并肾脏改变还需做好腹膜后大出血的应对。同时对 TSC 患者的新生儿早期进行支持治疗及检测，以便明确病因，改善预后。

（陈柏霖　吴　兰）

第四节　妊娠合并未分化结缔组织病

☆病情介绍

患者，女，35 岁，因“停经 36^{+2} 周，血小板进行性减少 4^+ 个月”入院。孕 16 周外院建卡定期产检，前期检查未见明显异常。妊娠期因“大细胞性贫血”予以维生素 B_{12} 口服纠正贫血，发现血小板计数 80×10^9/L，4^+ 个月前至华西医院风湿免疫科就诊，完善自身抗体、易栓症筛查、血小板聚集功能等检查，确诊非分化结缔组织病，予以“羟氯喹”“美卓乐”“环孢素”口服，定期至风湿免疫科复查，调整用药剂量。妊娠期血小板计数进行性减少，1^+ 周前血小板最低至 16×10^9/L，遵风湿免疫科医嘱口服甲泼尼 32mg qd，环孢素 75mg bid，患者拒绝输注丙种球蛋白。产科门诊就诊，完善血小板抗体检查、血栓弹力图、大脑中动脉、胎儿静脉导管检查，告知可期待治疗并请血液科、风湿免疫科多学科会诊后确定终止妊娠的方式和时机。治疗期间因“抗 SSB 抗体阳性”定期监测胎儿心脏超声及 A-V 间期（120 ～ 144ms）并于儿科就诊咨询。妊娠期偶有皮肤瘀斑瘀点、牙龈出血等不适。既往史：5 年前顺产一活婴，血小板最低至 35×10^9/L，产时输注 1 治疗量血小板，产后恢复为 120×10^9/L。

入院查体：心率 90 次 / 分，呼吸 25 次 / 分，SpO_2 96%，血压 112/65mmHg。皮肤未见明显瘀斑瘀点，脸部可见轻微盘状红斑，余查体阴性。专科查体无特殊。

辅助检查：3 个月前抗 SSB 抗体阳性，抗核抗体 1 ∶ 320（核颗粒型），1 周前血小板抗体检测阳性，血红蛋白 89g/L，血小板计数 14×10^9/L。产科超声：胎儿大脑中动脉 S/D=2.5，RI=0.76，PSV=42.79cm/s，EDV=10.13cm/s。胎儿静脉导管血流频谱未见明显异常。

入院诊断：妊娠合并未分化结缔组织疾病；妊娠合并血小板减少症；妊娠合并中度贫血；G4P1+2 36^{+2} 周宫内孕头位单活胎待产。

拟急诊合血小板，请血液科及风湿免疫科会诊后行权衡分娩方式。遵风湿免疫科会诊建议：①丙种球蛋白 20g，3d；②停用口服激素，调整为甲泼尼龙 40mg，qd 或地塞米松 15mg，qd 静脉输注。1d 后患者胎膜早破，拟行急诊剖宫产。

☆处理经过

术前禁食禁饮 6h，入室后常规监测心电图、血压、心率、SpO_2，患者输注血小板入室，待 1 个治疗剂量血小板输注完成后，充分预氧，依次给予丙泊酚 120mg，瑞芬太尼 60μg，氯化琥珀胆碱 100mg 可视喉镜下顺利插入气管导管（ID=6.5，插管深度 21cm），吸 3% 七氟烷维持麻醉，同时开始手术，并给予顺式阿曲库铵 5mg，快速输注第二个治疗剂量血小板。2min 后取出一活女婴，断脐后静脉给予患者咪达唑仑 2mg，舒芬太尼 20μg。新生儿体重

2850g，Apgar 评分 1-5-10min 分别为 10-10-10 分。术中给予缩宫素 10U 宫壁注射、卡贝缩宫素 100μg 静脉推注、葡萄糖酸钙 1g 静脉滴注、麦角新碱 0.2mg 促进子宫收缩。术中输注晶体液 700ml，失血 500ml，尿量 100ml，生命体征平稳，术毕患者转入病房，拒绝继续使用丙种球蛋白。术后 3d 转入风湿免疫科继续治疗。

☆相关知识点

有全身症状的风湿性疾病患者，多达 1/4 无法明确诊断且其中多数患者在 5 ～ 10 年的随访期间仍无法得到诊断。这部分具有一种以上结缔组织病临床表现，伴有一种以上自身抗体阳性，病程 1 年以上，而又不符合任何一种特定疾病诊断标准的疾病，被称为未分化结缔组织病（undifferentiated connective tissue disease，UCTD），部分 UCTD 可能进展为系统性红斑狼疮或者系统性硬化。本病多发于 18 ～ 67 岁，育龄期女性多见，男女发病比例 1 ∶ 4 ～ 1 ∶ 6。

UCTD 通常包括以下临床表现中的一种或者多种。

- 血管炎雷诺现象：是 UCTD 最常见的临床表现之一，见于约 50% 的患者，并可能作为唯一的临床症状持续多年。36% 血管炎雷诺患者可进展为 UCTD，表现为受凉或情绪激动后发作性肢端苍白、青紫和潮红，伴局部疼痛或麻木，数分钟或数十分钟后逐渐缓解。患者可出现局部软组织萎缩坏死、肢端骨吸收、高血压以及重要脏器血管炎如心脏血管炎、肾动脉狭窄、动静脉栓塞等。
- 皮肤病变：可出现盘状红斑、颧部红斑等多种皮疹，通常伴有界面性皮炎（即表皮 - 真皮交界处发生的炎症），光敏性皮肤病，甚至黏膜溃疡。
- 关节及肌肉病变：表现为关节痛或关节炎，可累及全身各大小关节，包括指间关节、跖趾关节、下颌关节等，但以大关节炎更为常见，可伴有晨僵。
- 肺及心脏病变：浆膜炎最为常见，可表现为胸腔积液、心包积液或两者同时出现。严重者可出现心脏压塞，临床可有胸闷、心悸、呼吸困难等症状。
- 血液系统病变：表现为白细胞计数中度降低、血小板减少及贫血。白细胞计数中度降低和贫血最为常见。约 7% 的患者出现血小板减少，且可相当严重；个别病例甚至有明显出血倾向，导致死亡。
- 肾损害：发生率在 11% 左右，临床表现可有水肿、高血压、蛋白尿、血尿和血清肌酐水平升高等。
- 神经系统损害：少见，表现为偏头痛、抽搐行为、幻觉等精神症状；部分患者可出现器质性神经系统疾病表现，如外周神经炎、头痛、偏盲、感觉和活动障碍等。

UTCD 诊断性实验室检测包括常规检测、血清学检查。①常规检查：可见白细胞计数减少、血小板减少或贫血、肝肾功能损害。②体液免疫指标：ANA 阳性最为常见，阳性率在 55% ～ 100%；少部分患者可出现类风湿因子、抗 RNP 抗体、抗 SSA 或 SSB 抗体阳性。其中抗 RNP 抗体与雷诺现象、关节炎有关；抗 SSA 抗体阳性者常具有口、眼干燥。这类患者中抗 dsDNA 抗体、抗 Sm 抗体、抗磷脂抗体阳性和补体降低少见。UCTD 治疗以对症为主，包括激素、非甾体抗炎药、免疫抑制剂等。

UCTD 和 SLE 一样，好发于育龄期女性。UCTD 患者的胎儿出现生长受限、小于胎龄儿的风险增加。同时母体抗 SSA 抗体和抗 SSB 抗体主动扩散到胎儿会导致胎儿或者新生儿出现严重的心律失常，引起房室结的炎症和纤维化，引起胎儿严重的先天性心脏传导阻滞。UCTD 可导致早孕期流产、子痫前期等产科并发症。妊娠可加重 UCTD 病情，甚至进展为 SLE 合并肾病，但相对于其他类型结缔组织疾病影响较小。

☆专家点评

本例患者孕 26 周诊断为妊娠合并未分化结缔组织疾病，疾病主要表现在皮肤和血液系统，局部的盘状红斑不明显；血液系统表现为非溶血性贫血和血小板进行性减少。随着孕周增加，至妊娠 35 周时，血小板仅有 16×10^9/L，但血小板功能和凝血时间并未发生明显的改变，使用免疫抑制剂和激素治疗，效果不佳。

本患者的围手术期管理主要从以下几个方面考虑。

• 分娩方式选择：大部分未分化结缔组织病的患者症状较轻，分娩方式取决于产科指征，如果病情严重，出现凝血功能障碍及其他重要器官功能障碍时，不宜选择阴道试产，而应该在补充血小板情况下择期剖宫产，可避免长时间阴道试产时，特别是第二产程，患者憋气用力时，颅内压增加，增加自发性脑出血的风险，以及产程过长、应激、焦虑、儿茶酚胺释放对器官功能的影响；剖宫产时采用外科措施预防性止血，避免发生产后大出血。此患者妊娠晚期使用大剂量激素情况下血小板急剧减少，血小板低于 20×10^9/L 以下，因此选择择期剖宫产。

• 麻醉方式选择：没有禁忌下首选椎管内麻醉。如实施全身麻醉，患者可能存在下颌关节炎、下颌关节活动受限，可能出现困难气道。应注意插管拔管引起的心血管反应，避免循环剧烈波动，从而降低脑出血风险。血小板计数极低，有椎管内麻醉的禁忌证，仅能选择全身麻醉。该患者入室后再次评估气道，张口度良好，马氏分级 I 级，插管操作顺利。麻醉诱导除丙泊酚和氯化琥珀胆碱（司可林）之外，使用瑞芬太尼减少应激反应，避免了血压剧烈波动。

• 围手术期管理：应注意激素的补充和血小板的输注。患者长期使用大剂量激素，可能发生肾上腺皮质功能不全，术前应使用静脉制剂进行替代和补充（详见本章第五节“妊娠合并系统性红斑狼疮”相关内容）；这类患者不适宜哺乳（使用大剂量甲泼尼龙激素）。术后可足量使用静脉镇痛药物镇痛而不适用神经阻滞等辅助镇痛（血小板低，有出血风险）。血小板极度低下的孕妇，正确掌握血小板输注的时机，可减少产后出血（输注时机详见第 7 章第十三节“妊娠合并血栓性血小板减少性紫癜”相关内容），该患者在入室前和手术开始时快速输注 2 个治疗剂量的血小板，避免了产后大出血。

• 新生儿管理：母体抗 SSA 或者抗 SSB 抗体浓度高，可能会导致胎儿窦房结纤维化、先天性心脏传导阻滞。本患者胎儿期即行胎儿心脏超声及 A-V 间期监测，随访正常。出生后及时监测新生儿心率，无须特殊处理。

总之，未分化结缔组织病是一种无法归入任何一种免疫系统疾病的临床表现差异较大的疾病。妊娠合并 UCTD 相对常见，其妊娠结局普遍好于 SLE，这类患者长期使用激素，术前应予以静脉替代和补充，避免发生肾上腺皮质功能不全。围生期要注意患者是否伴有 UCTD 的严重的器官系统损坏，例如血小板低下、心脏压塞、外周神经炎等，从而制订良好的围手术期管理策略，多学科合作保障母婴安全。

（吴　兰　江晓琴）

第五节　妊娠合并系统性红斑狼疮

☆病情介绍

患者，女，29岁，因“停经31^{+1}周，肢体水肿3个月，呼吸困难1周加重2d”入院。妊娠期定期产检，妊娠早中期无特殊。孕18周常规产检发现血红蛋白77g/L，排除地中海贫血后口服多糖铁复合体4周，血红蛋白升至81g/L，伴肢体水肿。尿液检测蛋白（+）和隐血（3+），未做特殊处理。孕30周感到胸闷、心悸和疲劳，夜间不能平卧，血常规检查Hb为67g/L，超声心动图示二尖瓣轻度狭窄伴中度反流和心包少量积液，因呼吸困难加重急诊转入院。

既往史：无特殊。

入院查体：心率120次/分，呼吸28次/分，SpO_2 96%（鼻饲管吸氧6L/min），血压145/86mmHg。面部蝶形红斑，双手冻疮，左肺闻及湿啰音。

辅助检查：Hb73g/L，脑利钠肽（NT-BNP）10 300pg/L，肌钙蛋白0.098mg/L，肌红蛋白146.4mg/L，谷丙转氨酶98IU/L，谷草转氨酶100IU/L，白蛋白25.7g/L，尿素氮11.64mmol/L，肌酐138mmol/L，血钾5.63mmol/L。超声检查显示左侧胸腔积液。

入院诊断：妊娠合并中度贫血；妊娠合并心力衰竭；心功能Ⅲ级；妊娠合并肾功能异常；子痫前期G1P0 31^{+1}周宫内孕头位单活胎待产。

入院后立即利尿控制心力衰竭，完善相关检查后行急诊剖宫产手术。

☆处理经过

术前禁食禁饮4h，入室后常规监测，面罩吸氧6L/min，SpO_2 98%，高枕卧位。于$L_{1\sim2}$椎间隙置入硬膜外导管，并给予不含肾上腺素1%利多卡因3ml试探剂量。确定硬膜外导管位置后，分次注入2%利多卡因6ml和3ml，手术顺利，麻醉满意。手术失血400ml，手术期间输注去白红细胞悬液1.5U，自体血回输100ml提高血红蛋白水平，术后入ICU继续治疗。

术后第1天，患者可低枕卧位，呼吸困难明显减轻，但实验室检查显示病情加重（NT-BNP24 600pg/L，白蛋白22.3g/L，血尿素14.38mmol/L，肌酐212mmol/L，钾4.85mmol/L）。术后第1天早晨（硬膜外麻醉后15h）出现双下肢肌无力症状，神经学检查双下肢麻木，肌力3级，触觉、温度觉和痛觉正常。急诊腰椎磁共振未发现异常，予以神经营养药物甲钴胺治疗。

术后第2天，入院当日检查示抗核抗体阳性，IgG15.10g/L，IgA1.75g/L，补体C3 0.38g/L（正常范围0.79～1.52），补体C4 0.06g/L（正常范围0.16～0.38g/L），抗nRNP/Sm抗体（++），抗Sm抗体（+），抗dsDNA（+++）。追问病史，患者主诉面部皮疹和双手冻疮皮疹长达10个月，有脱发史，关节无肿胀。风湿免疫科会诊后诊断系统性红斑狼疮，并立即给予静脉注射甲泼尼龙和羟氯喹，肌力于术后第 5 天恢复至 4 级，术后第 7 天恢复至正常，并转入风湿免疫科继续治疗，术后第 15 天，病情加重最终死亡。

☆相关知识点

系统性红斑狼疮（systemic lupus erythematosus，SLE）是一种病因不明影响全身各器官的自身免疫性疾病，我国发病率为（30 ～ 70）/10 万，男女患病比 1 ∶ 11.9，主要累及育龄期女性。该病以出现大量抗核抗体（antinuclear antibody，ANA）为特征，临床表现多样。该病为排除性诊断，诊断时应满足以下 11 项中的 4 项：①急性或者是亚急性皮肤狼疮的表现；②慢性皮肤狼疮表现；③非瘢痕性脱发；④鼻咽部或口腔溃疡；⑤炎性滑膜炎，并观察到两个或者以上的关节肿胀或晨僵；⑥浆膜炎；⑦肾脏病变，24h 尿蛋白大于 0.5g 或者出现红细胞管型；⑧神经系统病变：癫痫发作或者多发性单神经炎等；⑨溶血性贫血；⑩白细胞减少或淋巴细胞减少、血小板减少；⑪免疫学检测指标，包括抗核抗体高于正常值、抗 Sm 抗体阳性、抗双链 DNA 抗体阳性、补体降低、直接 Combs 试验阳性、抗磷脂抗体出现异常。

SLE 患者损伤全身各系统，其临床表现有：①心血管系统：心脏可能出现心包炎，若伴随赘生物形成，可造成心脏瓣膜病变；心包积液；心肌炎，特别是扩张型心肌病则会有心室功能异常；心律失常，通常为窦性心动过速、心房颤动、房室传导阻滞，QT 间期延长者多为服用羟氯喹的患者；重症 SLE 患者，可伴有心功能不全，可以有冠状动脉受累，出现急性心肌梗死。②呼吸系统：可能出现胸膜炎；肺间质病变——弥漫性肺泡出血、急性狼疮性肺炎；咽喉部病变——咽喉部炎症、声带麻痹、声门下狭窄、喉水肿致急性气道梗阻。有报道称，SLE 患者在气管插管后更容易发生声门下狭窄。③泌尿系统：狼疮性肾炎会出现蛋白尿、血尿甚至出现肾衰竭。④神经系统：中枢神经系统——无菌性脑膜炎、脑血管病、脱髓鞘综合征、头痛、运动障碍、脊髓病、痫性发作、急性精神错乱、焦虑、认知障碍、情绪失调、精神障碍；周围神经系统——吉兰 - 巴雷综合征、自主神经功能紊乱、单神经病变、脑神经病变、多发性神经病变。⑤造血系统：贫血、白细胞减少、血小板减少，部分患者在起病初期或者活动期伴有淋巴结肿大或脾大。⑥消化系统：恶心、呕吐、腹痛、腹泻，活动期 SLE 可出现肠系膜血管炎。⑦骨骼肌系统：非侵袭性关节炎、骨质疏松、寰枢椎半脱位。⑧抗磷脂抗体阳性：出现 APTT 延长（伪临床表现），出现血栓的风险增高。

SLE 与妊娠：妊娠合并 SLE 孕妇具有更高的母婴风险，一般认为妊娠前 SLE 静止期至少 6 个月，母体和胎儿预后佳。妊娠相关的体征和症状如乏力、轻度关节痛、脱发、呼吸困难、头痛、水肿、贫血、血小板减少是一些妊娠期常见的问题，不易与系统性红斑狼疮区分开来，对有多种症状的妊娠，经验丰富的高危妊娠专家的参与和评估是重要的。SLE 女性应从妊娠前就开始接受多学科诊治，需要风湿免疫科医生，特别需要经验丰富的高危产科医生的参与，并持续至整个妊娠期，以降低母婴风险。主要包括妊娠前的风险评估、实验室检查及用药的调整。对于 SLE 患者，其妊娠的指征为：泼尼松每日维持量在 30mg（此剂量可经胎盘灭活）以下，预测妊娠期间 SLE 可能处于缓解状态；妊娠前 SLE 病情缓解持续 6 个月以上；检查未见主要脏器（心脏、肾脏）严重受损；泼尼松治疗期间未出现过严重副作用，妊娠前 6 个月未服用过免疫抑制剂。

☆专家点评

本病例术前未发现 SLE，不典型的皮疹、轻微肾功能下降、明显的贫血和浆膜腔积液一直未引起产科医生的重视，直至病情加重出现心力衰竭后转入上级医院。入院后常规查体发现面部红斑及手部冻疮后行免疫学检查。由于病情危重，积极控制心力衰竭后无法等待所有检查结果即行剖宫产终止妊娠。

本患者的围手术期管理主要从以下几个方面考虑。

● 分娩方式选择：阴道分娩或剖宫产均有报道，选择主要取决于产科指征及相关合并症的严重程度。该患者 SLE 病情较重，出现了明显的水肿、心包积液和呼吸困难，无法耐受自然分娩；孕 31 周，无规律宫缩，产程未发作，短期内无法自然分娩，因此选择剖宫产终止妊娠。

● 麻醉方式选择：以椎管内麻醉首选，需注意的是长期使用激素属于感染高风险人群，椎管内麻醉应严格无菌。SLE 患者可能有寰枢椎半脱位，如果选择全身麻醉，插管时发生困难气道的概率增加，要做好困难气道插管的准备。这例患者术前访视无椎管内麻醉禁忌，因此实施了硬膜外麻醉。但患者在硬膜外麻醉后的 15h 出现了神经功能障碍，双下肢肌力下降，感觉异常，排除穿刺、置管时的机械创伤、硬膜外血肿、脓肿及短暂神经综合征等可能。患者症状出现不久免疫学检查结果提示 SLE，及时进行 SLE 药物治疗后，肌力逐渐恢复，说明该患者的神经功能障碍与 SLE 相关。

● 麻醉管理：完成详细的术前评估非常重要。术前评估主要包括以下几个方面：① SLE 现有的活动程度和纠正情况，包括羟氯喹、泼尼松的用量；②肾功能的评估：包括肌酐、24h 尿蛋白、水和电解质平衡；③心功能评估：心电图和超声心动图；④贫血和凝血：全血图、预防高凝和出血倾向（透析患者）、抗凝剂和抗血小板药物的使用情况；⑤周围神经有无损伤的表现；⑥骨质疏松的情况，有无压缩性骨折；⑦有无寰枢椎半脱位。术中术后的管理方面，这类患者可能长期服用糖皮质激素，如果术前泼尼松龙的用量每日低于 20mg，术前可给予 50mg 氢化可的松静脉滴注冲击治疗；如果术前泼尼松龙的用量每日高于 20mg，则需要给予 100mg 氢化可的松静脉滴注冲击治疗；术后抗凝药物恢复使用的时机详见本章第八节“妊娠合并抗磷脂综合征”相关内容；产褥期是 SLE 加重的高危时间段，使用药物及早控制尤为重要。

在此病例中，基层医院产科医生 8 个月来没有注意到面部皮疹和双手冻疮皮疹，在妊娠中期发现明显的脱发、疲劳和贫血及蛋白尿，漏诊最终导致患者错过最佳治疗时间，因此，本例患者产褥期时，病情恶化，出现了中枢神经系统病变，肾衰竭，全身重度感染，尽管采用了 CRRT、多重抗感染仍未能挽救生命。

总之，SLE 是一种在育龄期妇女发病率较高的疾病，由于病变涉及多个器官，咨询有经验的产科医生，尽早识别和开展多学科的诊治是必要的。只有从妊娠前就开始做好管理、妊娠期做好监测才能保证母婴的安全，同时，在围生期要注意激素静脉替代以降低出现肾上腺皮质功能不全引发的危象，首选椎管内麻醉，如实施全身麻醉，SLE 可导致声带麻痹、声门下狭窄等咽喉部病变及寰枢椎半脱位，插管时发生困难气道的概率增加，要做好困难气道插管的准备。

（吴　兰　江晓琴）

第六节　妊娠合并混合性结缔组织病

☆病情介绍

患者，女，36 岁，因“核实孕周 37^{+1} 周，确诊混合性结缔组织病 1^{+} 年，发现胎心监护 NST 无反应型 8^{+}h”入院。1^{+} 年前，患者因雷诺现象、手部麻木于风湿免疫科检查后确诊混合性结缔组织病，长期口服醋酸泼尼松片 7.5mg，qd；硫酸羟氯喹片 0.2mg，bid；阿司匹林 75mg，qd。孕 32^{+4} 周，查 D- 二聚体 6.55mg/L，于 32^{+5} 周开始低分子肝素 4000U 皮下注射 qd 至今；半月前因反复胎监 NST 无反应入院，复查胎监 NST 反应型后出院，其间复查免疫全套和血栓组合，抗 nRNP/Sm 抗体大于 400RU/ml，抗核抗体（ANA）阳性，滴度 1 ：3200，未见免疫疾病常见症状活跃复发表现，狼疮抗凝物正常、抗心磷脂抗体、抗 β_2-GPI 未见明显异常、补体未见明显异常，34 周出院时停用阿司匹林。8^{+}h 前常规胎监示 NST 无反应型，4^{+}h 前再次急诊复查胎监仍示 NST 无反应型。胎儿生物物理评分示：胎动 0 分，肌张力 2 分，呼吸样运动 2 分，羊水定量 2 分，急诊收治入院。

既往史：2 年前剖宫产一次。

入院查体：心率 84 次 / 分，呼吸 20 次 / 分，SpO_2 98%，血压 108/68mmHg。皮肤未见明显异常，查体阴性。专科检查无特殊。

辅助检查：凝血及血常规正常，免疫球蛋白 E244.00IU/ml，同型半胱氨酸 7.00μmol/L。胎儿超声无特殊。

入院诊断：妊娠合并瘢痕子宫；妊娠合并混合性结缔组织病；妊娠合并胆囊结石；脐带绕颈一周；G3P1+1 37^{+1} 周宫内孕头位单活胎待产。

向患者和家属交代随时行急诊剖宫产的可能。

☆处理经过

术前禁食 6h，入室后常规建立静脉通道，监测心电图、血压、心率、SpO_2 无异常。左侧卧位下 $L_{3\sim4}$ 椎间隙实施腰硬联合麻醉，蛛网膜下腔给予 0.5% 布比卡因 2.2ml，随即向头侧置入硬膜外导管，深度 4cm。局麻药物推注完成后，即给予持续静脉泵注去氧肾上腺素 2mg/h 维持血压，麻醉平面控制在 $T_4 \sim S_5$。手术开始后 3min 取出一活男婴，新生儿体重 3300g，Apgar 评分 1-5-10min 分别为 10-10-10 分，静脉给予咪达唑仑 2mg，舒芬太尼 5μg，术中生命体征平稳，手术持续 50min，术中输入乳酸林格液 600ml，出血 400ml，尿量 100ml。术毕行双侧腹横筋膜阻滞镇痛复合布托啡诺静脉镇痛泵镇痛。术毕安返病房，术后 24h 继续予以低分子肝素 4000U 皮下注射，术后第 3 天出院，继续服用醋酸泼尼松、硫酸羟氯喹、阿司匹林，风湿免疫科随访。

☆相关知识点

混合性结缔组织病（mixed connective tissue disease，MCTD）是一种广泛的结缔组织病，其特点是出现高滴度的抗 U1 核糖核蛋白（ribonucleoprotein，RNP）抗体并存在系统性红斑狼疮（systemic lupus erythematosus， SLE）、系统性硬化症（systemic sclerosis，SSc）和多发性肌炎（polymyositis，PM）的常见临床特征。MCTD 在女性中的发生率明显高于男性，比例 3.3 ：1 ～ 16 ：1。

MCTD 早期为非特异性临床表现，包括全身不适、关节痛、肌痛和低热；辅助检查抗核抗体（antinuclear antibody， ANA）阳性并伴有雷诺现象，是提示非特异性临床表现为结缔组织病的特异性线索。大部分主要的器官系统可能在 MCTD 病程中的某一阶段受累，包括皮肤、关节、肌肉、心脏、胃肠道、肺、肾脏、中枢神经系统和血液系统。但以下 4 个临床特征提示疾病为 MCTD 而非其他结缔组织病：①雷诺现象，特别是手或手指肿胀。大部分 MCTD 以皮肤表现起病，雷诺现象是最常见的皮肤改变，其中手指肿胀或者偶尔的全手肿胀是特异性的表现。②无严重肾脏和中枢神经系统病变。无严重肾脏疾病史是 MCTD 的一个重要标志，原因可能与高滴度抗 U1-RNP 抗体能阻止弥漫增生性肾小球肾炎发生有关。MCTD 患者的中枢神经系统并发症较轻微，认知障碍相对较轻，不会发生脑炎、精神病或者癫痫发作之类的严重并发症。③严重的关节炎和与肺纤维化无关的肺动脉高压。与 SLE 相比，MCTD 引起关节受累更常见也更严重。MCTD 患者发生的关节炎常常伴有类风湿疾病特有的畸形，包括天鹅颈样改变等。MCTD 患者的肺部受累也十分常见，可能引发的肺部问题多种多样：胸腔积液、胸膜炎性疼痛、肺动脉高压、间质性肺疾病、肺泡出血、膈肌功能障碍、吸入性肺炎、肺部感染、肺部血管炎，其中肺动脉高压是 MCTD 患者死亡的一个主要原因。④抗 U1-RNP 抗体阳性。其余的临床表现与其他结缔组织病类似，在这里不做相关描述。

关于妊娠对 MCTD 病程的影响和 MCTD 对胎儿的影响的报道意见不一，最新的研究表明，MCTD 患者产科并发症随着 MCTD 活跃程度的增高而增加，母体并发症包括剖宫产、先兆子痫、血栓栓塞事件和死亡；胎儿并发症包括早产、宫内发育迟缓、新生儿狼疮和点状软骨发育不全。超过 50% 的新生儿狼疮可以用抗 U1RNP 解释。一般而言，母体严重雷诺现象患者常会分娩出低出生体重儿。

☆专家点评

本例患者妊娠前 1^+ 年多有雷诺现象和手关节肿胀，并伴有 ANA 阳性及抗 U1-RNP 抗体滴度高，诊断 MCTD 明确。长期激素、免疫抑制剂和抗凝治疗。该患者妊娠时病情稳定，妊娠期规律服用阿司匹林后未发生子痫前期，妊娠 32 周时出现 D- 二聚体的增加，随后反复出现胎监 NST 无反应，表明阿司匹林已不能完全满足抗凝需求。给予低分子肝素皮下注射后，胎监好转后行期待治疗：停阿司匹林改低分子肝素保胎，以备随时可能进行的急诊剖宫产。

本患者的围手术期管理主要从以下几个方面考虑。

● 分娩方式选择：根据 MTCD 患者的病情和产科情况综合选择。如果患者不存在严重的肺动脉高压、中枢神经系统并发症，可以考虑阴道试产。此患者存在胎监反复 NST 无反应和胎儿生物物理评分 6 分，短期内如无法分娩，可能会引起胎儿宫内窘迫，新生儿出生结局差；另外，此患者既往剖宫产病史，为瘢痕子宫，阴道试产子宫破裂风险增大。剖宫产可以缩短分娩时间、避免胎儿宫内缺氧，同时可避免子宫破裂的风险，故该患者选择剖宫产终止妊娠。

● 麻醉方式选择：这类患者麻醉方式的选择主要受抗凝剂使用的影响，按照指南推荐，具体见本章第八节“妊娠合并抗磷脂综合征”章节相关内容。该患者在 34 周出院时停用了阿司匹林，改为单用预防剂量的低分子肝素；后续此次急诊入院后，及时停用低分子肝素，为椎管内麻醉提供了条件。

● 围手术期管理：对于长期服用糖皮质激素的患者，围手术期激素的管理（详见本章第五节“妊娠合并系统性红斑狼疮”相关内容）需要注意。此患者 MCTD 病情稳定，未出现关节病变及肺病变，可按常规行术中管理，术后采用静脉镇痛泵和超声引导下腹横筋膜阻滞的多模式镇痛。关于术后哺乳，2020 年美国风湿疾病协会指南建议泼尼松、羟氯喹在哺乳期可以使用。该患者如不选择哺乳，术后镇痛药物选择更为广泛。

● 新生儿管理：需重视有雷诺现象患者常分娩出低体重儿。本例患者的新生儿体重正常，发育正常，也未出现新生儿狼疮肾炎的表现，按普通患者处理。

总之，MCTD 是一种累及多器官系统、临床表现多样的疾病，妊娠合并 MCTD 少见。围生期需要多学科综合评估妊娠对疾病活跃度的影响，疾病本身对母婴结局的影响，注意抗凝药物的使用、停药时机以及术后恢复抗凝的时间对椎管内麻醉的选择、使用及硬膜外导管拔出的影响，长期使用糖皮质激素，围手术期应进行替代治疗，避免发生肾上腺皮质功能不全。

（吴　兰　江晓琴）

第七节　妊娠合并成人 Still 综合征

☆病情介绍

患者，女，38 岁，因“确诊为成人 Still 综合征 4 年，停经 30^{+4} 周，发热 2d”入院。妊娠期定期产检，无异常。2d 前出现轻度发热、膝关节疼痛并发肝功能不全入院。

既往史：4 年前因发热、颈部淋巴结长大、皮疹、肝功能不全和血清铁蛋白增加，经骨髓和淋巴结活检排除其他血液系统疾病后，确诊为成人 Still 综合征。经激素和托珠单抗联合治疗 6 个月后临床症状缓解，后一直未服用激素至今。

入院查体：体温 37.7℃，心率 105 次 / 分，呼吸 25 次 / 分，SpO_2 96%，血压 110/70mmHg，余查体阴性。专科查体无特殊。

辅助检查：AST480U/L，ALT387U/L，LDH670U/L；血清铁 28.1μg/L，血小板 88×10^9/L。腹部超声：胎儿超声正常，脾大。

入院诊断：妊娠合并成人 Still 综合征急性发作；妊娠合并血小板减少症；G1P0 30^{+4} 周宫内孕头位单活胎待产。

风湿免疫科急会诊确认成人 Still 综合征复发，建议甲泼尼龙 250mg，qd × 3d，随后改用口服泼尼松龙治疗并逐渐减量。激素治疗 3 周后，发热、肝功能障碍和高血清铁蛋白血症好转。治疗过程中，常规每周胎儿超声检查，提示胎儿宫内生长受限（IUGR）。孕 34 周时，由于口服泼尼松龙剂量降低，Still 综合征再次复发，表现为发热、躯干皮疹、肝酶升高，再次接受激素冲击治疗。再次评估胎儿情况，除外 IUGR，未出现胎监异常，仍行期待疗法。孕 36^{+3} 周出现规律宫缩，进入临产状态。

☆处理经过

入产房待产同时行胎心监护，嘱无渣饮食，准备行分娩镇痛。入室后常规监测体温、心电图、血压、心率、SpO_2 均正常，左侧卧位下 $L_{2\sim3}$ 椎间隙硬膜外置管。置管成功后给予含 1 ∶ 20 万肾上腺素的 1.5% 利多卡因 3ml 试探剂量。确定无局麻药入血后，给予初始剂量 8ml（0.08% 罗哌卡因 +0.5μg/ml 舒芬太尼）。随后接硬膜外脉冲镇痛泵，镇痛泵参数：脉冲 8ml，间隔时间 60min，产妇自控 8ml/ 次，锁定时间 15min。分娩镇痛满意、产程顺利，分娩出一活女婴，新生儿体重 2320g，Apgar 评分 1-5-10min 分别为 10-10-10 分。产后转入病房并继续口服激素。产后第 2 天转入风湿免疫科，产褥期再次出现发热及血清铁升高，治疗后好转。

☆相关知识点

成人 Still 病（adult onset still disease，AOSD），是以每日发热、一过性皮疹、关节炎或关节痛、咽痛为主要临床表现，合并肝功能受损等系统受累的临床综合征。本病患病率男女无差别，多见于年轻人。

AOSD 的主要临床特征如下：①发热：AOSD 发热通常每日一次或者两次，发热往往先于其他的临床表现且体温波动大。②皮疹：AOSD 典型的皮疹为一过性红色斑疹或者斑丘疹，并随着发热消失而消失，也可以出现 Koebner 现象：抚摸皮肤引发皮疹，紧身衣物压迫皮肤的区域会发现皮疹。皮疹好发于躯干和四肢，一般不累及面部皮肤。③关节及肌肉病变：表现为关节痛或关节炎，起病初期为短暂或者轻度的关节炎，经过数月演变成严重的破坏性多关节炎。关节受累以膝、腕、踝多见。本病肌痛较为常见，随着发热达到高峰而加重，甚至影响日常活动能力。④咽炎：非化脓性咽炎在本病中常见，可能与环甲软骨膜炎或无菌性非渗出性咽炎有关。⑤肝脏病变：部分 AOSD 患者会发生肝脏肿大，这种变化通常与疾病相关而与治疗药物的肝脏毒性无关。⑥淋巴结和脾脏肿大：部分患者会出现淋巴结肿大，需要与淋巴瘤相鉴别。⑦巨噬细胞活化综合征。⑧消化道症状：腹痛、恶心等非特异性症状可能与淋巴结炎有关系。

AOSD 的实验室检测包括常规检测、血清学检查和其他辅助检查。①常规检查：几乎所有 AOSD 患者均会出现急性期反应物的明显升高，包括 ESR 和 CRP。血常规检测中，通常伴有白细胞增多，且以粒细胞增加为主。75% 患者血清中 ALT、AST 和 LDH 会增高。70% 以上患者血清铁蛋白明显升高，且升高程度与疾病活动度相关。血清铁蛋白可作为监测治疗反应的血清学标志。②免疫学检查：抗核抗体和风湿因子不常见，即使阳性，也为低滴度。特异性指标为 IL-18，但是临床不常用。③影像学表现：疾病的表现为非特异性，一般为软组织肿胀，偶尔出现关节积液。

AOSD 是一种排除性诊断，排除感染、风湿病、恶性肿瘤、药物反应等之后，才能确诊。治疗以全身使用类固醇激素和非甾体抗炎药物为主，同时针对疾病的细胞因子风暴，可以采用 IL-1 抑制剂、IL-6 抑制剂和 TNF 抑制剂进行治疗。

妊娠和 AOSD 的关系

Hosoya 总结了自 1980 年 Stein 报道的首例妊娠合并 AOSD 以来的多个病例，认为妊娠合并 AOSD 分为三个类型：首发型、反复发作的红斑型和无红斑型。妊娠期 AOSD 患者的年龄较一般人群初诊时年轻，且更易发生在初产妇中。疾病的初现或者复发通常在妊娠中期和产后，发生在妊娠后期的病例较少。AOSD、HELLP 综合征和妊娠期急性脂肪肝都表现为肝酶升高，需要做好鉴别诊断。从新生儿结局来看，妊娠合并 AOSD 患者容易发生早产，这可能与使用糖皮质激素相关，但早产儿结局均比较好。

☆专家点评

本例患者疾病主要表现为妊娠晚期反复出现的发热、关节疼痛、肝酶升高并伴随血清铁升高。患者 4^+ 年前诊断为 AOSD，经治疗后完全缓解，妊娠时未使用药物治疗。妊娠晚期出现疾病的两次复发，使用大剂量激素冲击治疗后好转，母婴结局良好。

本患者的围手术期管理主要从以下几个方面考虑。

- 分娩方式选择：对于病情控制良好的患者可以期待疗法，选择自然分娩。该患者使用大剂量激素以后，体温恢复正常、肝酶下降、血清铁下降，疾病的活跃度降低，并未出现胎心监护的异常，采取了期待疗法。激素减量后，产妇再次出现疾病活跃，第二次激素的冲击治疗也取得了满意的效果。选择阴道试产，其原因在于：①患者的病情得到了控制，除胎儿 IUGR 外，未对其产生其他不良影响，因此，胎儿可以耐受产程；②阴道分娩恢复相对剖宫产快。
- 麻醉方式选择：阴道分娩时若没有椎管内麻醉禁忌则可采取硬膜外持续给药的分娩镇痛方式。本患者虽然有肝酶的增高，但不伴有血小板的降低以及凝血功能的改变，可与 HELLP 综合征鉴别。本患者硬膜外分娩镇痛采用了脉冲模式与患者自控模式相结合，在减少局麻药用量的同时，获得了更加满意的镇痛效果。发热是 AOSD 患者常见的临床表现，而硬膜外分娩镇痛也可能导致发热，对于此类患者应加强体温监测的频率。常规硬膜外分娩镇痛后的体温监测为每小时一次，这类患者应做到每 30 分钟监测一次体温。在可能的情况下，可以使用无线耳温传感器，实现实时监测，便于早期发现体温的异常，及时处理。
- 围分娩期管理：应关注患者的应激反应和疾病的复发，长时间使用糖皮质激素可能导致肾上腺皮质功能不全，需要及时补充激素。由于 AOSD 合并妊娠患者更易在产后复发，产后出现低热时应警惕，并与产褥热鉴别。及时肝功能和血清铁蛋白的监测可发现疾病是否活跃，指导药物的使用。
- 新生儿管理：AOSD 患者更易发生早产，需要分娩时有新生儿医疗团队进行守护。此患者妊娠 36^{+4} 周，胎儿 IUGR，分娩后除体重较轻之外，未发现呼吸困难等，因此未入新生儿科特殊监护。

总之，成人 Still 综合征是一类以发热、关节炎和一过性皮疹为表现的免疫系统疾病，妊娠合并 AOSD 十分罕见，及时发现并与 HELLP 综合征、妊娠期急性脂肪肝做好鉴别诊断，可尽早开始 AOSD 的治疗。孕周较小，药物控制良好的 AOSD 需多学科合作下行期待治疗，并随时观察胎儿情况，以应对可能出现的早产，从而改善母婴的预后。

（吴　兰　江晓琴）

第八节　妊娠合并抗磷脂综合征

☆病情介绍

患者，女，35 岁，因“胚胎移植术后 35 周，核实孕周 37^{+3} 周，规律宫缩 2h”入院。胚胎移植术后予那屈肝素钙（速碧林）皮下 4100U，q12h，泼尼松 5mg，bid 至孕 2 个月停药，改用口服阿司匹林 75mg，qd 至孕 36 周。妊娠期规律产检，持续监测抗心磷脂抗体（APL）水平较低，孕 20 周发现 D- 二聚体升高，加用依诺肝素钠（克赛）4000U，qd 皮下注射至今，妊娠期监测 D- 二聚体波动于 1.49 ～ 3.48mg/L。

既往史：妊娠 4 次，其中 3 次自发性流产，1 次孕 13 周胎儿停止发育行引产术，查血抗心磷脂抗体 IgM 阳性后诊断为抗磷脂综合征。

入院查体：心率 78 次 / 分，呼吸 22 次 / 分，SpO_2 98%，血压 102/77mmHg，腹部皮肤可见少许瘀斑，余查体阴性。专科查体无特殊。

辅助检查：血常规和凝血功能正常，抗心磷脂抗体 IgA ＜ 0.01APL/ml，抗心磷脂抗体 IgM21.02MPL/ml（参考值＜ 20MPL/ml），抗心磷脂抗体 IgM2.11GPL/ml（参考值＜ 20GPL/ml）。双下肢彩色多普勒超声未见明显血栓形成，胎儿超声未见。

入院诊断：妊娠合并抗磷脂综合征；G5P0+4 37^{+3} 周宫内孕头位单活胎临产。

☆处理经过

患者入院前急查凝血和血常规，入产房胎监正常，规律宫缩要求行分娩镇痛。分娩镇痛前评估，患者最后一次皮下注射低分子肝素至要求分娩镇痛时间仅 10h，交代非药物镇痛（导乐仪）后等待镇痛时间。2h 后准备行椎管内分娩镇痛，入室常规监测体温、心电图、血压、心率、SpO_2 均正常，左侧卧位下 $L_{2\sim3}$ 椎间隙实施硬膜外置管，置管成功后给予含 1 ∶ 20 万肾上腺素的 1.5% 利多卡因 3ml 试探剂量。确定无局麻药入血后，给予初始剂量 8ml（0.08% 罗哌卡因 +0.5μg/ml 舒芬太尼）。随后接硬膜外脉冲镇痛泵，镇痛泵参数：脉冲 8ml，间隔时间 45min，产妇自控 8ml/ 次，锁定时间 15min。分娩镇痛满意，产程顺利，分娩出一活女婴，体重 3430，Apgar 评分 1-5-10min 分别为 10-10-10 分。产后 24h 恢复皮下低分子肝素治疗，并带药出院。

☆相关知识点

抗磷脂综合征（antiphospholipid syndrome，APS）的患者子宫胎盘血栓形成和血管功能不全可能是妊娠结局不良的机制之一，因此抗血栓形成是此病的核心治疗方式。妊娠期治疗 APS 可减少血栓形成发生率，还会降低出现不良妊娠结局的风险。妊娠期抗磷脂综合征抗血栓治疗包括两个方面：①抗凝：首选低分子肝素（LMWH），避免口服抗凝药（华法林——致畸风险）和凝血因子Ⅹa 抑制剂（磺达肝癸）。其他口服抗凝药对 APS 可能无效，如利伐沙班、阿哌沙班，且缺乏通过胎盘的安全性数据。LMWH 使用预防剂量还是治疗剂量取决于抗凝指征，而此指征主要根据患者的 APL 和病史（血栓型 vs 产科型）决定。

②低剂量阿司匹林：阿司匹林可单独使用或与抗凝药物联用。上述治疗具体使用方法见图 1-8-1。

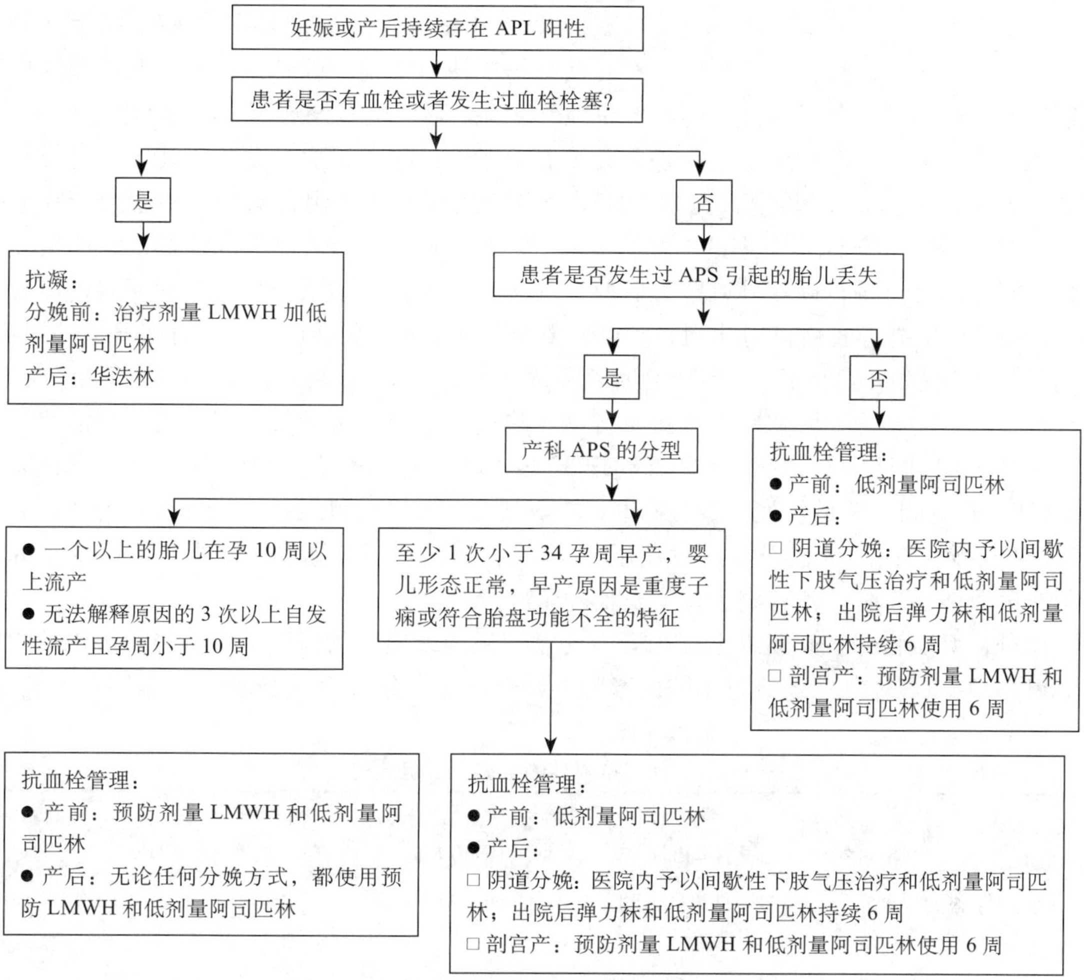

图 1-8-1　APL 阳性孕妇使用抗血栓疗法的原则

除外抗血栓治疗，这类产妇产前检查的频率和内容需要根据情况调整，可及时发现母体的妊娠并发症（例如重度子痫），从而进行干预，改善母婴预后。一般推荐至少孕 20 周前应进行超声检查，以确定预产期；中期妊娠末或晚期妊娠初开始，每 4 周进行 1 次超声检查，以评估胎儿生长情况和羊水量；32 孕周开始，每周进行 1 次或 2 次胎儿总体健康状况检查。如果母体存在一种狼疮相关自身抗体，则这些抗体可能对胎儿有影响，应该进行胎儿心脏传导阻滞方面的监测、评估和治疗。

当孕妇没有提前分娩的内科或者产科指征时，一般会将分娩安排在 39 周，以控制停用抗血栓药物的时机。对于接受 LMWH 的患者，一般在 36 周时可以更换为治疗剂量的普通肝素，因为普通肝素的半衰期更短，能使用鱼精蛋白中和，从而有利于进行椎管内麻醉和降低产后出血的风险。对于接受低剂量阿司匹林治疗的患者，如果没有血栓病史，则可以在妊娠 36 周后的任何时间停用此药物，研究表明分娩前 7 ～ 10d 停用阿司匹林可以减少围生期出血。但如果患者有动脉血栓形成史，阿司匹林应持续用药。

☆专家点评

本例患者为典型产科 APS，主要表现为连续 3 次以上的流产且查血 APL 阳性。鉴于患者的不良孕产史，辅助生殖科医生在胚胎移植期使用了阿司匹林、低分子肝素和糖皮质激素进行治疗，患者遵妊娠合并抗磷脂综合征治疗原则行抗血栓治疗至产程发作。

本患者的围手术期管理主要从以下几个方面考虑：患者抗血栓药物停药时间对椎管内麻醉的影响。依据 2021 年中华医学会麻醉学分会发布的《应用抗凝或抗血小板药物治疗患者接受区域麻醉与镇痛管理的专家共识》，凝血功能正常的情况下，长期单独使用预防剂量的阿司匹林，进行硬膜外麻醉置管时，可无须停药；在硬膜外导管存留期间，用药无禁忌；拔除硬膜外导管后再用药的时间也无要求。对于使用普通肝素和低分子肝素的患者，实施椎管内麻醉的时机和再次用药的时机见表 1-8-1。本例患者在进入产程之后要求行分娩镇痛，产科无禁忌，麻醉医生在进行分娩镇痛前评估时发现孕妇长期行抗血栓治疗，阿司匹林停药时间已达 10d，依诺肝素钠皮下注射时间距离评估时间仅 10h。按指南推荐，LMWH 停药时间不满足硬膜外置管标准，在等待足够停药时间的同时仅能行非药物镇痛进行产程的管理。此病例也提示，在妊娠 36 周时，如能换用普通肝素，则产妇接受全麻或者等待的概率会下降，更有利于母婴安全。

此外，妊娠合并抗磷脂综合征患者应注意围生期肺栓塞的风险。本例患者围生期除监测 APL、D- 二聚体外，还进行了四肢彩超的筛查，并在分娩前后均进行抗凝治疗。

表 1-8-1 使用抗凝药物实施区域阻滞的原则

药物	阻滞前需停药时间	拔管前需停药时间	椎管内留置导管期间用药	拔管后恢复用药时间
普通肝素静脉治疗剂量（5000U 一日 2 ～ 3 次）	4 ～ 6h 且 APTT 正常	4 ～ 6h 且 APTT 正常	谨慎	1h
普通肝素皮下低剂量预防（5000U 一日 2 ～ 3 次）	4 ～ 6h 且 APTT 正常	4 ～ 6h 且 APTT 正常	没有禁忌	1h
普通肝素皮下高剂量预防（7500U 或 10 000U BID）	12h 且 APTT 正常	尚未建立标准	谨慎	无明确标准
普通肝素皮下高剂量治疗（一天总量超过 20 000U）	24h 且 APTT 正常	尚未建立标准	谨慎	无明确标准
LMWH 皮下 qd 低剂量预防（依诺肝素每日小于 40mg）	12h	12h，术后第一剂穿刺置管后 12h 应用	谨慎	4h
LMWH 皮下 bid 低剂量预防（依诺肝素小于 30mg，bid）	12h	12h，术后第一剂穿刺置管后 12h 应用	谨慎	4h
LMWH 皮下高剂量治疗（依诺肝素 1mg/kg，bid 或 1.5mg/kg，qd）	24h	24h，术后非高出血风险 24h 恢复，高出血风险 48 ～ 72h 恢复	不推荐	4h

新生儿管理方面，要注意新生儿抗磷脂综合征。新生儿抗磷脂综合征的定义与其他人群一致，但极为罕见。新生儿抗磷脂综合征定义时存在混杂因素，即新生儿体内的 APL 可以经胎盘转移来自母体的抗体。此患者新生儿出生后，未发现静脉或动脉血栓形成或血小板减少，因此不考虑新生儿抗磷脂综合征。

总之，APS 是与血栓形成或产科不良妊娠密切相关的自身免疫性疾病，随着发病率的上升，针对此疾病的治疗越发规范，包括抗血小板药物、抗凝药物的使用剂量与时机，分娩的时机和分娩方式。了解并掌握抗凝药物的使用、停药时机、恢复抗凝的时间，对麻醉方式的选择，硬膜外导管拔出的影响，达到既可预防血栓又不增加围手术期出血风险的目的。

（吴　兰　江晓琴）

第九节　妊娠合并干燥综合征

☆病情介绍

患者，女，30 岁，因“诊断干燥综合征 4^+ 年，胚胎移植术后 31^{+1} 周，发现血压升高 3d”入院。8^+ 个月前患者在外院移植 5d 冻囊胚 2 枚，移植后予以黄体酮软胶囊（安琪坦）阴道上药、口服地屈孕酮、免疫球蛋白静脉滴注（妊娠早期使用），一直使用阿司匹林 75mg，qd 至昨日，依诺肝素钠（克赛）皮下注射（8000U，qd 逐步降为 4000U，qod），孕 29^{+3} 周因超声提示胎儿脐动脉血流 S/D 升高（最高 4.4），将依诺肝素钠（克赛）皮下注射由 4000U，qod 改为 4000U，qd 至今。妊娠期定期监测胎心频率，孕 28^{+5} 周因先兆早产在急诊科留观，予以硫酸镁保胎，地塞米松促胎肺成熟使用一疗程。10^+ d 前出现双下肢轻度水肿，3d 前监测血压达 137/90mmHg，遂予以完善相关辅助检查提示：PLT78 × 10^9/L，24h 尿蛋白 0.560g，谷丙转氨酶 71U/L、谷草转氨酶 64U/L、乳酸脱氢酶 401U/L、总胆红素 13.8μmol/L。24h 血压提示多次血压高于 140/90mmHg。4^+ 年患者在省医院诊断“干燥综合征”口服羟氯喹 200mg bid、泼尼松 7.5mg qd 至今，近期患者无眼口干、关节痛、肌肉痛、口腔溃疡的症状。

入院查体：心率 96 次 / 分，呼吸 18 次 / 分，SpO_2 98%，血压 133/78mmHg。双下肢轻度水肿，余查体阴性。专科查体无特殊。

辅助检查：抗心磷脂抗体检测（ACA、$β_2$-GPI）阴性。免疫全套（自身抗体 / 体液免疫 / 细胞免疫 /CIC）：抗 Ro-52 抗体＞ 400.0RU/ml，抗 SS-A（Ro）抗体 390.8RU/ml，抗核抗体（IIF 法）阳性 +，抗核抗体滴度 1 ∶ 320，抗体谱：抗核抗体类型为核斑点型；免疫全套（自身抗体 / 体液免疫 / 细胞免疫 /CIC）：补体 C3 1.14g/L，补体 C4 0.18g/L。

入院诊断：HELLP 综合征？重度子痫前期；IVF-ET 术后；双绒毛膜双羊膜囊双胎妊娠；妊娠合并干燥综合征；G1P0 33^{+6} 周；宫内孕一横双活胎待产。

风湿免疫科会诊意见：患者近 2 个月出现血小板减少，近期有牙龈出血，停用阿司匹林 3d 后，自觉牙龈出血有减轻，不能排除免疫因素作用，泼尼松调整为 12.5mg，qd 口服，监测血小板变化。入院第 2 天胎心监测反复 NST 无反应型，复查血小板无明显变化，准备行急诊剖宫产。

☆处理经过

术前禁食禁饮 4h，入室后常规建立静脉通道，给予氢化可的松 50mg 静脉滴注，常规监测，追问病史阿司匹林已停用 3d，距离上一次 LMHW 超过 12h。左侧卧位下 $L_{3\sim4}$ 椎间隙实施腰硬联合麻醉，蛛网膜下腔给予 0.5% 布比卡因 2.2ml，随即向头侧置入硬膜外导管，置管深度 4cm，鞘内药物推注完成后，即给予持续静脉泵注去氧肾上腺素 2mg/h 维持血压，麻醉平面控制在 $T_4 \sim S_5$。手术开始后 3min 取出一女婴，身长 41cm，体重 1680g，Apgar 评分 1-5-10min 分别为 10-10-10 分；内倒转术后 4min 取出另一女婴，体重 1990g，1-5-10min 分别为 10-10-10 分，断脐后静脉给予咪达唑仑 2mg，舒芬太尼 5μg，术中生命体征平稳，手术持续 50min，术中输入乳酸钠林格液 1000ml，出血 800ml，尿量 100ml。新生儿均转入新生儿 ICU 进行持续监护。术毕行双侧腹横筋膜阻滞镇痛复合布托啡诺静脉镇痛泵镇痛。术毕安返 ICU，术后 24h 继续予以低分子肝素 4000U 皮下注射，术后 5d 出院，继续使用泼尼松、羟氯喹、依诺肝素，风湿免疫科随访。

☆相关知识点

干燥综合征（Sjögren’s syndrome，SS）是一种慢性涉及多系统的自身免疫性疾病，其特征为泪腺及唾液腺炎症导致的眼干和口干，偶可见腺体增大。同时，还可存在“腺体外”改变——包括疲劳、肌肉骨骼症状、皮疹，以及肺、肾、肝等内脏病变和神经系统疾病。该疾病男女患病比 1 ∶ 9，女性患病率为 1.1% ～ 4.8%，最常影响到 40 多岁和 50 多岁的女性，由于初孕平均年龄增加，目前在妊娠人群中发病率增加。

SS 的临床表现分为腺体表现和腺体外表现。

（1）腺体表现：①干眼症，眼干的症状包括眼部刺激感、异物感。体格检查可发现泪液分泌减少、眼表着染活性染料。②唾液腺功能减退，口干、舌乳头萎缩、嘴唇干燥、腭部口腔黏膜透亮、无舌下唾液积聚。③唾液腺肿大，腮腺、下颌下腺和其他唾液腺呈弥漫性肿大。

（2）腺体外表现：①皮肤：干燥病、雷诺现象、皮肤血管炎、环形红斑。②关节痛和关节炎少见，通常为无症状的肌病。③肺部表现为 SS 可累及各级气道，常见症状为干咳或刺激性咳嗽。SS 累及肺间质，可以造成间质性肺炎，引起呼吸困难，甚至可引起肺动脉高压。④ SS 引起心血管疾病风险增加，妊娠胎儿会发生先天性心脏传导阻滞，但成人罕见。⑤消化道表现为吞咽困难、乳糜泻、肝脏可能出现肝功能异常，胰腺受累罕见。⑥泌尿生殖系统表现为膀胱功能障碍、妇科外阴干燥。⑦神经系统表现为中枢或周围神经受累，但目前对于 SS 和神经系统病变发生的顺序尚有争议。⑧血液系统表现为轻度血细胞减少，高丙种球蛋白或者低丙种球蛋白血症及淋巴瘤。

妊娠与 SS

年轻 SS 女性的临床表现与 SLE 的特征重叠较多，因此，SLE 妊娠前咨询与妊娠期保健的策略同样适用于 SS 患者。妊娠期最严重的并发症为胎儿先天性心脏传导阻滞，这与母体的抗 Ro/SSA、抗 Ro52 和（或）抗 La/SSB 抗体的存在有关。如母体存在上述抗体阳性，围生期医生应加强对胎儿先天性心脏传导阻滞的检测，胎儿娩出后要严密监测新生儿的心电活动，如有必要，及时安置心脏起搏器。

☆专家点评

本例患者妊娠前已确诊 SS 并规律服药控制病情至少 6 个月，妊娠期遵循 SLE 合并妊娠的原则使用小剂量阿司匹林，并适时调整了低分子肝素的用法，但还是在妊娠晚期出现了重度子痫和可疑 HELLP 综合征入院治疗。由于血小板计数减少、肝酶异常、血压增高，再结合患者 SS 的病史，HELLP 综合征和自身免疫性肝损害无法进行很好的鉴别。调整糖皮质激素用量的当日，由于胎心监护结果反复异常，最终行急诊剖宫产。

本患者围手术期管理主要从以下几个方面考虑。

- 分娩方式：SS 合并妊娠患者自然分娩和剖宫产均有报道，其分娩方式由疾病活动状态、疾病累及器官受损程度及胎儿情况共同决定。首先，剖宫产可避免长时间高腹压憋气，避免血流动力学剧烈波动，对合并重度子痫的患者有利；其次，剖宫产可在较短时间娩出胎儿，对于已有胎监异常并预计短期内无法分娩的高危胎儿有利；再次剖宫产可在术前较准确评估娩胎时间，提前通知新生儿团队做好物资和人员的准备。此患者 SS 处于缓解状态，但患者双胎妊娠、怀疑 HELLP 综合征及胎监反复异常，考虑胎儿安全选择剖宫产是合理的。
- 麻醉方式选择：没有椎管内麻醉的禁忌，应首选椎管内麻醉，但要注意抗凝药物停用的时间。SS 患者接受全麻手术后产生并发症的风险增加，原因在于使用抗胆碱能药物会进一步减少泪液分泌，且手术室环境湿度较低会促使泪液分泌减少而易致眼表损伤、口腔气管分泌物减少而致黏膜损伤。SS 患者使用吸入性麻醉气体会加重气道干燥，增加黏液浓缩和术后肺不张的风险。如果 SS 患者无法避免全身麻醉，则应预防性使用眼部润滑剂（不含防腐剂）、呼吸回路中增加加湿器、避免使用减少腺体分泌的药物。该患者手术时停阿司匹林已 3d，低分子肝素超过 12h，血小板为 6h 以内的检查结果，无其他椎管内麻醉的禁忌证，因此，选择腰硬联合麻醉，麻醉效果满意，手术顺利。
- 围手术期管理：要关注应激反应、长期使用糖皮质激素的副作用、术后血小板计数。该患者长期应用糖皮质激素治疗，术前已使用静脉制剂进行替代（详见本章第五节“妊娠合并系统性红斑狼疮”相关内容）；该患者术前怀疑 HELLP 综合征，术后存在疾病进展的可能，关注血小板计数和肝酶变化，可监测病情变化，同时为硬膜外导管拔除的时机提供数据支持。由于该患者未采用术后硬膜外镇痛，手术完成时即拔除了硬膜外导管。
- 新生儿管理：SS 合并妊娠最严重的并发症为胎儿先天性心脏传导阻滞，母体抗 Ro/SSA、抗 Ro52 和（或）抗 La/SSB 抗体阳性和胎儿先天性心脏传导阻滞有明显的相关性。本患者 3 个抗体均为阳性，虽然此双胎在妊娠期未表现出明显的胎心减缓，但胎儿期未行 A-V 间期监测，出生后发生心脏传导阻滞的风险未知；加之为早产儿，产后及时送入新生儿病房监测新生儿的心电活动。

总之，干燥综合征是一种慢性自身免疫性疾病，以泪腺及唾液腺炎症导致的眼干和口干为特点。妊娠合并干燥综合征临床表现及妊娠期管理类似 SLE，麻醉首选椎管内麻醉，但这类患者全麻发生眼部损伤和呼吸道并发症可能性大，可预防性使用眼部润滑剂（不含防腐剂）、呼吸回路中增加加湿器、避免使用减少腺体分泌的药物。妊娠合并 SS，胎儿发生先天性心脏传导异常的风险较高，围手术期做好胎儿和新生儿的监护和抢救。

（吴　兰　江晓琴）

第十节　妊娠合并原发性纤毛不动综合征

☆病情介绍

患者，女，33 岁，因“停经 36^{+4} 周，咳嗽加重 2 周，诊断 Kartagener 综合征 21 年”入院。21 年前外院诊断“内脏转位 - 鼻窦炎 - 支气管扩张综合征（Kartagener 综合征）”，常年咳嗽、咳痰，痰液晨起呈白色，午后呈黄色。妊娠前间断祛痰及抗感染治疗。孕 20^{+5} 周胎儿超声示内脏反位，多学科会诊，告知患者及家属相关风险，选择继续妊娠。妊娠期呼吸内科随访，近 2 周咳嗽咳痰加重，夜间无法平卧，呼吸内科予药物治疗后好转，现入院待产。既往史：16 年前外院诊断“肺结核”，药物治疗 1 年后治愈。

入院查体：体温 36.5℃，心率 88 次 / 分，呼吸 20 次 / 分，血压 115/63mmHg。双下肺闻及细湿啰音。专科查体未见异常。

辅助检查：动脉血气 pH7.42、$PaCO_2$ 35mmHg、$PaO_2$70mmHg，其余检查无特殊。

入院后诊断：妊娠合并 Kartagener 综合征；低置胎盘？胎儿全内脏反位；G1P0 36^{+2} 周宫内孕头位单活胎待产。入院后给予地塞米松促胎肺成熟、氧疗、化痰抗感染等治疗，呼吸内科、麻醉科、妇产科 ICU 多学科会诊评估后拟择期行剖宫产术。

☆处理过程

术前禁食禁饮 6h，入室常规监护，血压 110/67mmHg，心率 80 次 / 分，呼吸 12 次 / 分，SpO_2 100%。麻醉前给予 10mg 甲氧氯普胺（胃复安）预防恶心呕吐，左侧卧位 $L_{3\sim4}$ 椎间隙成功实施腰硬联合麻醉，蛛网膜下腔给予 0.5% 布比卡因 2.5ml，硬膜外导管头端置入深度 4.0cm，麻醉穿刺注药完毕后给予持续静脉泵入去氧肾上腺素 1.5mg/h 维持血压，麻醉平面维持在 $T_6 \sim S_5$，切皮后 3min 取出胎儿，术中生命体征平稳。手术持续时间 33min，术中出血量 400ml，尿量 100ml，共输入乳酸钠林格液 1000ml。术毕行双侧腹横筋膜阻滞复合静脉镇痛 PCA。术毕入 ICU 给予抗感染、缩宫素促宫缩、抗凝、雾化祛痰、机械排痰，维持内环境及电解质平衡，术后第 10 天顺利出院。

☆相关知识点

原发性纤毛运动障碍或原发性纤毛不动综合征（primary ciliary dyskinesia，PCD）是一种罕见、高度异质性的常染色体隐性遗传疾病或 X 连锁相关的双等位基因突变遗传疾病，男女患病率相当。每个呼吸道上皮细胞约有 200 根纤毛，这些纤毛进行协调的节律运动来清除呼吸道分泌物，纤毛的清除功能是肺的先天防御机制，PCD 患者出现一系列纤毛摆动异常以及纤毛超微结构存在缺陷（纤毛超微结构的异常如中央微管、辐射轮、内或外动力蛋白臂缺陷或缺失），表现为纤毛运动不能、运动障碍和发育不全，进而影响清除功能。有研究显示有 30% 的 PCD 患者有正常的纤毛结构，但功能异常，发病率为 1/16 000 ～

1/20 000。其中约 50% PCD 患者会出现内脏转位，称为 Kartagener 综合征，是原发性纤毛运动障碍的一个亚群，又称为内脏逆位 - 鼻窦炎 - 支气管扩张综合征，同时具备了上述三方面的病变，由 Kartagener 于 1933 年首次报道，其患病率约为 1/20 000 ～ 1/40 000。

PCD 最常见的特征是上呼吸道和下呼吸道的反复感染，临床表现为慢性咳嗽、支气管扩张、慢性鼻 - 鼻窦炎和复发性中耳炎，但临床表现存在相当大的差异。大多数 PCD 患者的症状表现出现在儿童期（5 ～ 5.5 岁），但一些患者出现在成年期（22 ～ 58.4 岁）。从儿童早期开始，可能会出现持续的非季节性流鼻涕和常年鼻塞，痰培养往往可同时合并多种细菌感染。肺部可表现为慢性上气道和下气道疾病，如新生儿呼吸窘迫综合征、鼻炎、鼻窦炎、中耳炎、反复肺炎（75%）、支气管扩张、肺不张、慢性咳嗽、大血管转位、非典型哮喘等，部分患者并存哮喘或气道高反应性。此外，PCD 患者可合并其他畸形包括心脏异常、幽门狭窄和尿道上裂，漏斗胸（10%）和脊柱侧弯（5% ～ 10%）的发生率增加，先天性心脏病合并异位的发生率在 PCD 患者中是普通人群的 200 倍。

胸部 X 线片和高分辨率 CT 的检查发现：中度过度充气、支气管周围增厚、肺不张、黏液堵塞或嵌塞及支气管扩张。甚至在儿童期也可能发生圆柱形或囊状支气管扩张。支气管扩张存在于所有成人和约 50% 的儿童中。有时可见到多个直径达 2mm 的弥漫性小叶中心小结节，可能代表毛细支气管炎的影像学征象。肺功能往往提示轻到中度气道梗阻。

约有 50% 患者合并内脏反位，由于内脏反位，右位心需反导联 ECG 监测，更易在左侧行中心静脉置管。由于下腔静脉位置异常，手术操作时需要特别注意预防腔静脉受压。在全麻时，应警惕由于肺部反位可能会发生意外的左侧支气管内插管。

该病男性患者的精子无游动能力，因此无生育能力；女性患者生育力下降，仅不到 50% 患者能妊娠，同时输卵管纤毛功能障碍可引起生育力下降或异位妊娠。据报道，超过 10% 的 PCD 成人患者存在非结核分枝杆菌感染。妊娠合并 PCD 患者围手术期呼吸道感染及慢性阻塞性肺疾病风险增加，分娩过程中可能由于宫缩、紧张情绪等影响通气，甚至诱发哮喘。

该病具有遗传倾向，患有原发性纤毛运动障碍的新生儿通常会出现轻度呼吸窘迫，如呼吸急促或轻度低氧血症，并可能需要在出生后几小时至几天内吸氧。60% 的 PCD 患者在出生后的第 1 个月会出现呼吸道症状。随着婴儿逐渐长大，咳嗽的发病率增加，但不影响患者的寿命。

☆专家点评

本例患者主要表现为咳嗽、咳痰、呼吸困难，全内脏反位，该患者胸部 CT 示：①双肺散在条索影、模糊斑片影及钙化灶，左肺门钙化灶，提示陈旧性肺结核；双侧胸膜局部增厚；②双肺局部支气管扩张；③镜面右位心伴完全性内脏反位。入院血气分析提示低氧血症，既往诊断肺结核。心脏方面仅表现为右位心，目前心功能评估Ⅱ级，暂无心律失常。在腰硬联合麻醉下顺利实施剖宫产，本患者围手术期管理从以下几方面考虑。

● 分娩方式：主要取决于患者的心肺功能状态及产科情况。PCD 患者一般从 6 岁开始接受定期肺功能评估，其肺功能下降慢。对于肺功能正常未伴发心血管异常（大动脉转位、其他心脏畸形）的患者可尝试阴道分娩；如伴发心血管畸形，则要具体评估患者的心脏情况。此患者已经存在夜间不能平卧的症状，自然分娩可导致交感兴奋、氧耗增加，加重患者的症状，因此选择剖宫产，可在不明显增加心肺负担的情况下分娩，保证母体的安全。

• 麻醉方式：优选椎管内麻醉，全身麻醉时气管插管本身会降低气道的自我清洁和防护的能力，对于已存在长期气道反复感染的 PCD 患者来说将加重肺换气功能损伤和感染风险。此患者影像学表现提示陈旧性肺结核改变，双肺局部支气管扩张，围手术期呼吸道感染和阻塞性气道疾病恶化及心血管意外的风险明显增加，且支气管扩张者容易咯血和咳痰，采用正压通气更易造成肺毛细血管破裂，因此，可能的情况下尽可能避免全身麻醉，选择椎管内麻醉，维持安全可控的麻醉平面（T_6 以下）。有效镇痛的同时保持自主呼吸和咳嗽吞咽能力，有利于清除气道分泌物，维持呼吸功能，更能避免全麻中反流误吸对气道的损害风险。

• 围手术期管理：术前积极抗感染、雾化祛痰，降低感染风险。严密监护有无心律失常的发生，合并肺部感染的患者肺毛细血管通透性增加，容易发生肺水肿，在维持血流动力学稳定的同时尤其要避免输液过量。避免麻醉平面过高致呼吸肌运动无力、通气不足引起低氧血症，术后多模式镇痛充分镇痛，避免使用对呼吸有明显抑制的镇痛药物。术后早期活动排痰，由于患者气管纤毛运动缺失，可发生反复呼吸道感染或持续中度或重度呼吸道症状，可使用雾化高渗盐水帮助稀释痰液，每次治疗前给予吸入性支气管扩张剂，每天 2 次在常规气道分泌物清除方案中加入高渗盐水，可对气道感染治疗有帮助。

• 新生儿管理：与一般人群相比，确诊 PCD 的胎儿，早产率有所增加。PCD 患者呼吸系统异常在出生时就可出现，约 80% 的足月患儿出现新生儿呼吸窘迫。该新生儿产前全内脏反位，娩出后须尽快完成查体、MRI、超声心动图及基因检测等检查明确诊断。胎儿娩出后充分评估心肺功能，必要时机械通气。

总之，原发性纤毛不动综合征是一个可累及心肺等多器官系统、临床表现多样的罕见病，妊娠合并 PCD 极为罕见。围生期需要进行多学科综合评估，充分评估心肺功能，术前积极抗感染、雾化祛痰。降低感染风险、围手术期肺功能保护是麻醉管理的重点，尽可能选择椎管内麻醉，维持安全可控的麻醉平面（T_6 以下），避免麻醉平面过高致呼吸肌运动无力、通气不足引起低氧血症，术中、术后充分有效镇痛，同时保持自主呼吸和咳嗽吞咽能力，有利于清除气道分泌物，维持呼吸功能。

（童　丹　吴　兰）

第十一节　妊娠合并恶性高热家族史

☆病情介绍

患者，女，42 岁，因“核实孕 38^{+5} 周，恶性高热家族史”，要求入院待产。

胚胎移植并口服阿司匹林 100mg 持续至孕 3 个月，后减量阿司匹林至 75mg 至今。

既往史：13 年前顺产一胎，未行分娩镇痛。手术史：既往局麻下行人工流产术 2 次。

家族史：患者家族中表哥行腋下包块手术，恶性高热去世；侄儿行鼻部手术，恶性高热去世；儿子在 14 岁时，夏季进行剧烈运动后，下肢肌肉发生明显疼痛后不久去世（未诊断恶性高热，当时考虑热射病）。

入院查体：心率 78 次 / 分，呼吸 17 次 / 分，SpO_2 98%，血压 124/77mmHg，查体阴性，专科查体无特殊。

辅助检查：血常规、凝血常规、血生化指标均正常，胎儿超声正常。

入院诊断：IVF-ET 术后；恶性高热家族史；G4P1^{+2} 38^{+5} 周宫内孕头位单活胎待产。

产科意见：患者经产妇，现 38^{+5} 周、高龄、家族中有恶性高热病史，可严密监测下阴道试产，但告知患者及家属可能发生试产失败，需急诊手术终止妊娠，紧急情况下全身麻醉可能诱发恶性高热。患者及家属选择阴道试产但拒绝提前放置硬膜外导管。待产 4d 后，患者及家属要求行择期剖宫产。

☆处理经过

患者入院前（36 周）于麻醉分娩门诊就诊后，麻醉科备足够剂量丹曲林、未使用过挥发性吸入麻醉剂的麻醉机、变温水毯、冷醋酸林格液、冷生理盐水、无菌生理盐水冰块、冰帽、无线鼓膜温度监测设备，置于产房。术前禁食禁饮 6h，入室后常规监测心电图、无创血压、心率、SpO_2、体温，局麻下桡动脉置管监测有创血压，左侧卧位下 $L_{3\sim4}$ 椎间隙顺利实施腰硬联合麻醉，蛛网膜下腔给予 0.5% 布比卡因 2.5ml，局麻药物推注完成后，即给予持续静脉泵注去氧肾上腺素 2 ～ 2.5mg/h 维持血压，麻醉平面控制在 T_4 ～ S_5。放置直肠温度探头，手术开始后 4min 取出一活男婴，体重 3180g，Apgar 评分 1-5-10min 分别为 10-10-10 分，静脉给予咪达唑仑 2mg，术中生命体征平稳，手术持续 60min，术中输入乳酸林格液 1000ml，出血 400ml，尿量 100ml。患者拒绝行双侧腹横筋膜阻滞和硬膜外镇痛，选用布托啡诺静脉镇痛泵镇痛，术毕安返 ICU，术后第 3 天出院。

☆相关知识点

恶性高热（malignant hyperthermia，MH）是一种常染色体显性遗传的临床综合征，典型临床表现一般发生于应用吸入麻醉药和（或）去极化神经肌肉阻滞药氯化琥珀胆碱之后，也可继发于高强度训练。全身麻醉下 MH 发病率儿童高于成人，男性多于女性，多发于合并先天性脊柱侧弯、疝气、斜视等合并先天性疾病的患者，目前我国 MH 的病死率高达 73.5%。MH 典型的临床表现通常以通气量正常下二氧化碳压力（$PetCO_2$）持续升高起始，伴随体核温度升高，同时合并代谢性酸中毒、高钾血症、心动过速、肌肉强直。MH 诊断和治疗不及时则死亡率很高，因此，早期识别非常重要。

依据最新欧洲恶性高热指南，早期诊断的关键在于使用了触发剂后，有可疑的表现需立即怀疑恶性高热的可能，可疑特征性表现包括：无法解释原因，非预期的呼气末 $PetCO_2$ 升高；无法解释原因，非预期的心率升高；无法解释原因，非预期的体温升高。MH 没有病因学的特征，主要临床特征为过度产生的二氧化碳，机械通气患者中表现为麻醉医生调整通气参数后，$PetCO_2$ 依旧增加；自主呼吸患者呼吸频率增加后 $PetCO_2$ 上升。对无法解释的 $PetCO_2$ 的增加，应加强警觉，考虑 MH 的可能性。除非自主神经功能被抑制，例如使用了瑞芬太尼或者 β 受体阻滞剂，可以观察到非预期的心率增加。此时，上升的趋势比升高的极值更具有意义。排除导致 $PetCO_2$ 和心率增加的其他因素之后，则可行疑似 MH

的诊断并开始治疗。

如果在 MH 反应开始时监测了患者体温，一般诊断时体温已经开始上升，但在开始治疗时体温不会超过通常上限。同时还应注意，MH 反应可能发生在已经发热的患者身上。MH 时出现全身肌肉僵硬（而不是对氯化琥珀胆碱的即时反应），往往提示 MH 反应的阶段将不可逆转。

MH 发生后，其管理分为逆转 MH 进程和并发症处理两个方面。指南推荐逆转 MH 进程的措施包括三个方面：①消除触发剂：更换为未使用过吸入挥发性麻醉剂的麻醉机。无法更换麻醉机时，关掉和移除挥发罐。保持 100% 氧气并开至最大流量。增加分钟通气量至平时的 2 ～ 3 倍。在呼吸回路的吸气端和呼气端安装活性炭过滤器。②使用丹曲林：滴定给药达到效果（初始剂量 2 ～ 3mg/kg；按照 1mg/kg 给予追加剂量，5min 一次），直至达到治疗目标（$PetCO_2$ ＜ 6kPa、正常通气量低限、体核温度低于 38.5℃）。当达到治疗目标后停用丹曲林，如果体温或 $PetCO_2$ 上升，需再给予丹曲林。③主动降温。当丹曲林累积剂量达到 10mg/kg 时，建议重新评估诊断。如果 MH 仍被认为是最可能的诊断，则可超说明书用药。MH 控制初始反应后，大部分患者不需要再次使用丹曲林，但是有报道发现 MH 控制 14h 复发者。如果在初始反应后 6h 内需要追加，剂量为 1mg/kg；如果距离上一剂量丹曲林超过 6h，可再次使用 2 ～ 3mg/kg。由于丹曲林溶液渗透压高，持续输注丹曲林要关注血栓性静脉炎的发生。

逆转 MH 的同时，要注意并发症的监测和管理。持续体核温度监测、直接动脉压监测、尿液监测以及血气、生化、血常规和凝血监测，可以为并发症的治疗提供证据和疗效判断。需要治疗的并发症包括酸中毒、高钾血症、心律失常、肌红蛋白尿、DIC、筋膜室综合征。

欧洲恶性高热学会在 2019 年对于妊娠中发生恶性高热给出了意见。意见指出：麻醉医生能够为所有已知或怀疑对恶性高热（MH）易感的患者提供安全和无触发的麻醉是至关重要的。对于孕妇，在妊娠期间要考虑到两种不同的状况：①母体为已知或怀疑对 MH 易感者（这种情况下胎儿可能是 MH 易感者）；②母体不是 MH 易感者，胎儿为易感者（父亲是已知的或者怀疑的 MH 易感者）。

对于分娩前的准备阶段，应该做足准备工作，包括：①强烈建议在母亲或胎儿已经知道或怀疑对 MH 易感性的产前阶段制订麻醉管理计划。②一旦母体或胎儿 MH 易感者进入产房或安排行非产科手术，应告知麻醉团队。③当麻醉组得知 MH 易感产妇抵达产房分娩时，麻醉组应确保能够在紧急剖腹产的情况下提供无触发剂的全身麻醉。④一旦分娩开始，在计划自然分娩时应考虑早期硬膜外镇痛，可以迅速转变为硬膜外麻醉，用于紧急剖宫产。

MH 易感孕妇行剖宫产的优选麻醉方式是：①剖宫产首选椎管内麻醉，除非产科指征要求全身麻醉或有椎管内麻醉的禁忌证。②在区域阻滞时，可以辅助使用静脉药物。③在母亲或胎儿 MH 易感者行剖宫产或非产科手术需要全身麻醉时，应由有经验的麻醉师直接监督，使用其最熟悉的非触发药物组合，禁止使用任何氯化琥珀胆碱和（或）挥发性药物。以下药物可用于麻醉诱导和维持：丙泊酚、巴比妥酸盐、氯胺酮、依托咪酯，任何阿片类药物都可以用来补充麻醉。欧洲 MH 组建议，非去极化神经肌肉阻滞剂最好是罗库溴铵

(1mg/kg)，并准备舒更葡萄糖。

☆专家点评

本例患者妊娠合并 MH 家族史，妊娠期无异常，两位直系亲属麻醉后死于 MH，其儿子既往诊断死于热射病，回顾病史，其儿子更大可能死于运动诱发的 MH，因此为 MH 易感高危人群。

本患者的围手术期管理遵循指南主要从以下几个方面考虑。

- 首先是做好应对 MH 的准备：患者在孕 36 周时麻醉分娩门诊就诊，告知 MH 家族史，麻醉科立即启动紧急预案，首先是物资的调配，具体内容见处理经过。
- 其次是避免触发 MH：患者为经产妇，入院后选择待产，等待分娩自然启动。麻醉科积极与患者沟通，确保产程发作的早期能进行硬膜外分娩镇痛，但患者拒绝了这项选择。患者行择期剖宫产时，测有创动脉压能及时关注血流动力学变化并能保证在需要的时候及时抽取血样。麻醉选择腰硬联合，术中的麻醉效果良好，有效地避免了全身麻醉。该患者术中、术后管理除密切监护外，无特殊要点。
- 新生儿管理：由于母体属于 MH 易感人群，其新生儿可能也存在这种情况，因此，胎儿娩出后留存脐带血样进行基因检测。

总之，我国恶性高热死亡率远高于西方国家，原因可能在于早期识别的不及时和丹曲林的不可获得性，对于妊娠合并恶性高热家族史的患者，围生期产科和麻醉科早期合作，完善的针对 MH 的术前准备可以有效地保障母婴安全。

（吴　兰　江晓琴）

第十二节　妊娠合并盖特曼综合征

☆病情介绍

患者，女，35 岁，因“盖特曼综合征 10 年，孕 38^{+4} 周”要求入院待产。患者 10 年前体检发现低钾血症，诊断为“盖特曼综合征”。主要表现为难治性低钾、低镁血症，长期口服钾、镁治疗。患者既往顺利足月剖宫产一健康男婴，本次妊娠后继续口服补钾、补镁，妊娠期血清钾 K^+ 波动在 2.7 ～ 2.9mmol/L，血清镁 Mg^{2+} 波动在 0.4 ～ 0.7mmol/L。患者无四肢无力、腹胀、心悸等不适。孕 32^{+2} 周行胎儿头围针对性彩超提示：双顶径与头围偏小，行胎儿头颅 MRI 检查结构未见明显异常。

入院查体：身高 156cm，体重 60kg，血压 123/82mmHg，心率 89 次 / 分，呼吸频率 20 次 / 分，体温 36.6℃。患者心功能Ⅱ级，马氏分级Ⅰ级。专科查体无特殊。

辅助检查：心脏彩超及心电图未见异常。血清钾 K^+ 2.83mmol/L，Mg^{2+} 0.44mmol/L，Cl^- 105mmol/L，血常规与凝血功能无异常。

入院诊断：妊娠合并瘢痕子宫；盖特曼综合征；脐带绕颈一周；G4P1 38^{+4} 周宫内孕单活胎待产。因瘢痕子宫拟孕 39 周时行择期剖宫产术。

☆处理经过

患者入室后建立静脉通路，常规监测血压126/80mmHg，心率85次/分，血氧饱和度98%，心电图无异常。局麻下行左侧桡动脉穿刺置管，血气分析显示：pH7.46，K^+ 2.75mmol/L，Cl^- 104mmol/L。静脉缓慢补充氯化钾1g后，于$L_{3\sim4}$行腰硬联合麻醉，腰麻给予0.5%布比卡因2.5ml，硬膜外导管向头端留置3cm。静脉持续泵注去氧肾上腺素预防低血压。待麻醉平面达T_6后开始手术，2min后娩出一男活婴，新生儿体重2560g，Apgar评分1-5-10min分别为10-10-10分。手术历时70min，晶体液输入1200ml，出血400ml，尿量100ml，生命体征平稳。术中复查血气：pH 7.44，K^+3.1mmol/L，手术结束后行双侧腹横肌平面阻滞和自控静脉镇痛。术后继续给予口服补钾补镁，术后第一天复查血电解质：K^+ 2.82mmol/L，Mg^{2+} 0.42mmol/L，Cl^- 106mmol/L。患者无肌无力、乏力、心律失常等症状，于术后第3天出院。

☆相关知识点

盖特曼综合征（Gitelman syndrome，GS）又名家族性低钾低镁血症，是一种常染色体隐性遗传病，是由于肾远曲小管重吸收钠离子和氯离子障碍导致的原发肾性失盐性疾病。该病由编码噻嗪敏感氯化钠协同转运蛋白（NCC）的*SLC12A3*基因失活突变引起，发病率为1/40 000，亚洲可能更高。GS主要见于青少年和成年人，也可见于儿童，婴幼儿期缺乏临床症状，大多在成年时因常规血液检查而被发现。患者通常症状隐匿、病情轻微，症状主要与低血清钾、低血清镁相关，如肌无力、疲惫、乏力、夜尿增多、嗜盐、口渴、多饮、呕吐、便秘、感觉异常、肢体麻木、手足搐搦或抽搐等。少数患者可发生心律失常，出现心悸、晕厥甚至猝死。这与钾和镁的缺乏导致了心肌细胞动作电位的持续时间延长有关。GS患者可能因慢性低钾血症、血容量减少和肾素-血管紧张素-醛固酮系统水平增加而发展为慢性肾病。GS的患者主要治疗方法是个体化终身口服钾和（或）镁补充剂。在存在低镁血症的情况下，应首先考虑补充镁，因为镁的摄入将促进钾的摄入，并降低手足抽搐和其他并发症的风险。血清钾的纠正目标为3.0mmol/L，血清镁为0.6mmol/L。一些患者的实际目标值可能较低，也可能随时间而变化。保钾利尿剂阿米洛利、螺内酯、坎瑞酸钾和依普利酮可用于增加对补充剂耐药的患者的血清钾水平，并治疗因醛固酮水平升高而恶化的镁缺乏。GS患者应避免或谨慎使用减缓窦性心律或影响QT间期以及加剧低镁血症的药物。

妊娠合并GS发生率低，一些文献对妊娠合并GS患者的转归进行了回顾，发现大部分妊娠合并GS患者及新生儿有良好的结局，但有一例患者出现了室颤。妊娠期GS患者原有的低钾血症和低镁血症可能加重，主要是由于以下几方面：①妊娠期间肾素-血管紧张素Ⅱ-醛固酮系统水平升高；②胎儿的需求；③GS患者妊娠期间孕激素的抗盐皮质激素作用可能受损以及氯化钠协同转运蛋白（NCC）紊乱。电解质丢失在妊娠中、晚期更明显，妊娠期间应监测血电解质水平。妊娠合并GS患者容易出现习惯性流产、羊水过少，胎儿宫内生长受限和妊娠糖尿病。

分娩期间由于过度通气、进食减少以及肾素-血管紧张素Ⅱ-醛固酮系统水平升高可能加重低钾血症，应严密监测电解质水平，早期发现无力、心律失常等症状。低血清镁水平可能加剧由低钾血症引起的心律失常，在分娩期间应谨慎静脉补充。保留钾的药物，如阿米洛利和依普利酮，被认为是安全的，通常优于螺内酯。

☆专家点评

本例患者为妊娠合并 GS，主要表现为难以纠正的低钾低镁血症，该类患者的围手术期管理主要从以下几个方面考虑：

- 分娩方式：妊娠合并 GS 患者的分娩时机和分娩方式由产科因素决定。条件稳定、阴道分娩条件好、血清钾、镁浓度控制良好的患者可以在严密监测下阴道分娩，GS 不是剖宫产的指征。分娩期间应严密监测血电解质水平，观察低钾低镁血症的症状。
- 麻醉方式选择：妊娠合并 GS 患者若选择阴道试产，应进行分娩镇痛。分娩镇痛可以一定程度上减轻疼痛引起的肾素 - 血管紧张素 - 醛固酮系统高水平和呼吸性碱中毒，进而缓解血清钾浓度的进一步降低。待产过程需鼓励患者口服补充含钾和镁的食物。如果患者出现四肢无力等症状，则需要进行适当的心电监护，同时应及时监测血清钾和镁，必要时进行静脉补充。若该类患者进行剖宫产，首选椎管内麻醉。若需行全身麻醉，应避免使用卤化吸入剂，尤其是七氟烷，据报道异氟烷是安全的。同时还需避免使用氯胺酮等药物。氯化琥珀胆碱、昂丹司琼和泮库溴铵均可延长 QTc 间期，一定程度上增加了恶性心律失常的风险。
- 围手术期管理：术前需复查血电解质水平并进行相应补充治疗。若患者术前使用可能干扰血清镁或钾浓度的药物（例如地高辛、利尿剂、氨基糖苷类药物），应选择替代治疗方案。术中密切监测各项生命体征，注意心电图变化，必要时可静脉补充钾镁等相关电解质。若患者术前血钾水平趋于稳定，术中可不需要有创动、静脉监测。对于血清钾水平不稳定的患者或者有症状的患者和高危妊娠的患者，应考虑动、静脉穿刺置管。围手术期应警惕与低钾血症或低镁血症相关的潜在围手术期并发症，如喉痉挛、喘鸣、感觉异常、手足抽搐、抽搐、昏迷和室性心律失常等。该类患者若无禁忌证，建议产后积极使用缩宫素，促进子宫收缩，预防产后大出血。该类患者术后常规护理观察外，还应观察患者是否有恶心、腹胀、厌食、便秘、疲劳、心悸、四肢瘫痪、呼吸困难、心前区不适等症状，避免因四肢无力而抽搐、跌倒。在常规饮食的基础上添加富含钾的食物或口服补钾和镁药物。对于术后摄入较少的患者，必要时需静脉补充治疗。同时监测患者血清钾和镁浓度。
- 新生儿管理：新生儿出生后作为高危新生儿进行管理，监测新生儿生命体征的同时需行电解质的检测，一旦发现严重低钾血症，应及时补充。必要时还需行选择性基因检测。该例 GS 孕妇生产的胎儿的结局良好，胎儿均未出现心律失常或其他严重心脏并发症。

总之，妊娠合并 GS，主要表现为难以纠正的低钾、低镁血症。分娩方式主要由产科特点决定，若经阴道分娩，建议进行分娩镇痛，若行剖宫产手术，首选椎管内麻醉。镇痛与麻醉期间都应严密监测低钾、低镁血症相关症状和血清钾、镁水平，及时补充并防止并发症。

（周婧馨　顾　娟）

第十三节　妊娠合并白塞病

☆病情介绍

患者，女，32岁，因“诊断白塞病12年，孕38^{+4}周，要求待产”入院，自述既往20岁时因生殖器溃疡被诊断白塞病，给予泼尼松龙8mg/d治疗，症状明显被控制。辅助生殖技术妊娠，妊娠期将泼尼松龙减少到每日7mg，症状复发加重，后又增加到每日8mg，症状得以控制。妊娠期定期产检，无特殊，整个妊娠期未发现心血管或中枢神经系统受累或疼痛反应。

入院查体：体温36.3℃，心率78次/分，呼吸18次/分，血压127/72mmHg，体重指数22.6kg/m^2。神清语晰，体态自如，查体合作，全身皮肤黏膜无黄染，无炎症或结节形成，无出血点，浅表淋巴结无肿大。口腔内无溃疡，困难气道分级无异常发现。胸廓对称，无畸形，双肺叩诊呈清音，未闻及干、湿啰音，心界正常，律齐，各瓣膜区未闻及杂音。腹部膨隆如妊娠期大小，无压痛、反跳痛。脊柱椎间隙可扪及，椎体无压痛，双下肢感觉运动正常。

辅助检查：血常规、凝血功能、生化检查结果均未见异常。影像学检查：B超提示宫内单活胎，余检查未见明显异常。

入院诊断：G1P0 38^{+4}周孕宫内单活胎；妊娠合并白塞病。

☆处理经过

患者有规律宫缩后，入产房待产，吸氧并行生命体征监测、胎心监测和宫缩监测，宫口4cm时，麻醉前评估无分娩镇痛绝对禁忌证。实施硬膜外分娩镇痛，左侧卧位，$L_{3\sim4}$椎间隙中线入路硬膜外穿刺置管，过程顺利，置管深度4cm，患者随后被置于平卧位，给予试探剂量1%利多卡因3ml，未见明显异常，5min后给予0.1%盐酸罗哌卡因加0.5μg/ml舒芬太尼首次剂量10ml，麻醉平面在T_{10}以下，随后以8ml/h硬膜外腔背景剂量维持，麻醉效果好，8h后分娩出一健康男婴，新生儿体重2750g，Apgar评分1-5-10min均为10分。胎盘娩出后，静脉滴注缩宫素，促进子宫收缩。观察2h后拔除硬膜外导管，产妇回病房观察，继续行糖皮质激素治疗，术后恢复良好，新生儿筛查未见合并白塞病，产后第3天出院。

☆相关知识点

白塞病（Behcet’s disease，BD）是一种罕见的、多系统慢性炎症性疾病，病因不明，可能与遗传因素及病原体感染有关，也有可能与自身免疫有关，主要以血管炎为特征。该病多见于东亚、中东及地中海沿岸地区，常又被称为“丝绸之路病”，患病率为（13.5～35）/10万人，欧美国家患病率1/50万～1/1.5万。该病通常累及20～40岁的年轻成人，较少情况下也可见于儿童，男性和女性的患病率相近。该病的发病机制尚不清楚，但可能与热休克蛋白激活先天免疫系统有关。

BD可侵害人体多个器官和系统，包括口腔、皮肤、关节、肌肉、眼睛、血管、心脏、肺和神经系统等，主要表现为反复口腔和会阴部溃疡、皮疹、下肢结节红斑、眼部虹膜炎、食管溃疡、小肠或结肠溃疡及关节肿痛等（表 1-13-1）。口腔溃疡是 BD 最常见的表现，发生率最高达 100%。通常在 1 ～ 3 周内自行愈合，但由于其反复发生，许多患者几乎一直存在溃疡。生殖器病变见于约 75% 的 BD 患者。皮肤和关节表现常见，包括痤疮、毛囊炎和结节性红斑、红斑状丘疹或脓疱反应；关节炎特征为非侵蚀性、非对称性且通常非变形性的间歇性炎症，常发生在疾病加重期，最常累及大、中关节。还可能出现各种胃肠道症状。与其他血管炎相比，肾脏病变和周围神经系统受累较为罕见，心脏和肺部病变也可能出现。男性患者的病情通常更为严重。最高并发症发生率和死亡率来源于眼部病变（累及多达 2/3 的患者）、血管病变（累及多达 1/3 的患者）以及中枢神经系统病变（10% ～ 20% 的患者）。该病病情呈反复发作、缓解的交替变化，少数脏器损害控制不佳者预后较差，多数预后良好。

表 1-13-1　白塞病各器官和系统症状

部位	症状
呼吸道	口咽部溃疡，黏膜瘢痕
呼吸系统	肺出血结节，纤维化咯血
心血管系统	心包炎性心瓣膜病
中枢神经系统	癫痫发作，硬脑膜静脉窦血栓形成，无菌性脑膜炎
眼部	视神经萎缩性葡萄膜炎，视网膜血管炎
消化道系统	炎性肠病
泌尿生殖道	溃疡
皮肤	疼痛反应
免疫系统	免疫抑制
血液系统	高凝固性血液

妊娠似乎对 BD 症状有积极的影响，妊娠期间疾病活动性有所减轻，妊娠期间每例患者的年发作率约为非妊娠期的 1/3。合并 BD 的孕妇妊娠并发症风险可能高于无 BD 的患者。妊娠并发症的总发生率为 16%，其中包括自然流产、剖宫产、药物终止妊娠、HELLP 综合征（即溶血、肝酶升高、低血小板计数）和免疫性血小板减少症。并发症在有深静脉血栓形成史的患者中更为常见。总之，流产率、妊娠相关并发症的发病率和剖宫产率增加与 BD 有关，早产和低出生体重儿风险也增加。妊娠期主要临床表现为口腔和生殖器溃疡，在妊娠的第 2 和第 3 个月较常见，较少发生恶化和复发。BD 也可能导致孕妇发生如血栓形成或中枢神经系统病变等危及生命的并发症。妊娠期 BD 治疗过程中发生的不良反应也可能影响妊娠结局。因此在妊娠期应严密监测孕妇和胎儿的状况，定期复查免疫指标，监测各脏器功能。

☆专家点评

本例患者妊娠合并 BD，主要表现为生殖器溃疡表现，无口腔、胃肠道、中枢神经系统改变。妊娠期使用泼尼松龙治疗，症状未复发加重，全身皮肤黏膜未见炎症及结节形成。

辅助检查未见明显异常，心功能Ⅱ级。

患者的围手术期管理主要从以下几个方面考虑。

● 分娩方式：若没有出现皮肤疼痛反应、生殖器溃疡、中枢神经系统受累，或者反应可以得到控制，妊娠合并 BD 患者的分娩方式没有特殊要求，孕妇和胎儿情况尚可，可以接受阴道分娩。

● 麻醉方式选择：麻醉评估的重点是妊娠可能受到 BD 影响的系统病变情况，主要是呼吸道和神经系统。对于长期使用激素治疗的患者容易出现椎体骨质疏松，加之妊娠期对钙的需求量加大，严重者甚至可能出现椎体压缩性骨折，行椎管内穿刺前建议行 MRI 评估脊柱情况。如有中枢神经系统受损，穿刺部位皮肤出现过度反应，炎症或结节形成，椎体病变等应选择全身麻醉。若有口腔溃疡等气道黏膜病变，气管插管时可能损伤或加重溃疡。本例患者除有生殖器溃疡，无其他系统受损，且目前控制良好，其要求阴道分娩，为了减轻分娩过程的疼痛，故选择椎管内分娩镇痛。

● 术中管理：对于长期大剂量使用激素（泼尼松＞ 5mg/d）的患者，围生期需继续服药，如果需要行剖宫产手术，术前应在内分泌科医生指导下给予应激剂量（中等手术：50 ～ 75mg 氢化可的松或 10 ～ 15mg 甲泼尼龙），以满足机体术中应激反应的需要。对于擅自停药的患者，容易出现肾上腺功能不足或肾上腺危象，椎管内麻醉后可能出现严重的难以纠正的低血压、虚脱、呕吐、躁动甚至昏迷。

● 术后管理：产后时期仍然是脆弱的时期，需要继续糖皮质激素治疗，否则会出现复发性口腔溃疡、结节性溃疡、静脉穿刺部位频繁肿胀，出现脓疱等。

● 新生儿管理：虽然目前的报道中未观察到新生儿 BD，但分娩后应尽快完善新生儿筛查，排除 BD。

总之，尽管 BD 在妊娠期间似乎有所改善，但仍然存在发生多器官和系统炎症性病变的风险。有血管受累史的 BD 患者其产科并发症的总体风险似乎增加。因此，术前对病情严重程度、药物治疗效果、合并症情况的评估对患者围手术期保障母婴安全有重要意义。

（毛安琼　张　英）

第十四节　妊娠合并枫糖尿病

☆病情介绍

患者，女，31 岁，因“自幼患有枫糖尿病，停经 33^{+4} 周，胎儿宫内生长受限，需终止妊娠”入院，自述自幼患有枫糖尿病，一直在低蛋白饮食中补充无支链氨基酸混合物，代谢控制良好，智力发育正常。妊娠早期常规产检，严格控制代谢，胎儿发育正常；妊娠中期因频繁呕吐和胎儿发育不良 4 次入院调整治疗；妊娠晚期，因呕吐、食欲缺乏和丙酮尿症两次入院治疗。现因胎儿宫内生长受限，要求入院终止妊娠。

入院查体：身高 163cm，体重 59kg，排除困难气道和椎管内麻醉穿刺禁忌。

辅助检查：生化结果提示血糖 4.0mmol/L，白蛋白 28g/L，血常规、凝血功能、电解质、支链氨基酸、尿酮和酸碱平衡均正常。心电图和心脏超声检查未见异常。

入院诊断：妊娠合并枫糖尿病；G1P033^{+4} 周宫内孕单活胎。

入院后给予地塞米松促胎肺成熟，继续进行营养支持治疗。术前请内分泌科、营养科、麻醉科行多学科会诊评估拟行择期剖宫产术终止妊娠。

☆处理经过

患者术前禁食，开始使用高能注射液 20% 脂肪乳加 20% 葡萄糖，并根据生理需求，适当补充电解质钾和钠，并在围手术期持续注射，防止围手术期的代谢分解。入室常规心电监测，吸氧，体温 36.5℃，心率 80 次 / 分，呼吸 20 次 / 分，血压 112/70mmHg，血氧饱和度 98%。麻醉前在局麻下行桡动脉穿刺置管连续有创动脉测压，并便于术中监测酸碱平衡和电解质情况，麻醉前基础血气结果基本正常，血糖 6.7mmol/L。$L_{3\sim4}$ 椎间隙实施腰硬联合麻醉，蛛网膜下腔给予 0.67% 罗哌卡因 3ml，维持麻醉平面 T_6 以下，硬膜外导管置入深度为 4cm，麻醉穿刺注药完毕后，密切关注血压，持续静脉泵注去氧肾上腺素 2mg/h，维持平均动脉压＞ 65mmHg。切皮后 5min 取出胎儿，新生儿体重 1760g，Apgar 评分 1-5-10min 均为 10 分。为了减少恶心呕吐的风险，取出胎儿后给予托烷司琼 5mg。手术顺利平稳，持续时间 35min，术中出血量 300ml，尿量 100ml，共输入乳酸钠林格液 400ml。

术后患者进入 ICU 病房进一步加强监护护理，定期监测支链氨基酸、血糖、电解质、尿酮和酸碱平衡。恢复口服饮食，根据产后每天检测的支链氨基酸水平，确定摄入支链氨基酸的量，高能量输液减少，产后 2d 停止。患者于产后第 4 天出院回家，新生儿筛查没有显示枫糖尿病。

☆相关知识点

枫糖尿病（maple syrup urine disease，MSUD）是一种罕见的常染色体隐性支链氨基酸（BCAA）代谢遗传病，因患者尿液中含有大量的支链酮酸衍生物，具有香甜的枫糖气味而得名。人群总体发病率为 1/18.5 万，存在种族和地域差异。发病机制在于机体支链酸脱氢酶复合体缺陷导致亮氨酸、异亮氨酸、缬氨酸等支链氨基酸的酮酸衍生物氧化脱羧作用受阻，大量支链氨基酸及相应酮酸衍生物在体内蓄积，从而引起一系列神经系统损伤表现，症状和分型见表 1-14-1。MSUD 患者易发生代谢危象，虽然大多数患者在新生儿期出现，但代谢危象可发生在任何年龄段，主要表现为酮症酸中毒、呕吐、进食不良、神经系统症状和脑病，常因并发感染、手术或过量摄入支链氨基酸而引发分解代谢。其毒性代谢物是亮氨酸，高浓度与酮症和脑水肿的风险有关。MSUD 的长期治疗包括低蛋白饮食和补充无支链氨基酸混合物。随着现代检测技术的进步和产前筛查诊断的加强，进行早期干预和治疗，患者可存活达到生育年龄，但该病的总体预后不佳。

表 1-14-1 枫糖尿病分型及症状

类型	发病年龄	临床特征	生化标志	BCKD 活性水平
经典型	新生儿	枫糖浆的鹿茸味，喂食不良，易怒，嗜睡，局灶性肌张力障碍，昏迷，中枢性呼吸衰竭	血浆中的 BCAA 增高，血浆异亮氨酸增高，尿中 BCKA 增高，酮尿症	0 ～ 2%

续表

类型	发病年龄	临床特征	生化标志	BCKD 活性水平
中间型	各年龄段	枫糖浆的鹿茸味，生长不良，喂食不良，易怒，发育迟缓，脑病	类似于经典表型，尽管数量上不那么严重	3% ~ 30%
间歇型	各年龄段	正常早期生长发育，可能发生严重的间歇性失代偿	正常 BCA，与疾病期间经典的生化特征相似	5% ~ 20%
硫胺素反应型	各年龄段	类似于中间型	硫胺素治疗改善亮氨酸耐受性及生化特性	2% ~ 40%

妊娠可能会使患者面临代谢失代偿的风险，这可能与妊娠期过度呕吐、分娩期间的分解代谢应激以及产后蛋白质过度分解代谢等有关。对于患有 MSUD 的妇女，应在妊娠前和妊娠期间通过严密监测血浆氨基酸浓度和饮食调整，严格维持代谢控制，以避免母体亮氨酸血浆浓度升高可能产生的致畸效应。应监测胎儿生长情况，以发现任何必需氨基酸缺乏的迹象。分娩时的分解代谢、压力、子宫的变化和血液的变化是受累母亲代谢失调的潜在因素。建议在分娩时和产后对母亲的代谢情况进行监测。

☆专家点评

本例妊娠患者自幼合并罕见代谢性疾病枫糖尿病，因代谢控制良好，智力发育正常，妊娠期在代谢专家的指导下，病情相对平稳。

• 分娩方式：胎儿在宫内生长受限且不足月，若阴道试产，有增加代谢分解应激的风险，病情不易控制，选择剖宫产更安全和可控。

• 麻醉方式选择：椎管内麻醉和全身麻醉都可以满足该患者，管理原则就是术中尽量维持循环稳定，避免代谢异常加重病情；否则任何因素均有导致代谢失代偿的风险，如酸中毒、低血糖、脑水肿和神经系统的快速恶化等。而本患者无椎管内麻醉禁忌证，可行椎管内麻醉，穿刺注药成功后，密切监测麻醉平面和血压变化，避免麻醉平面过高，减少麻醉相关的低血压和恶心呕吐。与布比卡因相比，采用罗哌卡因进行腰麻可以获得更稳定的循环动力学表现。但仍然需要注意液体的补充和血管活性药物的使用，可持续泵注去氧肾上腺素维持平均动脉压大于 65mmHg。分娩后可使用止吐药减少恶心呕吐的风险，一线药物为甲氧氯普胺（灭吐灵），对于比较顽固的恶心呕吐症状可联用 5- 羟色胺 3（5-HT3）受体拮抗剂和地塞米松。

• 麻醉监测及管理：术前尽量缩短禁食时间，注意补充能量和电解质。术中建立有创动脉监测，随时监测内环境、电解质、血糖水平和容量状态，并及时对症处理。术后管理方面，需要继续定期监测支链氨基酸水平、血糖、电解质、尿酮和酸碱平衡情况。尤其是产后 48h 内是一个高风险时期，产后出血和血液重新分布等导致循环剧烈波动的因素，是诱发代谢紊乱的风险因素之一。

• 新生儿管理：产前提示胎儿存在宫内生长受限，不足月，娩出后尽快完善新生儿筛查，排除 MSUD。

总之，本例患者自怀孕以来，代谢控制良好，病情稳定。入院后在多科协作下，围手术期严密监测代谢相关指标，做好了营养代谢管理，麻醉中生命体征稳定，避免了诱发代谢紊乱，保障了母婴安全。

（毛安琼　张　英）

第十五节　妊娠合并鸟氨酸氨甲酰基转移酶缺乏症

☆病情介绍

患者，女，45 岁，因“诊断鸟氨酸氨甲酰基转移酶缺乏症 30^+ 年，停经 37 周，出现血压升高，头晕 1d”入院。既往 10 多岁时被诊断患有鸟氨酸氨甲酰基转移酶缺乏症，30 岁出现症状，因严重高氨血症（血氨＞ 100 ～ 150μmol/L）反复住院。且因高氨血症多次妊娠失败。此次患者妊娠前接受 45 ～ 60g/d 低蛋白饮食，口服瓜氨酸和肉碱，妊娠期补钙和增加蛋白质摄入（85g/d），绒毛膜绒毛取样，鸟氨酸氨甲酰基转移酶阴性。定期产前随访测量尿液有机酸、血浆氨基酸、氨和血浆肉碱浓度。妊娠 12 周，因高氨血症出现精神状态改变住院，给予 10% 葡萄糖、精氨酸和瓜氨酸治疗，反应良好，3d 后出院。妊娠 37 周时，出现血压升高，头晕，为进一步诊治入院。

入院查体：体温 36.3℃，血压 152/100mmHg，心率 80 次 / 分，呼吸 20 次 / 分，SpO_2 99%，身高 160cm，体重 70kg。神清语晰，智力正常，无癫痫发作，查体合作，胸廓对称，心肺功能尚可。

辅助检查：血常规、凝血常规、肝功能、血糖、尿有机酸、血清氨浓度未见异常。

入院诊断：$G5P0^{+4}$ 37 周孕宫内单活胎；子痫前期；鸟氨酸氨甲酰基转移酶缺乏症。

经多科会诊讨论后，与患者及家属充分沟通剖宫产手术的风险及获益，其要求急诊剖宫产术。

☆处理经过

患者术前禁食 6h，禁饮 4h，入室常规监测心电图、血压、心率、SpO_2，鼻导管吸氧，麻醉方式选择腰麻，取左侧卧位，选择 $L_{3\sim4}$ 椎间隙正中入路穿刺成功后，鞘内给予 0.5% 布比卡因 2.5ml，患者随后被置于仰卧位，子宫左倾位，麻醉平面控制在 T_6 以下，密切观察血压，持续静脉泵注去氧肾上腺素预防低血压，手术开始后 5min 剖出一女婴，体重 2630g，新生儿 Apgar 评分 1-5-10min 均为 10 分。胎儿娩出后给予昂丹司琼 4mg 止吐。手术过程血流动力学平稳，手术历经 40min，失血量 800ml，尿量 300ml，共输入晶体液液体量 2600ml。术后继续滴注葡萄糖和生理盐水，直到产后恢复常规口服饮食。患者无不适症状，恢复良好，手术后第 8 天出院。

☆相关知识点

尿素循环是一种将氮转化成尿素以排出体外的代谢途径。该代谢途径中的酶缺乏可引起尿素循环障碍（urea cycle disorder，UCD）。UCD 属于罕见病，所报道的 UCD 发病率从 1/39 000 ～ 1/8200 不等，缺乏以下酶可以导致 UCD：氨甲酰磷酸合成酶 Ⅰ（CPS Ⅰ）、鸟氨酸氨甲酰基转移酶（OTC）、精氨琥珀酸合成酶（ASS）、精氨基琥珀酸裂解酶（ASL）、N-乙酰谷氨酸（NAGS）。其中，鸟氨酸氨甲酰基转移酶缺乏症（ornithine transcarbamylase deficiency， OTCD）是由 OTC 基因突变引起 OTC 酶活性降低或缺失而导致的最常见的尿素循环障碍疾病，为 X 染色体连锁性遗传病。新生儿期发病病例中的死亡率为 24%，迟发性病例中的死亡率为 11%。除了 OTCD 外，UCD 均为常染色体隐性遗传，其受累儿童的父母再次生育的再现风险为 25%。

典型临床表现包括：受累新生儿通常在出生后 24 ～ 48h 内开始喂养含蛋白质母乳或婴儿配方奶粉后会出现症状，初始体征包括嗜睡、不能维持正常体温和喂养困难，随后出现呕吐、昏睡和昏迷。其他特征包括中枢性过度通气导致初始呼吸性碱中毒、高氨血症和抽搐，以及进展性脑病伴通气不足和呼吸骤停。约 50% 的重度高氨血症婴儿会发生癫痫。最常见的远期风险是智力障碍和发育迟缓。

非典型临床表现包括：部分性酶缺乏患者可能出现慢性呕吐、发育迟缓、癫痫发作性疾病或精神疾病。蛋白质摄入增加或分解代谢应激可能诱发症状（例如，头痛、呕吐、昏睡和共济失调、行为异常）。精氨酸酶缺乏症表现为更具特异性的症状，例如痉挛性双瘫、肌张力障碍或共济失调。UCD 还可能伴发肝功能障碍，其特征为肝酶升高、凝血病以及糖原贮积病的组织学表现。这类患者高氨血症可能为慢性，通常也不太严重，且相关症状更加轻微。UCD 患者在机体健康期间血氨浓度可能正常。因此，在复发性代谢性失代偿患者中考虑 UCD 以及在该时期测定血浆氨浓度对于疾病诊断十分重要。

OTCD 作为 UCD 中的特殊类型，发病时间与酶活性缺乏程度有关，新生儿期起病型患者通常为 OTC 酶活性完全丧失，OTC 的编码基因位于 XP21 上，该酶在肝脏和肠道中表达，多为男性半合子突变，起病急且进展迅速，死亡率高。OTC 缺乏男性的所有女性后代都会携带 OTC 致病变异；而 OTC 缺乏女性的所有后代（男性和女性）中有 50% 会携带致病变异。约 10% 的女性携带者会进展为出现症状。受累女性的临床严重程度取决于肝脏内 X 染色体失活的模式，轻则无症状，重则几乎与受累男性同样严重。迟发型患者发病年龄及临床表现个体差异较大，男性很少见。在女性中表现是可变的，受影响的患者可以表现正常，直到摄入高蛋白饮食和分解代谢增加时，创伤、感染、禁食、手术、妊娠或其他生理压力等因素导致症状，病程可为渐进性或间歇性，急性发作以神经精神症状为主要表现，同时可伴有肝功能损害甚至急性肝衰竭等消化系统症状。后期出现的未被识别的 OTCD 可表现为反应迟钝、癫痫发作和危及生命的高氨性昏迷。血氨升高是 OTCD 患者的主要生化异常指标，典型 OTCD 患者的血液谷氨酰胺增高伴瓜氨酸降低，尿乳清酸显著增加，OTC 基因突变是 OTCD 确诊的重要依据。治疗的目标需要尽可能降低高氨血症造成的神经系统损害，同时保证患者发育所需的营养要求。

妊娠期蛋白摄入增加和妊娠生理改变本身导致的分解代谢应激可能会诱发 OTCD，受影响的母亲有 50% 的概率影响胎儿。妊娠期间，可能由于胎盘、子宫和胎儿的氮需求增加，导致机体蛋白摄入增加，患者可能出现精神状态改变，也可能首次出现产褥期高氨性昏迷，甚至癫痫发作和死亡。有研究表明，未受影响的胎儿的肝脏还能解毒母体氨，但这种共生关系在分娩时结束，高氨血症更有可能发生在产褥期，在产褥期子宫复旧和相关的胶原蛋白破裂也可能导致高氨血症。因此必须严密监测血清氨浓度，特别是在产后前几天。此外还包括 pH、二氧化碳分压、乳酸、葡萄糖、电解质和氨基酸，以及尿有机酸和乳清酸等。血浆氨浓度升高、血糖正常且阴离子间隙正常强烈提示 UCD。

☆专家点评

本例患者妊娠合并 OTCD，智力正常，无癫痫发作，主要表现为子痫前期症状，腰硬联合麻醉顺利实施剖宫产。

● 分娩时机：当患者在妊娠期间首次出现高氨血症的症状时，就需要尽早接受监测和治疗。根据患者的症状，比如出现了昏迷、癫痫发作等，应尽快终止妊娠。

● 分娩方式：若经阴道试产，在分娩过程中增加分解代谢的应激、呕吐、口服摄入量减少，增加了高氨血症的风险，高氨血症可导致精神状态恶化和昏迷等，尤其分娩时间长的患者。而剖宫产可缩短分娩时间，可控性强，镇痛效果佳，该患者选择剖宫产终止妊娠。

● 麻醉方式选择与管理：椎管内麻醉和全身麻醉都可以满足手术要求。如有癫痫发作，参考第 2 章第四节“妊娠合并癫痫”相关内容。应建立有创动静脉监测，常规监测血糖、血清氨和氨基酸。但值得注意的是，对此类患者要有急性症状的产妇的管理计划，总的原则在于，降低分解代谢和下丘脑 - 垂体对手术的应激反应，降低分娩者的应激激素，术中热量补充由 10% 葡萄糖提供，常规监测血糖、血清氨和氨基酸，建立有创动静脉监测，给予预防性的止吐药，以及产后镇痛。

● 产后充分镇痛：密切观察患者生命体征，分娩后也可能发生高氨血症，所以应密切监测患者精神状态、血氨水平，停止输液前，必须达到正常的血清氨水平。

● 新生儿管理：由于受影响的母亲有 50% 的概率有受影响的胎儿，应完善相关新生儿代谢性疾病筛查。

总之，OTCD 是导致 UCD 的罕见的代谢性遗传病，妊娠期和围生期可以通过增加分解代谢应激诱发和加重 UCD，其临床症状多样且可能导致严重后果，患者可能在妊娠期间首次出现高氨血症症状。因此，对于合并 OTCD 的患者管理需要多学科联合，必须根据需要尽早接受监测和治疗，制订相应的管理计划，保障母婴安全。

（毛安琼　张　英）

第十六节　妊娠合并母体镜像综合征

☆病情介绍

患者，女，42 岁，因“停经 34^{+5} 周，双下肢凹陷性水肿伴严重的外阴水肿”入院。在怀孕期间，每月体重增加在 3 ～ 4kg 波动，总体重增加 17kg，在最近 1 周内，突然增加 11kg，产前超声检查发现胎儿积水，故入院进一步治疗。既往患有严重维生素 A 缺乏伴夜盲症、抑郁和贫血，服药治疗。13 年前行胃分流术、胆胰分流术和肛裂修复术，8 年前足月自然阴道分娩。有唑吡坦过敏史。

入院查体：体温 36.6℃，血压 106/60mmHg，心率 78 次 / 分，呼吸 16 次 / 分，SpO_2 99%，体重 108.4kg，身高 170cm，体重指数 $38kg/m^2$，患者体型肥胖，神清语晰，查体合作，

颈部活动自如，口腔无软组织水肿，Mallampati 气道分级为Ⅱ级，双肺胸廓对称，听诊未闻及干湿啰音，心脏检查正常。双下肢无红斑性凹陷性水肿、肛门脓肿。

辅助检查：24h 尿液提示肌酐 1.4g，蛋白质 165μg；实验室检查提示 WBC16 × 10^9/L，Hb115g/L，HCT34.9%，PLT173 × 10^9/L，GLU4.3mmol/L，Na^+137mmol/L，K^+3.9mmol/L，Cl^- 104mmol/L，尿素 3.9mmol/L，肌酐 721mmol/L，胎儿超声检查示严重胎儿积液。

入院诊断：G2P1 孕 34^{+5} 周宫内单活胎；妊娠合并母体镜像综合征；非免疫性胎儿积水。

☆处理经过

入院第 2 天，由于母体水肿恶化，担心胎儿损害，母胎医学小组决定引产，当患者宫颈口扩张未超过 6cm 时，检查发现胎监显示复发性延迟减速和中度变异性，故决定急诊剖宫产术。患者进入手术室，被转移到手术床上，保持坐姿，鼻导管给氧，常规心电监测，血压 141/82mmHg，心率 101 次 / 分，SpO_2 99%，体型肥胖，水肿，超声引导下选择 $L_{3\sim4}$ 进行腰硬联合麻醉，穿刺成功后，在蛛网膜下腔给予 0.6% 罗哌卡因 2.5ml，硬膜外置管深度 4cm，患者立即左倾仰卧位，测麻醉平面 T_4 以下，血压立即下降到 80/51mmHg，多次静脉注射去氧肾上腺素，维持血压，手术开始 5min 后，取出一活男婴，有新生儿水肿，并立即吸氧并气管插管，Apgar 评分 1-5-10min 分别是 1-3-7 分，进入新生儿重症监护室。胎儿取出后，给予缩宫素 20U 静脉滴入，整个过程失血 1500ml，输入红细胞悬液 2U，乳酸林格液 3000ml，维持收缩压 100mmHg 以上，停用去氧肾上腺素。

手术结束时拔除硬膜外导管，送监护室观察。术后第 2 天，患者出现下肢红斑和瘙痒，怀疑蜂窝织炎，使用抗生素，生命体征平稳，术后第 4 天，使用呋塞米（速尿）20mg 减轻下肢水肿，于术后第 11 天出院。新生儿在重症监护室经过治疗，超声心动图提示静脉回流异常，肺动脉高压，双向动脉导管未闭和室间隔缺损，于术后第 25 天死亡。

相关知识点

镜像综合征（mirror syndrome）又称 Ballantyne 综合征，是指继发于胎儿水肿、胎盘水肿出现母体水肿，母体水肿进展与胎儿、胎盘水肿相关，当胎儿或胎盘水肿得到改善，母体症状可以消失，这一综合征的命名源自母体症状和体征能够与胎儿和胎盘水肿状况构成一种“镜像关系”。镜像综合征是较罕见的妇产科疾病，国内外均以个案报道为主。可能与胎儿、胎盘异常，病毒感染，多胎妊娠等有关，发病机制目前尚不明确。但镜像综合征增加了产妇的死亡率，胎儿死亡率几乎 100%。

镜像综合征可在分娩前的任意时间发病，并可能延续至产后。主要临床特点为：体重快速增长、外周水肿逐渐加重以及进行性呼吸急促，或者具有类似于伴有严重表现的子痫前期的临床表现和病程。胎儿水肿与母体水肿相继出现，大部分患者发生在胎儿水肿 1 周内出现母体症状，母体体重迅速增加，母体水肿、高血压、贫血、蛋白尿、尿酸和肌酐增高，母体负荷过重，并发充血性心力衰竭或肺水肿。而胎儿首发症状通常发生在妊娠 16～34 周，表现为胎儿水肿，即胎儿全身皮下水肿、腹水、胸腔积液、心包积液、羊水过多，胎盘巨大、增厚水肿，胎儿或胎盘发育异常，甚至胎死宫内。母体症状随着胎儿疾病的进展而加重。与子痫前期不同的是，母体血细胞比容往往较低（血液稀释）而不是较高（血液浓缩），羊水容量常常增加（羊水过多）而不是减少（羊水过少），并且胎儿总是有水肿的征象。

一旦胎儿、胎盘水肿原因得到纠正或终止妊娠后，镜像综合征母体症状很快消失。通常需要分娩来缓解母体症状，观察发现，母体症状在分娩后 4.8 ～ 13.5d 消失。逆转胎儿水肿的干预措施也可逆转母体疾病，从而使得妊娠时间延长，这类干预措施包括水肿双胞胎选择性减胎等。也有报道显示，病毒感染相关的胎儿水肿自行缓解后，或者胎儿死亡后，镜像综合征可出现自行缓解。

☆专家点评

本例患者在妊娠 34 周出现突然体重增加 11kg，并出现双下肢水肿，外阴水肿，超声提示胎儿积水，故入院进一步检查，诊断妊娠合并镜像综合征。

● 终止妊娠时机：应根据病例的个体情况制订，同时要考虑母体病情的严重程度、胎儿病情的严重程度，以及胎儿水肿迅速消退的可能性。由于该患者母体水肿进一步恶化，可能会出现心肺功能失代偿、电解质异常、胎儿水肿恶化，需要紧急终止妊娠，改善母体状况。

● 分娩方式选择：根据母体水肿情况，心肺储备状态，以及胎儿损害情况决定紧急剖宫产还是阴道分娩。但镜像综合征不是剖宫产术的绝对指征，阴道分娩可能是首选，剖宫产可能导致继发于严重水肿的组织伤口愈合不良和蜂窝织炎。

● 麻醉方式选择：椎管内麻醉应考虑到患者肥胖，水肿蔓延到腰椎区域，可能使得定位困难，穿刺困难，在触诊背部时，容易刺激或撕裂易碎的皮肤；全身麻醉的主要风险在于加重术中反流误吸、困难气道、产后感染和深静脉血栓等风险。而全身水肿也可能加重本已困难的气道，可以选择清醒插管，此外严重的肺间质和肺泡水肿会导致换气功能障碍，使得患者出现 SpO_2 轻度下降，往往表现为清醒状态下，吸空气自主呼吸时 SpO_2 维持仅在 93% ～ 95%，这类患者氧储备能力差，诱导期容易出现明显的低氧血症，甚至有的患者低于 70%。镜像综合征患者的麻醉注意事项见表 1-16-1。

表 1-16-1 镜像综合征的麻醉注意事项

项目	关注点
气道	Mallampati 气道分级，是否存在口咽部水肿和其他颅面异常
循环	超声心动图评估心功能，有创或无创血压监测，中心静脉建立
呼吸	若怀疑肺水肿或感染，行胸部 X 线检查和动脉血气分析
椎管内麻醉	水肿部位，是否影响椎管内麻醉，凝血状态
全身麻醉	椎管内麻醉禁忌证的患者，困难气道设备准备，包括视频喉镜、纤维支气管镜、较小气管导管、喉罩等

● 麻醉监测及管理：建立有创血压监测，注意仰卧位低血压综合征，并预防性地持续泵注升压药，避免血压下降后引起循环的剧烈波动。胎儿胎盘娩出后，大量的血液涌入产妇体循环，应加强监测，注意出血量及输液量，患者容易发生心力衰竭、肺水肿等，容量方面可适当负平衡。

● 术后管理：应给予静脉镇痛，减轻疼痛，减少应激；为了避免心血管并发症发生，须入重症监护室进一步监护治疗。术后母体存在水肿消退的过程，术后3～7d仍然是产妇水肿的高危时期，大量组织间液回归血管，将加重心脏负担，可适当利尿，尤其在纠正低蛋白血症期间，注意诱发心力衰竭的风险。患者水肿消退期尿量明显增加，要注意监测血钾水平，避免低血钾。

● 新生儿管理：该新生儿本身存在大血管异常和心脏结构异常，极易导致死亡。而此类患儿症状严重，往往预后差，应做好新生儿抢救插管和其他急救物品准备。

总之，镜像综合征虽然罕见，但临床症状典型，病情进展迅速，对母儿危害大。围手术期要充分评估母体和胎儿水肿的范围、严重程度和进展情况，提前做好相关准备，对母体谨慎管理，重点关注气道管理和容量管理，维持母体血流动力学稳定，避免容量过量导致的心衰和肺水肿，以及由此导致的严重低氧血症等，保障产妇安全。

（毛安琼　张　英）

第十七节　妊娠合并Turner综合征

☆病情介绍

患者，女，26岁，因“患有Turner综合征10⁺年，停经37周”，要求待产入院。患有Turner综合征10余年，无心脏异常病史。自述妊娠期定期产检，胎儿未见异常，妊娠期血压监测正常偏高，糖尿病筛查阴性。

入院体格检查：血压115/80mmHg，心率88次/分，呼吸20次/分，SpO_2 99%，身高155cm，体重55kg。神清语晰，查体合作，全身皮肤黏膜无黄染，无出血点；颈短，有颈蹼，头颈部活动度轻度受限，张口度2横指，Mallampati分级Ⅲ级；胸廓对称，心肺功能尚可，脊柱胸段后凸畸形，腰段轻度后凸，椎间隙可扪及。

辅助检查：心电图显示窦性心律，超声心动图未见异常，瓣膜和心室功能正常，射血分数60%；血常规、甲状腺功能、肝肾功能、凝血常规均正常。

入院诊断：妊娠合并Turner综合征；G1P0 37周宫内孕单活胎待产。

经麻醉科、内分泌科、产科等多科室讨论，充分告知患者及家属手术相关风险及获益，患者要求剖宫产，拟择期行剖宫产术。

☆处理经过

患者术前禁食6h，禁饮4h，入室常规监测心电图、血压、心率、SpO_2，鼻导管给氧，给予500ml生理盐水静脉滴注，准备好困难气道的推车。麻醉方式选择腰硬联合麻醉，患者取左侧卧位，常规消毒铺巾，选择$L_{3\sim4}$椎间隙中线入路穿刺成功后，蛛网膜下腔给予0.67%罗哌卡因2ml后，置入硬膜外导管，深度4cm。患者随后被置于仰卧位，左倾，7min后麻醉平面在T_8以下，分2次在硬膜外导管给予2%利多卡因3ml。切皮时患者未述疼痛不适，5min后取出一活女婴，体重2800g，1-5-10min Apgar评分均为10分。胎盘娩出后，静脉滴注缩宫素，促进子宫收缩。手术历经35min，术中生命体征平稳，失血300ml，尿量 500ml，共输入乳酸钠林格液 1000ml。术毕硬膜外腔给予吗啡 2mg 镇痛，拔除硬膜外导管后，接受常规静脉镇痛，患者恢复良好，手术后第 3 天出院。

☆相关知识

特纳综合征（Turner syndrome）即 Turner 综合征，又称先天性卵巢发育不全综合征，是一种相对常见的遗传性疾病，是女性最常见的性染色体异常之一，也是人类唯一能生存的单体综合征，是由 X 染色体的部分或全部丢失引起的。患者卵巢被条索状纤维组织所取代，雌激素分泌不足，导致第二性征不发育和原发性闭经，此外还有身材矮小、心血管缺陷、内分泌异常及躯体畸形等多种临床表现。具体可表现为头颈部畸形，如颈蹼、颈短、颈部活动受限；心肺活动异常，可能存在主动脉缩窄、二尖瓣、主动脉瓣狭窄、高血压；肌肉骨骼异常，如脊柱侧弯；胃肠道异常，如胃食管反流；神经系统异常，如智力迟钝；内分泌异常，如甲状腺疾病、糖尿病等。活产女婴中发病率约为 1/2500，活产婴儿的发病率约为 1/4000。

特纳综合征的发生是由于在细胞减数分裂或有丝分裂时，完全或部分丢失 X 染色体，不同时期产生的染色体异常所产生的遗传效应不尽相同，临床表现取决于遗传物质丢失量。在临床工作中，约 50% 的特纳综合征为 X 单体型（45，XO），20% ～ 30% 为嵌合型（45，XO/46，XX），其余为 X 染色体结构异常。约 99% 核型为 45，XO 的胎儿在母亲妊娠早期或妊娠中期自然流产，而 45，XO/46，XX 嵌合体的胎儿病情相对较轻，易成活。X 染色体数目或结构异常的可导致矮小同源盒基因、致淋巴发育不良基因和致卵巢发育不良基因的单倍体缺失，从而产生矮小、特殊骨骼畸形、淋巴性水肿、颈蹼及卵巢发育不良等临床症状。特纳综合征患者常伴有各种自身免疫性疾病及糖尿病等。

根据 X 染色体的异常，症状可能发生在青春期、初潮和妊娠期间，拥有两条或两条以上 X 染色体异常的嵌合型女性可能会经历自然妊娠，45X 单体的特纳综合征患者自然妊娠是相对少见的。因此建议患有特纳综合征的妇女在妊娠前进行全面的心血管评估。合并特纳综合征的妊娠是高危的，可能有主动脉瓣异常、扩张或缩窄；即使心血管方面检查正常的女性，也可能有潜在的血管病变、葡萄糖耐受不良或高血压等。

☆专家点评

特纳综合征患者的围手术期管理需要根据患者的身体特征和临床检查结果综合考虑。本例患者主要表现为颈蹼、脊柱后凸畸形，无心律失常、瓣膜病变，无糖尿病和高血压病史，属于一般情况较好的患者。因此，围手术期管理主要从以下几个方面考虑。

• 分娩方式：若特纳综合征的患者存在心血管异常，经阴道分娩，血流动力学波动明显，可能出现心律失常、心力衰竭等，危及母婴安全；本患者虽未合并心肺异常、内分泌异常，但患有特纳综合征的女性发生血管并发症的风险增加，分娩时间越长，风险越大。而择期剖宫产，可缩短分娩时间，避免长时间高腹压，有效控制疼痛刺激，可控性强。

• 麻醉方式选择：椎管内麻醉和全身麻醉均可。椎管内麻醉可以避免潜在的困难气道风险，避免插管时的交感神经刺激，可靠的脊麻，以及硬膜外附加选择，可以很好地满足手术，有效的术后硬膜外镇痛还可以减少疼痛引起的儿茶酚胺释放，因此通常作为无椎管内麻醉禁忌患者的首选。此患者存在脊柱后凸畸形，增加了椎管内麻醉穿刺难度，可能存在脊柱弯曲度改变后导致的药物分布异常，麻醉平面控制困难等风险。如果选择全身麻醉，应考虑特纳综合征最常见的身体异常，大多数女性有盾状胸，两乳头间距增宽，颈部短蹼，小下颌，预计困难气道风险高，应考虑气管插管替代方案等。可以准备好喉罩、视频喉镜，以及纤维内镜、手术气道设备等。有报道表明，对于颈部活动不困难的患者，视频喉镜可以获得更好的喉部视野、更高的插管成功率和更短的插管时间。

- 术中术后管理：对于选择椎管内麻醉的患者，可采用超声辅助定位椎间隙和辅助穿刺，腰麻用药推荐等比重局麻药，适当减少剂量，避免麻醉平面过高，效果不足时可采用硬膜外滴定式给药达到目标麻醉平面。在特纳综合征患者的少数全身麻醉病例中的经验获知，常用的全身麻醉药物均可安全使用，而主动脉缩窄的患者避免使用氯胺酮和泮库溴铵。在该类患者中，心脏异常如主动脉缩窄、主动脉瓣狭窄等发生率增加，而这些缺陷可能没有明显的临床症状，不容易通过常规超声心动图发现，需要更详细的心血管评估如心脏磁共振成像。妊娠的高动力和高容量循环状态，特别是在妊娠晚期和围生期对患者构成较大的风险。因此，对于已经有心血管异常表现的患者，在术中应密切监测循环变化情况，避免引发心力衰竭和心律失常等并发症。术后给予充分镇痛，减少疼痛引起的应激反应。

总之，特纳综合征患者表现为身材矮小、心血管缺陷、内分泌紊乱、躯体畸形等异常，该类患者合并妊娠时被认为是高危妊娠，在妊娠前应进行全面的心血管评估，妊娠期定期产检、血液测试等，围手术期多学科评估，尤其是心血管功能评估，做好麻醉方式选择和术中术后管理等方面，以保证母婴安全。

（毛安琼　张　英）

第十八节　妊娠合并 Cockayne 综合征

☆病情介绍

患者，20 岁，因“孕 19^{+3} 周合并 Cockayne 综合征”入院保胎待产。患者自述出生后 6 个月时首次出现严重的光敏反应，7 岁时发现身材矮小，10 岁时于外院经检查发现：CT 提示大脑基底节区、额叶及小脑半球钙化灶，视网膜色素沉着，最后经基因检测确诊为 Cockayne 综合征。自述两年前妊娠一次，但于孕 29 周时因“胎膜早破，胎儿宫内窘迫”紧急入院行急诊剖宫产术，但胎儿取出后已停止心跳，经抢救无效后死亡。余既往史无特殊。

入院后查体：体温 36.8℃，心率 86 次 / 分，呼吸 19 次 / 分，血压 107/63mmHg；身高 125cm，体重 31kg；患者身材矮小，体型消瘦，视力受损，牙齿突出；心肺查体未见明显异常。产前检查：宫高已达剑突下，胎心 130 次 / 分。

入院诊断：G2P0 孕 19^{+3} 周宫内 LOA 单活胎；妊娠合并子宫瘢痕；Cockayne 综合征。

入院后完成相关辅助检查，心电图提示：窦性心律，心率 94 次 / 分；患者心脏彩超及胎儿超声未见异常；血常规、凝血功能、肝肾功能、尿常规等检测未见明显异常。患者在住院期间经历了频繁的不规则宫缩，其中有 2 次需要静脉注射利托君来防止早产。此外，考虑到患者的羊水减少，计划在孕 34 周时进行择期剖宫产术。

麻醉前准备：①肺功能测试：1s 用力呼气量为 1.1L（预测范围 1.6 ～ 2.4L），用力肺活量为 1.24L（预测范围 1.9 ～ 2.7L）。尽管测量值明显低于预测值，但患者没有出现呼吸困难的临床症状，且日常活动几乎没有受到限制，可以在平地上任意行走，但在爬楼梯时呼吸会急促。②气道评估：患者下颌小，张口度小（2cm），龅牙，Mallampati 分级Ⅳ级，颈部活动度可，气管居中。③患者脊柱解剖正常，体表标志清楚。④术前再次复查血常规、凝血功能、肝肾功能等检测未见异常。与患者充分沟通后选择了椎管内麻醉。

☆处理经过

患者入手术室后，常规生命体征监护：血压 103/62mmHg，窦性心律 101 次 / 分，SpO_2 98%（吸入空气）。确认外周静脉通道通畅后，将患者置于左侧卧位，于 $L_{3\sim4}$ 间隙穿刺，进行腰硬联合麻醉，穿刺过程顺利，于蛛网膜下腔注入 0.5% 罗哌卡因 1.6ml。10min 后，通过针尖敏感试验，显示麻醉平面固定于 T_6，此时开始手术。7min 后，取出一男婴，新生儿体重 1.875kg，Apgar 评分 1-5-10min 均为 10 分。断脐后，输注 10U 缩宫素。手术持续时间 52min，在整个手术过程中，患者生命体征平稳，共输注晶体液 600ml，出血量 100ml，尿量 200ml。产后无并发症，于 6d 后出院。

☆相关知识点

Cockayne 综合征（Cockayne syndrome，CS），是一种罕见的多系统疾病，具有典型重度躯体和精神发育迟滞，属于隐性常染色体遗传病，主要病因是 5 号染色体（5q12.1）上的 *ERCC 8* 基因或 10 染色体（10q11）上的 *ERCC 6* 基因突变，进而引起其相应编码蛋白 CSA 或 CSB 的表达水平异常，造成 DNA 剪切修复缺陷，从而引起一系列临床表现。据估计，CS 的发病率约为 1/25 万，患病率约为 2.5/100 万。

临床表现累及多个器官功能，包括身体发育、神经智力发育、眼睛、听力、皮肤、牙齿、骨骼、肌肉等。常表现为智力发育落后、矮小症、光敏性皮炎、特殊面貌（包括招风耳、眼窝凹陷和钩形鼻）、听力障碍、视神经萎缩、视网膜变性等（表 1-18-1）。CS 大致可分为 3 个类型：① CS Ⅰ型（中度）：是 CS 的经典型，从出生的第 2 年开始出现精神运动发育迟缓的迹象。② CS Ⅱ型（严重）：是一种严重的类型，发病早，并在出生后几个月出现临床症状。在这些患者中，改变迅速，预后很差，导致过早死亡。③ CS Ⅲ型（轻度或非典型）：在儿童后期诊断，临床症状轻微，智力正常，生长速度和生殖能力正常。

表 1-18-1　Cockayne 综合征的临床表现及病理改变

	临床表现	病理改变
颌面部	面容消瘦、眼睛凹陷、大耳朵、小鼻子、小下巴、龋齿	
皮肤、头发	光敏性、皱纹、皮肤老化、头发稀疏干燥、白发早生	
中枢神经系统	小头症、智力低下、震颤、共济失调、癫痫发作、脑卒中、硬膜下出血	感觉运动脱髓鞘性多发性神经病、脑白质营养不良、神经元缺失、脑内钙化灶、神经胶质过多、小脑萎缩、脑室及枕大池增大

续表

	临床表现	病理改变
听觉和前庭功能	感音性高音调听力损失、混合传导性和感觉性听力损失	耳蜗毛细胞缺失、螺旋神经节神经元缺失、听觉通路萎缩、内淋巴管塌陷、镫骨增厚、鼓室增宽
视觉	角膜浑浊、白内障、色素性视网膜病变、瞳孔缩小、视盘苍白、眼球内陷、睑裂狭窄	黑色素颗粒丢失、脂褐素沉积、视网膜萎缩和增生、视神经萎缩
骨骼肌	侏儒症、挛缩、驼背、脊柱侧弯、肌肉萎缩	去神经肌病、失用性萎缩
心血管	主动脉根部扩张、心肌病	内膜增厚、动脉粥样硬化、动脉硬化
胃肠道	反流、肝脾大，转氨酶升高	
肾脏	肾衰竭	肾动脉粥样硬化、单侧肾脏或发育不全肾脏
生殖（女）	卵巢萎缩，有成功妊娠的报道	

CS患者多于青少年早期即死亡，平均存活年龄为12岁，只有部分患者可以存活到成年早期，故而妊娠合并CS的报道极为少见，偶见于CS Ⅲ型。患有Cockayne综合征的女性可能出现卵巢萎缩，第二性征往往发育不良，也有部分患者能正常进入青春期，但其中仍有一些月经初潮不规律。此外，即使是能够成功怀孕的女性，其流产的可能性也很高；同时，妊娠合并CS的患者可能因其特殊的发育问题导致困难气道、智力障碍、沟通障碍、椎管内穿刺困难以及心肺等器官的功能不全。

☆专家点评

本例患者身材矮小，体型消瘦，视力受损，牙齿突出，皮肤出现光敏反应，辅助检查提示大脑基底节区、额叶及小脑半球钙化灶，视网膜色素沉着，符合Cockayne综合征的典型临床表现。

妊娠合并CS的患者极为罕见，由于其身体及智力的发育异常，给围手术期麻醉管理带来了巨大的挑战，围手术期管理主要关注以下几个方面。

- 分娩方式选择：患CS的患者多身材瘦小，可能出现产道狭窄、头盆不称等情况，自然分娩困难。本例患者妊娠中期时身高125cm，体重31kg，典型的矮小身材，且该患者是瘢痕子宫，自然分娩时存在发生子宫破裂出血的风险，此外，该患者妊娠后期肺功能有所下降，羊水减少，故而对于本例患者而言，适当提前行剖宫产对母婴更为安全。
- 麻醉方式选择：妊娠合并CS的患者因个体发育差异大，需要从多个方面来综合考虑麻醉方案的风险与获益，主要包括气道状态、器官功能状态（心、肺、肝、肾等）、脊柱解剖情况、智力发育情况、交流沟通情况（多与听力、视力受损有关）等。本例患者下颌小、张口度小、龅牙、Mallampati分级Ⅳ级，遭遇困难气道的可能性极高，且患者妊娠后期肺功能测试数据明显下降，故而对于该患者而言，若采取全身麻醉，则出现插管困难甚至插管失败、反流误吸、诱导期缺氧、呼吸功能不全的风险极高。另一方面，本例患者脊柱解剖正常、智力发育正常、无沟通交流障碍、配合度高，能配合完成椎管内麻醉，椎管内麻醉能更安全有效地适用于本例患者，但值得注意的是穿刺椎间隙不宜过高，用药剂量需酌情减少。可采用超声辅助判断皮肤到椎管距离及辅助椎间隙定位。

● 麻醉管理：CS 患者的病理生理改变可能涉及多器官多系统，也可能聚焦于某个单一的器官或系统，故而患者的病理生理特点往往呈现出多变的特点，需要提前做好患者的麻醉前评估和管理。对于身材矮小患者可在麻醉前 MRI 明确椎管内情况，如脊髓圆锥终止位置，是否存在脊髓拴系等。除了肺功能测试，还可提前通过血气分析了解肺换气功能。术后镇痛管理方面应减少对呼吸抑制药物的使用。新生儿存在遗传该疾病的风险，应做好早期筛查。

总之，尽管妊娠合并 CS 极其罕见，但其复杂的病理生理改变涉及全身多器官和系统，给围手术期麻醉管理带来了困难，气道状态、器官功能状态、脊柱解剖情况、智力发育情况、交流沟通情况是麻醉前关注的重点。早期麻醉介入及多学科团队合作对保障母婴安全具有重要作用。

（高治伟　张　英）

第十九节　妊娠合并 Shapiro 综合征

☆病情介绍

患者，27 岁，因“孕 33^{+1} 周，阴道不自主溢液 3h”入院。既往史及家族史无特殊，一般情况良好。

查体：体温 35.7 ℃，心率 81 次 / 分，呼吸 18 次 / 分，血压 127/69mmHg；身高 154cm，体重 58kg；余无特殊。实验室检查（包括血常规、肝肾功能、凝血功能、尿常规等）、心电图、胎心监测结果均正常。

入院诊断：G1P0 孕 33^{+1} 周宫内单活胎临产；胎膜早破。

入院后予以常规护理，嘱患者头低位卧床休息，予以头孢西丁及地塞米松治疗。入院后第 4 天，患者突然大汗淋漓，持续时间约 40min。此时测得生命体征为：温度 34.8℃，心率 88 次 / 分，呼吸 19 次 / 分，血压 117/65 mmHg，胎心监测为 141 次 / 分，抽血完善实验室检查，包括血常规、电解质、血糖、肝肾功能、甲状腺功能、皮质醇、C 反应蛋白、降钙素原、结核菌素试验等均无特殊。第 2 天，患者再次出现大汗，并伴有嗜睡及语言不清。此时生命体征为：温度 32.1℃，心率 104 次 / 分，呼吸 21 次 / 分，血压 94/50mmHg，胎心监测为 101 次 / 分。立即采用充气式加温毯为患者保暖，15min 后体温稳定在 35℃左右，此时心率 100 次 / 分，呼吸 19 次 / 分，血压 104/54mmHg，胎心也恢复到 137 次 / 分（值得注意的是，患者在入院后的体温监测中，体温从未超过 36.4℃）。随后让患者完成颅内 MRI 检查及脑脊液培养，结果提示胼胝体发育不良，而脑脊液培养无异常。此后，经多科会诊后（包括产科、麻醉科、内分泌科、风湿免疫科），考虑诊断为 Shapiro 综合征。

☆处理经过

诊断为 Shapiro 综合征后，患者开始口服可乐定 150μg/12h，此后患者再未发生过低体温及大汗，且核心体温一直维持在 37℃左右。在孕 34^{+4} 周时，患者出现了规律宫缩。进入产房后，患者要求实施无痛分娩，随后待患者宫口扩张至约 3cm 时，实施分娩镇痛（硬膜外连续镇痛）。$L_{3\sim4}$ 椎间隙硬膜外穿刺，置入硬膜外导管，随后注入试探剂量 3ml（1% 利多卡因），5min 后，给予负荷剂量 10ml，背景剂量 10ml/h，药物配比方案为 0.1% 罗哌卡因 +1μg/ml 芬太尼。5h 后顺利娩出 1 男婴，体重 2.4kg，在整个分娩过程中，严密监测患者体温，均未低于 36.5℃，患者的疼痛 VAS 评分为 1 ～ 4 分，未见相关并发症。

☆相关知识点

Shapiro 综合征是一种非常罕见的疾病，即使在全球范围内的报道也仅数十例，而妊娠合并 Shapiro 综合征的患者更是稀少。由于病例数量极少，故而对于该病的认识也极其有限，以至于目前尚无相关的指南及完备的诊疗方案。Shapiro 综合征以反复体温过低、多汗症和胼胝体发育不全为特征。除了上述典型临床表现，Shapiro 综合征还可能表现为心律失常（室颤）、血小板减少（甚至低至 30×10^9/L）、甲状腺功能减退等。有报道显示，心律失常可能是 Shapiro 综合征患者致死性的原因，Shapiro 综合征典型的颅内 MRI 表现为胼胝体发育不全伴枕角扩大。但也有少部分病例，其胼胝体并无异常，出现了 Shapiro 综合征变异，发生变异的患者往往难以被发现，其诊断更加困难。

Shapiro 综合征的病理生理机制目前尚不清楚，可能的机制主要包括：下丘脑功能障碍和下丘脑体温调定点改变、炎症反应、神经递质紊乱和癫痫活动。Shapiro 综合征的诊断多是依据临床表现及颅内 MRI 检查，而在治疗方面，由于缺乏对病因及致病机制的认识，也只能根据已有报道进行经验性的治疗及对症支持治疗。尽管致病机制尚不清楚，但也有成功治疗的报道，采用的部分药品包括如卡马西平、氯氮平、赛庚啶、格隆溴铵和可乐定等。

妊娠合并 Shapiro 综合征患者如果出现长时间低体温，则会影响机体内多种生物酶的活性，进而引发母婴诸多并发症，增加出血的风险，此外还可能会导致胎儿体温降低，出现胎儿宫内缺氧、酸中毒、低血糖等症状，甚至引起胎儿宫内窘迫。而血小板大量减少会大大增加患者的出血风险，尤其对于围生期患者而言，不仅难以实施椎管内的分娩镇痛及麻醉，也是威胁母婴安全的重大隐患。

☆专家点评

本例患者主要表现为反复发作的低体温、大汗、胼胝体发育不全，是典型的 Shapiro 综合征表现。而在本病例中，关于疾病的识别和处理相对比较及时，母婴结局和转归良好，值得借鉴。

● 首先，要提高认识，早期识别 Shapiro 综合征。低体温是 Shapiro 综合征最常见的症状，患者出现体温偏低时，在排除技术问题及其他因素影响后，需考虑发生了 Shapiro 综合征的可能。在本病例中，患者入院时体温测量为 35.7℃，并未引起临床重视，在接下来的 3d 中，测量体温值均未超过 36.4℃，连续 3d 的体温偏低则需要我们更多的关注，避免错过早期排查识别的时机。

● 其次，积极处理低体温发作，防止并发症。低体温会导致一系列并发症，如神经功能紊乱、凝血功能障碍、内分泌功能紊乱、免疫功能下降等，低于 32℃时还可能发生室颤。对于孕产妇而言，可能还会导致胎儿宫内缺氧、内环境紊乱甚至宫内窘迫等，及时保暖复温有助于防止进一步严重的并发症，保障母婴安全。在本案例中，患者低体温发作时甚至低至 32℃，并伴有嗜睡、语言不清、血压下降、心率增快，表明低体温已经影响到患者正常的脑功能及血流动力学稳定，同时，胎心监测还提示胎心减速，表明胎儿可能存在缺氧，故而快速安全的保暖复温措施就显得尤为重要。加温措施可分为两类，主动型加温和被动型加温，本例患者采用的充气式加温毯则是一种快速有效的主动加温措施，安全可调节，非常适用于妊娠合并 Shapiro 综合征的患者。

● 药物治疗：尽管目前已经有几种药物可用于治疗 Shapiro 综合征，但卡马西平、氯氮平、赛庚啶等禁用于孕产妇患者，而只有可乐定有成功治疗妊娠合并 Shapiro 综合征患者的报道。可乐定作为中枢 α_2 肾上腺素能受体激动剂，能够降低交感神经张力，在本案例中的疗效可能与改善神经递质传导有关，但需要进一步的研究。

● 麻醉管理：警惕少见临床表现，避免出现严重麻醉并发症。尽管心律失常、血小板减少在 Shapiro 综合征患者中并不多见，但 Shapiro 综合征血小板下降明显却可能导致椎管内麻醉后出现不可逆转的严重并发症，故而需及时复查相关指标，提高警惕。对于实施剖宫产和分娩镇痛的患者，术中对心律失常和体温的监测和管理是围手术期管理的重点。

总之，尽管妊娠合并 Shapiro 综合征极其罕见，但仍需提高警惕，对不明原因的反复严重低体温要早期识别。应提供适当的设备进行主动复温，以避免低温对母体和胎儿结局的潜在负面影响。

（高治伟　张　英）

第二十节　妊娠合并全身性肥大细胞增多症

☆病情介绍

患者，女，31 岁，妊娠 30 周，合并全身性肥大细胞增多症（systemic mastocytosis，SM），因接受产科医生建议于麻醉科门诊接受麻醉前评估，为足月临产做准备。患者自述在妊娠期间，曾多次反复发作瘙痒、腹痛、恶心、呕吐、支气管痉挛、心动过速和低血压，为缓解上述症状，患者目前正在服用布地奈德、泼尼松龙、雷尼替丁、苯海拉明、昂丹司琼等药物，病情稳定。2 年前，该患者在腰麻下进行了剖宫产，并顺利娩出一名健康的男婴。

查体：发育正常，神志清楚，体温 36.6℃，心率 86 次 / 分，呼吸 17 次 / 分，血压 117/75mmHg，身高 158cm，体重 72kg。双侧大腿可见少量抓痕，心肺功能正常，余无特殊。

妊娠 39 周时，患者因“孕 39^{+2} 周，阴道不自主溢液伴剧烈腹痛 2h”入院。患者非常躁动，沟通困难，听诊胎心时发现胎儿心率明显减慢，宫颈检查发现宫口已扩张 3cm。

入院诊断：G2P1 孕 39^{+2} 周宫内单活胎临产；妊娠合并瘢痕子宫；胎儿宫内窘迫？全身性肥大细胞增多症。

由于胎儿可能存在明显的宫内缺氧，故需紧急行剖宫产术。

☆处理经过

当患者妊娠 30 周于麻醉门诊接受麻醉前评估时，麻醉医生在详细询问病史、翻阅过往病历资料后，尽可能详细地列出了清单，该清单包括可能导致该患者 SM 恶化的各种诱因和药物以及安全适用于该患者的麻醉药物，以便于在患者临产时麻醉医生在为产妇实施无痛分娩或麻醉时能够快速精准地选用药物。

当患者妊娠 39 周入手术室紧急行剖宫产时，由于患者因疼痛极不配合，且存在胎儿宫内窘迫及子宫瘢痕，故麻醉医生在快速评估病情并与患者及家属沟通后决定采取全身麻醉。患者入手术室时心率 126 次 / 分，呼吸 23 次 / 分，血压 147/85mmHg。静脉注射咪达唑仑 2mg 镇静并氧合去氮，由于氯化琥珀胆碱禁用于该患者，罗库溴铵的安全性未知，故采用维库溴铵 5mg，瑞芬太尼 100μg，丙泊酚 150mg 诱导全身麻醉，插管顺利。以 1.0% 七氟烷和 200mg/h 的丙泊酚维持麻醉。手术开始 5min 后，取出一名女婴。该女婴四肢发绀，肌力稍弱，新生儿科医生小组立即予以吸氧、吸痰等处理，此后新生儿 Apgar 评分 1min 和 5min 分别为 8 分和 9 分，与家属沟通后转入新生儿科观察治疗。新生儿娩出后，立即予以舒芬太尼 20μg 静脉注射，随后给予氢化可的松 200mg 及昂丹司琼 4mg 静脉注射。手术历时 42min，术中共输注晶体液 1000ml，出血 200ml，尿量 300ml。手术结束后 15min，患者苏醒，顺利拔管，随后转移到 ICU 监测 24h。术后镇痛采用静脉自控镇痛，药物配比方案为舒芬太尼 100μg 加入 0.9% NaCl，共 100ml。术后第 7 天患者出院。

☆相关知识点

肥大细胞疾病是指肥大细胞数目增多、高反应性，或者两者兼有的疾病。疾病的严重程度不一，可表现为不影响寿命的相对良性疾病，也可为快速进展的恶性克隆性疾病。最常累及的器官系统包括皮肤、胃肠道和上下呼吸道黏膜、心血管系统以及神经、肌肉、骨骼系统。肥大细胞疾病大致可分为原发性、继发性和特发性。肥大细胞增生症是最具特征性的原发性肥大细胞疾病。该病有全身型和皮肤型两种，均可出现肥大细胞介质释放引起的全身症状和体征。肥大细胞释放的介质包括组胺、肝素、白三烯、前列腺素类、血小板活化因子、蛋白酶和细胞因子。肥大细胞介质突然大量释放引起的体征和症状与变态反应和全身性过敏反应相似。

全身性肥大细胞增多症（systemic mastocytosis，SM）又称为系统性肥大细胞增多症，是一种罕见的肥大细胞疾病，异常的肥大细胞增殖并浸润皮肤、骨髓和其他器官，导致多种症状、体征和常规实验室检查异常结果。SM 的发病可能与基因受累有关，超过 90% 的成年患者显示酪氨酸激酶受体 *Kit D816V.6* 基因的点突变，从而引起肥大细胞祖细胞的激活，导致肥大细胞的异常生长和分化。由于缺乏对该病的认识和一些异质性的临床表现，导致 SM 的漏诊率非常高。SM 主要见于成人，所有年龄患病率为 1/20 000 ～ 1/10 000。SM 有多种类型，既有良性也有恶性。所有类型均罕见。

导致肥大细胞脱颗粒的因素主要包括：①心理因素：焦虑、压力、恐惧、烦躁等；②生理因素：睡眠不足、疼痛、妊娠期生理变化；③物理因素：温度冷热变化、外科侵入性操作和检查、组织创伤、皮肤剧烈的按压、机械摩擦刺激等；④蚊虫叮咬毒素：黄蜂、蜜蜂、水母、蛇；⑤药物因素：酒精、麻醉性镇痛剂、阿片类、非甾体抗炎药、肌松药、碘化造影剂等；⑥其他：运动、辛辣食物、感染、发热。

SM 患者会出现由肥大细胞介质释放引起的症状发作，可以持续数分钟到数小时。常见症状、体征和实验室结果见表 1-20-1。

表 1-20-1　全身性肥大细胞增多症临床表现、体征和实验室结果

类别	表现	实验室结果
全身	过敏反应、疲劳、恶病质	
皮肤	瘙痒、荨麻疹、血管性水肿、潮红、发热、弥漫性皮肤表现，色素性荨麻疹（UP）或斑丘疹性皮肤肥大细胞增生症（MPCM）的特征性皮肤表现	
消化道	恶心、呕吐、腹痛、腹泻、腹胀、慢性腹泻、脂肪泻；胃十二指肠溃疡，胃食管反流病，肝大	肝脏浸润：碱性磷酸酶、转氨酶、γ-谷氨酰转肽酶、类胰蛋白酶水平升高、门静脉高压和腹水
神经精神	焦虑、抑郁、头痛、情绪变化、无法集中注意力、嗜睡、易怒、记忆广度短、“混合器质性脑综合征”	
血液学	淋巴结病，脾功能亢进	脾脏浸润：非免疫性溶血性贫血。 外周血：贫血（轻至中度，约 50%），血小板减少症，嗜酸性粒细胞增多症（约 25%）
心血管	血管舒张、心动过速、低血压和（或）虚脱的发作	
骨骼肌肉	纤维肌痛样弥漫性肌肉骨骼疼痛、长骨疼痛、骨质疏松症、骨质减少、病理性骨折	骨髓活检肥大细胞增加

其临床症状主要由介质的释放或器官功能障碍引起，疾病的严重程度取决于全身受累的程度和肥大细胞浸润的位置。SM 的治疗目标是控制症状，减轻器官损伤，提高生存质量，延长生存期。药物治疗是主要治疗手段，肾上腺素是紧急治疗药物，靶向药物可实现疾病的长期控制。研究显示，SM 并不影响生育能力，但合并有 SM 的妊娠女性，由于受多种诱因的影响，肥大细胞脱颗粒的风险特别高，更易出现全身症状的加重恶化，因此，患有 SM 的孕产妇是症状严重恶化的高风险人群。无论症状严重程度如何，所有患者发生类过敏反应的风险都很高。约 12% 的 SM 患者接受手术后出现并发症，并需要使用肾上腺素治疗。随着妊娠期生理和心理压力的增加，1/3 的 SM 患者在妊娠期发生全身症状的恶化。

☆专家点评

全身性肥大细胞增多症是一种罕见的由肥大细胞在各器官组织中增生和聚积而引起的疾病，其临床表现多变，不具有特异性，故而早期发现较为困难。对于妊娠合并 SM 的患者而言，无论采用什么分娩方式终止妊娠，制订一个个体化的无痛分娩方案或麻醉方案都是非常有必要的。同时，需要合理选择药理学中诱导肥大细胞脱颗粒能力较低的药物，并

☆☆☆☆

使用个别患者已知耐受的药物，见表 1-20-2。

表 1-20-2 SM 患者的安全药物或高危药物

药物类型	安全药物	高危药物
镇静药	丙泊酚、氯胺酮、咪达唑仑、氟硝西泮	依托咪酯、硫喷妥钠
吸入麻醉药	七氟烷、异氟烷、地氟烷	
镇痛药物	芬太尼、舒芬太尼、瑞芬太尼、阿芬太尼、对乙酰氨基酚	可待因、吗啡、曲马多、NSAIDs
肌松药	维库溴铵、泮库溴铵、顺式阿曲库铵	氯化琥珀胆碱、米库氯铵
局麻药	酰胺类局麻药	酯类局麻药
抗生素	红霉素	盘尼西林
降压药	乌拉地尔、硝酸甘油	β 受体阻滞剂
儿茶酚胺类	去氧肾上腺素、麻黄碱	
电解质液体	镁剂	

因此，对妊娠合并有 SM 的患者，麻醉医生应早期介入，制订个体化的麻醉方案，围手术期管理主要从以下几个方面考虑。

● 首先，产科、麻醉科、新生儿科等相关科室医生需提前做好诊疗方案。麻醉医生需详细询问患者的药物耐受性、触发因素和临床症状，使得围生期的用药更具针对性，可快速精准地选择安全可靠的药物，有效避免诱导肥大细胞脱颗粒的高风险药物。同时，也便于麻醉医生制订分娩相关麻醉计划。本病例中，患者提前到麻醉门诊进行麻醉前评估，并列出了患者的药物详情，为后期急诊全麻下剖宫产的用药提供了依据。

● 麻醉方式选择：疼痛是引起肥大细胞脱颗粒，导致发生严重类过敏反应的高危因素，对于自然分娩患者，有效的分娩镇痛不仅能帮助患者缓解疼痛，同时也能有效防止 SM 的全身症状恶化。但在局麻药的选择上宜选择过敏概率更小的酰胺类药物，如利多卡因、罗哌卡因等。

行剖宫产术椎管内麻醉或全身麻醉均是可行的。分娩时的生理压力可导致肥大细胞脱颗粒的风险增高，因此，不管选择哪种麻醉方式，尤为重要的是采取必要措施尽量避免一些诱发因素，如保持安静的环境、舒缓的情绪、避免环境温度突然剧烈变化、减少冷液体输注或冲洗、谨慎的药物选择、完善的镇痛等。

本病例中，麻醉前评估及准备充分，有效地避免了许多高危因素，使得整个围手术期比较顺利，最终母婴安全、结局良好。

总之，妊娠合并 SM 的患者具有极高的风险发生类过敏反应，需要多学科团队早期介入，详尽了解患者的高危因素，尽早制订分娩麻醉计划，尤其是麻醉期间的药物使用计划，最大限度地降低引发病情恶化的风险。

（高治伟　张　英）

第二十一节　妊娠合并 Noonan 综合征

☆病情介绍

患者，女，27 岁，因“妊娠约 5 个月，严重呼吸困难”入院。患者智障，估计胎龄为 22 周，活动时呼吸困难加重，双下肢水肿。

入院查体：身高 144cm，体重 48kg，体重指数 18.3kg/m^2，特殊面容，倒三角脸，宽眼距，高腭弓，听力障碍。张口度略小于 2 横指，颈部活动度正常，马氏分级Ⅱ级，心功能Ⅲ级，严重脊柱侧弯，胸廓畸形。

辅助检查：经胸心脏超声显示：重度二尖瓣狭窄，中度肺动脉狭窄伴重度关闭不全，左室射血分数 58%，右心室肥大，右肺动脉压 70 mmHg。肺功能测试显示：用力肺活量 0.79L，第一秒用力呼气容积为 0.44L，肺一氧化碳弥散量占预计值的 38%。血红蛋白 110g/L，血小板 154 × 10^9/L，凝血功能及肝肾功能，电解质正常。胎儿超声显示心脏、骨骼和面部特征等解剖结构正常。

入院诊断：G1P0 22 周宫内孕头位单活胎待产；妊娠合并 Noonan 综合征；二尖瓣狭窄（重度）；肺动脉瓣中度狭窄伴重度关闭不全；肺动脉高压；心力衰竭；肺功能障碍。

入院后心内科、心外科、麻醉科等多学科会诊，使用的药物包括雾化吸入沙丁胺醇、溴化异丙托品、布地奈德、福莫特罗；口服或静脉给予呋塞米、美托洛尔、阿司匹林、阿米替林、奥美拉唑、加巴喷丁等药物，症状缓解。在估计胎龄 28 周时，患者再次出现咳嗽、呼吸困难、端坐呼吸、下肢水肿、面色发绀、双肺可闻及哮鸣音。此时生命体征：血压 98/56 mmHg，心率 96 次 / 分，体温为 36.6℃，吸空气时血氧饱和度 94% ～ 97%。增加呋塞米（速尿）、美托洛尔雾化吸入治疗剂量和频率，患者呼吸困难的症状未改善。因患者呼吸困难症状加重，胎儿生长速度下降，决定在 28^{+5} 周进行剖宫产终止妊娠。剖宫产前给予地塞米松以促进胎肺成熟。

术前准备：患者心肺功能严重受损，考虑可能需要体外膜肺（ECMO）支持，心脏外科和体外循环灌注小组对股血管系统能否插管进行了评估，超声显示右股动脉为 3.2mm，右股静脉为 4.1mm。

☆处理经过

患者常规禁饮禁食，在心脏手术室内接受剖宫产手术。入室后常规标准监护，血压 102/58 mmHg，心率 98 次 / 分，呼吸 26 次 / 分，未吸氧情况下 SpO_2 93%，体温 36.6℃。半卧位面罩给氧，左侧 Allen 试验无异常，利多卡因局部麻醉后，行左侧桡动脉穿刺置管，监测有创动脉血压。利多卡因局部麻醉，超声引导经皮将 4F 的 ECMO 导管插入患者右侧股动脉和股静脉。在右颈内静脉置入肺动脉导管，测得初始肺动脉压为 65/25mmHg。麻醉诱导前静脉输注去甲肾上腺素和加压素以增加全身血管阻力（SVR）。呼吸机设置为压力控制通气模式，充分给氧后依次静脉给予丙泊酚 90mg、氯化琥珀胆碱 80mg、瑞芬太尼 50μg，可视喉镜下插入气管导管（ID6.0，插管深度 19cm），气管导管固定后放平手术床，吸入 2% 的七氟烷维持麻醉，同时开始手术。2min 后取出一活男婴，新生儿 Apgar 评分 1-5-10min 分别为 6-8-10 分，转入新生儿科治疗。断脐带后静脉给予患者舒芬太尼 20μg，罗库溴铵 30mg。插入经食管超声心动图（TEE）监测心脏状态，显示左室射血分数 35% ～ 44%，卵圆孔未闭，左向右分流，重度肺动脉瓣关闭不全，重度二尖瓣狭窄（平均压力阶差 14mmHg，心率 100 次 / 分）。患者术中生命体征：平均动脉压 75 ～ 110mmHg，血氧饱和度 94% ～ 100%，脉率 102 ～ 125 次 / 分，中心静脉压 12 ～ 18mmHg，$PetCO_2$ 29 ～ 33mmHg。肺动脉压与初始基线相比无明显变化。手术历时 47min，估计失血量为 700ml，共输入乳酸钠林格液 800ml，未输血，尿量 150ml。

患者术毕送入心血管重症监护病房，呼吸机机械通气，丙泊酚维持镇静，给予适当补液，维持内环境稳定，抗生素预防感染，动态监测血气。产后第 2 天拔出气管导管，术后采用静脉镇痛模式。产后第 3 天拔出 ECMO 导管。患者术毕第 10 天出院，门诊随访 6 个月，生活质量良好，未再住院。新生儿由于早产等原因，在儿科住院 20d 后出院。

☆相关知识点

Noonan 综合征是以面部特征明显、发育迟缓、学习困难、身材矮小、先天性心脏病、肾脏畸形、淋巴管畸形等为特征的多系统病变。Noonan 综合征是一种常染色体隐性遗传疾病，国外报道的患病率为 1/（1000 ～ 2500）（新生儿）。Noonan 综合征发病与丝裂原活化蛋白激酶信号转导通路（Ras-MAPK）的信号失调有关。Noonan 综合征是仅次于 21- 三体综合征的第二大常见先天性心脏病综合征，有多种心血管表型，最常见的是肺动脉狭窄（通常伴有瓣膜发育不良，50% ～ 60%）、梗阻性肥厚型心肌病（20%）、房间隔缺损（6% ～ 10%），还有室间隔缺损、房室管、主动脉瓣狭窄、二尖瓣异常、主动脉缩窄和冠状动脉异常等。Noonan 综合征患者常常合并多系统病变，肌肉骨骼受累可以表现为脊柱侧弯，继发限制性肺部疾病。呼吸困难和端坐呼吸可能是心脏和肺部疾病的综合表现。

妊娠期间，血容量、心排血量（CO）和心率都会增加以满足胎儿发育的生理需求。正常孕妇由于全身血管阻力（SVR）和肺血管阻力（PVR）会下降，尽管血容量和 CO 都增加，肺动脉压、中心静脉压和肺毛细血管楔压没有明显改变。但心脏瓣膜异常的患者，CO 增加会导致狭窄瓣膜的压差增大和关闭不全瓣膜的反流量增加，有肺血管病变的患者，肺动脉高压可能恶化。妊娠时血管内胶体渗透压下降，静水压增加，因而肺水肿的风险增加。患有心脏病，特别是二尖瓣狭窄的孕妇，肺毛细血管楔压升高使她们更可能发生肺水肿和呼吸衰竭。此外，妊娠子宫增大，使膈肌上抬，对孕妇的呼吸也产生一定的影响。

☆专家点评

Noonan 综合征患者的心血管问题大多可以通过心脏外科手术纠正，而患者通常生育能力正常，因而妊娠合并 Noonan 综合征的情况并不十分罕见。本案例中的 Noonan 综合征孕妇，有未经外科治疗的严重心脏畸形，在妊娠中期就因呼吸困难而入院。从安全角度考虑，应及时终止妊娠，但该患者同时还合并有智力和听力障碍，使得处理更为困难和复杂。

● 分娩方式选择：该患者在妊娠 28 周后，由于心脏容量负荷增加，氧耗增加，呼吸困难症状加重，药物治疗不能改善症状，同时胎儿生长速度下降，所以经多学科会诊后在

28^{+5} 周进行剖宫产，适时终止妊娠。

该患者没有选择经阴道试产，主要顾虑在于该患者合并有严重的心脏畸形没有矫正，阴式分娩每次宫缩可能会有 500ml 左右的自体输血，第二产程心排血量增加高达 50%，阴式分娩可能会导致该患者脆弱的循环系统崩溃。该患者还有智力和听力障碍，不能很好地完成医护人员的指令动作，如果没有完善的椎管内镇痛，阴式分娩带来的疼痛刺激，可能进一步恶化患者的血流动力学稳定。

● 麻醉方式选择：首先，孕妇若单纯合并二尖瓣狭窄行剖宫产手术，椎管内麻醉是安全有效的，交感神经阻滞后体循环阻力降低，可减轻心脏做功和氧耗。但该患者同时合并重度二尖瓣狭窄和肺动脉关闭不全，降低循环阻力不仅影响全身灌注，还会危及心脏冠状动脉的灌注，导致心肌灌注不足和心力衰竭。其次，该患者已有呼吸困难，椎管内麻醉致呼吸肌阻滞可能加重呼吸困难；再次，该患者端坐呼吸，清醒状态下不能平卧完成手术；第四，该患者脊柱畸形，也是椎管内麻醉的相对禁忌。

该患者心肺功能均严重受损，所以安排在心脏手术室内手术，股动静脉穿刺置管，预备紧急 ECMO 支持，以防围手术期患者心肺功能急剧恶化。对于这类严重心脏功能受损的患者，持续有创动脉血压、肺动脉压和中心静脉压监测，是非常必要的。经食管超声能实时监测心脏功能和容量状态，对维持血流动力学稳定大有裨益。该患者具有特殊的面容，包括高腭部、小下颌、牙齿错位突出以及骨骼畸形等，应做好处理困难气道的准备。

总之，Noonan 综合征累及多个器官系统，临床表现多样，通常合并先天性心脏畸形及继发肺部疾病。该类患者通常具有生育能力，妊娠前应该先纠正心脏畸形。围生期需要多学科综合评估，尤其是要充分评估心肺功能。产妇的麻醉和分娩方式的选择应该全面仔细权衡风险和获益。

（古云彩　杨平亮）

第二十二节　妊娠合并多巴反应性肌张力障碍

☆病情介介

患者，女，34 岁，因“多巴反应性肌张力障碍 14 年，停经 37^{+6} 周”要求入院待产。孕 25 周因“胎儿腹腔内部分肠管回声稍增强，但回声低于骨骼回声”，羊水穿刺示胎儿染色体数目未见异常、未查见明确致病或可能致病的拷贝数变异、未查见明确致病性基因组纯合区域。患者 5 岁时出现全身肌肉僵硬、强直，步态异常，共济失调，震颤，给予多种药物治疗（具体不详），缓解不明显，20 岁时左旋多巴诊断性试验阳性，诊断为多巴反应性肌张力障碍，给予美多芭 62.5mg，qd 口服治疗至今。孕前症状完全缓解，自述孕后如美多芭服用不及时，偶有肌肉僵硬感，劳累时加重，休息后可缓解，家族中成员无类似症状。目前患者双上肢及下肢肌力和肌张力正常，步态正常，无跛行、脊柱稍侧弯。其余无特殊。

查体：体温 36.5℃，心率 99 次 / 分，血压 115/60mmHg，呼吸 20 次 / 分。身高 150cm，体重 58kg。

辅助检查：血常规、凝血、血生化等无明显异常。胎儿无异常。

入院诊断：妊娠合并多巴反应性肌张力障碍；G1P0 37^{+2} 周宫内孕头位单活胎待产。

☆处理经过

患者以“脐动脉血流频谱异常，患者及家属要求”于次日（孕 37^{+3} 周）行择期剖宫产术。患者清晨继续口服美多芭，步行入室，常规监测生命体征：血压 120/80mmHg，心率 75 次 / 分，SpO_2 99%，呼吸 20 次 / 分，将患者置于左侧胸膝卧位，脊柱稍侧弯，扪诊椎间隙不清楚，超声辅助下定位 $L_{3\sim4}$ 间隙，于 $L_{3\sim4}$ 间隙进行腰硬联合麻醉，蛛网膜下腔给予 0.5% 布比卡因 2.6ml，留置硬膜外导管。8min 后麻醉平面达 $T_5\sim S_5$。手术开始后 3min 取出胎儿，Apgar 评分 1-5-10min 评分分别 10-10-10 分。手术时间持续 50min，血压波动于 90 ～ 122/45 ～ 90mmHg，心率波动于 70 ～ 85 次 / 分。给予双侧腹横肌平面神经阻滞，硬膜外吗啡 2mg，布托啡诺静脉镇痛泵镇痛。术中总输液量 1000ml，失血 400ml，尿量 200ml。术后 12h 回访，双下肢肌力 V 级，无僵硬感，双上肢、下肢无震颤，疼痛评分 1 分，血压最高 134/75mmHg，复查尿常规示 24h 尿蛋白定量 0.389g，追加诊断：子痫前期。术后 24h 回访，患者可正常行走，无其余不适，疼痛评分 3 分。3d 后出院。

☆相关知识点

多巴反应性肌张力障碍（Dopa-responsive dystonia，DRD）又称 Segawa 病，是一种常染色体显性 / 隐性遗传性疾病。最常见病因是 GTP 环水解酶（GCH1）基因突变显性遗传和酪氨酸羧化酶（TH）的基因突变隐性遗传。该基因负责将酪氨酸转换为多巴胺，基因突变导致脑内多巴胺缺乏，从而产生相应临床症状。

DRD 发病率为 0.5/100 万，男女比例为 1 ∶ 2 ～ 1 ∶ 4，一般青少年发病，年龄为 0 ～ 15 岁，儿童期肌张力障碍为潜伏起病，进行性加重。主要表现为腿部肌张力障碍、局灶性手肌张力障碍到躯干肌张力障碍，颈部、眼睑、下颌也可受累，可出现痉挛性发音障碍等，体征表现为步态异常、下肢僵硬、笨拙、姿势异常、易跌倒、发音困难、运动迟缓、僵直、震颤、不宁腿综合征、帕金森综合征等，症状具有明显昼夜波动性，晨轻暮重，需与脑瘫、特发性扭转性肌张力障碍、遗传性痉挛性截瘫、少年性帕金森病相鉴别。

最常用诊断方式为临床症状结合小剂量左旋多巴诊断性试验诊断，苯基丙氨酸负荷试验也显示出高敏感性和特异性，还可进行全外显子基因测序等。DRD 脑脊液中四氢生物蝶呤和高香草酸水平降低，因其有创性并不常用。采用左旋多巴及脱羧抑制剂合剂治疗，可逐渐调整剂量以达到最好效果。

目前妊娠对该疾病影响证据不充分，有孕妇因担心治疗药物对胎儿不良反应而停药导致疾病加重情况，通常在重新服用治疗药物后好转。

常用药物美多芭为左旋多巴和苄丝肼合剂，左旋多巴主要用于补偿帕金森病中多巴胺缺乏，口服的左旋多巴在大脑以外地方脱羧，只有少部分到达中枢神经系统。苄丝肼主要抑制左旋多巴外周脱羧，减少脑外多巴胺蓄积，最终减少左旋多巴所需剂量和多巴胺蓄积对胃肠道和心血管的不良反应。

对于左旋多巴对妊娠期安全性，尚无比较一致性看法。左旋多巴可通过胎盘在胎儿脑和脊髓中代谢，动物实验尚无左旋多巴致畸报道。但有使用左旋多巴 + 苄丝肼的孕妇胎儿生长受限和胎儿内脏、骨骼、肠道畸形报道。DRD 患者在妊娠前应咨询神经内科医生和产科医生，共同确定妊娠期药物使用方案来平衡风险。左旋多巴对催乳素有抑制作用，可抑制乳汁分泌，虽仅有少量分泌到乳汁内，但担心对新生儿骨骼发育影响，一般产后不进行哺乳。

☆专家点评

妊娠合并 DRD 发病率低，围手术期如何处理目前国内外经验均缺乏，本例患者使用腰硬联合麻醉，效果确切，无不良反应，围手术期关注点如下。

此疾病及使用药物对妊娠影响不明，没有推荐的终止妊娠的方法及时机，一般以产科因素为主要的决定依据，本例患者因胎儿因素选择剖宫产，围手术期恢复良好。

● 麻醉方式选择：此疾病发病率低，目前仅有数篇报道。如无椎管内麻醉禁忌，应选择椎管内麻醉，有腰硬联合麻醉和硬膜外麻醉安全使用报道，腰麻使用药物为 0.5% 布比卡因，硬膜外为 2% 利多卡因。在非产科患者中，有丙泊酚全身麻醉安全应用报道。

● 围手术期管理：此疾病如未加控制可累及全身，麻醉前应做全面的体格检查评估，如观察患者有无斜颈、上下肢僵硬、痉挛、步态异常、脊柱侧弯等，此疾病还可累及喉部，需观察患者有无发声困难。患者斜颈、颈部肌张力增高使颈部活动度受限，可导致困难气道风险，喉部肌紧张则可能导致喉痉挛风险增加，合并帕金森症状如有吞咽困难可能导致反流误吸风险增加。如患者妊娠期常规使用美多芭，在手术当日应继续服用，推荐定时空腹服用。

● 麻醉方式选择：如行全身麻醉，应注意肌松药的选择，氯化琥珀胆碱有引起高钾血症风险，应避免使用。非去极化肌松药可安全用于 DRD 患者，如需快速顺序诱导，可使用罗库溴铵代替。有报道显示在 DRD 患者中使用新斯的明和阿托品对抗阿曲库铵的肌松残留作用，无明显不良反应。吸入麻醉药会抑制突触对多巴胺的重吸收，导致多巴胺脑内浓度降低，使用左旋多巴时会增加其外周血药浓度，需警惕。在使用左旋多巴 6 ～ 8h 内使用氟烷麻醉时会引起心肌应激性升高导致心律失常，如需氟烷麻醉，应停用左旋多巴 12 ～ 48h，但七氟烷和异氟烷心律失常发生率低，可正常使用。左旋多巴与拟交感神经药物（肾上腺素、去甲肾上腺素）合用时会增加其作用，需密切监测。抗胆碱能药物会降低左旋多巴吸收率。甲氧氯普胺可增加左旋多巴吸收率，增加锥体外系如急性肌张力障碍等不良反应风险，应避免使用。阿片类药物可抑制左旋多巴 / 苄丝肼作用。

● 新生儿管理：此疾病多为常染色体显性 / 隐性遗传，如新生儿携带致病基因，可能出现 DRD 临床症状，如在婴儿期发病，可出现喂养困难和躯干张力减退，应密切观察。产妇如长期使用美多芭，应避免哺乳。

总之，妊娠合并 DRD 发病率极其罕见，妊娠期 DRD 疾病有加重风险，围手术期应加强监控，加强体格检查评估，如需剖宫产，无椎管内禁忌应首选椎管内麻醉，围手术期避免使用多巴胺受体拮抗剂类药物，产后加强新生儿监测。

（周文琴　曾　葵）

第2章 妊娠合并神经及精神系统疾病

第一节　妊娠期脑出血

☆病情介绍

患者，女，29岁，“胚胎移植术后33^{+3}周，脑出血术后2^{+}个月，要求入院待产”。8^{+}个月前于我院移植1枚5天囊胚，移植后即予黄体酮肌内注射、克赛治疗至孕50d左右停药。妊娠期定期产检，妊娠期除窦性心动过速伴律不齐外未见其他异常。孕27^{+2}周患者因“头痛”于神经外科就诊，考虑右侧颞叶脑出血行“颅内血肿清除术＋颅内减压术＋脑脊液瘘修补术＋颅内探头置入术”，术后恢复良好，肢体活动基本正常（偶感左侧肢体麻木），口服左乙拉西坦（1片，bid）预防癫痫至今。孕30周产科、ICU、新生儿科、神经外科会诊建议密切监测下继续妊娠，择期剖宫产。孕36周患者无诱因偶有头晕，再次多科会诊，建议可提前入院（36^{+}周）完成促胎肺成熟等措施，待足月后终止妊娠。既往史：2014年外院行“腹腔镜探查术”，发现输卵管堵塞，诊断盆腔结核，术后规律口服抗结核药物6个月。

入院查体：心率112次/分，呼吸16次/分，SpO_2 98%，血压118/78mmHg。患者步入病房，意识清楚，步态正常，双上、下肢肌力均正常，自述偶有左侧肢体麻木，病理征阴性，余查体阴性，专科检查无特殊。

辅助检查：血常规及凝血功能正常，胎儿超声正常，心电图示窦性心动过速。

入院诊断：右侧颞叶脑出血术后；妊娠合并窦性心动过速；盆腔结核（治疗后）；IVF-ET术后；G1P0 36^{+2}周宫内孕头位单活胎待产。

入院当日中午患者出现规律宫缩，嘱禁食、补液，复查胎监确认产程发作后拟行急诊剖宫产。

☆处理经过

术前禁食禁饮6h，入室后常规监测并建立静脉通道。左侧卧位下$L_{2\sim3}$椎间隙顺利实施硬膜外麻醉，给予含100μg芬太尼的1%利多卡因3ml试探量，患者未出现倦怠及全脊麻，追加2%利多卡因9ml，患者血压平稳，未使用任何血管活性药物。注药20min后测麻醉平面为$T_6\sim S_5$后行手术。切皮后7min取出一活男婴，体重2910g，Apgar评分1-5-10min分别为10-10-10分，静脉给予咪达唑仑2mg后持续泵注右美托咪定至术毕，术中生命体征平稳，手术持续 50min，术中输入乳酸钠林格液 600ml，出血 400ml，尿量 200ml。多模式镇痛。术毕安返 ICU，术后 24h 予以低分子肝素 4000U 皮下注射，术后第 4 天出院。

☆相关知识点

妊娠期间或产后急性缺血性或出血性脑血管事件被称为妊娠相关脑卒中。妊娠相关脑卒中发生率在美国为 30/10 万，是同年龄段卒中发病率的 3 倍，其中出血性脑卒中占比高于缺血性；而脑卒中目前已经为日本孕产妇死亡的第二大原因，其中 90% 致命性卒中为出血性；在我国，有研究提示妊娠相关脑卒中发病率高达 127/10 万。

妊娠期出血性卒中分为脑出血（intracerebral hemorrhage，ICH）和蛛网膜下腔出血（subarachnoid hemorrhage，SAH）两类。脑出血的危险因素包括高龄、心脏疾病、高血压、子痫前期和吸烟，最常见的原因为颅内血管异常和动静脉畸形，发作的高峰在妊娠晚期至产后 12 周内。

根据加拿大妊娠相关脑卒中最佳实践共识，妊娠期脑出血有以下管理要点。

1. 影像学确诊脑出血后，除非患者出血严重且预后十分差，其余患者均应行血管成像（MR、CTA 或导管血管造影）以指导下一步治疗，总体目标是将再次出血的风险降至最低。

2. 妊娠不应被视为血管造影术或介入治疗的禁忌证。①能及时获得专家治疗的情况下，介入应被考虑；②尽力避免或降低胎儿暴露的风险，例如腹部的遮盖；③推迟必要的产科照护是不合理的，但告知可能的胎儿风险是恰当的：风险包括辐射暴露、造影剂暴露、感染、动脉穿刺的并发症。

3. 对于 ICH，优先重点在管理血压以及识别和纠正凝血功能。初始目标为血压降低到 160/110mmHg，之后进行药物滴定，最终的目标是将血压降到 140/90mmHg 以下。①妊娠期间，控制血压的一线药物是拉贝洛尔、甲基多巴和长效硝苯地平；② ACEI 和 ARB 是预防脑卒中的两种常见药物，会增加胎儿并发症（肾脏损伤）和羊水过少风险，尤其在妊娠中晚期使用时。这类药物应该在妊娠前或一旦发现妊娠就停止服用。如不慎服用，应立即转诊至区域中心，以进行详细的胎儿结构超声和咨询。

4. 对于未破裂的脑动脉瘤，无造影剂的 MRI 是确定病变的合理方法。如果患者的神经学和总体状况稳定，则可考虑产后治疗。

5. 破裂的动脉瘤应根据公认的照护标准进行紧急治疗。①无论患者妊娠状态如何，选择弹簧圈或夹闭破裂的动脉瘤都应依据患者情况做选择。②按照临床提示，将血压降低到 140/90mmHg 以下的努力是合理的。③动脉瘤破裂的治疗需要紧急的跨学科合作，包括神经外科医生和（或）介入医生、神经内科医生以及具有母婴医学专业知识的内科医生。④产妇的安全和结局是进行所有治疗措施时应考虑的问题。⑤如果脑出血时正好为胎儿可存活的孕周，应考虑新生儿的结局，需要包括神经外科和（或）介入、母胎医学、产科、新生儿科、神经内科、麻醉学和产科医学的跨学科团队合作，并考虑是否需要同期剖宫产。⑥如果脑出血时对应的孕周较小，治疗应继续并可跳出考虑妊娠的范围，以最大限度地保障产妇的安全。

6. 动静脉畸形（AVM）的治疗应基于公认的标准。①未破裂的动静脉畸形（无出血）的管理需要个体化的方法。无论是否进行手术干预，都应根据患者因素和动静脉畸形的特点来指导医疗管理（即：将血压控制到一级预防目标和治疗新出现的神经症状）。②动静脉畸形破裂的治疗选择应基于患者可用的最佳治疗方案，无论其妊娠状态如何。③适合手术切除的低症状动静脉畸形应与非妊娠妇女相同的时间范围内切除（有或无术前栓塞），尽一切可能在介入治疗或手术治疗期间减少胎儿暴露的风险。④需要多学科合作（血管内 / 外科或血管内 / 放射外科）的高级别动静脉畸形的治疗时机，应与包括神经外科、神经病学和母胎医学专业知识在内的跨学科团队共同制订。⑤在所有的管理讨论中，都应考虑产妇的安全和结局，可能需要做出可能危及妊娠或胎儿的治疗决定。

☆专家点评

本例患者孕 27^{+2} 周以头痛为首发症状，进行影像学检查确认为右侧颞叶脑出血，全麻下行神经外科手术，术后继续妊娠至 36 周拟行择期剖宫产。入院当日，临产发作硬膜外麻醉下顺利实施剖宫产。

本患者的围分娩期管理主要从以下几个方面考虑。

- 分娩方式选择：妊娠合并脑出血术后的患者根据出血部位、距离分娩的时间、再出血风险等因素综合考虑决定分娩方式。由于阴道分娩宫缩和第二产程的 Valsalva 动作都有增加颅内压的可能，在阴道分娩时，可考虑椎管内分娩镇痛、避免 Valsalva、阴道助产等，减少循环中的儿茶酚胺，避免颅内压升高及再出血的风险。该患者虽然已行颅内血肿清除术，但由于未做血管减影（DSA），尚不清楚是否还存在有脑血管的畸形。如果自然分娩可能引起体内儿茶酚胺分泌的增加，出血风险较大。因此选择剖宫产，无 Valsalva 动作，良好的疼痛管理，避免儿茶酚胺的分泌增加，避免了血压升高增加再次脑出血风险。

- 麻醉方式选择：麻醉前充分了解患者的状态，包括血压和颅内压、分娩方式、有无椎管内麻醉的禁忌证。可以选择全身麻醉和椎管内麻醉。孕妇意识清楚，合作，无椎管内麻醉禁忌，无颅内压升高时硬膜外麻醉为首选，原因在于：①硬膜外麻醉对患者的血压影响小，血流动力学平稳；②硬膜外麻醉不造成脑脊液的外漏，对颅内压的影响小；③平面控制良好的情况下，硬膜外麻醉控制疼痛和牵拉反应效果确切。但是，硬膜外注射可通过压迫硬膜囊而引起颅内压的增加，建议缓慢注射局部麻醉药。如果患者本身颅内压已经升高，意外硬脊膜刺破后，脑脊液外漏，压力的迅速下降可能会导致脑疝或颅内出血等，此时使用硬膜外麻醉必须谨慎并要确保硬膜外导管放置时不刺破蛛网膜。全身麻醉插管、拔管时血压剧烈变化会增加脑出血的风险，因此需保持血流动力学的平稳。本例患者在硬膜外导管置管后，局麻药的试探剂量里采用了芬太尼而非传统的肾上腺素，避免肾上腺素入血后的血压上升。

- 围手术期管理：术中术后管理应该要关注术后镇痛和产后脑出血。术后疼痛可能会引起交感神经兴奋，血压升高，导致或加重产后脑出血。本例患者采用了神经阻滞（TAP）联合静脉镇痛的多模式镇痛，很好地减轻了患者的术后疼痛，利于患者的血压控制和术后管理。由于妊娠期相关脑卒中的发病高峰在晚孕期至分娩后 12 周以内，分娩的终结不意味着高危时段结束，对于重度子痫前期脑出血的患者，产后要避免使用非甾体抗炎药，其他的患者应改善生活方式减少发病高危因素。本例患者出院时一般情况良好，产科无特殊处理，产后至神经外科再行评估。

● 新生儿管理：脑出血孕妇的胎儿监护及管理与平常产妇差异不大。

总之，妊娠合并脑出血虽然罕见，却是导致孕产妇死亡的重要因素之一。妊娠期间很少需要神经外科手术，但需多学科会诊考虑手术和分娩的时机，一般采用剖宫产终止妊娠，根据血压和颅内压、有无禁忌证等来选择麻醉，孕妇意识清楚、合作、颅内压正常、无椎管内麻醉禁忌者硬膜外麻醉为首选，妊娠期相关脑卒中的发病高峰在妊娠晚期至分娩后 12 周以内，术后宜采用多模式镇痛，产后仍需关注再次脑出血的可能。

（吴　兰　江晓琴）

第二节　妊娠合并颅内海绵状血管瘤

☆病情介绍

患者，女，31 岁，因“停经 36 周，下腹部坠胀不适 4^{+} h”入院。孕 10^{+4} 周因排大便后出现头痛、恶心呕吐，监测血压正常，拒绝行头颅 MRI。持续头痛至孕 11^{+2} 周，头颅 MRI 提示血管畸形，未予特殊处理。孕 14^{+2} 周再次复查头颅 MRI 提示大脑脚右侧异常信号影，海绵状血管瘤？患者头痛缓解，门诊随访。孕 19 周神经外科全科讨论：结合 MRA 提示右侧大脑脚占位，考虑海绵状血管瘤可能性大，暂无手术处理指征。海绵状血管瘤破裂风险较小，继续妊娠仍有破裂出血可能，严重时危及生命。若要排除其他血管病变需进一步行 DSA 或 CTA 检查，对胎儿可能会有影响，患者和家属接受风险未做进一步检查，继续妊娠。妊娠期余无异常。4^{+} h 前出现下腹部坠胀不适，考虑先兆早产，收治入院。既往史无特殊，8 年前年行腹腔镜下右侧卵巢巧克力囊肿剥除术，2 年前年妊娠期肝内胆汁淤积症行剖宫产术，1 年前腹腔镜下胆囊切除术。

入院查体：心率 86 次 / 分，呼吸 15 次 / 分，SpO_2 96%，血压 120/77mmHg。内外科查体、神经系统查体均为阴性，专科检查不规律宫缩。阴道检查：先露头，宫颈管消退 70%，宫口未开。

辅助检查：血常规及凝血功能正常，胎儿超声正常，子宫前壁下段肌壁最薄处厚约 0.21cm。

入院诊断：妊娠合并瘢痕子宫；妊娠合并颅内病变：海绵状血管瘤？ G2P1 36 周宫内孕头位单活胎先兆早产。入院后无明显宫缩，给予地塞米松促胎肺成熟，请神经外科再次会诊后于 37 周行择期剖宫产。

☆处理经过

术前禁食禁饮 8h，入室后常规监测并建立静脉通道。左侧卧位 $L_{2\sim3}$ 椎间隙成功实施硬膜外麻醉。给予含 100μg 芬太尼的 1% 利多卡因 3ml 试探量，患者未出现倦怠及全脊麻表现，追加 2% 利多卡因 9ml，患者血压平稳，未使用任何血管活性药物。注药 20min 后测麻醉平面为 $T_6\sim S_5$ 后行手术。切皮后 6min 取出一活男婴，体重 2750g，Apgar 评分 1-5-10min 分别为 10-10-10 分，静脉给予咪达唑仑 2mg，舒芬太尼 5μg，术中生命体征平稳，手术持续 50min，术中输入乳酸钠林格液 1000ml，出血 400ml，尿量 200ml。术毕行双侧腹横筋膜阻滞复合静脉镇痛泵镇痛。术后第 4 天出院。

☆相关知识点

海绵状血管瘤（cavernomas，CM）英文还可表达为 cavernous angiomas，分为散发性和家族性两种类型，80% 病例为散发性，散发性病例一般病灶孤立，偶有多发病灶。大脑是最常见的 CM 病变部位（70% ～ 90%），不同人群 CM 发生率为 0.15 ～ 0.56/10 万，CM 的男女发病率相同，平均发病年龄为 30 ～ 40 岁，但女性更常发生出血和神经功能障碍。

CM 的临床表现与其所在部位有关，其中部分的病例为无症状型，仅在颅脑 MRI 中发现。幕上 CM 表现为出血、癫痫以及神经功能障碍进行性发展，这可能与 CM 的占位效应和继发微循环血供不足有关系。幕下 CM 表现为出血和神经功能进行性障碍，由于脑干区域集中大量重要的神经核团，其神经功能减退明显，恢复缓慢。

CM 的临床处理决策由新发或复发 CM 相关症状的风险估计值来做出，具体见表 2-2-1。

表 2-2-1　CM 的临床处理一般原则

1. CM 所致急性颅内出血的评估和处理方式与其他原因所致颅内出血相同
2. 任何部位的无症状 CM 都可予以观察
——每年 1 次的专科（例如，神经内科或神经外科）临床随访
3. 有临床症状 CM（癫痫发作、新发头痛或新发 / 进行性神经功能障碍）
——行 MRI 检查以确定有无新发出血或者新发的 CM
①首次癫痫发作：用抗癫痫药进行药物治疗
②药物难治性癫痫：手术切除
③幕上 CM 伴首次颅内出血：若有手术可及的病变和症状性出血，则行手术切除
④脑干或深部核团 CM 伴首次颅内出血行非手术治疗
⑤脑干或深部核团 CM 伴二次或以上颅内出血：手术切除或者伽马刀

妊娠期间出现脑 CM 所致临床症状的风险与妊娠前相近。妊娠期出现新发局灶性神经功能障碍、急性剧烈头痛或恶化性癫痫发作的脑 CM 患者，应行脑 MRI 检查，以确定这些症状是否与 CM 或其他颅内病因相关。妊娠期新发 CM 相关脑出血的处理应考虑手术干预对妊娠和胎儿带来的风险，但其他方面与非妊娠患者的处理相似。存在脑 CM 相关癫痫的女性患者最好孕前接受评估和咨询，详细风险见本章第四节“妊娠合并癫痫”相关内容。

☆专家点评

本例患者以妊娠早期头痛为首发症状，进行 MRI 检查确认为右侧大脑脚占位，考虑海绵状血管瘤。头痛持续 3 周后缓解，妊娠期未再发生头痛，同时未出现癫痫或者神经功能缺失的症状，继续妊娠至 36 周因先兆早产入院。硬膜外麻醉下顺利实施剖宫产，母婴安全。

该类患者的围分娩期管理主要从以下几个方面考虑。

● 分娩方式选择：妊娠合并 CM 患者的分娩方式应由产科指征和神经外科的综合情况决定，除非近期有颅内出血或有神经功能障碍而不能阴道分娩，大多数患者可在硬膜外分娩镇痛下进行正常阴道分娩。脑干区 CM 与幕上区 CM 不同，研究表明中断静脉回流的因素，例如增加胸内压或者腹内压可能导致脑干区 CM 破裂，因此脑干区 CM 患者自然分娩的过程中应尽量避免 Valsalva 屏气动作。本患者为幕上 CM，可以选择阴道分娩，但由于既往有剖宫产病史，最终因为产科因素选择剖宫产终止妊娠。

● 麻醉方式选择：尽管椎管内麻醉是剖宫产最常用的麻醉方式，但这类患者实施椎管内麻醉的风险在于：①颅内顺应性差的患者，脊髓麻醉或意外硬脑膜穿刺后持续存在的脑脊液渗漏可能会导致脑血容量的代偿性增加 - 引起颅内低血压，触发 CM 中脆弱血管壁的透壁压力增加和沉淀破裂；②即使硬膜外导管无意外地放置成功，硬膜外注射药物可能会引起腰椎硬膜囊受压，脑脊液向上移位至颅内空间，增加颅内压，影响脑干 CM。这类有中枢神经系统 CM 患者，在其脊髓区域可能出现多处病变，包括硬膜外、硬膜内、髓外或髓内。CM 在脑和脊髓中的共存通常发生在家族性病例中，但也可以在散发性病例中发现，因此，椎管内麻醉前有必要排除预期的脊髓 / 硬膜外穿刺部位的病变。推荐进行剖宫产椎管内麻醉时，最好有一年以内的颅内和脊柱 MRI 结果。对于脑干部位 CM，全身麻醉在麻醉诱导和麻醉苏醒期间，动脉和静脉压力的增加可能会增加 CM 破裂的风险。本例患者选择硬膜外麻醉则是基于以下的原因：①患者的 CM 位于右侧大脑脚，而非脑干，硬脊膜不刺破的情况下，不发生脑脊液外漏的情况下，硬膜外推注药物引起的轻微颅内压改变，不至于产生严重影响。②患者虽然无一年内脊柱 MRI 结果，但在 2 年前剖宫产时，进行椎管内麻醉穿刺节段并未出现不良反应。③患者无 CM 家族史，散发病例发生脑 CM 合并脊柱 CM 概率极低。④硬膜外麻醉相对全身麻醉发生血流动力学剧烈波动的概率低，且能降低发生困难气道的风险。

● 围手术期管理：应该要关注血流动力学平稳和产后脑出血。剧烈的血流动力学的变化加之妊娠期血容量的变化可能引起 CM 血管壁压力变化，容易导致破裂出血，术中术后良好的镇痛可维持血流动力学平稳并减少和避免出血。本例患者出院时一般情况良好，产科无特殊处理，产后至神经外科再行评估。

● 新生儿管理：CM 孕妇的胎儿监护与平常产妇差异不大。

总之，妊娠合并 CM 虽然罕见，但做好良好的分娩前评估是必须的。CM 合并妊娠的患者首先要明确海绵状血管瘤的位置，推荐要有一年内颅内和脊柱 MRI 结果，以确定是否合并存在椎管内 CM。此外，妊娠期出现癫痫、头痛或者神经功能恶化症状的 CM 患者应根据处理原则和产妇的妊娠情况，由神经外科和产科多学科讨论后决定分娩方式和时机。围手术期应避免剧烈的血流动力学的变化引起 CM 血管壁压力变化，导致破裂出血风险，术中术后完善的镇痛及维持稳定的血流动力学可避免颅内出血。

（吴　兰　江晓琴）

第三节　妊娠合并脑瘫

☆病情介绍

患者，女，31 岁，因“脑瘫 30^+ 年，停经 37^{+1} 周，发现肝功能异常 1^+ 个月，胆汁酸升高 9d”入院。妊娠期定期产检无异常，孕 30 周肝功能异常（ALT228U/L，AST162U/L，TBA

正常），给予善复456mg，bid，思美泰500mg，bid口服。9d前检查胆汁酸升高（10.8μmol/L），无皮肤瘙痒、厌油、乏力等不适。既往史：患者本人为足先露早产儿，出生体重2000g。出生时转儿科治疗3d，具体情况不详，留下脑瘫后遗症。

入院查体：心率100次/分，呼吸20次/分，SpO_2 97%，血压122/78mmHg，身高150cm，体重48.6kg。神志清楚，智力正常，语言表达困难，口齿不清，面部肌肉活动较多，表情怪异，双手呈握拳状，拇指内扣，呈剪刀步伐。

辅助检查：心电图窦性心律不齐伴过速（101次/分），电轴不偏，心电图大致正常。腰椎MRI：腰椎生理曲度稍直，腰椎体及腰段脊髓未见异常，椎管内未见占位。

入院诊断：妊娠期肝内胆汁淤积症（轻度）；妊娠合并脑瘫后遗症；脐带绕颈一周；G1P0 37^{+4}周宫内孕头位单活胎待产。

入院后给予地塞米松促胎肺成熟，交代阴道分娩和剖宫产风险后，患者及家属要求择期剖宫产。

☆处理经过

术前禁食6h，入室后常规建立静脉通道，监测心电图、血压、心率、SpO_2无异常。左侧卧位下$L_{3\sim4}$椎间隙实施腰硬联合麻醉，蛛网膜下腔给予0.5%布比卡因2.2ml，随即向头侧置入硬膜外导管，深度4cm。局麻药物推注完成后，即给予持续静脉泵注去氧肾上腺素2mg/h维持血压，麻醉平面控制在$T_4\sim S_5$。手术开始后3min后破羊膜发现羊水Ⅲ度，随即取出一活男婴，体重2850g，Apgar评分1-5-10min分别为10-10-10分，静脉给予咪达唑仑2mg，舒芬太尼5μg，术中生命体征平稳，手术持续50min，术中输入乳酸钠林格液600ml，出血400ml，尿量100ml。术毕多模式镇痛。术毕安返病房，术后第3天出院。

☆相关知识点

脑性瘫痪（cerebral palsy，CP）是一组由于胎儿或婴儿脑结构发育异常所致的异质性疾病，特征为非进展性永久的运动功能障碍，随着中枢神经系统发育成熟，这种非进展性疾病的临床表现可能会逐渐改变。运动障碍严重程度差异较大，一般为功能性能力和活动受限，同时可能伴发多种其他症状，包括感知觉改变、智力障碍、沟通行为困难、癫痫发作和肌肉骨骼并发症。

CP的临床表现为运动异常，具体在于运动活动、肌张力和姿势异常。CP的亚型主要分为痉挛型和运动障碍型。痉挛型有多种表现，可累及一个或多个肢体，具体分为痉挛性双瘫、痉挛性偏瘫和痉挛性四肢瘫。其主要的阳性体征包括：①痉挛，是指肌肉被动伸展时出现的与速度相关的阻力增高，一般描述为折刀样肌张力过高。关节运动越快，阻力越大，发生时间越短。②锥体外系特征，可包括共济失调或运动障碍。共济失调指在觉醒期难以控制动作、平衡和协调。③牵张反射过度兴奋所致的反射亢进。④巴宾斯基征反射阳性。⑤阵挛。

其主要的阴性体征包括：①自主运动缓慢且费力；②精细运动受损；③难以孤立完成单个动作；④易疲劳和肌无力。

运动障碍型经常会有超过一种类型的不自主运动，主要包括：①手足徐动症：由单个肌肉或小肌群的不规律快速收缩组成，可以累及面部、近端肢体、手指和足趾。手足徐动则涉及远端肌肉的缓慢、平滑、扭动的动作。②肌张力障碍：特征是不自主地持续肌肉收缩，导致扭曲性和重复的运动或姿势，处于某些姿势和睡眠期间症状往往消失。③共济失调型脑瘫的临床表现多变，病因往往不明。

除了运动异常，脑瘫患者常伴有其他脑功能障碍，包括学习障碍和智力障碍、神经发育障碍、癫痫、视力问题、言语障碍、听力障碍、喂养困难和生长障碍、多涎、反复误吸、脊柱侧凸、呼吸肌协调障碍、髋关节发育不良、骨质减少、慢性疼痛和睡眠障碍。

☆专家点评

本例为脑瘫合并妊娠，足月妊娠后需终止妊娠的患者，除妊娠后期出现肝内胆汁淤积（ICP）外，无其他合并症。

本患者的围分娩期管理主要从以下几个方面考虑。

● 分娩方式选择：CP 不是自然分娩的禁忌证。部分 CP 患者除有运动障碍之外，还合并骨关节的异常，特别是髋关节发育的异常，因此自然分娩时，应考虑有无骨盆结构的异常。该患者未合并骨关节发育异常，产科查体骨盆条件无异常，产前估计胎儿体重 2500g 以下，产科医生交代可行自然分娩。但由于合并 ICP，患者及家属不愿意行阴道试产，要求行剖宫产。

● 麻醉方式选择：取决于需终止妊娠时患者的状态。脊柱严重弯曲或者手足徐动的 CP 患者，因椎管内麻醉难以实施，可能选择全身麻醉。氯胺酮可能诱发 CP 患者癫痫发作，全身麻醉诱导期间应尽量避免使用。同时，由于可能并存胃食管反流，反复误吸或者吞咽困难的情况，因此，在实施全身麻醉时必须做好充分的预防反流误吸的准备。对于实施椎管内麻醉不困难者，硬膜外麻醉和腰麻都可作为优选。尽管有一例腰麻后手足徐动的报道，但多数研究发现椎管内麻醉是安全有效的。甚至曾行背根神经节阻断术的脑瘫孕妇也能安全地在腰麻下行剖宫产，因此这类患者可以选择椎管内麻醉。本患者术前行腰椎磁共振，除轻度脊柱弯曲外，未有其他阳性发现，腰硬联合麻醉实施顺利，麻醉效果良好。

● 围手术期管理：要点在于手足徐动危象的监测与控制。手术期间严密监测患者的面肌和手指的运动，胎儿娩出后及时给予苯二氮䓬类药物进行镇静，可以有效控制手足徐动的发作。

● 新生儿管理：CP 孕妇的胎儿监护及管理与平常产妇差异不大。

总之，妊娠合并 CP 罕见，妊娠前做好咨询，分娩前应进行产科和麻醉科的评估。术前行脊柱 MRI 检查，确定脊椎的情况，可为椎管内麻醉提供良好的证据支持，该类患者可并存胃食管反流，反复误吸或者吞咽困难，术前应气道评估，询问是否有反复误吸等情况，如发生产科急诊，提前做好准备。

（吴　兰　江晓琴）

第四节　妊娠合并癫痫

☆病情介绍

患者，女，28岁，因“停经37^{+1}周，癫痫20^{+}年”，要求入院待产。妊娠期产检发现贫血，检查为β地中海贫血，余无特殊。20^{+}年患癫痫，妊娠期神经内科门诊定期随访，并口服药物3种至今：拉莫三嗪片200mg bid、拉考沙胺片150mg bid、氯硝西泮1mg bid，自述孕前至今平均每月癫痫小发作六七次，近10^{+}天未发作；现停经37+1周，偶感头痛，自行服用罗通定片镇痛助眠，今日入院待产。既往史：患者7岁癫痫发作，15岁左右发作频繁，10年前开颅颞叶切除，术后口服药物治疗，华西医院定期复查。手术史：2年前全麻腹腔镜下行右侧卵巢囊肿剥除术，围手术期无特殊。家族史：无特殊。

入院查体：心率78次/分，呼吸20次/分，SpO_2 98%，血压113/78mmHg，BMI31.25kg/m^2。内科查体无特殊，专科查体无特殊。实验室检查：Hb：107g/L，余无特殊。

入院诊断：妊娠合并癫痫；妊娠合并β地中海贫血（轻度贫血）；妊娠合并肥胖症；脐带绕颈1周；G1P0 37^{+1}周宫内孕头位单活胎待产。入院后第3天出现规律宫缩并伴阴道少许血性分泌物，交代自然分娩中可能有癫痫发作的风险，患者及家属要求剖宫产，积极术前准备后，行急诊剖宫产。

☆处理经过

术前禁食禁饮6h，入室后常规监测，静脉给予咪达唑仑1.5mg后，左侧卧位下$L_{2\sim3}$椎间隙顺利实施硬膜外麻醉。给予不含肾上腺素1%利多卡因3ml试探剂量，确认导管位置正确后，推注3%氯普卡因15ml，患者血压平稳，未使用任何血管活性药物。注药8min后测麻醉平面为$T_6\sim S_5$，手术开始后6min取出一活女婴，体重2990g，Apgar评分1-5-10min分别为10-10-10分，静脉给予舒芬太尼5μg，丙泊酚50mg缓慢推注，术中生命体征平稳，手术持续35min，术中输入乳酸钠林格液600ml，出血400ml，尿量200ml。术毕多模式镇痛后安返病房，术后第4天出院。

☆相关知识点

癫痫（epilepsy）是一组由不同病因引起的大脑神经元突发性异常放电，导致短暂的大脑功能障碍的一种慢性疾病。其临床表现复杂多样，可以表现为发作性运动、感觉、自主神经、意识及精神障碍。JAMA2015年的统计孕产妇癫痫的患病率为3‰～5‰，妊娠期癫痫发作概率高达30%～40%。

按照国际抗癫痫联盟发布的2017标准，将癫痫发作分为局灶起源、全面起源和未知起源三类。由于癫痫异常放电的起始部位和传递方式不同，其临床表现主要为以下几种：①全面强直-阵挛性发作，表现为突发意识丧失和全身强直抽搐，发作持续时间常小于5min，并伴舌咬伤、尿失禁等。②失神发作，表现为动作突发突止、凝视、呼之不应，通常持续5～20s。③强直发作，表现为发作性全身或双侧肌肉持续收缩、肌肉僵直，常持续数秒至数十秒。④肌阵挛发作，躯体电击样抖动，可连续数次，但不是所有的肌阵挛都是癫痫发作。⑤痉挛，特指婴儿痉挛，为突然的短暂躯干肌和双侧肢体的强直性收缩。⑥失张力发作，双侧部分或全身肌肉张力突然丧失，不能维持原有的姿势，出现猝倒等，发作时多不伴意识障碍。⑦单纯部分性发作，表现为运动性、感觉性、自主神经性和精神性。⑧继发全面性发作，最常见继发全面性强直阵挛发作。

与普通人群相比，妊娠合并癫痫孕妇并发症的风险增加，包括：子痫前期、出血、胎儿生长受限、死产和孕产妇死亡；但大多数孕妇妊娠期可没有并发症。同时，后代出现严重先天性畸形的风险也增加。妊娠期绝大部分癫痫发作频率不会增加，但是分娩期间癫痫发作风险高，因此增加了剖宫产的概率。

妊娠期药代动力学及血浆蛋白结合率的变化，是导致妊娠期癫痫发作频率增加的原因。对于血浆结合率高的抗癫痫药物（如苯妥英钠、丙戊酸），为保证药效、减少胎儿暴露风险，应监测血药浓度，妊娠期间抗癫痫药的游离药物浓度可能更可靠。如果条件允许，应在妊娠第 5 ～ 6 周和第 10 周检测总体和游离血浆药物浓度，之后分别在中期妊娠和晚期妊娠至少检测 1 次，并通过检测结果调整药物的剂量，以期在最适浓度下控制癫痫，减少胎儿暴露的风险。对于拉莫三嗪，由于妊娠期间清除率会增加 2 ～ 3 倍，并在妊娠中期达到顶峰，因此在妊娠中晚期，应更加频繁地监测，以降低癫痫发作增加的可能性及在产后早期避免其毒性。

抗癫痫药物胎儿暴露可能出现后代严重先天性畸形，包括神经管缺陷、先天性心脏和泌尿道缺陷、骨骼畸形和唇腭裂等。除外药物暴露，母体癫痫发作时母体缺氧、胎盘血流量减少或发作后呼吸暂停可能会引起胎儿缺氧。尤其是全面强直 - 阵挛性癫痫发作可导致缺氧和乳酸酸中毒，乳酸通过胎盘转运危害胎儿。有报道持续 1min 的伴意识障碍的局灶性癫痫发作（复杂部分性癫痫发作）期间可见明显的胎儿心动过缓。

☆专家点评

本例患者妊娠前即确诊癫痫，尽管经过了外科手术的治疗，减轻了发作的频率，仍需口服抗癫痫的药物进行治疗。在药物治疗情况下，该患者妊娠期发作的频率较妊娠前未有增加。考虑自然分娩可能出现癫痫发作，硬膜外麻醉下顺利实施剖宫产。

本患者的围手术期管理主要从以下几个方面考虑。

- 分娩方式选择：取决于患者癫痫发作和并发症的情况，对于癫痫发作不频繁或者药物控制良好的癫痫，可以考虑在分娩镇痛下进行自然分娩，硬膜外分娩镇痛一方面抑制了分娩的疼痛，另一方面保持了恒定的麻醉药物血药浓度，从而减少了分娩期癫痫发生的风险，但需要注意的是局部麻醉药物不能过量使用，如使用 0.25% 布比卡因，不超过 6ml/h，同时要做好治疗分娩过程中突发癫痫的准备。对于临产晚期或临产的患者，在癫痫发作时可尝试 1% 丙泊酚（3 ～ 4ml/ 次，可重复给药），如果有效，孕妇则可能在可接受的意识水平下完成分娩，但产后须立刻给予地西泮治疗。如果癫痫控制不佳或发作频繁的患者考虑母婴安全以行剖宫产为宜。预期需要实施剖宫产患者应足月后考虑早期入院待产，原因如下：①妊娠足月后即进入医院待产，可以减少母体发生癫痫后跌倒类损伤未被发现的风险，避免增加胎盘早剥的风险，及时监控母体的情况，一旦胎儿出现紧急情况能及时行剖宫产，挽救胎儿生命。②癫痫发作时会出现胎心率的减慢，这种减慢甚至可以持续到癫痫终止后的半小时。多次癫痫发作可能引起胎儿慢性缺氧，对胎儿不利。此患者于足月后即入院，妊娠期使用三联抗癫痫药物的情况下癫痫发作频率仍然较高，分娩时很有可能出现癫痫发作，对于母儿均不利，因此选择剖宫产终止妊娠。

● 麻醉方式选择：椎管内麻醉或全麻均有报道，癫痫发作不频繁或者药物控制良好的癫痫，区域麻醉不是禁忌，但要在操作前预防癫痫发作。本患者癫痫发作无明显诱因、每月发作6～7次，均为小发作，持续时间不到1min，发作时双眼凝视但无大小便失禁及摔伤，发作后无明显异常，当前智力水平正常，能配合穿刺操作，硬膜外操作前，静脉给予咪达唑仑1.5mg，缓解术前焦虑、预防癫痫发作，提高了穿刺的安全性，顺利实施硬膜外麻醉。

● 围手术期管理：术前评估要重点关注以下的方面：癫痫诱发因素、发作频率、持续时间、发作前驱症状（先兆、运动性表现）、发作时有无意识丧失、有无大小便失禁、有无摔伤、咬伤、发作后表现（清醒、烦躁、嗜睡、朦胧状态、Todd麻痹、失语、遗忘、头痛、肌肉酸痛等）、当前的精神症状、智力水平、情绪状态。目的在于保证围手术期能做到：①预防癫痫发作风险因素；②预判可能的癫痫发作；③做好紧急处理预案；④预防意外伤害；⑤鉴别子痫还是癫痫发作。围手术期预防癫痫发作，可考虑在术中持续输注丙泊酚10～15ml/h或单次小剂量注射，维持可接受的意识水平；加强术后镇痛，避免诱发因素。本例患者在胎儿取出后，使用了单次小剂量丙泊酚注射，维持可接受的意识水平，准备再次行丙泊酚推注时手术已经完成，术毕给予充分镇痛后返回病房。

● 新生儿管理：癫痫患者妊娠期应排除胎儿畸形，其他处理与普通患者类似。母乳喂养，由于抗癫痫药物不同种类乳汁分泌的差异较大，可根据药物使用的种类和剂量由临床药师及新生儿医生建议是否行母乳喂养。

总之，妊娠合并癫痫孕妇90%可顺利完成妊娠，做好产前咨询、调整妊娠期药物治疗方案，避免胎儿药物暴露可能导致的先天畸形。癫痫发作不频繁或者药物控制良好的癫痫，区域麻醉不是禁忌，但要在操作前预防癫痫发作，围手术期可使用小剂量丙泊酚泵注，保持孕妇处于可接受的意识水平，预防癫痫发作。

（吴　兰　江晓琴）

第五节　妊娠合并截瘫

☆病情介绍

患者，女，29岁，因"核实孕周36^{+4}周，截瘫26年"要求入院待产。

既往史：患者3岁因车祸致高位截瘫、颌面部粉碎性骨折，车祸后行手术治疗，脐部以下运动、感觉缺失，大小便失禁，骨盆倾斜，双下肢外展受限；颌面部畸形，张口受限，19岁行颌面部修复整形，术后颌面部置入钢板。

因患者截瘫、脊柱侧弯、骨盆畸形，妊娠早期告知患者心肺功能不能耐受妊娠、胎儿流产、早产、畸形等妊娠风险，患者及家属表示理解病情及风险，选择继续妊娠。妊娠期行多学科联合会诊；建议完善 MRI 检查（胸、腰部），但患者体内（下颌骨）存在钢板，未行 MRI 检查。妊娠期血红蛋白波动于 104 ～ 108g/L，予口服补铁治疗。孕 33 周心脏彩超提示二尖瓣反流（轻度）。妊娠中晚期，偶有胸闷、气紧，休息后可缓解，妊娠后期平卧时反流，近期感反酸、胃灼热等胃食管反流症状加重。

入院查体：心率 91 次 / 分，呼吸 20 次 / 分，SpO_2 98%，血压 109/71mmHg。张口度 1 指，双耳后见陈旧性手术瘢痕，胸廓正常，上肢关节未见异常，T_{10} 水平以下运动、感觉缺失，下肢肌肉萎缩，胸腰段脊柱侧弯严重，椎间隙扪及困难。双下肢散在陈旧性瘢痕，大小便失禁。臀部见陈旧性压疮。产科查体：双下肢外展受限，未进行骨盆测量。

辅助检查：血红蛋白 97g/L；产科超声无异常；肺功能检查结果：肺通气储量百分比 90.1%，肺通气储备功能轻度下降，FEV_1/FVC 校正后 85.55，存在轻度限制性通气功能障碍，肺通气功能轻度受损。

入院诊断：妊娠合并高位截瘫；妊娠合并脊柱侧弯；妊娠合并骨盆畸形；妊娠合并中度贫血；G1P0 36^{+4} 周宫内孕头位单活胎待产。

患者入院后出现肺炎表现，积极抗感染后，完善检查，并请耳鼻喉会诊备手术时气管切开术后行择期剖宫产。

☆处理经过

术前禁食 8h，禁饮 4h，入室后常规建立静脉通道，监测心电图、血压、心率、SpO_2。局麻下行桡动脉置管，监测有创动脉压，静脉给予甲氧氯普胺（胃复安）10mg。左侧卧位下 $L_{2\sim3}$ 椎间顺利实施硬膜外麻醉，给予试验剂量 2% 含肾上腺素利多卡因 3ml，确定无局麻药入血及蛛网膜下腔，给予负荷剂量 2% 利多卡因 5ml。10min 后测量麻醉平面 T_{10}。再分次硬膜外加入 3% 氯普鲁卡因 10ml，10min 后，麻醉平面达到 T_6。手术开始后 5min 取出一活男婴，体重 2540g，Apgar 评分 1-5-10min 分别为 10-10-10 分，静脉给予氟哌啶醇 1.7mg，哌替啶 30mg，术中生命体征平稳，手术持续 50min，术中输入乳酸钠林格液 800ml，出血 400ml，尿量 50ml。术毕行双侧腹横筋膜阻滞与静脉镇痛泵联合镇痛，安返 ICU。术后第 4 天出院。

☆相关知识点

脊髓损伤（spinal cord injured，SCI）是脊柱损伤最严重的并发症，往往导致损伤节段以下的肢体严重的功能障碍，最常见的损伤原因是机动车事故，其次是跌倒和运动损伤，以青年男性多见。SCI 可导致各种各样的系统性生理功能改变，随着时间推移可能引起并发症。SCI 不是妊娠的禁忌，在美国每年约有 2000 名患有脊髓损伤（SCI）的女性妊娠。慢性脊髓功能障碍的患者常因泌尿科、骨科、妊娠而需要手术和麻醉。

自主神经反射异常（autonomic dysreflexia，AD）是 SCI 患者常见的临床危象，是一种对 SCI 平面以下的刺激产生的过度交感神经反应，容易发生于 T_6 或以上受伤者。自主神经反射异常极少发生在脊髓损伤的第 1 个月内，但其通常在第 1 年内出现。AD 发作的刺激因素包括膀胱膨胀、肠嵌顿、医疗操作、临产和分娩等。典型 AD 发作的特征为血压急性升高并伴随心动过缓（部分为心动过快）。当收缩压上升幅度大于 20 ～ 30mmHg 时应考虑发生了 AD。AD 可表现为多种症状，其强度可从无症状到轻度不适和头痛，再到危及生命的紧急情况，甚至收缩压可攀升至 300mmHg，自主神经反射异常的临床表现包括：严重头痛、焦虑、损伤水平以上大量出汗、损伤水平以上潮红和竖毛肌收缩、损伤平面以下血管收缩导致皮肤干燥和苍白、视野模糊、鼻塞、心动过缓、心律失常、心房颤动等。

当 AD 急性发作时，首先需停止刺激因素，并进行必要的药物处理。首选快速起效的短效扩血管药物：尼卡地平 0.2 ～ 0.5mg，静脉推注，再以 2.5 ～ 15mg/h 的速度静脉输注，或硝酸甘油输注 5μg/min 至 200 ～ 500μg/min，或对于严重高血压者，输注硝普钠 0.2 ～ 10μg/（kg • min）。更长效的血管扩张剂应慎用，原因在于 AD 事件一旦消退就可能会发生低血压，包括：肼屈嗪，静脉给药，每 10 分钟给予 5mg，逐步调整至起效，总剂量不超过 20mg；或拉贝洛尔，每 5 分钟给予 5mg，逐步调整至起效，总剂量不超过 50mg；β 受体阻滞剂可能会加重 AD 相关心动过缓，选择时应谨慎。

除外 AD，SCI 患者中冠脉疾病的患病率是一般人群的 3 ～ 10 倍。挛缩在 SCI 后很常见，会增加手术体位摆放的难度，同时，皮肤刺激或者本体感觉可能诱发肌肉痉挛，手术部位感觉完全缺失的患者需要全身麻醉或者区域麻醉控制术中痉挛。此外，在 SCI 患者中应注意是否有压疮、慢性疼痛和困难气道。

对于 SCI 患者麻醉的选择取决于 SCI 节段、残余功能和外科的手术刺激，具体见表 2-5-1。

表 2-5-1　SCI 患者麻醉方式的选择

类别	麻醉方式
存在 AD 风险或 AD 病史；下肢肌肉痉挛	全身麻醉 / 区域麻醉
手术部位无感觉且无 AD 风险（SCI 在 T_6 水平之下且无 AD 病史）	联合 / 不联合镇静的监测麻醉
感觉未完全丧失且无 AD 或痉挛风险	局部麻醉 / 周围神经阻滞

☆专家点评

本例患者 3 岁车祸后高位截瘫、颌面部粉碎性骨折，后行手术治疗，但脐部以下运动、感觉缺失，大小便失禁，脊柱侧凸，骨盆倾斜，双下肢外展受限。妊娠晚期出现胸闷，喜半卧位，产科医生考虑终止妊娠入院。

本患者的围手术期管理主要从以下几个方面考虑。

● 分娩方式选择：分娩的启动主要通过神经内分泌轴的作用引起子宫平滑肌的规律收缩来启动和完成，截瘫患者尽管出现躯体感觉、运动的障碍，但是可以自然分娩，有报道约 32% 截瘫孕妇成功经阴道分娩。当 SCI 低于 T_{11} 时，产妇能感到临产疼痛；而当 SCI 为 T_5 ～ T_{10} 时，患者则可能无分娩痛；T_6 以上 SCI 患者 AD 的症状可能是临产的唯一征象。临产期间的 AD 除了恶性高血压的风险外，还可能导致子宫胎盘血管收缩和胎儿缺氧。临产和分娩过程中发生 AD，治疗选择包括：①最优化的椎管内麻醉。②头高位，以利用体位降低血压。③药物降压：药物种类和用量见相关知识点。需要注意的是硝酸甘油和尼卡地平可能会降低子宫张力，增加子宫出血，要做好产后出血的应对；硝普钠可产生氰化物，引起胎儿中毒，相对禁用。硫酸镁可能对分娩中的 AD 有效。

此患者行剖宫产的原因在于：①患者下肢的异常未经过手术纠正，外展受限，体位无法配合阴道分娩。②患者由于严重的胸腰段脊柱畸形，胸廓活动也有一定程度受限，术前出现了肺部感染，及时行剖宫产减轻对胸廓的限制对患者更为有利。

● 麻醉方式选择：除非患者处于新的神经损伤的急性期，需要全身麻醉提供呼吸支持和稳定的血流动力学支持，其余情况下椎管内麻醉为首选。由于硬膜外麻醉可能失败，腰麻为 SCI 患者提供了更为确切麻醉效果，但应避免高浓度和大剂量局麻药，尤其是对于有神经受压、椎间盘突出症或椎管狭窄症的患者。全身麻醉可抑制自主神经高反射，需要足够麻醉深度，可能会对新生儿产生影响，更为重要的是全身麻醉后更容易发生术后 AD。妊娠合并截瘫患者穿刺可能困难，在出现产科紧急情况需要急诊剖宫产时，可能没有足够的时间进行穿刺，在可能的情况下，预计分娩的前一周提前进行硬膜外置管不失为一个良好的选择。妊娠合并 SCI 患者围手术期必须做好气管插管的准备，以应对椎管内麻醉失败或需要抢救的各种情况（如局麻药中毒等）。由于此患者术前就发现了明显的困难气道，在备齐纤支镜、光杖等设备的情况下，预先请耳鼻喉科医生进行了评估，以备不时之需。患者选用了硬膜外麻醉，其主要原因：①患者的椎间隙扪及困难，椎体节段定位困难，即使在超声引导下，也不能很好地确认节段。②患者由于下颌骨有钢板，不能进行 MRI 的检查，脊髓的节段和椎体的对应关系不明确。③患者车祸伤时脊髓损伤的节段不高。为了防止可能对脊髓造成的损伤，放弃腰麻选择硬膜外麻醉。

● 围手术期管理：主要包括确保椎管内麻醉效果、有创动脉血压监测、术后充分镇静镇痛和预防血栓。截瘫患者麻醉效果评估与普通患者不同。截瘫患者特别是高位截瘫患者麻醉平面的测定困难，可通过血压下降或者伤害性刺激后血压的变化或通过皮肤划痕后的反射来判定。入室后有创动脉监测，有助于术中连续血压监测、判断是否发生 AD，也可以辅助判断麻醉效果。术后伤口痛、子宫收缩的内脏痛都可以诱发 AD，而情绪波动、休息差也容易导致产后出血，术后应充分镇静镇痛。截瘫孕妇由于长期卧床围生期深静脉血栓形成的风险显著提高，需要考虑在硬膜外导管拔管后及时使用低分子肝素抗凝预防血栓。

● 新生儿管理：此类患者的胎儿体重普遍低于正常产妇，交由新生儿医生做充分的评估。

总之，越来越多的 SCI 女性能妊娠并生下健康的婴儿，对于此类孕妇在分娩时如何避免和处理 AD 是产科医生和麻醉医生共同面临的问题。膀胱膨胀、临产和分娩、医疗操作等均可能诱发 AD，尽早进行硬膜外分娩镇痛或者择期剖宫产可有效地避免这种危象的发生，椎管内麻醉相比全麻更有利于控制 AD。除外 AD，围生期还应该关注母体的疼痛控制、压疮、深静脉血栓，对患者全方位的管理可提高母婴的预后。

（吴　兰　江晓琴）

第六节　妊娠合并脑积水

☆病情介绍

患者，女，30 岁，因“核实孕 38^{+4} 周，脑积水术后 5 年”入院。妊娠期常规产检，无特殊。

既往史：5年前因头晕、头痛发现非交通性脑积水于神经外科行"脑室-腹腔分流术"，术后恢复良好。自觉偶有头晕、眼花、头痛，定期于神经外科门诊随访。妊娠中晚期，自觉头晕、眼花、头痛症状加重，于神经外科就诊，复查脑部MRI示脑积水术后改变，右侧额叶少许软化灶伴周围胶质增生，侧脑室稍扩大，建议择期剖宫产。

入院查体：心率90次/分，呼吸15次/分，SpO_2 96%，血压117/82mmHg。内外科查体、神经系统查体均为阴性，专科检查无宫缩，余无特殊。

辅助检查：血常规及凝血功能正常，胎儿超声正常。

入院诊断：妊娠合并脑室腹腔分流术后；脐带绕颈一周；G2P0^{+1} 38^{+4}周宫内孕头位单活胎待产。

☆处理经过

术前禁食禁饮8h，入室后常规监测心电图、血压、心率、SpO_2，充分预氧，依次给予丙泊酚120mg，瑞芬太尼60μg，罗库溴铵35mg快速顺序诱导，可视喉镜下顺利插入气管导管（ID=6.5，插管深度21cm），吸入3%七氟烷维持麻醉，手术开始后2min取出一活男婴，断脐后静脉给予咪达唑仑2mg，舒芬太尼20μg。新生儿体重2970g，Apgar评分1-5-10min分别为10-10-10分。术中输注晶体液1100ml，失血400ml，尿量100ml，生命体征平稳，术毕行双侧腹横筋膜阻滞复合静脉镇痛泵镇痛，安返ICU，术后第2天转入普通病房，术后第3天患者主诉头晕较妊娠期缓解，术后第4天出院后神经外科随访。

☆相关知识点

脑积水是一种以脑脊液异常积聚和脑室扩张为特征的疾病。它是由一系列不同的发育和后天原因引起的，这些原因干扰了脑脊液产生或流出的正常生理。根据脑脊液从脑室流向蛛网膜下腔的情况，一般将脑积水分为非交通型和交通型。非交通型脑积水由Monro孔、Sylvius导水管或第四脑室水平的脑脊液流动障碍引起的，引起梗阻近端脑室扩张；交通性脑积水，即整个脑室系统扩张，最常见的原因是继发于出血、感染或创伤导致的脑脊液吸收障碍。

脑积水可以造成颅内压升高并引起相应的症状，因此需要转移脑脊液以减轻压力。脑积水分流术通常由三部分组成：尖端放置在脑脊液内的流入导管；调节脑脊液流量的瓣膜；以及便于将脑脊液引流到体腔中的流出导管。在交通性脑积水中，脑脊液也可以通过腰-腹膜分流术从腰椎蛛网膜下腔引流。

脑脊液分流术除用于经典类型脑积水，还用于治疗特发性颅内高压和正常压力性脑积水。特发性高颅压以颅内压升高、脑脊液成分正常、脑室大小正常或有时呈裂隙状为特征的症状和体征。如果药物治疗无效则需要行脑室-腹腔（VP shunt）分流或者腰-腹膜分流术（LP shunt）。

关注母体脑积水的原因，有助于胎儿产前疾病的筛查。如果脑积水继发于肿瘤，需了解过去和现在放疗化疗的情况及对胎儿发育的风险；如果母体本身是先天性脑积水，则胎儿神经管畸形的概率会大大增加，在孕期应监测甲胎蛋白或者进行胎儿羊水穿刺并做好超声的畸形排查；如果母体脑积水合用抗癫痫的药物，则应考虑抗癫痫药物对胎儿的影响（参见本章第四节“妊娠合并癫痫”相关内容）。外科、麻醉和影像学的进步，让脑积水患者行脑脊液分流术或脑室造瘘术成为可能，同时使妊娠变得可能。但妊娠可能导致脑脊液分流失败和颅内压升高而改变妊娠结局。非妊娠人群分流失败的发生率在分流后的头两年可能高达 50%，导致分流失败的常见原因包括阻塞、骨折、移位、断开、错位、分流导管感染等。妊娠期间发生的解剖和生理变化会进一步增加分流失败的风险，引起颅内压升高。目前的研究表明，约 29% 的孕妇会出现分流功能障碍，其中 71% 需要重新分流。其中，脑脊液分流管的解剖位置及其功能是选择分娩方式和麻醉类型的重要决定因素。

☆专家点评

本例患者既往有脑积水病史，已经行脑室腹腔分流术，妊娠期随着孕周增大，出现头晕、眼花、头痛症状加重，神经外科建议择期剖宫产，足月妊娠后入院全麻下顺利择期剖宫产。

本患者的围生期管理主要从以下几个方面考虑。

● 分娩方式选择：脑脊液分流功能正常的妇女首选阴道分娩，硬膜外分娩镇痛可减轻第二产程颅内压的升高。

不选择剖宫产原因在于：①剖宫产可能会损坏分流管的腹膜部分，因此术前应考虑在超声引导下标记导管；②剖宫产术后，分流管周围的粘连或腹内感染可能会带来分流失败的风险。严格的无菌、彻底的腹膜腔冲洗和预防性抗生素使用可以降低远端分流管感染的风险。对于分流功能失败和可能出现颅内压升高的患者，则应该采取剖宫产，避免分娩时颅内压的进一步增加。此患者在孕 34 周以后逐渐出现头晕、眼花和头痛症状的加重，需要考虑分流功能是否正常和是否存在颅内高压的情况，因此选择择期剖宫产终止妊娠。

● 麻醉方式选择：椎管内麻醉和全身麻醉均已成功用于脑脊液分流的孕妇。麻醉方式的选择取决于分流功能和颅内压。在脑脊液分流功能正常的患者中，可以使用腰麻和硬膜外麻醉，然而分流失败孕妇使用椎管内麻醉会增加脑疝的风险，腰麻和硬膜外麻醉通常被认为是禁忌的。此外，在 LP 分流的孕妇中，椎管内麻醉可能损伤分流导管，鞘内注射的局部麻醉剂也可能通过 LP 分流导管排出而导致麻醉效果下降。了解分流导管的精确位置，将硬膜外导管置于 LP 分流器上方或下方可以降低此风险。对于 LP 分流患者拔除硬膜外导管时应更加小心，任何异常阻力都有增加导管缠结的可能性。虽然罕见，但是椎管内麻醉与医源性脑膜炎的发生有关，感染可能扩散到分流导管而导致其功能障碍。除了严格无菌操作之外，对于怀疑脑膜炎的患者要即刻开始抗生素治疗。此患者在分娩前不确定分流是否完全有效，有颅内压升高的可能，因此选择全身麻醉。为了减弱插管期间交感神经反应增强引起颅内压的升高，瑞芬太尼和丙泊酚联合应用于麻醉诱导期，诱导时的肌松剂使用了罗库溴铵而非经典快速顺序诱导使用的氯化琥珀胆碱，进一步减轻颅内压升高的可能。

● 围生期管理：应该注意维持足够灌注压、维持神经功能，避免升高颅内压的因素。术中避免使用麦角新碱等可导致高颅压的药物；术后行多模式镇痛，避免疼痛应激引起的颅内压升高；术后尽早请神经外科再次评估分流功能是否正常。

● 新生儿管理：与其他正常孕妇新生儿的流程相似。

总之，妊娠合并脑积水已行分流手术患者，妊娠期脑脊液分流功能障碍的发生率很高，出现神经症状需要仔细评估分流功能。分流功能正常的患者首选阴道分娩，除非母体或胎儿因素需要剖宫产。术中应维持足够灌注压、维持神经功能，避免升高颅内压的各种因素（药物、疼痛等），术后尽早请神经外科再次评估分流功能是否正常。

（吴　兰　江晓琴）

第七节　妊娠合并蛛网膜下腔出血

☆病情介绍

患者，女，30岁，因“停经39周，蛛网膜下腔出血后4$^+$个月”入院待产。妊娠早期常规产检未发现异常。孕22周出现急性枕部头痛和持续性头晕（10h）急诊就诊，就诊时意识清楚，无神经功能缺失。CT检查示右尾状核和第四脑室有轻微出血，MRI检查示左侧额叶皮质至心室有直径4cm动静脉畸形，入院后无神经功能恶化，未做特殊处理。神经外科、产科多科讨论后患者决定继续妊娠。1周后患者无头痛和头晕出院，继续妊娠至39周。既往史、家族史无特殊。

入院查体：心率101次/分，呼吸16次/分，SpO_2 98%，血压108/78mmHg。患者步入病房，意识清楚，无颈项强直，步态正常，双上、下肢肌力均正常，病理征阴性，余查体阴性，专科检查无特殊。

辅助检查：血常规及凝血功能正常，胎儿超声正常，心电图示窦性心动过速。

入院诊断：蛛网膜下腔出血非手术治疗后；颅内动静脉畸形；G1P0 39周宫内孕头位单活胎待产。

入院后准备行择期剖宫产。

☆处理经过

术前禁食禁饮6h，入室后常规监测并建立静脉通道。左侧卧位下$L_{2\sim3}$椎间隙成功实施硬膜外麻醉。给予含100μg芬太尼的1%利多卡因3ml试探量，患者未出现倦怠及全脊麻，追加2%利多卡因9ml，患者血压平稳。注药20min后测麻醉平面为$T_6\sim S_5$，其间出现一次低血压（平均动脉压下降不超过基线的20%），给予单次50μg去氧肾上腺素注射，血压正常。切皮后3min取出一活男婴，体重3230g，Apgar评分1-5-10min分别为10-10-10分，静脉给予咪达唑仑2mg，术中生命体征平稳，手术持续45min，术中输入乳酸钠林格液600ml，出血400ml，尿量100ml。术毕行双侧腹横筋膜阻滞镇痛复合静脉镇痛泵术后镇痛。术毕安返ICU，术后第4天出院。分娩后7周，患者在深度镇静下行AVM介入栓塞术，术后第6天出院。

☆相关知识点

蛛网膜下腔出血（subarachnoid hemorrhage，SAH）是指血液直接流入蛛网膜下腔引起的综合征，其中脑底部或脑表面的病变血管破裂引起的出血称为原发性SAH，脑室出血、硬膜外或硬膜下血管破裂出血，血液穿破组织流入蛛网膜下腔称为继发性SAH。按照 SAH 发生的原因，分为外伤性 SAH 和自发性 SAH。自发性 SAH 以青壮年更常见，常见的病因包括以下几个方面：①颅内动脉瘤，此类型占 SAH 的 50% 以上；②脑血管畸形，主要是动静脉畸形，多位于大脑半球大脑中动脉分布区；③脑底异常血管网病（烟雾病）；④其他原因包括，血管炎、颅内静脉系统血栓形成、颅内肿瘤等。动脉瘤破裂所致者一般在 30 ～ 60 岁，女性多于男性。

SAH 典型的临床表现为突发剧烈头痛、恶心、呕吐及典型的脑膜刺激征，局灶神经系统体征可以为阴性。虽然在强体力活动、Valsalva 动作相关活动或情绪应激时出现症状提示 SAH，但动脉瘤性 SAH 大多发生在非剧烈活动、休息或睡眠期间。脑膜刺激征可能在出血后数小时出现，原因在于脑脊液内血液成分分解导致无菌性脑膜炎所引起。

误诊和延迟诊断 SAH 很常见，并可导致治疗的延迟从而影响患者的预后。误诊的最重要原因也许是错误地认为动脉瘤性 SAH 患者总是表现出“病态”或有神经系统表现或神志改变，而实际上近 40% 的患者清醒、警觉、神经功能完好。这种误解导致可能不会对这类患者进行 CT 扫描。当患者主诉有突发剧烈头痛，即使患者警觉性正常、神经功能完好，评估时务必考虑 SAH，应安排头颅 CT 排查。

妊娠期 SAH 的发病率为 5.8/10 万，病因多种多样，与非妊娠人群相比，其与动脉瘤的相关性更低，妊娠合并 SAH 在围生期和产后发生的可能性最大。妊娠期高血压出现在 40% 的 SAH 病例中，使 SAH 的风险增加了 7 倍，这种继发于高血压引起的 SAH 更常见于软脑膜血管而非动脉瘤破裂。妊娠期动脉瘤性蛛网膜下腔出血并不常见，却是非产科原因造成的孕产妇死亡的第三大原因，与母亲和胎儿的严重发病率有关。妊娠期激素的变化可导致动脉和静脉内膜、中膜的重塑，加之血容量增加升高了动脉瘤破裂的风险。

☆专家点评

本例患者以妊娠期头痛和头晕为首发症状，进行影像学检查确认为颅内动静脉畸形并发蛛网膜下腔出血，非手术治疗后妊娠至 39 周择期剖宫产。

本患者的围分娩期管理主要从以下几个方面考虑。

- 分娩方式选择：妊娠合并蛛网膜下腔出血患者的分娩方式以神经系统症状、出血距离分娩的时间、出血的位置、出血后的影像学检查结果、出血的处理、再出血的风险等情况综合判断。此类患者以剖宫产为宜，自然分娩可能引起体内儿茶酚胺分泌的增加，血压升高，出血风险增加；自然分娩时的 Valsalva 动作可能引起短暂的颅内静脉压力的上升造成 AVM 的破裂。剖宫产避免了 Valsalva 动作，良好镇痛可避免儿茶酚胺的分泌增加引起的血压增加，降低出血的风险。该患者有 AVM，加之妊娠中期出现一次 SAH 选择择期剖宫产终止妊娠是合理的。妊娠合并 SAH 的分娩时机由母体的状况，其中包括出血时母体的情况、SAH 的病因、再出血的风险以及胎儿的孕周等因素共同决定，特别要注意的是动脉瘤性的 SAH 往往会带来灾难性的后果，应参照非妊娠期的治疗策略。如果母体状况和胎龄允许，急诊剖宫产后行动脉瘤夹闭或栓塞术是一种可行的治疗方法。此患者 SAH 的原因为 AVM，因此采取了期待疗法，直至孕 39 周终止妊娠。
- 麻醉方式选择：需充分了解妊娠期 SAH 患者的状态，包括血压和颅内压、SAH 的基础疾病、分娩方式、有无椎管内麻醉的禁忌证。全身麻醉和椎管内麻醉均可以作为备选。

全身麻醉插管和拔管时血压剧烈变化会增加脑出血的风险，因此维持血流动力学的平稳十分重要。选择硬膜外麻醉的原因在于：①硬膜外麻醉对患者的血压影响小，血流动力学平稳；②硬膜外麻醉不造成脑脊液的外漏，对颅内压的影响小；③平面控制良好的情况下，硬膜外麻醉控制疼痛和牵拉反应效果确切。但应注意若发生意外硬脊膜刺破会造成脑脊液外漏，压力的迅速下降可能会导致脑疝或再次引起 SAH。可选择有经验的高年资产科麻醉医生实施操作。本例患者使用硬膜外麻醉后取得了良好的效果，顺利完成手术。

- 围生期管理：应重点关注产后 SAH。产后激素的变化使得产后发生 SAH 的比例通常比妊娠时还要高。产后要避免一切能引起血流动力学强烈变化的因素，做好术后镇痛减少应激反应，降低血压升高对颅内压的影响。本例患者出院时一般情况良好，产科无特殊处理，产褥期结束后于神经外科行介入治疗预后良好。
- 新生儿管理：SAH 孕妇的胎儿监护与平常产妇差异不大。

总之，妊娠期合并 SAH 罕见，但却可能导致孕产妇的不良结局，需引起足够的重视。早期正确地排查和识别是关键，首诊医生对患者头痛症状引起足够的重视并安排相应的影像学检查可以减少疾病的漏诊。对于妊娠期发生 SAH 非手术治疗后的患者，分娩时尽量避免引起颅内压变化的因素，以剖宫产为宜；如果选择硬膜外麻醉，则应尽量由高年资医生亲自操作，避免意外硬脊膜刺破带来颅内压突然下降诱发 SAH 的风险。产后密切的神经功能监护或产后早期行神经外科介入手术有利于提高母体的预后。

（吴　兰　江晓琴）

第八节　妊娠合并脑胶质瘤术后

☆病情介绍

患者，女，27 岁，因“停经 40^{+1} 周，头痛 1^{+} 周”入院。孕 7^{+} 周出现恶心、呕吐，偶有头痛，未予以重视，未规律产检。妊娠期呕吐及头痛症状进行性加重，1^{+} 个月前出现视物模糊，于神经外科就诊行头颅 MRI 检查后考虑“高级别胶质瘤”，于孕 33 周行“右侧额叶前颅底占位切除术、窦损伤修补术、脑脊液瘘修补术”，术后病检示：胶质母细胞瘤（WHO Ⅳ级），术后未发现神经功能缺失，神经外科意见：妊娠结束后进一步治疗。1 周前患者出现不规律头痛，尚可忍受，伴视物模糊，不伴呕吐、晕厥等不适，现 40^{+1} 周于我院急诊入院。

既往史：2 年前阴道分娩一活婴。家族史无特殊。

入院查体：心率 74 次 / 分，呼吸 19 次 / 分，SpO_2 98%，血压 112/65mmHg。内科查体及神经系统查体阴性，产科查体无异常。

辅助检查：血常规示：Hb108g/L，余无特殊。

入院诊断：妊娠合并轻度贫血；脑胶质母细胞瘤术；G3P1^{+1} 40^{+1} 周宫内孕头位单活胎待产。

入院后完善颅脑 MRI 并请神经外科、神经内科、头颈肿瘤外科、麻醉科及 ICU 会诊。颅脑 MRI 示：前颅底占位，大小约 7.3cm × 5.7cm × 5.3cm，内见出血信号，累及双侧额叶及胼胝体嘴、膝部，双侧基底节区及双侧脑室前角受压，邻近脑膜增厚；双侧侧脑室及第三脑室扩张。多科会诊意见：患者先兆临产，应积极终止妊娠，颅内病灶为恶性肿瘤术后残留，有占位效应，可采用甘露醇降颅内压，围手术期血压波动大，血流动力学改变或疼痛刺激可能引发颅内肿瘤出血、瘤卒中、突发脑疝，甚至呼吸心搏骤停。

☆处理经过

术前禁食禁饮 8h，入室后常规监测心电图、血压、心率、SpO_2，局麻下桡动脉置管行有创动脉压监测，充分预氧，依次给予丙泊酚 120mg，瑞芬太尼 60μg，罗库溴铵 40mg 快速顺序诱导，可视喉镜下顺利插入气管导管（ID=6.5，插管深度 21cm），吸入 3% 七氟烷维持麻醉，手术后 2min 取出一活女婴，断脐后静脉给予患者咪达唑仑 2mg，舒芬太尼 20μg。新生儿体重 2500g，Apgar 评分 1-5-10min 分别为 10-10-10 分。术中输注晶体液 1100ml，失血 400ml，尿量 100ml，生命体征平稳，术毕行双侧腹横筋膜阻滞复合静脉镇痛泵镇痛，气管拔管后安返 ICU，术后第 3 天转入神经外科后续治疗。

☆相关知识点

妊娠期间脑肿瘤的发生率不会显著增加，妊娠期脑肿瘤的类型与同龄非妊娠女性相似，高级别胶质瘤、低级别胶质瘤、脑膜瘤约各占 1/3。妊娠期的生理变化可对某些类型的脑肿瘤生长产生显著影响。例如液体潴留可增加肿瘤水肿并使血管性肿瘤增大，如脑膜瘤和前庭神经鞘瘤；妊娠期间胶质瘤的体积和生长均增加，这些负面影响加剧了可能导致产科急症的神经系统症状。

恶心和呕吐是脑肿瘤和颅内压升高的非特异性症状。与头痛一样，这些症状在妊娠期很常见，可能被误认为妊娠剧吐所致。一般大多数孕妇头 3 个月恶心和呕吐最为严重，妊娠中期和晚期新发的恶心和呕吐需引起足够的重视，需考虑合并脑肿瘤的可能。此外，癫痫发作是脑肿瘤最常见的临床症状，比例为 30% ～ 50%。脑肿瘤可能诱发局灶性癫痫发作，并可能全身化。但妊娠中晚期出现的全身性癫痫发作也可能与子痫有关，需做鉴别诊断。

低级别胶质瘤或脑膜瘤生长缓慢且惰性，可考虑延迟至分娩后切除，并酌情使用类固醇和抗癫痫药物。对于高级别胶质瘤神经功能恶化比其他脑瘤快，预后较差，手术不应长时间推迟。如果胎儿处于可存活的孕周，可考虑行引产或者剖宫产后进行神经外科手术。如果患者病情稳定，胎儿孕周较小，则可以考虑妊娠中期行手术，原因在于妊娠中期胎儿更为稳定，而妊娠晚期术中出血的风险会显著增加。图 2-8-1 展示了妊娠期脑部肿瘤的流程图，处理的决策取决于肿瘤的类型、妊娠的孕周和肿瘤占位情况。

妊娠合并脑肿瘤的患者，由于妊娠晚期全身血容量增加，颅内压增加，脑肿瘤周围水肿和脑水肿的概率也增加，神经外科紧急减压手术的概率随之增加。由于神经外科手术有可能引起产程的启动，颅内肿块进展及神经系统状态恶化的患者，应做好随时剖宫产的准备。

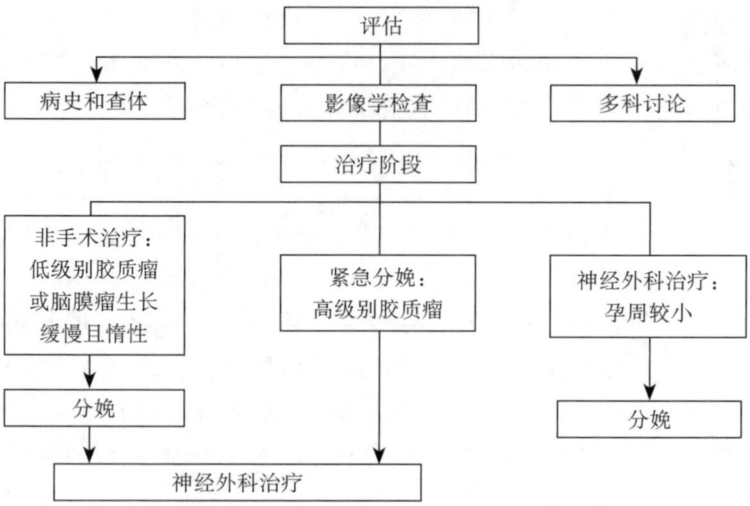

图 2-8-1　妊娠期脑部肿瘤处理流程图

☆专家点评

本例患者主要表现为妊娠期进行性头痛加重，行头颅 MRI 检查发现颅内巨大占位性病变，于妊娠晚期行脑肿瘤切除术。术后 1 个月肿瘤复发，有颅内压升高，孕妇已经足月，在全麻下顺利实施剖宫产。

本患者的围手术期管理主要从以下几个方面考虑。

- 分娩方式：妊娠合并脑肿瘤患者可以阴道分娩或剖宫产。择期剖宫产可能对初产孕妇更为安全，至少 1/3 的初产妇在阴道分娩期间因产程长、疼痛应激及 Valsalva 呼吸会升高颅内压。经产妇因产程明显缩短可以在硬膜外镇痛下耐受阴道分娩而不显著增加颅内压。此患者在妊娠 33 周时因为巨大脑肿瘤行部分肿瘤切除术，此孕周新生儿存活概率很高，可考虑剖宫产同期进行，外院缺乏产科和新生儿科，未予实施剖宫产。外科手术后继续妊娠，肿瘤切除术后病检结果提示肿瘤恶性程度高，且术后仅 1^+ 个月时间肿瘤迅速长大并再次出现头痛症状，患者未及时产科就诊，1^+ 周前头痛症状加重，孕 40^{+1} 周才入院，此患者虽为经产妇，但是考虑到阴道分娩有可能增加颅内压，且患者尚无规律宫缩，择期剖宫产尽快终止妊娠更为安全。
- 麻醉方式选择：妊娠合并脑肿瘤选择全身麻醉比椎管内麻醉更可取，可避免脑脊液渗漏导致的颅外压下降，进而导致脑疝的发生。此患者行肿瘤切除术后，再次出现头痛和视物模糊，行 MRI 检查发现前颅底占位达到 7.3cm × 5.7cm × 5.3cm，颅内占位效应明显，甘露醇降低颅内压，只能选择全身麻醉。
- 围手术期管理：脑肿瘤术后患者，术前有必要再次行 MRI 评估肿瘤切除的范围和可能存在的残留肿瘤及是否合并高颅压。围手术期主要关注治疗措施对颅内压的影响，尽量不升高颅内压、杜绝颅外压的突然下降。当患者有明显的颅内占位效应时，考虑降颅压药物的使用，包括减轻颅内肿瘤相关的血管源性水肿的类固醇激素和降低颅内压的甘露醇，甚至有文献报道可以使用高渗生理盐水。诱导前应进行有创动脉压监测，避免气管插管应激时可能出现高血压，适当给予阿片类药物和其他药物（利多卡因、艾司洛尔等）降低应激反应，维持血流动力学平稳；肌松药物用快速起效的罗库溴铵代替氯化琥珀胆碱，因氯化琥珀胆碱增高颅内压的副作用。需要注意的是，产科全麻不应追求过度通气，因为低碳酸血症会导致子宫胎盘功能不全，对颅内压降低的益处不明显。术后疼痛可能导致体内儿茶酚胺分泌的上升，引起血压上升，对于脑肿瘤患者不利，应采取多模式镇痛。此患者在术前即开始行甘露醇治疗，术后多模式镇痛，为转入神经外科进行进一步治疗创造了条件。

- 新生儿管理：在神经外科手术时行胎心监测是有必要的，而剖宫产后新生儿的处理与常规新生儿的处理并无差异。

总之，妊娠合并脑肿瘤很少见，由于缺乏针对此类患者的指南且症状缺乏特异性，容易误诊或漏诊，妊娠中期和晚期新发的恶心呕吐、头痛需引起足够的重视、进行相应的排查。妊娠期发现脑肿瘤后需要由神经外科和产科多学科合作，考虑脑肿瘤类别、妊娠对肿瘤及颅内压的影响、产妇的孕周、胎儿情况等多种因素，以决定治疗策略和分娩的时机。终止妊娠一般采用全麻下剖宫产以尽可能降低自然分娩和椎管内麻醉对颅内压的影响，围手术期尽量不升高颅内压、杜绝颅外压的突然下降，术中也不应追求过度通气，因为低碳酸血症可导致子宫胎盘功能不全，影响胎儿供氧，对颅内压降低的益处不明显。

（吴　兰　江晓琴）

第九节　妊娠合并抗 NMDA 受体脑炎

☆病情介绍

患者，女，25 岁，身高 152cm，体重 76.5kg，因“停经 18^{+4} 周，精神异常 10 余天，强直阵挛发作 5d”入院。既往体健，初次妊娠，未产检。入院前 10 余天，患者无明显诱因出现焦虑、失眠和幻觉，持续 2d 后发生高热，当地应用经验性广谱抗生素治疗，效果不佳；入院前 5d 出现强直阵挛发作，气管插管保护气道，开始服用左乙拉西坦。头部 CT 正常，MRI 仅显示散在的白质高密度影，脑脊液送检。静脉注射免疫球蛋白和甲泼尼松龙治疗 5d 后，气管插管下转入我院 ICU 继续治疗。

至妊娠 19 周时患者反应仍极差，脑脊液免疫学结果显示存在抗 NMDA 受体抗体。考虑为“妊娠合并抗 NMDA 受体脑炎”，腹盆腔 MRI 检查未显示任何肿瘤。妊娠 23 周时，出现了严重的自主神经功能障碍，表现为高血压、心动过速和体温异常，继续给予左乙拉西坦并开始服用普萘洛尔等对症支持治疗、血浆置换、利妥昔单抗治疗，3 周后临床症状逐渐改善。孕 26 周，脱离了通气支持，出院到康复机构。1 周后，患者再次出现躁动、紧张发作、自主神经功能障碍、母体营养不良（体重为 55.5kg，比较初次入院时下降了 21kg），再次入院，给予环磷酰胺和利妥昔单抗治疗。治疗前抗 NMDA 受体抗体滴度为 1 ∶ 160，2 周后为 1 ∶ 10，但患者症状只有轻微改善。多科讨论后，妊娠 29 周择期剖宫产，同时剖腹探查有无卵巢肿瘤。

☆处理经过

入室后常规监测。腰 - 硬联合麻醉下实施剖宫产，术中血流动力学平稳，也未观察到低通气。术中发现右侧卵巢肿瘤行“右卵巢切除术”，病理证实为成熟囊性畸胎瘤。左侧卵巢无可见病变，未切除。估计失血量为 400ml。手术结束时给予硬膜外吗啡 2mg 镇痛。术后患者仍然认知障碍和血压升高，继续左乙拉西坦等抗惊厥治疗。术后 2 周，患者反复发作癫痫持续状态，脑 MRI 显示皮质下和脑室周围的白质强度与边缘脑炎一致。加大抗惊厥药剂量后癫痫发作得以控制。术后 1 个月，患者出院，存在持续认知障碍。

☆相关知识点

抗 NMDA 受体脑炎是一种由 NMDA 受体的抗体产物所引起的自身免疫性脑炎，多见于青年女性（女性占发病比例的 80%），与卵巢畸胎瘤之间存在高度相关性，54% 的脑炎患者合并卵巢畸胎瘤，孕妇、男性和儿童也有报道。发生率占脑炎的 10% ～ 20%，约占自身免疫性脑炎的 80%。它以精神障碍和自主神经功能障碍为特征，通常始于病毒样疾病的前驱症状，然后主要是精神症状，包括躁动、偏执、紧张症和幻觉；可能出现神经系统症状，包括意识减退、运动障碍、癫痫发作、自主神经功能障碍、中枢性换气不足和体温失调；心律失常也很常见。抗 NMDA 受体脑炎随症状发展可分为 5 个不同时期：前驱期、精神症状期、强直期（无应答期）、运动过渡期、逐渐恢复期。运动过渡一般首先表现为口舌肌运动障碍，症状逐渐发展为不自主的口 - 面 - 肢体运动障碍，类似癫痫发作；此外在这个时期患者会出现自主神经紊乱症状，如高热、大汗、血压不稳、心律失常等，运动过渡期是历时最长也是最关键的时期，症状的发作很危险甚至是致命的，如中枢性通气不足；患者度过运动过渡期便开始进入恢复期。

患者大都以抽搐或精神症状为首发症状，容易误诊或漏诊。脑脊液和（或）血清中检测到抗 NMDA 受体抗体是诊断抗 NMDA 受体脑炎的金标准。目前认为抗体滴度高低与病程长短及预后相关。但抗体阴性并不能完全排除诊断，应动态复查。对于不合并肿瘤的患者，也可能与肿瘤太小不易被现有影像学检查发现有关。

抗 NMDA 受体脑炎的治疗建议使用皮质类固醇、免疫球蛋白、血浆置换、免疫抑制剂、畸胎瘤切除和支持治疗，目前尚无系统性免疫治疗方案。

妊娠与抗 NMDA 受体脑炎：两者之间的联系尚不清楚。妊娠本身可能是抗 NMDA 受体脑炎和其他自身免疫性疾病的诱因。妊娠期性激素的免疫调节加剧了自身免疫性疾病；母亲对胎儿中“半自我半非我”的潜在抗原的复杂免疫反应也增加了自身免疫性疾病的发生率。妊娠患者发病可能和妊娠期间胚胎或者胎盘触发异常的抗原抗体反应引起的信号传导致病有关，故终止妊娠对患者病情改善至关重要。

胎儿影响：目前关于妊娠期抗 NMDA 受体脑炎的报道，发现这些病例中的大多数婴儿在短期内发育正常，但长期影响尚不清楚。可能与孕 14 ～ 16 周后血液中低水平的免疫球蛋白转移，以及胎盘屏障和中至妊娠末期胎儿血脑屏障开始起作用有关。

妊娠合并抗 NMDA 受体脑炎患者的诊断、治疗与普通患者类似。

☆专家点评

本例患者，年轻女性，孕 18^{+4} 周无明显诱因出现精神症状进而强直阵挛发作，脑脊液检测到抗 NMDA 受体抗体，从而确诊妊娠合并抗 NMDA 受体脑炎。经治疗孕 29 周疾病恢复期腰硬联合麻醉下顺利实施剖宫产。

终止妊娠时机和方式，对于妊娠合并抗 NMDA 受体脑炎患者的最佳终止妊娠时间和分娩方式，目前尚无共识。妊娠期多学科综合治疗，根据疾病的严重程度和胎儿的安全来决定。该患者在疾病确诊时影像学检查未发现任何肿瘤，予以免疫、对症、支持等治疗，但治疗效果欠佳，但随着病程进展，为保证母亲安全，改善患者结局，孕 29 周，胎儿虽未足月，但已经可以存活，选择剖宫产尽快终止妊娠。

● 麻醉方式选择：妊娠合并抗 NMDA 受体脑炎患者处于疾病不同时期需要选择不同麻醉方式。患者在精神症状期、运动过渡期和无反应期无法配合体位，可因不合作导致神经损伤，只能选择全麻。麻醉应避免使用作用于 NMDA 受体的药物（如氯胺酮、曲马多、笑气等），可能加重患者病情。镁和氙也是 NMDA 受体拮抗剂，硫酸镁对于这类孕妇应慎用。七氟烷和丙泊酚等，增强 GABA 的神经抑制作用，间接抑制 NMDA 受体，尽管有报道存在不良反应，但可用于此类患者。肌松剂和阿片类药物，不作用于 NMDA 受体，不影响 GABA 受体，可以安全使用。咪达唑仑兴奋 GABA 受体，小剂量应用是安全的；恢复期则可选择椎管内麻醉，避免全麻药物可能进一步拮抗 NMDA 受体导致症状恶化，保留自主呼吸，避免药物引起中枢通气不足，在阵发性交感神经过度活跃时保持稳定的血流动力学，避免术后意识混乱增加，还可使用椎管内吗啡加强术后镇痛。本例患者已处于恢复期，选择腰硬联合麻醉顺利实施手术。

● 麻醉监测和管理：除常规监测外，这类患者处于精神症状期、运动过渡期和无反应期时可能无法沟通，不容易掌握围手术期麻醉和镇静深度，可进行脑功能监测如 BIS 等，避免由于麻醉药物过量可能导致的脑损害、避免术中知晓；指导术后拔管，不但缩短了复苏时间，还可以避免过早拔管带来的呼吸道并发症。对于这类患者，术后仍需警惕呼吸道并发症和全身抽搐的发生，术后 ICU 密切监护，准备好抢救物品，直至确认病情平稳。

总之，抗 NMDA 受体脑炎是一种由 NMDA 受体的抗体产物所引起的自身免疫性脑炎，多见于青年女性（女性占发病比例的 80%），与卵巢畸胎瘤之间存在高度相关性，抗 NMDA 受体脑炎随症状发展可分为 5 个不同时期：前驱期、精神症状期、强直期（无应答期）、运动过渡期、逐渐恢复期。育龄期女性，首发症状表现为精神症状或抽搐的，需要考虑合并抗 NMDA 受体脑炎，其诊断、治疗与普通患者类似。妊娠合并抗 NMDA 受体脑炎患者在精神症状期、无应答期和运动过渡期，无法配合，只能选择全麻，应避免使用氯胺酮、曲马多、笑气等作用于 NMDA 受体的药物，应慎用硫酸镁；恢复期则可选择椎管内麻醉下实施剖宫产。

（冷冬梅　廖志敏）

第十节　妊娠合并精神分裂症

☆病情介绍

患者，女，31 岁，身高 157cm，体重 75kg，因“停经 36^{+6} 周，精神分裂症病史 10^{+} 年伴急性发作 5d，加重 1^{+} d”入院。长期口服利培酮及盐酸苯海索片治疗精神分裂症，病情控制良好。入院前 5$^+$ 天患者自行停药后出现无法正常沟通，对答不切题、烦躁、易怒、有暴力倾向，咒骂旁人，自言自语，话题飘忽不定，被害妄想等，1$^+$ 天前病情加重。

查体：体温 36.8℃，脉搏 91 次 / 分，呼吸 20 次 / 分，血压 95/52mmHg。专科情况：因患者精神状态不稳定，不配合，未行检查。

目前诊断：妊娠合并精神分裂症；G1P0 36^{+6} 周宫内孕头位单活胎先兆临产。

入院后完善相关检查，监测患者生命体征、宫缩及胎儿宫内情况，精神科会诊后予以口服利培酮、氯氮平、盐酸苯海索片治疗，同时请麻醉科、新生儿科及 ICU 等多科会诊，拟第 2 天择期剖宫产终止妊娠。

☆处理经过

禁食 8h，禁饮 4h，术前因患者不配合，临时静脉给予地西泮 10mg，入手术室后常规监护，血压 112/71mmHg，心率 102 次 / 分，呼吸 20 次 / 分，SpO_2 99%，神志清楚，但不配合，易激惹。充分给氧去氮后静脉依次给予丙泊酚 100mg，瑞芬太尼 90μg，氯化琥珀胆碱（司可林）100mg 快速顺序诱导，可视喉镜下顺利插入加强型气管导管（ID=6.5，插管深度 21cm），3% 七氟烷、顺式阿曲库铵 6mg 维持麻醉，手术开始 5min 后取出一活女婴，断脐后静脉给予患者舒芬太尼 20μg，右美托咪定 0.4μg/（kg • h）泵注加深麻醉。新生儿体重 3100g，Apgar 评分 1-5-10min 分别为 8-9-9 分。手术历时 32min，晶体液输入 1000ml，失血 400ml，尿量 100ml，术中生命体征平稳，术毕双侧腹横肌平面筋膜阻滞复合布托啡诺静脉镇痛泵镇痛，拔除气管导管，继续观察 30min 后，停止右美托咪定泵注，患者平静状态下转入 ICU 继续治疗。术后第 3 天，患者产科情况恢复良好，在医护陪同下救护车转院，入精神心理卫生中心，继续治疗。

☆相关知识点

精神分裂症是一种慢性的、严重的精神障碍，患者可能有感知觉、情感与行为的异常。全世界患病率在 3.8% ～ 8.4%，我国报道约为 10%，女性发病年龄高峰在 25 ～ 35 岁，正是生育年龄，妊娠合并精神障碍发病率也高达 15% ～ 20%。

精神科药物可分为以下几类：抗抑郁药、抗焦虑药（镇静药）、抗精神病药、情绪稳定剂（抗癫痫药）、注意缺陷多动障碍药物。除外氯氮平属于 FDA 妊娠期 B 级用药；绝大多数抗精神病药和抗抑郁药属于 C 级；情绪稳定剂和苯二氮䓬类药物属于 D 级，妊娠期存在致畸风险，应禁用。

精神科药物是有大量副作用的强效药物，与麻醉药物、围手术期药物等合用时，可能出现严重不良反应，需要特别注意：

- 5- 羟色胺综合征（serotonin syndrome，SS）：是一种威胁生命的高代谢反应，由脊髓和脑干中积累的高 5-HT 水平引起。可能是由于精神科药物 [如抗抑郁药：选择性 5- 羟色胺再摄取抑制剂（SSRI）等] 与围手术期使用的具有 5-HT 能效应的其他药物（包括某些阿片类药物如芬太尼、哌替啶）之间的药物相互作用引起的。通常表现为自主神经系统不稳定（心动过速、血压不稳定、高热和腹泻），神经肌肉活动增强（僵硬、阵挛或反射亢进）和精神状态变化（谵妄或意识混乱）。它还可能导致肾衰竭、横纹肌溶解、心律失常、癫痫发作、昏迷或死亡。除了赛庚啶（一种 5-HT2A 拮抗剂）治疗外，SS 的治疗通常是支持性的（治疗高热和血流动力学不稳）。

● 抗精神病药物恶性综合征（neuroleptic malignant syndrome，NMS）：在临床上与 5-羟色胺综合征有相似之处，但 NMS 中不存在肌阵挛和胃肠道症状。以急性高热、自主神经不稳定、肌肉僵硬和肌酸磷酸激酶升高、白细胞水平升高为特征，其他表现还可能包括肌红蛋白尿（横纹肌溶解）和急性肾衰竭。该综合征也可能危及生命，死亡率高达 20%。

● 围手术期出血的风险：仍然由于 5-HT 能作用机制，可减少血小板聚集，可能增加围手术期出血的风险，尤其是与非甾体抗炎药（NSAIDs）联合使用时。

抗精神病药是治疗精神分裂症的一线药物。抗精神病药（antipsychotic drugs，APD）根据其引起锥体外系副作用的能力分为两大类：第一代（典型）APD 和第二代（非典型）APD。

第一代 APD：常用药物如：氟哌啶醇、氟哌利多、氯丙嗪、奋乃静、氟奋乃静、三氟拉嗪、洛沙平、甲硫哒嗪等。通过多巴胺受体阻断，抑制多巴胺能神经传递，可引起多种副作用，最常见和明显的是锥体外系症状（例如：急性肌张力障碍、静坐不能、迟发性运动障碍或帕金森综合征）。

第二代 APD：常用药物如：利培酮、氯氮平、奥氮平、喹硫平、阿塞那平、齐拉西酮、阿立哌唑、帕利哌酮、伊潘立酮等。兼具 5-HT 和多巴胺受体阻断作用，多巴胺受体阻断程度较小，因此锥体外系副作用较少；而对 5-HT 受体具有阻断作用，从而会产生 5-HT 能效应，可出现 5- 羟色胺综合征。

两类 APD 对乙酰胆碱（毒蕈碱）、组胺（H_1）和 α_1 肾上腺素能受体都有影响，出现相应副作用。毒蕈碱受体阻断，产生如口干、心动过速、便秘、尿潴留和精神状态障碍等副作用；组胺受体阻滞会产生镇静的副作用，并可增强 CNS 抑制药物的作用；α_1 肾上腺素能受体拮抗作用导致显著的直立性低血压和反射性心动过速；还会导致几种心电图异常，包括 QT 间期或 PR 间期延长、T 波钝化、ST 段压低，以及罕见的室性期前收缩和尖端扭转型室性心动过速等。

精神分裂症系统性康复治疗包括家庭干预、社会技能训练和认知行为治疗等，循证的心理社会干预联合药物治疗有助于患者康复，目前临床上多推荐第二代 APD 作为治疗精神分裂症的一线药物。APD 有严重副作用，评估和处理这些不良反应是治疗的重要部分。

妊娠与精神分裂症：指南建议精神分裂症育龄妇女，病情痊愈、巩固治疗 2 年以上方可妊娠；抗精神病药对妊娠的不良影响分为致畸、流产、死胎及宫内发育异常等，氯丙嗪等吩噻嗪类第一代抗精神病药能增加胎儿先天畸形率，妊娠期尤其前 3 个月宜替换成氯氮平、利培酮等第二代抗精神病药，目前已有的资料显示，这些药均不增加胎儿的致畸性。妊娠期及时基因筛查、超声检查有助于早期发现畸形，及时终止妊娠。妊娠期维持治疗很有必要，而在妊娠和产后停止或改变抗精神病药物治疗时，要警惕精神病恶化的风险，据统计，女性精神分裂症患者在妊娠期突然中止治疗者约有 65% 病情复发。

精神分裂症患者妊娠对胎儿可造成潜在不良影响，除遗传因素外，如果精神症状复发对母子营养、自我照顾能力、应激水平可产生不良影响，甚至发生暴力行为、自杀、流产或早产等不良后果。有研究表明，精神分裂症孕妇未得到足够产前保健，不良妊娠结局明显增加；稳定的精神病情对妊娠良好结局起着重要作用。

• 专家点评

本例患者，育龄女性，长期服用利培酮，精神分裂症病情控制良好；因自行停药导致精神分裂症急性发作 5d 入院，已孕 36^{+6} 周，考虑到胎儿已近足月，分娩后可良好存活，而继续妊娠可能母儿结局不良，因此，必要的准备和检查后在气管插管全身麻醉下顺利实施剖宫产术。

• 终止妊娠时机：妊娠合并精神分裂症如无精神分裂症的急性发作，终止妊娠由产科指针确定。如果患者精神分裂症急性发作，则予以保护性约束、镇静、抗精神病药等治疗，根据产科情况和精神症状决定后续处理。而本例患者由于精神分裂症急性发作，几近足月，口服药物起效缓慢，继续待产可能危及母儿生命，因此多学科讨论后，建议镇静控制患者症状后尽快终止妊娠。

• 分娩方式选择：对于精神分裂症稳定期尚能配合的产妇，若无产科合并症，尽量自然分娩，推荐辅以针对性的心理安慰，解除患者的恐惧心理，在血流动力学密切监测及椎管内分娩镇痛下行阴道分娩。对发作期的患者分娩时应适当放宽剖宫产指征，以保障母婴安全。因本例患者精神分裂症急性发作，完全无法配合查体及沟通，不能配合阴道试产，阴道分娩有发生坠床、软产道撕裂伤、产后大出血及胎儿损伤等风险，以剖宫产终止妊娠为宜。

• 麻醉方式选择：对于精神分裂症稳定期尚能配合的产妇，如无椎管内麻醉的禁忌证，建议选择椎管内麻醉。对于发作期不能配合的产妇，则建议气管插管全身麻醉。本例患者急性发作完全不能配合，所以采用全身麻醉。

• 围手术期管理：充分做好术前访视和术前准备。精神科药物是具有大量副作用的强效药物，而且大多数药物与麻醉药及其他药物有不同程度的相互作用，因此，术前应由精神科专科医生会诊，指导用药，并注意药物相互作用、是否继续用药或终止用药、潜在的戒断问题以及精神疾病的急性或长期复发的控制等问题。目前建议术前抗精神病药应继续服用，避免突然停药可能会导致精神病症状的复发，并增加术后谵妄和躁动的发生率。围手术期应注意的问题还包括：APD 增强全身麻醉药的降压和镇静作用；下丘脑多巴胺的阻断可导致温度调节受损，出现体温异常；APD 可导致心电图异常，与其他延长 QT 间期的药物（美沙酮、吸入麻醉剂如氟烷、抗高血压药如吲达帕胺、抗生素如大环内酯类、止吐药如格拉司琼、昂丹司琼等）合用时，或患者本身存在电解质异常（低钾血症和低镁血症）时，增加心律失常的风险；由于 APD 锥体外系的副作用，还应避免使用甲氧氯普胺。

• 术后管理：分娩后雌激素水平急剧下降，引起多巴胺受体敏感性增强，容易导致精神症状复发，分娩后 3 个月内精神障碍的发生率较正常时期高出约 10 倍，特别是既往有精神障碍史者会呈现出很高的复发率。产后应尽早给予足量、有效的抗精神病药，尤其是妊娠期未维持治疗的患者；妊娠期维持治疗的患者，产后应视病情调整剂量。由于抗精神病药能进入乳汁使婴儿发生不良反应，故人工喂养婴儿。此患者术后加强镇静镇痛，进行产科相关治疗同时，继续抗精神病药治疗，必要时转精神科进一步治疗。

• 新生儿管理：因为新生儿可能有出现锥体外系和（或）撤药反应症状等不良反应的风险，可表现为激惹、震颤、肌张力亢进或减退、呼吸窘迫、喂养困难等，交由新生儿团队密切监护、处理。

总之，妊娠合并精神分裂症，妊娠期维持治疗十分重要，避免病情复发。对于精神分裂症稳定期尚能配合的产妇，如无椎管内麻醉的禁忌证，建议选择椎管内麻醉；对于发作期不能配合的产妇，则建议气管插管全身麻醉。抗精神病药本身具有大量副作用，而且与麻醉药及其他药物会有不同程度的相互作用，可能出现严重不良反应，因此，术中药物选择应注意避免增加心律失常、锥体外系副作用、出血等风险、避免出现 5- 羟色胺综合征和抗精神病药物恶性综合征。

（冷冬梅　廖志敏）

第十一节　妊娠合并智障

☆病情介绍

患者，24 岁，因“孕 39^{+1} 周伴有智力障碍”入院。家属述患者在 5 岁时与同龄人相比智力低下，经医院检查后诊断为智力障碍，主要表现为记忆力低下、语言障碍、对陌生环境及陌生人的恐惧以及与他人沟通困难，偶尔出现烦躁、易怒，但家属尚能与其进行交流沟通。妊娠期无特殊。

查体：体温 36.4℃，心率 86 次 / 分，呼吸 17 次 / 分，血压 117/76 mmHg；身高 152cm，体重 74kg。精神可，体态自如，对答不切题，发育正常，一般情况正常，心肺查体及系统检查未见明显异常。产科查体无特殊。

入院诊断：G1P0 39^{+1} 周孕宫内单活胎；妊娠合并智力障碍。

入院后相关辅查未见明显异常，与家属沟通后，决定采用剖宫产的方式终止妊娠。神经内科会诊后对该患者进行了智力测试，最终得分为 53 分，表现为轻度智力障碍。麻醉术前访视：患者脊柱解剖关系正常，气道居中，Mallampati 分级 I 级，张口度 4 ～ 5cm，整个访视过程中，在家属的帮助下，患者非常配合地完成了整个检查过程。在充分告知患者家属全身麻醉及椎管内麻醉的益处和风险之后，家属表示愿意先尝试椎管内麻醉，若患者不愿配合则改为全身麻醉。

☆处理经过

患者在家属的陪伴下进入手术室，常规吸氧，并进行 ECG、血压、心率、血氧饱和度监测，刚入手术室时患者表现出比较紧张害怕，经过家属及医务人员的安抚后，患者的情绪慢慢放松。随后在家属帮助下，患者顺利地完成了椎管内麻醉的体位摆动。充分消毒后，于 $L_{3\sim4}$ 间隙行腰硬联合麻醉，以 1% 利多卡因局部浸润麻醉，穿刺顺利，回抽脑脊液无异常后，于蛛网膜下腔注射 0.5% 罗哌卡因 2.5ml 后置入硬膜外导管，置管深度为头侧 4cm。随后将患者置于仰卧位，左倾床位，防止出现仰卧位低血压综合征。5min 后测得麻醉平面固定于 T_6。手术开始 4min 后，取出一男婴，其 Apgar 评分 1-5-10min 均为 10 分，体重 2753g。胎儿取出后立即给予咪达唑仑 2mg，舒芬太尼 5μg，患者安静入睡。手术历时 52min，整个过程生命体征平稳，术中输液 1000ml，尿量 300ml，出血量 100ml。术后将患者送入恢复室，再次让家属陪伴，采用 0.25% 罗哌卡因行双侧腹横肌平面阻滞，并予以曲马多复合舒芬太尼进行静脉自控镇痛。

☆相关知识点

智力障碍又称智力缺陷，简称智障，是指由于大脑受到器质性的损害或是由于脑发育不完全从而造成认识活动的持续障碍以及整个心理活动的障碍。其病因主要涉及遗传因素、产前损害、分娩时并发症及出生后疾病等，见表 2-11-1。流行病学调查显示，智障的发病率在不同地区稍有差异，但一般为 1% ～ 3%。智障的临床表现为：感知速度减慢、注意力分散、记忆力差、言语能力差、思维能力低、数字概念差、情绪波动、意志薄弱、交往能力差。根据智力测试的得分，可以将智障的严重程度分为 4 个等级：轻度：智商在 50 ～ 69；中度：智商在 35 ～ 69；重度：智商在 20 ～ 34；极重度：智商在 20 以下。

表 2-11-1　不同发育时期导致智力障碍的病因

类别	病因
胎儿期内因	遗传、中枢神经系统畸形、代谢异常
胎儿期外因	致畸物、有毒物质、感染
围生期病因	新生儿窒息、早产、新生儿并发症
出生后的病因	环境因素、社会心理因素、感染、精神创伤、有毒物质

由于妊娠后患者身体会出现一系列生理性改变，而妊娠合并智障的患者又不能充分认识到这一点，导致此类患者围生期并发症大大增加，包括子痫前期、剖宫产率、婴儿低出生体重、早产、流产、新生儿重症监护室入住率和围生期死亡率等。此外，有研究发现，智障患者妊娠或发生妊娠相关并发症后，可能是导致精神分裂障碍的重要诱因。由于智障患者病因多样，表现不一，且患者配合度低，故而妊娠合并智障的患者在麻醉过程中风险很大，对于全麻或椎管内麻醉的选择，要根据患者的病情特点及智力障碍的程度做好充分的评估。

☆专家点评

智力障碍的患者往往会出现认知功能的下降，包括记忆能力、学习能力、语言能力、交往能力等的障碍，因此合并有智力障碍的手术患者通常都会出现沟通困难、配合度差的情况，故而在施行手术时麻醉方式的选择需慎重考虑。本例患者是一例妊娠合并智障的患者，其围生期的管理需要从多个方面进行考虑。

- 首先，需要仔细评估患者的智力障碍程度，据此决定着后续诊疗方案的选择。该患者是一名轻度智力障碍患者，并且能够在家属的帮助下配合医务人员完成问诊、检查等过程，表明患者的依从性及配合度尚可，也意味着患者有可能在清醒状态下配合完成一些操作，这也是该患者最终能够施行腰硬联合麻醉的前提条件。
- 其次，分娩方式的选择方面，由于自然分娩往往历时较长，对于合并智障的患者而言，由于其疾病特点就表现为情绪不稳、专注力下降等，若长时间处于一种剧痛、焦虑的情绪中，则患者很有可能出现情绪失控，甚至出现剧烈躁动、坠床、自伤、殴打他人等严重情况，对母婴安全是极大的威胁。此外，即便是分娩镇痛效果良好的前提下，患者也难以长期将注意力集中到生产这件事情上，更难以配合产科医生及助产士进行呼吸调整、分娩用力等。因此，若非患者确实情况良好，沟通顺畅，且经产科医生评估后确实自然分娩条件良好，否则自然分娩失败的风险极高，可控性差。而剖宫产技术成熟、历时短、可控性强，故而在无禁忌的前提下，剖宫产可能更有利于保障母婴安全。

- 麻醉方式选择：需要综合多因素进行考虑。①患者自身的因素：本例患者为轻度智力障碍，依从性及配合度尚可，没有椎管内麻醉相关禁忌证，故而施行腰硬联合麻醉对本例患者而言是可行的选择。若患者为中重度智力障碍者，则配合度及依从性一般较差，不建议常规行椎管内麻醉。即便是轻度障碍，但在施行椎管内麻醉过程中患者出现大喊大叫等不配合的动作，也应立即停止操作，改为全身麻醉。②麻醉医生的因素：若要为妊娠合并智障的患者实施椎管内麻醉，必须是经验丰富、技术精湛的麻醉医生为患者进行操作，否则，不建议尝试椎管内麻醉，避免增加不必要的风险。综合以上因素，选择全身麻醉对于多数智障患者似乎更为合适，可控性更强。

- 麻醉管理：麻醉监测方面并无特殊，但在选择椎管内麻醉的患者中，麻醉操作过程和胎儿娩出之前，家属可以全程陪同，安抚患者情绪，可以提高麻醉操作的成功率，缩短操作所需的时间，尤其可避免患者意外体动导致的神经损伤和意外硬脊膜穿破风险。在胎儿取出后可尽早采用镇静类药物让患者安静入睡，避免患者不能耐受长时间的平卧和制动导致的情绪波动对手术的干扰。选择全麻的患者在入睡前和麻醉恢复后可让家属陪同，非必要的有创性操作尽量在麻醉后实施，如新增液体通道、抽血进行实验室检查、腹横筋膜阻滞镇痛等。麻醉恢复期可以考虑在呼吸恢复后维持适当的麻醉深度下拔管，避免躁动。术后充分镇痛可帮助患者平稳度过恢复期，提高术后的安全性。

- 新生儿管理：如果患者智障是由遗传性原因导致，那么新生儿发生智障的风险不能排除，但目前缺乏对新生儿智障程度的评价标准，需有待于后期进一步对语言和行为学的评价辅助诊断，但和已知导致智障的遗传性疾病相关的实验室检查结果可能有助于疾病的早期发现。

总之，对于妊娠合并智障的患者，需要做好充分的术前准备，仔细地评估患者智力障碍的程度和配合能力、椎管内麻醉的难度和全身麻醉的适应证，综合考虑并选择合适的麻醉方法，以确保母婴安全。

（高治伟　张　英）

第十二节　妊娠合并肌萎缩侧索硬化症

☆病情介绍

患者，女，28 岁，因“诊断为肌萎缩侧索硬化症 4 年，孕 35^{+3} 周，行走不稳 3 周，呼吸急促 2d”入院。3 周前无明显诱因出现平衡力下降，行走不稳，双手肌力下降且进行性加重，2d 前患者开始感觉容易疲劳和呼吸急促。自述于 5 年前首次出现右前臂和右手抽搐、麻痹的症状，随后症状在 1 年来逐渐加重，双上肢运动功能下降，出现肌肉抽搐、萎缩和体重减轻，最终医院诊断为肌萎缩侧索硬化症，当时进行肺功能测试，显示肺活量为预计值的 85%，经治疗后症状明显缓解。

查体：体温 36.4℃，心率 96 次 / 分，呼吸 28 次 / 分，血压 119/70mmHg；身高 165cm，体重 74kg，呼吸急促，呼吸音正常，心脏查体未见明显异常，腹部膨隆，患者难以长时间站立，四肢肌力Ⅲ～Ⅳ级。产前检查：宫高 30cm，腹围 92cm，胎位正常，胎心 139 次 / 分。入院血生化、血常规、凝血功能检查未见明显异常，胎儿超声检查未见明显特殊。

入院诊断：G1P0 35^{+3} 周孕宫内单活胎；肌萎缩侧索硬化症。

入院后，行仰卧位和直立位肺功能测试结果正常，肺活量为预计值的 92%。患者开始出现选择性的吞咽困难、构音障碍及声音的改变，呼吸困难未加重。孕 37^{+4} 周时，经多科会诊后计划进行剖宫产。麻醉前评估，气道 Mallampati 分级 Ⅰ 级，呼吸频率较快（＞ 30 次 / 分），再次进行肺功能检测提示肺活量为预计值的 88%。脊柱解剖正常，体表标志明显，下肢肌力下降，但感觉和运动正常。在充分交代麻醉相关风险后，患者坚决要求行椎管内麻醉。

☆处理经过

患者经转运车送入手术室后，常规吸氧，监测 ECG、血压、心率、SpO_2，呼吸较急促，SpO_2 98%（氧流量 4L/min），余生命体征平稳。协助患者摆放左侧卧位，以基本满足穿刺要求和患者无明显不适为标准，在腿下放置弹性支撑，以减少呼吸短促和腿部不适，面罩吸氧 4L/ 分。选择 $L_{3\sim4}$ 间隙进行麻醉穿刺，见脑脊液回流后给予 0.5% 罗哌卡因 2.5ml，随后经硬膜外针向头端置入导管 4cm。帮助患者恢复平卧位后，使手术台左倾 15°，并测得麻醉平面固定于 T_6。手术开始后 3min，取出一名健康女婴，出生体重为 3022g，Apgar 评分 1-5-10min 分别为 9-10-10 分。手术历时 50min，整个手术过程中，患者未述呼吸困难等不适症状。术中共输注晶体液 900ml，出血量约 100ml，尿量约 200ml。术后镇痛采取静脉自控镇痛 + 低浓度腹横筋膜阻滞，术后患者安全返回病房，无麻醉相关并发症，母亲和新生儿均于术后第 5 天出院。

☆相关知识点

肌萎缩侧索硬化症（amyotrophic lateral sclerosis，ALS）又称运动神经元病，是上运动神经元和下运动神经元损伤之后，导致包括球部（延髓支配的肌肉）四肢、躯干、胸部腹部的肌肉逐渐无力和萎缩，又名夏科病、卢伽雷病、渐冻症等。人群患病率为 2 ～ 4/10 万，且男性发病率更高，通常在 50 岁后发病，妊娠合并 ALS 罕见。其临床主要表现为：早期症状轻微，患者可能仅感到轻微无力、肌肉跳动、易疲劳等症状，易与其他疾病混淆，后逐渐进展为全身肌肉萎缩和吞咽困难，最后发展为瘫痪和呼吸衰竭。ALS 有多种表型：典型的 ALS（70%）、ALS 合并额颞叶痴呆（5% ～ 15%）、ALS 的限制性表型（10%）、孤立性球麻痹（5%）和罕见表型（3%），典型的 ALS 的临床表现如表 2-12-1。

ALS 的病因至今不明，有调查显示，20% 的病例可能与遗传及基因缺陷有关，另外有部分与环境因素有关，如重金属中毒等。其导致运动神经元损伤的致病机制主要有几种学说：①神经毒性物质累积，谷氨酸堆积在神经细胞之间，久而久之造成神经细胞的损伤；

②自由基使神经细胞膜受损；③神经生长因子缺乏，使神经细胞无法持续生长发育。

表 2-12-1　典型 ALS 的临床特征

分类	临床特征
球部受累型	共同表现：构音障碍，吞咽困难 延髓上运动神经元损伤的体征：下颚抽搐、假性延髓情绪、痉挛 球下运动神经元损伤的体征：舌萎缩、舌自发性收缩 球部起病：上下运动神经元受累征象
脊髓型	连枷臂：上运动神经元受累、伴有轻度下肢运动神经元征象
	连枷腿：下运动神经元受累、不对称表现
	偏瘫型：进行性单侧上运动神经元受累（面部不受累），偶有离散性下运动神经元受累
	假多神经型 ALS：肢体远端下运动神经元征象，受限的上运动神经元受累

在肌萎缩性侧索硬化症期间妊娠，胎儿发育和分娩一般是安全的。尽管 ALS 会导致全身多处肌肉逐渐无力和萎缩，但子宫平滑肌只有交感神经和副交感神经支配，不参与退行性过程，故而对于妊娠合并 ALS 的患者而言，子宫收缩可以不受影响，但盆底肌张力的减退可能导致患者妊娠后期出现急产，影响母婴安全。稳定有效的呼吸功能是阴道安全分娩的条件，而呼吸系统受损是妊娠合并 ALS 患者最主要的问题。正常妊娠的孕妇，由于潮气量增大，其每分钟通气量可增加 40%，但 ALS 可累及膈肌和肋间肌，导致患者潮气量增加受限，而在妊娠后期，增大的子宫可引起膈肌抬高导致功能残气量下降，呼吸功能进一步受损。

此外，有研究发现，妊娠可能会加速 ALS 的进程。主要机制如下：超氧化物歧化酶基因（SOD）和血管内皮生长因子前运动基因（VEGF）具有毒性调解和神经保护能力，而妊娠期间的激素和炎症改变都会导致氧化应激，引起 SOD 和 VEGF 分子的突变，这可能成为 ALS 的致病关键环节，加速了 ALS 的进程。在不同的 ALS 疾病阶段，母婴的预后存在显著差异。报道显示，在疾病的早期阶段，母婴都有良好的预后。相反，晚期的 ALS 常伴有与呼吸功能障碍或孕妇整体功能下降相关的并发症，甚至需要呼吸支持。因此，建议通过肺功能测试对呼吸功能进行复查，特别是在妊娠末期。

☆专家点评

本例患者主要表现为四肢肌力下降，妊娠后期出现呼吸急促、构音障碍，是典型的 ALS 的表现，但因患者处于 ALS 较早期的阶段，所以患者整个围手术期无显著并发症，母婴预后良好。由于妊娠期间出现 ALS 的病例极其罕见。因此，围生期管理需引起高度重视：

● 分娩方式选择：由于运动神经元疾病不影响子宫的运动神经和感觉神经，因此子宫收缩不受影响，理论上经阴道分娩是可行的。但是如果患者存在呼吸功能明显受损，就提示可能存在运动神经支配的膈肌和腹肌等辅助增加腹压的肌肉出现了收缩功能下降，患者无法自主控制用力，经阴道分娩存在失败的风险，尤其是在呼吸衰竭时，则需要进行剖宫产。因此，对于妊娠合并 ALS 的患者而言，呼吸功能受影响是孕期的主要危险因素，其分娩方式和产程时间都将受到疾病严重程度和其他共病因素的影响。既往也曾有报道经阴道分娩的 ALS 患者在病情恶化后再次妊娠行剖宫产的病例。

● 麻醉方式选择：需要考虑的因素较为复杂。一方面，椎管内麻醉提供了良好的镇痛效果，却影响了肋间肌肌力，可能会降低呼吸障碍患者的潮气量，在氧供不减少的情况下，患者势必需要增加呼吸频率来保障分钟通气量，导致呼吸做功增加。因此，采用椎管内麻醉时，平面不宜过高，此外，罗哌卡因的感觉运动分离特点对该类患者也可能具有一定优势。另一方面，全身麻醉能更好地实施呼吸管理，保障氧供，避免术中通气不足，但麻醉药物尤其是肌松药的应用，可能会导致患者术后呼吸恢复困难，难以脱机。在该类患者中报道了不使用肌松药的全静脉短效麻醉的成功应用，将有助于避免术后机械通气时间延长，为防止妊娠合并 ALS 患者术后呼吸系统损害提供了新思路。此外，也有 ALS 快速恶化患者在避免气管插管和全身麻醉的情况下使用无创通气联合腰麻成功完成手术的病例报道。

● 麻醉管理：除常规监测外，对于存在呼吸频率过快的呼吸衰竭患者围手术期需加强血气分析监测，及时发现二氧化碳蓄积、缺氧和酸碱平衡紊乱。避免由于酸中毒和二氧化碳蓄积等因素导致的氧离曲线右移所造成的胎盘氧供下降。全麻后拔管指征的掌握也是该类患者管理的难点，必要时可采用无创呼吸模式帮助患者呼吸功能恢复过渡。术后镇痛应避免使用对呼吸功能有明显抑制的药物，因此，选择神经阻滞对于这类患者具有明显的优势。

总之，肌萎缩侧索硬化症是上运动神经元和下运动神经元损伤之后出现包括球部（延髓支配的肌肉）四肢、躯干、胸部腹部的肌肉逐渐无力和萎缩的一种严重疾病，妊娠合并 ALS 很罕见，妊娠可能加重病情，呼吸功能障碍是整个围手术期关注的重点。作为罕见的复杂病例，包括产科、神经内科、呼吸内科、麻醉科在内的多学科的参与能更好地为 ALS 孕妇制订诊疗计划，保障母婴安全。

（高志伟　张　英）

第十三节　妊娠合并 2 型脊髓肌萎缩

☆病情介绍

患者，女性，28 岁，身高 132cm，体重 42kg，因“诊断为脊髓肌萎缩 27 年，孕 33^{+3} 周，伴呼吸困难 1^{+} 个月”入院。患者自述于 1 岁半诊断为脊髓性肌萎缩，7 岁开始不能行走依靠轮椅，13 岁时病情加重，并发进行性脊柱侧弯，近 10 年来患者病情稳定，未进行吸氧及机械辅助通气治疗。

肺功能检查提示：妊娠前用力肺活量占预测值 63%，咨询肺病专家、产科专家及麻醉科专家后决定妊娠，并妊娠成功。妊娠期定期产检，妊娠早期和中期无特殊，妊娠 31 周时，患者出现呼吸困难症状，肺功能检测显示肺功能下降，用力肺活量和用力呼气量分别为预测水平的 24% 和 23%。妊娠 32 周，肺活量（FVC）为 1.59 L（53% 的预测值），一秒用力呼气量（FEV_1）为 1.45L（预测值的 48%）。孕 33 周时患者呼吸困难症状明显加重，夜间无法平卧休息，孕 33^{+3} 周为终止妊娠入院。产科检查显示该患者盆腔出口狭窄，头盆腔不成比例。经多科室会诊，综合评价后建议剖宫产终止妊娠。麻醉前评估，患者存在明显的困难气道和脊柱侧弯畸形，椎间隙扪诊不清，椎体存在水平位旋转畸形。

☆处理经过

入院后给予地塞米松 12mg，q12h 肌内注射促进胎肺成熟。经麻醉科术前讨论综合分析后，采用了超声引导下双侧 TAP 神经多点阻滞 + 双侧腰方肌神经阻滞 + 腹腔内浸润 + 静脉强化的多模式联合麻醉方式。同时做好困难气管插管的准备，以及全身麻醉药物和抢救药物准备。

患者入室后予以常规心电监护，密切监测心电图、血压、心率、SpO_2，面罩吸氧下右美托咪定持续泵入镇静。待患者安静后首先使用 8 ～ 13MHz 线性探头沿腋前线放置在髂嵴至下肋缘的中间位置寻找肌肉间隙，使用 0.33% 罗哌卡因 20ml 完成平面内 TAP 阻滞，密切观察双侧药物能有效扩散。其次，将超声探头放于髂前上棘与脐之间，在旋髂深动脉的分支附近发现髂腹股沟及髂筋膜下神经，在距离髂前上棘约 3cm 处完成每侧 0.33% 罗哌卡因 10ml 注射，效果满意，3min 后剖出一活女婴，体重 1824g，新生儿 Apgar 评分 1-5min 分别为 7 分和 9 分。围手术期患者生命体征稳定，血压波动在 113/58 ～ 136/86mmHg，心率维持在 102 ～ 118 次 / 分，吸氧后氧饱和度 94% ～ 100%，呼吸频率为 18 ～ 22 次 / 分。为了减少患者内脏不适，产科医生在关闭子宫切口前使用氯普鲁卡因对腹腔内脏神经进行浸润。在检查和修复子宫切口时使用切口保护套保护切口同时暴露出子宫，进而减少对内脏器官的牵拉。整个手术时间持续约 80min，出血量 400ml，输入乳酸钠林格液 500ml。术后 18h 再次追加双侧 TAP 神经阻滞镇痛，予以腿部压力泵护理等相关措施积极预防血栓栓塞等并发症。

☆相关知识点

脊髓性肌萎缩症（spinal muscular atrophy，SMA）是一种常见的致死性常染色体隐性遗传疾病，其以低运动神经元变性为特征，导致进行性瘫痪并伴有肌肉萎缩。该疾病的基因已被定位在染色体 5q13 上。SMA 的发病率为 4 ～ 10/10 万活产儿，致病性 SMN1 突变的携带率为 1/90 ～ 1/47，SMA 是导致婴儿死亡最常见的单基因病因。SMA 中，遗传缺陷导致存活运动神经元（SMN）蛋白水平降低，最终导致脊髓前角细胞变性。SMA 疾病的特征表现为脊髓前角细胞及低位脑干运动核变性，最终导致肢体出现进行性肌无力和肌萎缩。但 SMA 不影响患儿的认知功能。这类疾病过去通常分为 1 ～ 3 型，目前根据起病年龄和临床病程分为 0 ～ 4 型。SMA 分型及临床表现将表 2-13-1。

O 型 SMA 和 1 型 SMA 是最常见且最严重的类型。2 型和 3 型起病较晚，病情的严重程度较轻。4 型临床表现最轻。虽然 SMA 亚型的区分对于临床预后和治疗思路有指导意义，但 SMA 各表型的临床严重程度相延续，没有明确的分界。一般而言，SMA 疾病严重程度与 SMN2 基因拷贝数呈负相关（正常人群中该基因拷贝数存在差异），其次与 SMN 蛋白水平也呈负相关。

不同类型 SMA 临床表现不同：① O 型 SMA 在宫腔内即存在胎动减少甚至无胎动，出生时常合并重度肌无力及肌张力过低、反射消失、双侧面瘫、先天性心脏缺损，多发性关节挛缩等症。② 1 型 SMA 存在严重的对称性弛缓性麻痹，无法单独坐立，延髓肌无力可导致哭声低微、吮吸无力及吞咽反射减弱、分泌物滞留、舌肌肌束颤动，误吸和生长停滞。

③ 2 型患儿可在无辅助下坐立，但不能实现独自站立和行走。2 型 SMA 肌无力主要累及近端，下肢重于上肢。此外，肌无力几乎可致所有患儿出现进行性脊柱侧弯；呼吸肌无力合并脊柱侧弯可致限制性肺病。部分患者还可出现关节挛缩及下颌强直。2 型 SMA 患者通常在青少年时期便丧失独立坐立的能力。④ 3 型患者可独立行走。常近端肌无力起病，下肢重于上肢，因此常出现跌倒和爬楼梯困难。随着发病时间的推移和肌无力的进展，许多患者最终丧失独立站立或行走的能力，只能依赖轮椅。而可以行走的患者则可能发生足畸形。该型大部分患者不会出现脊柱侧弯或严重影响日常活动能力的呼吸肌无力。⑤ 4 型患者的运动功能发育基本正常，且常终身可以独立行走。

表 2-13-1　SMA 分型及临床表现

分型	发病年龄	比例	病情程度	临床特征及预后
0 型（早发型）	出生前	不确定	重	病情危重，多在 6 月龄前因呼吸衰竭而死亡，1 月龄前死亡多见
1 型（婴儿型）	＜ 6 个月	不确定	重	症状进展迅速，无法单独坐立，多 2 岁前死于呼吸衰竭
2 型（中间型）	3 ～ 15 月龄	20%	较轻	无法独立行走或站立，慢性病程，预期寿命不定，可＞ 25 岁
3 型（青少年型）	18 月龄至成年	30%	较轻	缓慢进展性近端肌无力为特征，可能导致独立行走能力丧失，寿命正常
4 型（晚发型）	＞ 30 岁	＜ 5%	轻	运动功能发育基本正常，终身可以独立行走，寿命正常

由于各类型 SMA 都与进行性、限制性呼吸功能障碍有关。SMA 女性患者妊娠时可因呼吸功能受损而增加妊娠风险，在有些病例中，脊柱侧后凸将进一步限制呼吸功能。此外，有限的数据显示，SMA 女性患者妊娠常合并早产，并且泌尿道感染发生率增加。尽管存在这些问题，但目前尚未发现该病对胎儿后期生长发育产生不利影响。已有研究报道用力肺活量占预测值 50% ～ 70% 的 SMA 女性患者成功妊娠。

☆专家点评

理想状态下，这类患者的妊娠应由熟悉神经肌肉疾病的产科医生和麻醉医生共同处理。

- 分娩方式选择：目前尚缺乏关于该病患者分娩方式的相关指南。剖宫产术与经阴道分娩均有成功报道。因为 2 型 SMA 患者通常没有足够的肌肉力量或者阴道分娩时骨盆不合适，所以通过剖宫产手术终止妊娠在 2 型 SMA 症患者中很常见。

- 麻醉方式选择：对于该类患者，在麻醉方式的选择及麻醉用药方面都给我们提出了一个独特的挑战，综合该患者及胎儿的情况，一方面，患者存在肌肉无力、限制性肺病、困难气道，未足月胎儿对全麻醉药物敏感性增加等问题，若选择全身麻醉会存在困难气道、呼吸循环管理困难、新生儿抑制等风险；另一方面，患者严重的脊柱畸形将增加脊髓和硬膜外椎管内麻醉中穿刺困难及麻醉效果不佳的风险。使用 TAP 和髂腹股沟、髂筋膜下阻滞在剖宫产麻醉中可以提供可靠感觉阻滞，联合使用对呼吸抑制轻的非阿片类药物右美托咪定，让患者减少了紧张及恐惧，能安全地为患者提供持续的镇静和镇痛，同时最大限度地减少过度镇静和呼吸抑制的风险。

超声引导下区域腹壁神经阻滞，如腹横肌平面阻滞（TAP）和髂腹股沟/髂筋膜下（IIIH）阻滞，可以提供更可靠的区域神经阻滞，并有效的限制局麻药的总剂量。另外，对 SMA 女性患者进行围手术期管理时应该关注妊娠中期出现的肌无力加重以及产后恢复延迟。一项报告显示，合并 SMA 的产妇在顺利妊娠和剖宫产后出现了极严重的肌无力伴呼吸困难和延髓受累，持续 1 ～ 2 周后运动功能才恢复至基线水平。因此，产后仍然需要加强呼吸方面的监测，必要时术后转 ICU 行无创呼吸机辅助治疗。

总之，妊娠合并 2 型 SMA 患者容易发生呼吸功能衰竭，同时存在困难气道和脊柱畸形并存的可能。尽管 2 型 SMA 患者接受剖宫产治疗的病例报告较少见，但这样的成功经验却有助于麻醉医生在遇见这些罕见病病例时，通过多学科合作和超声引导下神经阻滞技术用于替代其他麻醉方法。

（任应博　张　英）

第十四节　妊娠合并吉兰 - 巴雷综合征

☆病情介绍

患者，女，29 岁，身高 156cm，体重 63kg，因“G1P0 停经 35^{+3} 周，规律宫缩伴双下肢无力 1d”入院。妊娠期定期产检无特殊。入院前 1d 突然出现双下肢力量下降，感觉站立不稳，需要借助外力站立。患者既往史无特殊。

查体：双下肢肌力减退，肌力Ⅳ级，下肢感觉异常，双侧下肢屈曲，足底皮肤反射消失。

心电图、肝功能、肾功能、电解质、凝血功能检查未见明显异常。入院后第 2 天患者肌力进行性降低，查体肌力Ⅲ级，双腿能艰难抬离病床。立即予以头颅和脊髓 MRI 检查未见明显异常。神经内科建议腰椎穿刺行脑脊液分析辅助诊断，完善腰椎穿刺检查后结果提示：脑脊液呈无色透明液体，葡萄糖含量为 56mg/dl，蛋白质 126mg/dl，生物化学或与细胞学无变化。未行肌电图检查，经神经内科会诊后考虑为吉兰 - 巴雷综合征，给予常规免疫调节处理后症状缓解不明显。

入院诊断：G1P0 35^{+3} 周；吉兰 - 巴雷综合征；羊水过少，需行急诊剖宫产终止妊娠。

☆处理经过

患者无困难气道，通气功能轻度受损。根据患者的病情，麻醉方式选择经口快速顺序诱导下气管插管全身麻醉。入室后常规监测建立静脉通道，SpO_2 96%（吸空气），完成抢救药物准备，连接好负压吸引器和吸痰管。患者充分氧合去氮后给予丙泊酚（1.5mg/kg）和瑞芬太尼（1μg/kg），罗库溴铵 0.5mg/kg 快速顺序诱导。经口可视喉镜辅助下顺利插入内径 7.0mm 的加强型气管导管。诱导后 3min 顺利剖出一活女婴，断脐后，静脉补充给予舒芬太尼（0.25μg/kg），缩宫素（20U）稀释于 500ml 0.9% 生理盐水中静脉滴注。新生儿出生后未见明显异常，1min Apgar 评分为 10 分。患者在手术过程中血流动力学稳定，未使用血管活性药物，容量正平衡 300ml。术后 10min 患者自主呼吸、意识恢复，配合完成指令，顺利拔除气管导管，患者生命体征平稳，未述特殊不适。于麻醉恢复室观察，经鼻吸氧 2L/min，心电监护，SpO_2 维持于 100%，循环稳定。术后镇痛采用舒芬太尼联合布托啡诺静脉泵自控镇痛，术后 VAS 疼痛评分低于 3 分。术后临床神经系统病情无变化，术后第 2 天转入神经内科病房继续治疗，吉兰 - 巴雷综合征症状逐渐好转，15d 后出院。

☆相关知识点

吉兰 - 巴雷综合征（Guillain-Barré syndrome，GBS）又称为格林 - 巴利综合征，是一种自身免疫介导的急性炎性脱髓鞘性多发周围神经病，主要损害多数脊神经根和周围神经，也可累及脑神经，是急性获得性肌无力的最常见原因。该疾病的主要病因为病原体感染后的免疫反应，人体通过自身免疫系统攻击病原体的同时，也会攻击与周围神经髓鞘类似的病原体成分，引起神经功能障碍。所有有髓神经（运动神经、感觉神经、脑神经、交感神经）都会受到影响。病原体可能与空肠弯曲菌感染有关。通常以腹泻为前驱症状的患者感染率可达 85%，常引起急性运动轴索感染神经病。

临床特点为急性或亚急性起病，症状多在 2 周左右达到高峰，4 周后 90% 患者可得到缓解。临床表现为多发神经根及周围神经损害，严重者会导致致死性呼吸衰竭、双侧面瘫及自主神经功能障碍。该病的典型症状主要包括以下四个方面：①肢体无力：首发症状多为肢体对称性迟缓性肌无力，自远端向近端发展或者自近端向远端加重，常由双下肢开始逐渐累及躯干肌、脑神经。②肢体感觉异常：感觉障碍一般比运动障碍为轻，可先于或与运动症状同时出现，肢体远端感觉异常表现为烧灼感、麻木、刺痛和不适感等，呈手套 - 袜套样分布。③脑神经受累：主要受累双侧面神经，其次为舌咽神经、迷走神经麻痹，表现为面瘫、声音嘶哑、吞咽困难。④其他症状：自主神经功能障碍的患者可表现为皮肤潮红、出汗增多、心动过速、心律失常、直立性低血压、手足肿胀、营养障碍等。

该疾病诊断主要依靠多发性广泛的神经损害的临床表现，常规实验室和影像学检查无阳性发现，脑脊液分析常有白蛋白升高，白细胞计数正常，该现象被称为白蛋白 - 细胞分离现象，白蛋白增高可能是由于近端神经根水平的血脑屏障通透性增加导致。疾病多呈单时相自限性病程，病程 4 ～ 8 周。非妊娠患者静脉注射丙球蛋白和血浆置换治疗有效。其中大部分患者经治疗后可完全恢复正常。

在妊娠人群中，GBS 的发病率与一般人群相似，每年为 1.7/10 万。妊娠合并 GBS 的并发症可能影响母亲和胎儿，导致严重并发症。由于妊娠合并 GBS 临床比较少见，部分临床表现不典型，容易与妊娠期的其他合并症表现相混淆，部分症状还可能和腰痛、坐骨神经痛、椎间盘突出压迫神经根等表现存在叠加效应。但患者急性、进行性的神经功能损害是其主要的特点。妊娠后并发 GBS，不但可导致患者跌倒，严重者还可能会发生胎盘早剥、子宫破裂、早产等意外，所以发病后及时就诊明确诊断非常关键。妊娠患者病情加重可累及呼吸肌导致呼吸衰竭，严重者可能导致胎儿宫内缺氧。在分娩过程中，可能由于病情的因素，加重呼吸衰竭、感染、低血压、严重心律失常等并发症的发生风险。

妊娠或非妊娠 GBS 患者的治疗没有明显差异，均以症状性治疗为主，必要时可以辅助中医中药等相关治疗。对于非妊娠妇女，血浆置换或免疫球蛋白治疗可加速恢复，但在孕妇中使用这些疗法存在极大的困难而很少实行，因此其安全性和有效性还没有足够的证据。

☆专家点评

妊娠合并 GBS 患者一旦确诊应加强血流动力学监测、肺功能监测和神经功能监测。注意下肢肌力下降情况，避免跌倒外伤，并密切观察呼吸情况，警惕病情快速进展导致的呼吸衰竭，必要时行血气分析，做好气管插管或者气管切开准备。围手术期管理主要从以下几个方面考虑。

- 分娩方式选择：由于该类患者的子宫动力学还能得以维持，产科管理与其他孕妇没有不同，是可以尝试进行阴道分娩的，但能否接受硬膜外无痛分娩治疗还需要根据患者情况决定，由于患者已经存在外周神经损害的相关症状，目前还不能确定长时间的椎管内置管和低浓度局部麻醉药作用是否会加重神经根损害。
- 麻醉方法选择：还没有相应的专家共识，硬膜外或蛛网膜下腔等区域麻醉和全身麻醉都能获得满意的治疗效果。因为两种麻醉方法在该人群中都存在潜在的高风险，所以剖宫产术中镇痛技术和麻醉方式的选择需要权衡利弊。虽然硬膜外麻醉或蛛网膜下腔麻醉对分娩和剖宫产的镇痛效果良好，且患者耐受性良好，但区域阻滞麻醉对这类神经系统疾病患者的潜在风险不应被低估，特别是在 GBS 孕妇，因为 GBS 患者对局麻药有更大的敏感性，这可能导致交感神经阻滞的扩散大于预期，并产生不可预知的血流动力学效应（低血压、心动过缓和心血管系统衰竭）。
- 围手术期管理：GBS 患者伴随病情的进展以及妊娠相关的病理生理变化，会存在困难气道、反流误吸等围手术期高风险。应采取术前禁食禁饮等相关预防措施，采用快速顺序诱导在应对困难气道和反流误吸方面均是有利的。吉兰 - 巴雷综合征患者肌松剂选择存在一定的争议，去极化肌松剂氯化琥珀胆碱可导致高钾血症，不建议使用，使用非去极化肌松剂却存在长期阻断的风险，对于通气功能下降的患者，导致术后通气支持时间延长。妊娠合并 GBS 患者在药物代谢速度上可能存在一定程度的降低，导致药物相互协同作用可能会加强，所以麻醉管理中麻醉深度监测及肌松监测显得尤为重要。肌松拮抗剂使用与否，目前观点不一，但建议常规使用肌松拮抗剂。术后除了加强血流动力学监测，肺功能监测、神经功能监测、肠道功能监测和膀胱功能监测也十分重要。对于严重呼吸功能衰竭和自主神经功能不稳定的患者需进入 ICU 继续治疗。

总之，GBS 起病急，病情进展快，临床表现复杂多样，与妊娠期病理生理改变和多种合并症的临床表现可能存在叠加效应，导致患者病情危重。而常规检查无特异性发现，容易导致诊断延误。该类患者麻醉方案选择需根据病情个性化考虑，呼吸功能下降和自主神经功能障碍的监测和管理是该类疾病关注的重点和难点。

（任应博　张　英）

第十五节　妊娠合并帕金森病

☆病情介绍

患者，女性，36 岁，因“G1P0 36^{+2} 周，帕金森症状 1 年伴加重 1 周”入院。1 年前出现左手精细运动技能轻微退化伴颤抖。因为病情发展较为缓慢，患者未就医，进而发展为刷牙等精细运动障碍和颤抖进一步加重，致左手和上肢无力，诊断为：帕金森病。长期服用雷沙吉林 1mg，盐酸普拉克索 1.05mg，金刚烷胺 100mg，每天 1 次。左旋多巴 50mg+ 卡比多巴 12.5mg，每日 3 次。

妊娠期常规神经内科和产科门诊就诊。妊娠后停用雷沙吉林、西奈美和金刚烷胺，普拉克索剂量减半。患者妊娠期情绪焦虑，自述妊娠期间右腿下肢力量减退，步态不稳，行走时需要外物予以支持。1 周前患者下肢乏力和步态不稳症状进一步加重，并伴发了流涎等症状，胎儿足月具备剖宫产适应证，遂收治入院。16 岁时诊断为多囊卵巢综合征。

查体：体温 36.3℃，心率 86 次 / 分，呼吸 18 次 / 分，血压 129/73mmHg；身高 162cm，体重 65kg。双肺呼吸音对称，心脏查体未见异常，右下肢力降低（肌力Ⅲ级），伴右侧跛行步态，感觉系统及其他系统未见明显异常。产科检查无特殊。其余检查未见明显异常。

入院诊断：G1P0 36^{+2} 周孕宫内单活胎；帕金森病；珍贵儿。术前评估患者马氏气道分级 Ⅰ 级，脊柱无侧弯，下肢肌张力下降，感觉正常，运动减弱。

☆处理经过

术前予以枸橼酸钠 30ml、雷尼替丁 150mg 口服保护胃黏膜，服用治疗帕金森病药物至术晨。入室常规心电监护，血压 118/67mmHg，心率 78 次 / 分，呼吸 18 次 / 分，SpO_2 99%。患者取左侧卧位，选择 $L_{2\sim3}$ 间隙腰 - 硬联合麻醉，蛛网膜下腔给予 0.5% 罗哌卡因 2.2ml，硬膜外腔给予 1% 利多卡因 +0.1% 肾上腺素 3ml 试探剂量，手术开始前予以患者手术床左倾预防仰卧位低血压综合征，5min 测试麻醉疼痛感觉平面阻滞达 T_6 水平。切皮后 5min 取出胎儿，胎儿取出后患者出现寒战及肢体颤抖症状，予以右美托咪定 1μg/（kg·h）静脉泵注，咪达唑仑 2mg 静脉推注。患者颤抖症状缓解，安静入睡，手术期间患者生命体征平稳，术后患者意识清醒，帕金森症状无明显加重。

术毕行超声引导下双侧腹横筋膜阻滞辅助镇痛（单侧给予 0.25% 罗哌卡因 20ml+ 右美托咪定 10g）。术后静脉镇痛给予布托啡诺 10mg+ 舒芬太尼 100μg + 生理盐水 100ml，背景剂量 2ml/h，追加 2ml/ 次，间隔锁时 15min。术后 12h 按压子宫 VAS 疼痛评分 3 分，静息时 VAS 疼痛评分 1 分。术后第 3 天转入神经内科，予以增加左旋多巴剂量和调整抗帕金森相关药物等对症支持治疗。出院后继续左旋多巴规律服药。术后 1 个月麻醉门诊复诊，患者步态和肌力在新的抗帕金森病方案下有了很大的改善，婴儿坚持母乳喂养，未发现特殊并发症。

☆相关知识点

帕金森病（Parkinson disease，PD），又称震颤麻痹，是一种进行性神经变性疾病，40

岁以上人群发病率为 100 ～ 200/10 万人。PD 在 40 岁以下人群不常见，但在 60 岁以上人群发病率迅速增加，诊断平均年龄为 70.5 岁。现认为 PD 是一种具有多种临床特征的复杂性疾病，除运动症状外，其临床特征还可以包括神经精神性及其他非运动表现。帕金森病患者主要影响老年人，很少发生于育龄妇女。帕金森病患者合并妊娠后妊娠期生理变化和药物相互作用，导致 PD 临床表现和症状不典型，帕金森病在育龄妇女中流行率不确定，妊娠期 PD 更为罕见。根据现有统计，约 5% 育龄妇女发生过 PD，但目前关于合并 PD 的剖宫产患者麻醉管理的经验较少。

PD 最常见病因是衰老，但动脉硬化、弥漫性中枢神经系统退行性病变、颅脑损伤、肿瘤、代谢缺陷、一氧化碳或重金属中毒等也可能致病。而药物诱导多巴胺受体阻滞可导致 PD 症状和体征，多巴胺 - 乙酰胆碱比例失衡也会加重该症状。该疾病还可以发展到其他区域，如脑干、丘脑或基底神经节，导致相应临床特征，统称为帕金森综合征。PD 显著的临床特征包括：静息性震颤、肌肉强直和运动迟缓。除此之外，姿势反射丧失和自主神经功能障碍等临床症状也很常见。这些症状导致运动缺乏、运动障碍、肌力障碍和静止特征性震颤，后者可伴随运动而减弱。随着疾病进展，患者会感觉运动能力下降，认知功能障碍和抑郁。

对于帕金森综合征的治疗，早期主要为物理治疗和功能锻炼，康复锻炼能够明显减轻强直和屈曲姿势，另外快走、太极拳、游泳及水中有氧运动也能提供较为有效的锻炼效果。病情发展到功能失代偿阶段就需要选用药物治疗，基于增加多巴胺水平的原理，l-3，4- 二羟基苯丙氨酸（L-DOPA）、多巴胺激动剂、单胺氧化酶抑制剂、阿普吗啡和儿茶酚 -o- 甲基转移酶（COMT）抑制剂可用于 PD 的治疗。于妊娠期应用外周多巴胺脱羧酶抑制剂可减少外周多巴胺分解，左旋多巴疗效最好且使用安全。金刚烷胺可短期缓解轻度或早期 PD 症状。短效多巴胺激动剂，特别适用于消除运动不协调或作为静脉输液的抢救用药。相关研究报道，约 50% PD 女性患者在妊娠期间会经历 PD 症状恶化。然而，使用抗 PD 药物治疗仅能减少 1/3 患者症状恶化，但并未增加分娩或胎儿并发症发生率。经药物治疗后无效或是疗效明显减退，方可考虑手术治疗。

☆专家点评

PD 妊娠患者文献已报道约 40 例，在产后早期也有 PD 发病的报道，由于这一时期产妇的特殊性，导致明确诊断可能存在延迟，并可能与产后抑郁症、心源性帕金森病等相混淆。

- 分娩时机和方式：对于通过服药病情可控的 PD 患者，可妊娠到足月，对病情控制欠佳，同时合并了妊娠期其他合并症的患者，可根据孕妇和胎儿的情况适时终止妊娠。分娩方式的选择也需根据患者的病情个体化决定，特别是对于合并肌力下降的患者，经阴道分娩可能存在困难，而剖宫产可缩短产程，减少待产过程中的不可控风险，对症状较重的 PD 患者，安全性和可控性更高。
- 麻醉方式选择：全身麻醉的优点是患者术中处于静止状态，且脊髓水平的神经学不受干扰，但由于 PD 患者具有上呼吸道功能障碍，容易发生反流误吸。PD 患者长期运动功能减弱增加了血栓栓塞并发症风险，加之妊娠期患者凝血功能处于高凝状态，导致全麻后血栓栓塞风险进一步升高。与全身麻醉相比，椎管内麻醉所引起的呼吸系统相关并发症及围手术期恶心、呕吐发生率较低。但自主神经功能障碍可能增加椎管内麻醉低血压风险。此外，椎管内麻醉操作过程中需要患者高度配合，而PD患者基本都存在不自主运动症状，在妊娠期间可提供最大允许剂量的抗PD药物，并应用于手术当天，以便最大程度地改善患者的PD症状，在进行麻醉操作前需与患者积极沟通，避免椎管内操作时的体动。该患者目前不光出现下肢乏力、步态不稳等临床症状，且还存在唾液分泌过多，这可能会导致在全身麻醉期间增加反流误吸风险，该患者在使用抗PD药物后相关症状得到了很好的控制，并按计划在椎管内麻醉复合静脉镇静下进行了平稳剖宫产手术。术后镇痛时使用阿片类药物缓解疼痛也存在加重恶心和呕吐风险。

● 围手术期管理：术中麻醉管理应注意抗PD药物与麻醉药物之间的相互作用。七氟烷等吸入性麻醉药使心肌对儿茶酚胺敏感，严重可致心律失常，尤其是氟烷增加心律失常风险较高；氟哌啶醇等神经类安定药可通过阻断多巴胺受体，加重PD症状。阿片类药物可导致肌肉僵硬或急性肌张力异常反应。发生胸壁强直后有可能干扰通气，损害存在咳嗽或呼吸系统疾病患者的呼吸功能。多巴胺会抑制泌乳素作用而被列为需要母乳喂养患者的禁忌。吗啡可降低新陈代谢和排泄，应避免妊娠或已妊娠的妇女服用。新型麻醉药物如右美托咪定、艾司氯胺酮等在该类PD患者中的安全应用还未得到证实。术后镇痛时使用阿片类药物缓解疼痛也存在加重恶心和呕吐风险。

总之，妊娠合并PD罕见，但随着生育年龄的延后，PD在未来可能会影响更多的妊娠患者，剖宫产对于症状较重的PD患者，安全性和可控性更高。在妊娠期间应提供最大允许剂量的抗PD药物，并应用于手术当天，以便最大程度地改善患者的PD症状，PD患者具有上呼吸道功能障碍，容易发生反流误吸。PD患者自主神经功能障碍可能增加椎管内麻醉低血压风险，特别值得关注的是抗PD药物在妊娠期和围手术期应用的安全性。

（任应博　张　英）

第十六节　妊娠合并自主神经功能失调

☆病情介绍

患者，女，35岁，因“G4P0停经36^{+3}周，伴纳差及睡眠障碍4周”入院。患者因既往宫外孕切除右侧输卵管后两次妊娠均发生流产，本次妊娠后因焦虑于我院神经内科就诊，经按时服药病情较稳定。孕32周体检发现胎儿存在先天性心脏病（房间隔缺损），患者焦虑症状加重，出现饮食无味、不能感觉饥饿，伴睡眠障碍、思想不集中、记忆力下降、头晕、头痛、胸闷、疲劳、倦怠、眩晕等症状。于门诊予以抗抑郁及中医中药等对症支持治疗后患者症状缓解不明显。

入院诊断：自主神经功能失调；G4P0 36^{+3}周宫内孕头位单活胎待产；抑郁症。入院后请神经内科、精神科、麻醉科行多学科会诊评估，拟行择期剖宫产术终止妊娠，并给予地塞米松促进胎肺成熟。术前行常规检查：心脑电图、血常规、凝血功能及肝肾功能、电解质，均未见明显异常。

☆处理经过

患者入院后不能入睡，请麻醉科会诊后予以常规心电监护及胎心监护下在患者准备入睡时右美托咪定 2μg/（kg·h）持续泵注，待患者入睡后调整右美托咪定为 0.5μg/（kg·h）持续泵入 1h。患者安静入睡，入睡期间持续监测胎心。左侧卧位 $L_{2\sim3}$ 椎间隙实施腰硬联合麻醉，蛛网膜下腔给予 0.5% 罗哌卡因 2.5ml，硬膜外导管头端置入深度 3.5cm，维持麻醉平面在 T_6 水平以下，切皮后 3min 取出胎儿，新生儿 Apgar 评分 1-5-10min 分别为 8-9-10 分。断脐后静脉给予患者艾司氯胺酮 20mg，患者安静入睡，术中生命体征平稳，收缩压维持在 95 ～ 120mmHg，舒张压维持在 50 ～ 65mmHg，心率维持在 65 ～ 90 次 / 分。手术持续时间 45min，术中出血约 300ml，尿量 200ml，术中共输入乳酸钠林格液 500ml。术毕行超声引导下双侧腹横筋膜阻滞（0.25% 罗哌卡因 40ml+ 右美托咪定 20μg）。术后静脉镇痛方案：艾司氯胺酮 80mg+ 酒石酸布托啡诺 10mg+ 生理盐水 150ml，背景剂量 2ml/h，追加 2ml/ 次，间隔锁时 15min。术后随访患者未述明显疼痛，术后 18h 下床活动。新生儿予以心脏彩超复查提示：房间隔缺损 3mm，建议随访观察。经艾司氯胺酮用于术后镇痛和抗焦虑等作用，产妇睡眠障碍、思想不集中、记忆力下降、头晕、头痛、胸闷、疲劳、倦怠、眩晕等症状较前缓解。术后第 5 天未诉特殊不适予以安排出院。

☆相关知识点

自主神经功能失调，又称神经症或官能症。自主神经功能失调是一种非器质性精神障碍的功能性疾病，根据个人不同的表现症状和不同的情况，产生的反应症状也不相同。临床特点及主要症状表现是以非器质改变为基础的焦虑，强迫症状，癔症性症状和躯体或自主神经系统症状，不具有幻觉、妄想等精神疾病症状。患者对疾病状态存在自知力，人格一般没有损害，患者通常并不会把自己病态的主观体验和想象的东西与外界现实相混淆。

自主神经功能失调主要是因功能障碍而造成的生理不适、心理不适及精神状态不适。其症状可波及多个系统，主要临床表现见表 2-16-1。

表 2-16-1　自主神经功能失调临床表现

系统	表现
呼吸系统	呼吸深度和频率的变化
心血管系统	阵发性高血压、周期性低血压、窦性心动过速或过缓，类似心肌梗死表现
消化系统	胃肠功能紊乱、消化液分泌障碍
泌尿系统	尿频、尿急、排尿困难，尿失禁、尿潴留
神经系统	失眠、多梦、思想不集中、记忆力下降、头晕、头痛、胸闷痛、疲劳、倦怠、自汗、眩晕、喉头异物感、神经性喘息等
其他	面部潮红、出汗异常、瞳孔扩大或缩小、流涎、寒战、腹痛、性功能紊乱

自主神经功能失调患者迷走神经及交感神经张力均下降，大部分自主神经功能失调患者反应心脏自主神经变异总体状况的 R-R 间期存在明显改变。自主神经功能失调患者体内

也存在下丘脑 - 垂体 - 肾上腺轴、下丘脑 - 垂体 - 甲状腺轴的异常激活，特别在清晨时，肾上腺激素分泌的血浆皮质醇显著增高，表现为下丘脑调节轴的异常。围手术期药物的相互作用以及麻醉刺激均会导致自主神经功能异常，严重可能诱发心律失常、循环衰竭等特殊并发症。

妊娠患者本身就合并了代谢率增高，表现为多汗、心率增快、呼吸增快、易疲劳等症状，伴随呼吸和心脏做功增加。患者存在对妊娠结局和胎儿生长发育的焦虑，以及增大的子宫压迫下腔静脉导致的循环动力学改变、抬升膈肌导致的呼吸困难、睡眠障碍等，与自主神经功能障碍的症状之间有叠加协同作用，比单纯自主神经功能障碍症状可能出现得更早，症状也更为严重。自主神经功能障碍影响多个器官系统，对母体和胎儿均造成不良影响，导致母体体重下降，胎儿生长受限等。妊娠期管理，首先应加强患者激素水平变化的监测与支持治疗，正在接受自主神经功能失调药物治疗者术前是否需要停药需咨询专科意见，多数药物无须停药。

☆专家点评

本例自主神经功能失调患者在术前存在睡眠障碍及饮食无味、不能感觉饥饿，伴睡眠障碍、思想不集中、记忆力下降、头晕、头痛、胸闷、疲劳、倦怠、眩晕等症状。右美托咪定辅助睡眠，腰硬联合麻醉下顺利实施剖宫产。

● 分娩时机和方式：由患者的产科情况确定。对于重度的自主神经功能失调患者剖宫产可快速终止妊娠，避免产程过长、焦虑、疼痛、应激等可能导致自主神经功能失调病情加重。

● 麻醉方式选择：对于可配合、无禁忌患者，椎管内麻醉首选。但要注意椎管内麻醉交感神经抑制，如阻滞平面过广时，可出现显著的心动过缓、心排血量减少和血压急剧下降，合并自主神经系统疾病患者更容易发生上述循环功能虚脱，甚至窦性停搏。该患者存在抑郁状态，麻醉穿刺过程可能存在不配合导致椎管内麻醉失败和神经损伤的风险，术前访视的交流与沟通保证患者在进行有创操作时更加耐受，顺利实施腰硬联合麻醉。

● 围手术期管理：患者术中容易出现多个系统的异常，尤其是循环系统的剧烈波动，加强监测，必要时可行桡动脉置管连续有创血压监测。入手术室后可给予小剂量的咪达唑仑镇静，术中尽量避免使用卡前列素氨丁三醇等对患者副作用较大的子宫收缩剂，以免诱发自主神经功能失调导致的病情加重。胎儿娩出后可追加镇静药物，加强术后镇痛减少因疼痛焦虑等情绪因素导致的病情进展。由于自主神经系统与麻醉药物、麻醉操作，以及手术创伤刺激的关系极为密切，因此要对该类患者麻醉用药安全需进行全面评价。

在椎管内麻醉的辅助用药中，由于许多麻醉药物的药理作用具有协助或拮抗自主神经系统的功能，选择适宜的抑制自主神经系统过度应激反应的药物（如右美托咪定等）作为辅助用药，以调控交感或副交感神经的失衡，保障心血管功能及内环境的稳定。

而在全麻药物的选择上，①镇静药：艾司氯胺酮是氯胺酮中效价更强的右旋结构，主要作用于 NMDA 受体，在国外研究中已经大量应用于重度抑郁患者及治疗无效的抑郁患者之中。②麻醉性镇痛药：尤其大剂量应用阿片类镇痛药可抑制交感神经，从而导致机体副交感神经相对兴奋，临床表现为轻度心动过缓和一定程度的血压轻微降低，尤其与静脉或吸入全麻药复合应用该作用更显著，需做好应对准备。③肌肉松弛药：氯化琥珀胆碱可兴奋自主神经系统的胆碱能受体，故少数患者能产生心律失常，包括窦性、结性或室性心律失常，尤其易产生窦性心动过缓，主要常见于氯化琥珀胆碱首次用量 5min 后再次静脉追加用药时。而非去极化肌松药维库溴铵有轻度抑制迷走神经作用（或兴奋交感神经作用）和儿茶酚胺释放作用。因此，可导致心率增快、血压稍升高，尤其大剂量应用时更为明显，故不宜应用于伴有自主神经系统疾病的患者。

总之，妊娠合并自主神经功能失调影响多个器官系统，对母体和胎儿均造成不良影响，妊娠期间可以实行多学科 MDT 联合治疗，精神科的介入对稳定患者病情有一定的帮助。围手术期选择适宜的抑制自主神经系统过度应激反应的药物（如右美托咪定等）作为辅助用药，以调控交感或副交感神经的失衡，保障心血管功能及内环境的稳定。注意麻醉药物具有协助或拮抗自主神经系统的功能的副作用。

（任应博　张　英）

第十七节　妊娠合并先天性无汗症

☆病情介绍

患者，女，32 岁，因“孕 39^{+4} 周，怀疑先天性无痛无汗症 27 年，阴道不自主溢液伴见红 4 h”入院。患者述自幼无痛、无汗，曾发生无数次损伤，5 岁时发生胫骨骨折，后左腿畸形愈合。当时怀疑先天性无痛无汗症，未确诊。5 年前，患者孕 34 周时因胎膜早破伴臀位在全身麻醉下行剖宫产术，未接受术后镇痛。分娩后患者在外院接受了基因检测，NTRK1 基因呈阳性，诊断为先天性无痛无汗症。

查体：体温 36.8℃，心率 76 次 / 分，呼吸 18 次 / 分，血压 127/73 mmHg；身高 155cm，体重 69kg，可扶拐行走，心肺查体未见明显异常，腹部膨隆，左下肢活动受限，弯曲畸形，不能发力，左下肢周径粗。产前检查胎心 133 次 / 分，宫口已开 8 指，患者自述未感觉明显宫缩痛。入院血生化检查未见明显异常，胎儿超声检查未见明显特殊。

入院诊断：G2P1 39^{+4} 周孕宫内单活胎临产；妊娠合并瘢痕子宫；先天性无痛无汗症。经多科会诊后考虑急诊行剖宫产术。

☆处理经过

术前评估，术前体温 36.8℃，脊柱解剖标志清楚。所有皮肤区均保留温度感觉和触觉，但针刺皮肤无痛感。向患者交代全身麻醉和椎管内麻醉的风险和获益，患者知情同意后坚决选择了椎管内麻醉。术前患者禁食 5h，禁饮 3h，术前 30min 静脉滴注雷尼替丁 50mg，入室后常规监测 ECG、血压、心率、SpO_2，术中应用测温尿管记录温度，维持手术室环境温度为 22℃。左侧卧位下于 $L_{3\sim4}$ 行腰硬联合麻醉，穿刺前皮肤和皮下组织未注射局麻药，患者未述穿刺部位疼痛。穿刺经过顺利，于蛛网膜下腔注射 0.5% 罗哌卡因 2.6ml，注药后分次静脉注射去甲肾上腺素（4μg/ 次）以维持收缩压，并留置硬膜外导管。麻醉操作完成后，仰卧位，左移子宫。根据皮肤对冰的温度感觉丧失情况，判断阻滞平面在双侧 T_6 水平。手术 3min 后娩出新生儿，Apgar 评分 1-5-10min 分别为 9-9-10 分，与家属沟通后立即转入新生儿科监护，手术历时 48min，术中共输注晶体液 950ml，术中出血 150ml，尿量 200ml。整个手术过程中，患者血流动力学稳定，肌松效果满意，术后未给予镇痛治疗。4d 后患者出院，术后随访患者自述对此次麻醉经历感到满意。

☆相关知识点

先天性无痛无汗症（congenital insensitivity to pain with anhidrosis，CIPA）是一种以无汗和对疼痛刺激不敏感为基本特征的罕见的常染色体隐性遗传性疾病，也常被称为Ⅳ型遗传性感觉和自主神经病，与神经性酪氨酸激酶受体（NTRKA）编码的基因突变有关。该受体在外周和中枢神经系统中都有表达，并构成神经生长因子（NGF）受体的一部分，在急性和慢性疼痛的产生中起着关键作用。NTRKA 基因阻碍了神经生长因子与受体结合的能力，导致痛觉接收的缺失。

CIPA 患者从婴幼儿期就开始发病，多数患者首发症状均为不明原因的反复发热，CIPA 多具有遗传性，胎儿应行产前诊断，排除患病可能。其无痛症状主要包括：由于痛觉几乎完全丧失，患者在婴儿期的疼痛感和温度受损表现为舌头、嘴唇或手指的咬伤等自残行为；在较大的儿童，表现为反复的创伤性损伤，包括组织淤血、骨折和无痛关节脱位，常与膝关节和踝关节的神经源性关节病有关。CIPA 无汗症状主要表现包括：患者全身无汗液分泌，体温随外界温度变化而变化，容易反复出现发热，多以物理降温效果显著；同时由于无法排汗，患者皮肤干燥皲裂，手掌和足底逐渐变厚，部分患者合并智力发育迟缓，智力障碍表现和程度多种多样，从轻微到严重不等。CIPA 患者一般伴有自主神经系统功能障碍，可出现胃内容反流和误吸、血流动力学不稳定、心动过缓和无法调节体温。

孕妇合并 CIPA，由于无法正确感知宫缩疼痛，往往延误就医时机，增加分娩期母婴风险；在自然分娩过程中，由于无法感知宫缩痛，也就无法诱发自发性屏气加压反应，孕妇胃排空速度减慢，妊娠合并 CPIA 的患者误吸风险更高。所有的 CIPA 患者都应视为饱胃患者进行麻醉管理。此外，孕妇在椎管内麻醉后易发生仰卧位低血压综合征，合并 CIPA 后将增加血流动力学不稳定的风险。

☆专家点评

本例患者疾病主要表现为无痛无汗，智力基本正常，心肺功能尚可。围手术期管理主要从以下几个方面考虑。

- 分娩方式选择：患者瘢痕子宫，若经阴道试产，发生子宫破裂的风险较剖宫产高，由于患者疼痛感觉缺失，不能诱发自发屏气加压，子宫破裂也不容易早期发现。且患者下肢骨折畸形，无法配合自然分娩体位和用力，选择剖宫产更安全可靠。
- 麻醉方式选择：虽然患者没有痛觉，但手术牵拉过程中的心血管反应仍然存在，手术所要求的肌肉松弛仍然需要通过麻醉才能获得，部分患者如合并胎位异常或巨大儿，肌肉松弛要求仍然较高。没有椎管内麻醉禁忌时，首选椎管内麻醉，但要注意椎管内麻醉后更易出现血流动力学紊乱。患者术前查体脊柱发育正常，否认骨折与外伤，可扪及体表标志，没有实施椎管内麻醉的禁忌。

● 围手术期管理：该类患者对疼痛不敏感，麻醉平面难以准确测定及调控，无法用痛觉消退来判定麻醉平面，但可以采用触摸皮肤摩擦阻力改变法和酒精接触皮肤冷感觉消退法测定麻醉平面。理论上前者测定出的阻滞平面要比针刺痛觉消退法测定的阻滞平面高 3 ～ 4 个脊髓节段，而用冷感觉消退法测定的阻滞平面与针刺痛觉消退法测定的阻滞平面相当，比运动阻滞平面高 1 ～ 4 个脊髓节段，比交感神经阻滞平面低 2 ～ 4 个脊髓节段，可作为临床判断阻滞平面的参考。术前需对患者进行体表痛温觉测试，根据脊神经体表支配关系结合患者情况选择合适的测试方法来确定麻醉平面（表 2-17-1）。根据人体器官的神经支配特点，虽然支配子宫的感觉和交感神经不高于 T_{10}，但为了给该患者提供充分的肌肉松弛和牵拉反射抑制，同时避免循环动力学的剧烈波动，建议麻醉平面维持在 T 左右。

表 2-17-1 人体器官的神经支配

器官	感觉神经的脊髓中枢	交感神经节前纤维	器官	感觉神经的脊髓中枢	交感神经节前纤维
头颈部	$C_{2\sim3}$	$T_{1\sim5}$	胰	$T_{6\sim10}$	$T_{5\sim11}$
气管、支气管	$T_{2\sim7}$	$T_{2\sim7}$	脾	$T_{6\sim8}$	$T_{5\sim8}$
胸膜	$C_3 \sim T_{12}$	$T_{1\sim12}$	肾、输尿管	$T_{10} \sim L_2$	$T_{10} \sim L_2$
心脏	$T_{1\sim5}$	$T_{1\sim5}$	卵巢	T_{10}	$T_{10\sim11}$
食管	$T_{5\sim8}$	$T_{2\sim8}$	膀胱	$T_{11} \sim L_1$、$S_{2\sim4}$	$T_1 \sim L_2$
胃	$T_{6\sim9}$	$T_{5\sim11}$	前列腺	$T_{10\sim11}$、$S_{2\sim4}$	$T_{11} \sim L_1$
小肠	$T_{6\sim11}$	$T_{6\sim11}$	子宫	$T_{10} \sim L_1$、$S_{2\sim4}$	$T_{10} \sim L_1$
结肠	$T_{9\sim12}$、$L_{1\sim2}$、$S_{2\sim4}$	$T_8 \sim L_4$	上肢	$C_5 \sim T_2$	$T_{2\sim10}$
肝、胆囊	T_5	$T_{6\sim11}$	下肢	$L_1 \sim S_2$	$T_{10} \sim L_3$

● 术中及术后管理：应维持循环动力学稳定，预防呕吐误吸。由于 CIPA 患者无汗，无论什么手术类型，均应严密监测体温，防止体温过高和过低。患者所处环境应尽量保持恒温恒湿，温度一般维持在 18 ～ 22℃，相对湿度建议维持在 50% ～ 60%。此类患者术后一般无须镇痛治疗。

● 新生儿管理：虽然产前检查未提示胎儿存在明显异常，但受母体影响胎儿娩出后须尽快完成查体、超声心动图及基因检测等检查，严密监测体温。

总之，CIPA 是一种临床表现多样、临床病程复杂的少见疾病，妊娠合并 CIPA 尤其少见，围生期需要多学科综合评估，保障母婴安全。对温度和血流动力学稳定的维持，以及反流误吸的预防是麻醉管理的重点，对椎管内麻醉自主神经、感觉和运动阻滞平面的判断是麻醉管理的难点。

（杨典平　张　英）

第十八节 妊娠合并视神经脊髓炎

☆病情介绍

患者，女，36 岁，身高 155cm，体重 62kg，因“诊断视神经脊髓炎 5 年，停经 36 周，阴道流液 8h”急诊入院。5 年前患者无明显诱因出现下肢感觉异常和截瘫，行走困难，同时左眼视力明显下降。患者检测抗水通道蛋白 4 抗体（AQP4Ab）血清学阳性，诊断为视神经脊髓炎。患者在接受 5 个周期的静脉注射甲泼尼松龙（IVMP）和血浆交换（PLEX）后，上述症状得到改善。而后复发了 3 次，但经过 IVMP 和 PLEX 治疗后症状得到改善，没有明显的神经功能障碍。目前患者一直处于缓解状态，自述在此次妊娠期间上述症状没有明显改变。现患者口服的药物包括泼尼松龙、加巴喷丁、阿米替林和产前维生素。9 年前患者顺产一男婴，自述妊娠及分娩过程无明显特殊。

术前神经系统检查显示精神状态正常，视力正常，患者双下肢运动能力 4/5 级，T_6 ～ T_9 水平针刺感觉减弱。其他体格检查和气道评估无明显特殊，生命体征正常，术前实验室检查结果在正常范围内。

入院诊断：G2P1 36 周孕宫内单活胎；胎膜早破；视神经脊髓炎。

入院后产科诱发宫缩效果不佳，胎膜早破入院 13h 后，经多科会诊，神经内科评估神经系统状况后，拟在全身麻醉下行剖宫产术。

☆处理经过

患者入手术室常规监测无创血压 127/62mmHg，心率 90 次 / 分，SpO_2 98%（未吸氧）。采用 TOF-WatchSX 进行神经肌肉监测，基线 TOF 比值为 1.0。预充氧后，静脉注射丙泊酚 3mg/kg、罗库溴铵 0.8mg/kg 进行快速诱导插管。术中用七氟烷维持全身麻醉。手术顺利娩出一男婴，体重 3000g，新生儿 Apgar 评分 1min 和 5min 分别为 9 分和 10 分。断脐 1min 以后缓慢静脉滴注缩宫素 10U，舒芬太尼 25μg 静脉注射。手术历时 45min，失血量 400ml，输注晶体液 1100ml。

术中肌松监测显示深部神经肌肉阻滞（TOF 计数为 0），从插管给药罗库溴铵到出现首次反应（TOF 计数为 1）的时间约为 58min。静脉给予新斯的明 1mg 逆转神经肌肉阻滞。在患者清醒自主呼吸良好后予以气管拔管，TOF 为 0.94。术后转入 ICU 进行临床观察，24h 后转回病区。产后住院期间无不良呼吸事件或出现肌肉无力的迹象和症状。患者及新生儿住院 4d 后出院。为预防复发，产后 3 周开始利妥昔单抗治疗。术后 3 个月和 6 个月电话随访，患者自述无神经系统症状恶化情况。

☆相关知识点

视神经脊髓炎（neuromyelitis optica spectrum disorder，NMOSD）是一种主要以视神经和脊髓同时或相继受累的中枢神经系统自身免疫性疾病，其特征性临床表现为反复复发的视神经炎、脊髓炎及顽固性呃逆呕吐等延髓极后区综合征和脑室周围系统受累综合征。

该病由水通道蛋白 4（AQP4）介导，补体和细胞因子参与，主要累及视神经、脊髓和延髓，亦累及丘脑和下丘脑等。患病率为 0.37 ～ 4.4/10 万，女性高于男性，首次发病多见于青壮年，其复发率和病残率均较高。

NMOSD 最常见的首次发作症状为视神经炎，其次是脊髓炎或者视神经和脊髓同时受累，有些患者也会存在颅内病灶。视神经炎临床表现为视力下降、视野缺损、眼球胀痛等眼部症状。NMOSD 脊髓炎一般为横贯性，特征为对称性下肢轻瘫或四肢轻瘫、膀胱功能障碍以及脊髓病变平面以下感觉缺失，伴随症状可能包括躯干或四肢的阵发性强直性痉挛、神经根痛或 Lhermitte 征。部分 NMOSD 患者可出现延髓受累引起的脑干症状，尤其是 MRI 显示相应延髓病变的最后区临床综合征（恶心、呕吐或呃逆，有时为顽固性），其在 NMOSD 患者中的发病率为 16% ～ 43%。脑干受累可能导致急性神经源性呼吸衰竭和死亡。

AQP4 不仅广泛表达于视神经和脊髓，在下丘脑室旁核中亦高表达。视神经脊髓炎谱系疾病易侵犯间脑，导致下丘脑功能障碍，可能引起内分泌功能紊乱并继发闭经，致视神经脊髓炎谱系疾病患者的激素水平紊乱和生育能力下降。AQP4 在星形胶质细胞足突的表达最丰富，在人和动物胎盘亦有表达。胎盘 AQP4 可能导致 AQP4-IgG 介导的胎盘攻击，参与胎盘炎症反应和胎儿死亡，致使 NMOSD 患者妊娠时易发生流产和先兆子痫。流产可能与妊娠期间 AQP4 在胎盘内高表达有关，AQP4 抗体与高表达的抗原结合导致炎症反应，影响胎盘功能；先兆子痫可能因为妊娠期间 AQP4 在脑内高表达，当抗原抗体结合后血脑屏障进一步受损诱发脑水肿。

部分 NMOSD 患者易并发其他自身免疫性疾病，包括甲状腺功能减退症、恶性贫血、溃疡性结肠炎、重症肌无力和特发性血小板减少性紫癜等器官特异性疾病，也包括系统性红斑狼疮、抗磷脂综合征和干燥综合征等非器官特异性疾病。

该疾病可以影响妊娠计划、生育能力，对妊娠结局的影响尚不一致，更倾向良性结局；妊娠可增加视神经脊髓炎谱系疾病年复发率和 EDSS 评分，妊娠前或妊娠期采取合理的免疫抑制治疗可以有效降低年复发率。NMOSD 患者妊娠期的治疗包括急性发作期和维持期的治疗，急性发作期治疗措施包括大剂量糖皮质激素冲击治疗、静脉注射免疫球蛋白和血浆置换疗法。维持期主要采用小剂量糖皮质激素、硫唑嘌呤、吗替麦考酚酯和单抗类生物制剂等。其用药复杂，因此在药物选择上既要保证对控制病情有效，又要防止药物造成的流产风险和对胎儿的致畸影响。

该类患者需要在准备妊娠至少 6 个月前停用米托蒽醌、至少 12 周前停用甲氨蝶呤、至少 6 周前停用霉酚酸酯、不推荐使用环磷酰胺，酌情选用最低有效剂量激素、硫唑嘌呤、利妥昔单抗、最低有效剂量环素，最低有效剂量他克莫司控制病情，若妊娠期间病情复发依然可选择大剂量糖皮质激素、静脉注射丙种球蛋白或者血浆置换治疗缓解症状。

☆专家点评

该患者合并 NMOSD，此次入院视力正常，主要表现为脊髓炎相关症状，存在节段性的感觉功能障碍及下肢轻度运动障碍，心肺功能未见明显异常。

本患者的围手术期管理主要从以下几个方面考虑。

● 分娩方式选择：该患者的NMOSD导致了节段性感觉功能障碍，宫缩不易诱发患者正常的腹部加压反应，容易导致第二产程延迟。加之患者胎膜早破，经专科处理仍无有效宫缩，胎膜早破已21h，为避免宫内感染、胎儿宫内窘迫，有剖宫产指征。

● 麻醉方式选择及围手术期管理：患者既往NMOSD诊断明确，目前病情稳定。针对NMOSD患者，麻醉方式仍存在争议。NMOSD患者在接受椎管内麻醉后出现神经症状加重和恢复良好的病例均有报道。长期使用激素的患者发生骨质疏松的风险较高，如果采用椎管内麻醉最好有脊柱MRI检查结果。此外，NMOSD患者可能神经肌肉接头处对肌肉松弛药的反应增加，全麻术中使用肌松监测尤为必要。有报道接受全麻剖宫产的NMOSD患者术中使用罗库溴铵，尽管给予新斯的明（总剂量0.1mg/kg）用于拮抗，拔管后肌力仍不能完全恢复，患者仍需无创呼吸机辅助通气。术后需严密观察肌力恢复情况以及有无神经系统症状恶化情况，因此妊娠期NMOSD全麻的危险因素必须与NMOSD复发的可能风险和椎管内麻醉后神经症状恶化的潜在风险进行权衡。

● 新生儿管理：此类患者胎儿出生后可能出现呼吸无力，肌力差的情况，可能伴有新生儿畸形，术中应做好新生儿抢救准备，术后应完善新生儿相关检查。视神经脊髓炎谱系疾病患者实施母乳喂养并无不良影响，但因服用维持治疗药物对婴儿可能存在潜在风险。若所服药物不影响母乳喂养，则无须限制。多项研究显示，哺乳期应用小剂量糖皮质激素、硫唑嘌呤、利妥昔单抗对母乳喂养的婴儿可能是安全的。为降低母乳中药物浓度，应根据药物半衰期合理选择药物和哺乳时间，建议服用糖皮质激素和硫唑嘌呤后4h再哺乳。哺乳期应避免应用甲氨蝶呤、环磷酰胺和吗替麦考酚酯等。

综上所述，NMOSD病情复杂，合并妊娠患者罕见，针对这类患者，术前需要全面评估神经系统状态及了解术前用药，权衡全身麻醉和椎管内麻醉的风险后，选择最优麻醉方式。长期使用激素的患者发生骨质疏松的风险较高，如果采用椎管内麻醉最好有脊柱MRI检查结果。NMOSD患者可能神经肌肉接头处对肌肉松弛药的反应增加，全麻术中使用肌松监测尤为必要。

（杨典平　张　英）

第十九节　妊娠合并阿诺德-小脑扁桃体下疝畸形

☆病情介绍

患者，女，32岁，因“诊断I型阿诺德-小脑扁桃体下疝畸形2年，停经38周”入院，3年前，因严重的背部疼痛（右侧更严重）于外院就诊，脊柱X线片显示$L_{3\sim5}$椎体不稳定，椎间盘间隙扩大，腰椎MRI显示$L_3\sim S_1$多节段腰椎间盘突出，$L_3\sim L_4$尤为严重。随之背部疼痛逐渐恶化，右腿肌力开始下降。患者拒绝手术，选择了非手术治疗。2年前患者出现头痛，颈部疼痛放射至双臂，伴有麻木和刺痛，以及向双腿放射的严重腰痛，右侧加重，伴随双腿无力，诊断为I型阿诺德-小脑扁桃体下疝畸形，主要用对乙酰氨基酚进行治疗。本次妊娠前1个月患者复查头部及脊柱MRI显示疾病无明显的进展，但自述上述症状仍存在。妊娠期按期产检，无其他妊娠相关合并症。4年前在硬膜外镇痛下经阴道分娩1次。

入院后体格检查：生命体征平稳，身高 160cm，体重 67kg，扪诊椎间隙清晰，实验室检查均无异常。入院诊断：G2P1 38 周孕宫内单活胎；妊娠合并阿诺德 - 小脑扁桃体下疝畸形；腰椎间盘突出症。经神经外科、骨科、产科等多学科会诊，考虑阴道试产可能会加重椎间盘突出及神经系统症状，拟行择期剖宫产终止妊娠。术前 1d 晚患者出现胎膜早破及规律宫缩，改行急诊剖宫产术，由于患者术前 1h 进食大量固体食物，又不愿承担全麻相关风险，拟采用椎管内麻醉完成手术。

☆处理经过

患者入室常规监测，左侧卧位超声引导下 $L_{2\sim3}$ 椎间隙行蛛网膜下腔穿刺，穿刺成功后针斜面向上（非向头端）缓慢推注 0.5% 罗哌卡因 2.5ml。穿刺完成后，患者取轻度头高仰卧位，左倾 15°，麻醉平面控制在 T_6。新生儿 Apgar 评分 1-5-10min 分别为 10-10-10 分，体重 3230g，无明显特殊。整个手术过程顺利，患者生命体征平稳，未使用血管活性药物，术后采用 0.25% 罗哌卡因常规行双侧腹横肌平面阻滞，连接静脉镇痛泵，术毕送回病房，严密监测意识和生命体征。麻醉平面消退后访视患者，自述下肢感觉及肌力较术前无明显变化，术后第 4 天出院，分别于术后 2 周和术后 1 个月电话随访，自述神经系统症状无恶化。

☆相关知识点

小脑扁桃体下疝畸形又称 Arnold-Chiari 畸形，为后脑先天性发育异常，是一种胚胎发育异常导致的延髓下段，第四脑室下部疝至枕骨大孔平面以下或疝入椎管形成的先天性后脑畸形。主要病理特点是颅颈交界区骨架和神经组织结构异常，小脑扁桃体延长成楔形进入枕骨大孔或颈椎管内，严重者部分下蚓部也疝入椎管内，舌咽、迷走、副、舌下等后组脑神经及上部颈神经根被牵拉下移，枕骨大孔及颈上段椎管被填塞，脑脊液循环受阻引起脑积水，本病常伴其他颅颈区畸形如脊髓脊膜膨出、颈椎裂和小脑发育不全等。

其主要临床表现为小脑、脑干、上段颈髓及颈神经和后组脑神经受损症状。根据解剖学特点将该病分为 4 型，即 Chiari Ⅰ、Ⅱ、Ⅲ、Ⅳ型。其主要临床表现分为以下几种：①脊髓空洞症状，主要表现为分离性感觉功能障碍，早期可出现脊柱侧弯或腹部浅反射消失。②枕大孔区神经压迫症状，主要与寰枢椎融合或脱位有关，主要表现为头痛及病理反射征阳性。③颅内高压症状，头痛，恶心呕吐，视盘水肿及视力下降。④后组脑神经功能异常，声带麻痹，声音嘶哑，吞咽困难，呛咳，眼球震颤。⑤脑干 / 脑神经受累。各型临床症状不同（表 2-19-1），其中Ⅰ型临床最常见。脑脊液（CSF）流动受损是所有类型 Arnold-Chiari 畸形患者的共同特征，枕骨大孔以上的脑脊液压力与枕骨大孔以下的脊髓脑脊液压力存在差异效应。脑脊液流动磁共振成像是诊断的金标准，可显示脑脊液动力学紊乱。目前该病主要倾向于手术治疗，最主要的手术方法为颅后窝减压术，其他手术方法为环枕筋膜松解术，颅后窝减压硬脊膜成形术，小脑扁桃体切除术，颈椎内固定术等。

妊娠合并 Arnold-Chiari 畸形患者在妊娠期间症状易恶化，主要原因在于随着妊娠孕周增加，患者子宫逐渐增大，腹压随之增加，膈肌上抬后，腹压可传导至胸腔，胸内压也是增加的，相应的颅内压也有轻微增高的趋势，但正常孕妇可以通过脑脊液循环适当减少脑脊液容量来自我调节颅内压，使颅内压在患者可耐受的范围内，因此正常孕妇不会表现出颅内压增高的症状。但妊娠合并 Arnold-Chiari 畸形患者由于神经组织疝入椎管内，导致脑脊液正常流动受损，这种颅内压力的自我代偿机制也受损，因此，更容易出现颅内高压的症状。在围生期，孕妇分娩时用力、分娩期间宫缩及疼痛导致的交感兴奋都可能会增加颅内压（ICP），导致病情恶化。

表 2-19-1 Arnold-Chiari 畸形的分型特点及临床表现

分型	特点	临床表现
Ⅰ型	小脑扁桃体下疝至枕骨大孔下＞5mm，一般不伴有脊髓空洞症，脑干、小脑蚓部和第四脑室位置形态正常	最常见，头痛或颈枕部疼痛，可在 Valsalva 动作、强体力活动或姿势改变时加重；还可伴有睡眠呼吸暂停综合征、运动障碍、感觉障碍、反复呼吸道感染、发育迟缓、共济失调等
Ⅱ型	在Ⅰ型的基础上合并脑干、小脑蚓部和第四脑室向下移位变形，常伴有颅颈交界区病变	在Ⅰ型临床表现的基础上，可出现较严重的低位脑神经功能缺陷、小脑功能缺陷和呼吸功能障碍症状，还可出现脑积水和颅内压增高症状
Ⅲ型	在Ⅱ型的基础上合并枕部或颈部脑膨出及枕骨大孔增大，脑膨出囊内包含延髓、小脑、第四脑室及各种病变神经组织成分	临床很少见，抽搐、共济失调、痉挛及Ⅰ型和Ⅱ型的一些临床特点
Ⅳ型	极少见，小脑扁桃体和小脑幕发育不全或缺如，无小脑扁桃体下疝	不疝入椎管，常在婴儿期死亡

☆专家点评

该患者妊娠合并阿诺德 - 小脑扁桃体下疝畸形诊断明确，主要表现为小脑扁桃体下疝畸形，同时还合并了腰椎间盘突出引起的神经系统症状。该患者围手术期管理主要从以下几个方面考虑。

- 分娩方式选择：患者椎间盘突出伴有下肢肌力减弱，用力阴道分娩可能加重椎间盘病变，且分娩期间剧烈宫缩疼痛可能导致颅内压急剧升高，加重小脑扁桃体的推进，因此选择剖宫产较为合理。
- 麻醉方式选择：存有争议，理论上硬膜外穿刺会使枕骨大孔水平上下的脑脊液差异效应恶化，并可能导致扁桃体向椎管内推进，同时与该病相关的解剖学改变及其手术矫正可能导致硬膜外麻醉无效，但硬膜外麻醉在许多病例中仍有报道，其术后无并发症。蛛网膜下腔麻醉会导致枕骨大孔水平的结构受压，这可能会导致颅内压升高及其后遗症，但也有无并发症报道。全身麻醉在无症状的患者中有报道，主要考虑全麻在诱导和拔管过程中加重血流动力学波动（尤其高血压）和颅内压升高，以及插管过程中头颈部牵伸，可能会加重现有畸形。该患者合并腰椎间盘突出及小脑扁桃体疝的神经症状，实施椎管内麻醉及全身麻醉风险均高。由于患者胎膜早破需实施急诊手术，而患者饱胃状态，不愿承担全麻反流误吸的风险，因此在充分告知家属风险后选择了单纯蛛网膜下腔阻滞。
- 围手术期管理：由于该类患者蛛网膜下腔脑脊液头向 - 尾向流动较正常人均增快，因此实施蛛网膜下腔麻醉时，需减慢局麻药物推注速度、降低局麻药剂量、并可考虑改变注药方向。该患者选择向上（非向头端）缓慢注射药物，药物注射完成后尽快调整体位，防止麻醉平面过高，术中麻醉平面较满意。术中需加强监护，及早识别颅内高压，对于选择全身麻醉的患者，视神经鞘直径的超声检查可有助于识别早期的颅内压升高。视神经鞘是颅内硬脑膜与蛛网膜下腔的延续，因此颅内压增高将直接增大视神经鞘直径，测量位置位于视网膜和视神经交界处深部 3mm 处，分别测量 3 次双侧长轴和短轴的视神经鞘直径并求出平均值。冠状位正常上限值 5mm，矢状位正常上限值 5.8mm。此外，合并 Arnold-Chiari 畸形后进行性的疼痛及神经根病变可能导致患者活动能力下降，增加了静脉血栓栓塞的风险，围手术期应预防血栓栓塞性疾病。术后需严密观察有无神经系统症状恶化情况，必要时复查头颅及脊柱 MRI。

总之，妊娠合并 Arnold-Chiari 畸形较罕见，妊娠期和围生期多种原因可导致神经系统症状进一步恶化，甚至危及母婴生命安全。因此，需多学科综合评估制订处理预案。妊娠期及围生期应加强监护和管理，及时识别颅内压升高的症状和体征，警惕病情加重导致的严重后果。

（杨典平　张　英）

第二十节　妊娠合并前骶部脑膜膨出

☆病情介绍

患者，女，36 岁，因“孕 35 周，部分骶骨发育不全”转入我院待产。患者 5 岁时于外院诊断为“骶骨发育不全”，18 岁时因尿潴留及肠蠕动问题行结肠造口术；曾多次行脊髓造影和 MRI 检查，且有脊髓造影后头痛病史，经镇痛药物及输液治疗后 3 ～ 5d 头痛症状消失。24 岁时曾行 CT 脊髓造影，报告显示部分骶骨发育不全，骶骨终止于约 S_2 水平。存在骶前脑膜膨出（长 8cm，直径 3.5cm），与鞘囊尾端相通，并在骶骨尖下缘下方向前延伸至骨盆。在脑膜膨出下方和子宫后部存在一个复杂的囊性肿块。此后未再行相关检查。既往多次行腹腔镜下子宫内膜异位症切除术。

入院查体：体温 36.4℃，心率 72 次 / 分，呼吸 18 次 / 分，血压 127/73 mmHg；身高 168cm，体重 60kg，心肺查体未见明显异常，步态正常；脊柱查体未见脊柱侧弯，但存在骶尾部畸形。神经系统查体未见明显异常。

入院诊断：G1P0 34 周宫内孕单活胎；骶前脑膜膨出。

入院后于妊娠 36 周时行全脊柱 MRI 检查，结果显示部分骶骨发育不全和前骶脑脊膜膨出，S_1 及部分 S_2 骶骨仍然存在，骶骨末端下方多房骶前部脑膜膨出，前后长约 49mm，横向约 69mm，头尾长约 54mm，硬膜囊末端与骶骨终止在同一水平面，脊髓圆锥终点位于 L_2 下端，脊髓形态正常，余检查结果未见明显异常。经过普外科、产科、神经外科和麻醉团队多学科讨论后决定，拟于妊娠 38 周时通过剖宫产手术终止妊娠。术前向患者交代全身麻醉和椎管内麻醉的风险和益处，患者知情同意后选择了椎管内麻醉。

☆处理经过

术前禁食 6h，禁饮 3h，入室后常规监测 ECG、血压、心率、SpO_2，左侧卧位 $L_{4\sim5}$

间隙进行腰硬联合麻醉，穿刺成功后于蛛网膜下腔注射 0.5% 罗哌卡因 2.6ml，并留置硬膜外导管。麻醉完成后患者取仰卧位，左移子宫，确认阻滞平面在双侧 T_6 水平，静脉滴注头孢唑林 1g 后开始手术。整个手术过程中，患者血流动力学稳定。新生儿 Apgar 评分 1-5-10min 均为 9 分，手术历时 63min，出血 300ml，尿量 200ml，输注晶体液 1100ml。术毕行双侧腹横肌平面阻滞联合静脉自控镇痛。术后访视患者无头痛症状，术后第 3 天可自行排便，于术后第 5 天出院，神经系统未见明显变化。

☆相关知识点

骶前脑膜膨出（anterior sacral meningoceles，ASM）是一种罕见的神经系统疾病，其特征是脑膜囊通过骶骨缺损或骶前孔前突，脑膜囊常位于骶前腹膜后间隙，囊壁由硬脑膜和蛛网膜构成，其中含有脑脊液。通常认为它为一种先天性异常，已有家族性遗传的病例报道，为常染色体显性遗传。骶前脑膜膨出常伴有一系列骶骨异常，从轻微缺陷到整个骶骨发育不全不等。虽然 ASM 可能单独发生，但常会伴有相关的子宫和泌尿系统器官发育异常。代表性的 Currarino 三联征包括肛门直肠异常、骶前缺损和骶前肿块。骶前肿块最常见的是骶前脑膜膨出，少数是畸胎瘤或肠源性囊肿。女性患者可能合并盆腹腔囊性占位、双角子宫等，致不孕或出现反复流产、习惯性流产。

ASM 可能出现在儿童时期，但常在青春期甚至妊娠期间被发现和确诊。其临床表现多样（表 2-20-1），常见的症状为便秘、痛经、性交痛、尿潴留或尿失禁、下背部和骨盆疼痛。上述症状是由于脑膜囊对骶神经根、直肠、膀胱和女性生殖器官的挤压所致。脊髓束缚对神经根的压力常导致会阴部和下肢感觉异常。排便等因素引起腹内压力增高时，可导致 ASM 内脑脊液排空到蛛网膜下腔引起间歇性颅内高压，从而诱发发作性头痛。

表 2-20-1 骶前脑膜膨出的临床表现

部位	临床表现
消化道	肠道受压，肠腔变细并刺激肠壁：便秘、腹泻、大便性状改变、肠梗阻、肠瘘
泌尿系统	膀胱充盈欠佳、逼尿肌无力：尿频、排尿困难、尿潴留，肾积水、肾衰竭
中枢神经系统	颅内高压：恶心、一过性头痛（俯卧位、咳嗽、排便、按压腹部、Valsalva 动作） 细菌性脑膜炎：头痛、呕吐、意识障碍，发热及脑积水 腰、骶神经根受累：腰骶部钝痛、下肢乏力及放射痛、会阴部浅感觉减退及性交困难等
其他畸形	Currarino 综合征：骶骨缺损、肛门直肠畸形（狭窄、肛门闭锁）和骶骨前肿块（畸胎瘤、脂肪瘤、表皮样囊肿、皮样囊肿、骶骨前脊膜膨出等） Marfan 综合征、Ⅰ型神经纤维瘤病和 Ehlers-Danlos 综合征 脊柱畸形：脊柱裂，脊髓拴系综合征、脊髓空洞症 双角子宫、马蹄肾

X 射线检查可见特征性“骶骨弯刀”征，超声可以很容易地扫查到囊肿的存在，但难以判断囊肿与硬脑膜囊的关系。MRI 扫描是诊断 ASM 的金标准，因为其可以确定脊髓的尾部范围，并且可以准确地描述缺陷及其与硬膜囊相通的情况。对于已妊娠患者 ASM 不会造成明显的影响妊娠期，但骶骨前肿块的实际情况对于分娩方式的选择至关重要。ASM

的位置可能阻碍胎儿的分娩，腹压增加后导致的一过性头痛，且在分娩过程中有发生囊肿破裂和继发性脑膜炎的风险。

☆专家点评

本例患者疾病主要表现为骶部发育异常，神经系统体征阴性，心肺功能尚可。围手术期管理主要从以下几个方面考虑。

● 分娩方式选择：经阴道试产时，ASM 的位置可能阻碍胎儿的分娩，致阴道分娩失败，且存在发生脑膜膨出部分破裂和继发性脑膜炎的风险。因此，对于骶骨发育不全的患者多推荐剖宫产终止妊娠。

● 麻醉方式选择：脊柱病变及肿块的实际情况对于麻醉方式的选择至关重要。术前需仔细查阅检查结果、结合查体，评估是否有实施椎管内麻醉的可能，该疾病可能出现蛛网膜下腔麻醉不充分和硬膜外麻醉剂的扩散受限，致阻滞平面不能满足手术需求。且可能发生不对称阻滞、会阴扩散不良、过高阻滞、硬脊膜意外穿破以及硬脊膜穿破后头痛的可能。同时术前需通过 MRI 检查确认是否有脊髓拴系并明确脊髓圆锥终止位置，避免神经损伤。但是，神经功能异常并不是椎管内阻滞的绝对禁忌证。该例患者虽然脊髓圆锥终止位置较低，但腰椎解剖结构并无明显异常，故椎管内麻醉是可行的，只是要注意穿刺点位置的选择，避免损伤脊髓圆锥。最好选择腰硬联合麻醉，留置硬膜外导管，若麻醉平面不足，可硬膜外追加局麻药。该患者蛛网膜下腔局麻药的使用量与常规病例相似，麻醉效果与常规产妇未见有明显差异，尽管患者的脑脊液体积可能增加，但很可能只有少量的局部麻醉药进入脑膜膨出中，未对局麻药扩散造成明显的影响。

● 围手术期管理：对于存在骶骨前囊肿的患者，术中应提醒手术医生在取胎时避免暴力操作和过度按压腹部，并严密监测患者的自觉症状，及时发现一过性头痛等临床表现。术后需严密监测神经功能恢复情况，包括膀胱和肠道功能恢复情况。该患者既往有发生硬脊膜穿刺后头痛的病史，术后应重点关注是否发生头痛，一旦发生，应及时对症治疗。

总之，骶前脑膜膨出是一种罕见的先天性发育异常，报告的妊娠病例很少，目前缺少指导麻醉管理的经验，特别是椎管内麻醉。脊柱病变及肿块的实际情况对于麻醉方式的选择至关重要。术前需通过 MRI 检查确认是否有脊髓拴系并明确脊髓圆锥终止位置，避免神经损伤。这类患者可能出现蛛网膜下腔麻醉不充分和硬膜外麻醉剂的扩散受限，致阻滞平面不能满足手术需求。且可能发生不对称阻滞、会阴扩散不良、过高阻滞、硬脊膜意外穿破以及硬脊膜穿破后头痛的可能。

（杨典平　张　英）

第二十一节　妊娠合并烟雾病

☆病情介绍

患者，女，26 岁，因“孕 37^{+5} 周，间断头晕不适 10d，加重伴头痛 1d”入院。妊娠期定期产检，无特殊。近 10d 无明显诱因出现头晕，不伴有恶心、呕吐、视物模糊等，每次持续 30 ～ 60min，卧床休息后可部分缓解。入院前 1d 头晕加重，伴头痛。既往无头晕、头痛、昏迷等症状，无其他合并症和外伤手术史。

查体：体温 36.5℃，心率 85 次 / 分，呼吸 21 次 / 分，血压 114/78mmHg，身高 161cm，体重 68kg。神志清楚，双侧瞳孔等大、等圆，直径约 3.0mm，对光反射正常，四肢肌力和肌张力未见异常，四肢反射正常，病理征阴性，脑膜刺激征阴性。心肺听诊无明显异常，腹部膨隆，胎心正常，双下肢轻度水肿。产科检查：无特殊。

辅助检查：血红蛋白 96g/L，肝肾功能等未见明显异常。

入院诊断：G1P0 37^{+5} 周宫内孕头位单活胎；头晕待诊；轻度贫血。入院后监测胎心，予以营养神经、安胎等对症支持治疗，头痛症状明显改善，患者及家属要求经阴道试产，给予促宫颈成熟治疗，计划于孕 38 周后在分娩镇痛下阴道试产。

☆处理经过

待患者规律宫缩且宫口开大到 2 ～ 3cm 时送入产房行硬膜外分娩镇痛。持续监测血压、心率、心电图、SpO_2 等生命体征，鼻导管持续吸氧，开放静脉通道。取左侧卧位，于 $L_{3\sim4}$ 间隙实施硬膜外穿刺，穿刺成功后在头端置管 3cm，患者恢复仰卧位后予以硬膜外实验剂量 1% 利多卡因 3ml。5min 后判断患者无局麻药入血，在产钳助产下娩出一女活婴，Apgar 评分 1-5-10min 分别为 8-9-10 分。产后 2d 患者再次出现头痛不适，后行头部 MRA 显示：右侧颞顶叶出血性病变，考虑血肿可能；左额叶陈旧腔隙性脑梗死；头部 MRA 符合烟雾病影像表现。当日转入神经外科继续治疗，病情稳定后行“颅内外血管搭桥术”，术后随访 6 个月，患者病情稳定，新生儿健康。

☆相关知识点

烟雾病是一种病因不明的、以双侧颈内动脉末端及大脑前动脉、大脑中动脉起始部慢性进行性狭窄或闭塞为特征，并继发颅底 Willis 环周围异常血管网形成的一种脑血管疾病。由于这种特定颅底异常血管网在脑血管造影图像上形似“烟雾”，故称为“烟雾病”。烟雾状血管是扩张的穿通动脉，起着侧支循环的代偿作用。烟雾病的临床表现复杂多样，疾病的表现和发病年龄受地区和种族差异的影响，最常见的初始症状是缺血性卒中，包括短暂性脑缺血发作、可逆性缺血性神经功能障碍、脑梗死；颅内出血包括烟雾状血管破裂出血、微动脉瘤破裂出血、脑内出血、脑室出血和蛛网膜下腔出血，其他症状还包括癫痫、头痛、肌张力障碍、舞蹈症或运动障碍等，也存在无症状的烟雾病患者，多见于女性。脑血管造影是该疾病的诊断金标准。

烟雾病目前病因不明，其血管变化与血管生成相关因子增加的证据有关。在日本和亚洲人群中的发病率较高，日本烟雾病的患病率为 3.2 ～ 10.5/10 万，欧美发病率为 0.03 ～ 0.13/10 万。女性多发，发病年龄呈双峰分布，第一个峰值出现在 5 ～ 10 岁，第二个更宽的峰值出现在 35 ～ 40 岁，脑缺血和颅内出血是该病的两种主要危害。并且 10% ～ 15% 的病例为家族性发病，这些情况提示该疾病有遗传学病因。全身多系统疾病均可诱发烟雾病发生，可能的病因见表 2-21-1。

表 2-21-1　导致烟雾病的病因

项目	病因
导致 Willis 环异常的疾病	动脉粥样硬化、大脑基底放射治疗后、颅外伤、脑瘤、脑膜炎、病毒或细菌感染
血液系统疾病	如镰状细胞病、β 地中海贫血、遗传性球形红细胞增多症、X Ⅱ因子缺乏症、原发性血小板增多症等
血管炎、自身免疫性疾病和多系统疾病	系统性红斑狼疮、结节性多动脉炎和感染后血管病、甲状腺炎、抗磷脂抗体综合征、色素性血管性白内障Ⅲ b 型等
遗传和发育障碍	唐氏综合征、马方综合征、原发性侏儒症Ⅱ型、Ⅰ型神经纤维瘤病、结节性硬化症、特纳综合征等
心血管疾病	主动脉缩窄、先天性心脏病、纤维肌发育不良、肾动脉狭窄
代谢疾病	Ⅰ型糖原贮积病、过度磷酸盐化、原发性草酸中毒
肾脏疾病	多囊肾疾病和肾母细胞瘤

妊娠及分娩可能会加重此病进展或诱发脑血管意外，危及产妇胎儿生命。目前，没有明确文献报道患烟雾病的女性禁止妊娠，但是妊娠和分娩都可能增加烟雾病患者出血或缺血的风险。一方面，烟雾病患者由于自身脑血管发育不良，长期血流冲击易引起血管破裂出血；另一方面，由于妊娠期孕妇循环生理改变，循环血容量及心排血量变化较大，妊娠和分娩均易加速烟雾病的进展而诱发脑血管意外，尤其对于未诊断的烟雾病患者如果合并了妊高征和凝血功能异常，自然分娩期间疼痛导致的交感兴奋和腹压增加导致的胸内压和颅内压增加均将导致极大的风险。

目前对烟雾病尚无确切有效的药物，但对于处在慢性期患者或烟雾综合征患者，针对卒中危险因素或合并疾病的某些药物治疗可能是有益的，如血管扩张剂、抗血小板聚集药物及抗凝药等，但需要警惕药物的不良作用。颅内外血管重建手术是烟雾病的主要治疗方法，可有效防治缺血性脑卒中。该病呈进展性病程，一旦确诊应尽早手术，但应避开脑梗死或颅内出血的急性期，具体时间应根据病变范围和严重程度等来决定。

☆专家点评

本例患者产前未诊断烟雾病，主要表现为间断头晕不适，加重伴头痛，神志清楚，四肢反射正常，病理征阴性，脑膜刺激征阴性，入院后对症治疗后头痛症状明显改善。实施硬膜外分娩镇痛产后 2d 再次出现头痛不适，头部 MRA 提示颅内出血，烟雾病影像学表现。

该患者麻醉管理主要从以下几个方面考虑。

• 分娩方式选择：对于妊娠合并烟雾病的患者，应根据烟雾病病变的部位、病变的严重程度、发病时的孕周等综合考虑分娩的时机和方式。此类患者妊娠期应严密监测、随访，定期监测血压，维持血压稳定，一旦出现病情恶化或血压骤升，应尽早终止妊娠，以预防脑血管意外的发生，减少对孕妇的风险。有文献报道，对于无其他妊娠合并症患者，选择剖宫产终止妊娠或阴道分娩对烟雾病孕妇脑血管疾病的发生并无明显差别，保持脑血流量和血压平稳比分娩方式更重要，但如果患者合并了导致脑出血的高危因素，剖宫产或许比阴道分娩安全，总之应当根据孕妇的妊娠情况和全身情况综合考虑选择分娩方式。

● 麻醉方式选择：无论采取何种麻醉方法，重要的是在镇痛效果确切的前提下，保持脑血流量和血压平稳，避免过度通气，避免烟雾病患者脑血管意外发生，保证孕妇安全分娩。烟雾病孕妇分娩可使用的麻醉方法有全身麻醉、蛛网膜下腔阻滞和持续硬膜外阻滞等，各有其优缺点。此类患者剖宫产和分娩镇痛优先推荐使用持续硬膜外阻滞，持续硬膜外阻滞是目前分娩镇痛最常见的麻醉方法，它结合使用低浓度局部麻醉药，镇痛效果确切，且不易阻滞交感神经，镇痛过程中血流动力学稳定，安全性较高。

● 术中及术后管理：原则包括保证充分镇痛，严密监测患者生命体征和神经症状，严密调节液体出入量和麻醉深度，维持血流动力学稳定，注意监测动脉血气二氧化碳分压和体温，必要时降压、解痉治疗，保证脑灌注，降低脑血管意外发生的风险。需要麻醉科、妇产科、重症监护室甚至神经内外科等多学科的协作管理。

● 新生儿管理：烟雾病有一定的家族聚集性，可能具有一定的遗传因素影响。建议对烟雾病的患者的后代早期进行 MRA 等无创性的疾病诊断筛查。

总之，妊娠合并烟雾病是一种非常罕见而严重的妊娠合并症。妊娠期循环动力学和激素水平改变，会增加烟雾病患者围生期的脑血管意外事件风险，危及母儿生命。妊娠期如出现突发典型的进行性神经系统症状和体征，应考虑存在脑血管疾病的可能性，及时行影像学检查明确诊断。多学科合作，及时终止妊娠，争取良好妊娠结局。

（张　杰　周述芝）

第二十二节　妊娠合并锂中毒

☆病情介绍

患者，女，39 岁，因“双胎妊娠 34^{+3} 周，严重躁动不安”急诊入院。患者既往在院外诊断为“双相情感障碍”，具体情况不详。妊娠前规律口服碳酸锂，症状控制良好。确认妊娠后停用碳酸锂，于孕 10 周和 13 周分别接受了电休克治疗。患者孕 16 周在产科门诊建立产前检查档案，因“双相情感障碍”病史被留院观察 24h，进行了精神方面的评估。在孕 18 周因无法控制睡眠、饮食及严重躁动等，再次服用碳酸锂。妊娠后期的治疗包括口服碳酸锂 1.7g/d、奥氮平 20mg/ 晚、氯硝西泮 0.5mg/ 晚，以及叶酸和乳果糖等，每周例行检测肾功能和血锂浓度。入院前一周血肌酐 52μmol/L，锂浓度 0.6mmol/L（治疗范围 0.4 ～ 1.0mmol/L）。既往有阑尾切除术和电休克治疗全身麻醉史，均无特殊。

入院体格检查：患者生命体征平稳，身高 158cm，体重 68kg，情绪激动伴思维迟缓，不能按指令完成基本动作。格拉斯哥昏迷评分 11 分：睁眼反应 3 分、语言反应 3 分、肢体运动 5 分。无困难气道体征、腰椎间隙扪诊清晰，穿刺点无感染。

辅助检查：Hb7.9g/L、PLT415 × 10^9/L、Na^+130 mmol/L、K^+ 4.7mmol/L、Crea104μmol/L、BUN9.8mmol/L、锂浓度 1.57mmol/L，余结果正常。腹部超声显示：右侧输尿管部分梗阻，右侧肾积水。产科情况：双胎妊娠，一横一头，胎膜早破。

入院诊断：G1P0 34^{+3} 周，双胎妊娠；胎膜早破；双相情感障碍发作；妊娠合并锂中毒。

精神科会诊后给予氯硝西泮 0.5mg 口服，经多学科会诊后，决定紧急行剖宫产。

☆处理经过

入室后常规监测，患者生命体征平稳，但患者无法按指令完成椎管内麻醉穿刺体位，征得监护人同意后，拟行全身麻醉。术前用药包括静脉注射雷尼替丁 50mg，甲氧氯普胺 10mg，口服枸橼酸钠 30ml。入室后子宫左倾 15° 仰卧位，给氧去氮，丙泊酚 120mg、瑞芬太尼 50μg 和氯化琥珀胆碱 100mg 静脉注射快速序贯诱导，经口气管插管（ID=7，深度 21cm）。吸入七氟烷、顺式阿曲库铵 6mg 维持麻醉，顺利取出两活男婴，Apgar 评分 1-5-10min 分别为 9-10-10 和 8-10-10 分。术中输入晶体液 1000ml，失血 300ml，尿量 90ml。术毕患者恢复自主呼吸，但未苏醒。术中复查血锂浓度为 3.07mmol/L，术毕血锂浓度 3.34mmol/L。以丙泊酚 + 阿曲库铵维持麻醉，继续机械通气，急行颅脑 CT 检查，结果显示无异常。术后带管转到 ICU，行床旁血液透析。术后第 2 天，床旁超声显示右肾积水，左肾正常，顺利拔除气管导管；术后第 6 天，血锂浓度 < 0.1mmol/L 且肾功能恢复正常，停止血透；术后第 7 天，转至产后病房，并重新开始口服锂治疗；术后第 14 天，转到精神科病房。

两新生儿均转入 NICU，其中一新生儿治疗 6 周后出院；另一新生儿行气管插管和机械通气，随后出现肺动脉高压，脑部 MRI 显示苍白球内有异常高强度信号，出生 4 个月后出院。

☆相关知识点

双相情感障碍（bipolar disorder，BD）是一种原因不明的精神类疾病，其特点是抑郁 - 躁狂的缓解和复发，临床表现为躁狂和抑郁反复循环、交替往复或不规则出现，也可能混合发生；严重者可能出现敏感、多疑、幻觉、妄想、紧张等精神病性症状，间歇期症状常可完全消失。男性与女性发病率相似，但女性更容易出现抑郁发作、抑郁 - 躁狂之间快速循环，以及抑郁和躁狂症状混合发作。平均发病年龄为 18 岁，女性在整个生育期都会受到影响，而妊娠更易诱发和复发。

锂盐是保持患者情绪稳定最有效的药物。妊娠合并 BD 的患者由于妊娠期的各种生理 - 病理变化，将导致血锂浓度有较大的波动。妊娠后血容量和肾小球滤过率增加等因素会降低血锂浓度，妊娠相关并发症也会破坏血锂浓度稳定，如妊娠剧吐和子痫分别通过液体流失以及肾血管痉挛升高血锂浓度。另外，90% 的孕妇在妊娠晚期会出现单侧尿路梗阻，其中约 80% 表现为右侧肾积水，原因是妊娠子宫压迫造成的机械性阻塞，但在大多数情况下这种梗阻没有临床意义，并在分娩后几周内消失，然而在某些女性中，梗阻可能引起急性肾功能障碍。因此，妊娠合并 BD 的患者妊娠期需要监测血锂浓度，并及时调整锂盐剂量，否则极易导致 BD 复发或锂中毒。BD 复发与剖宫产风险、胎儿生长迟缓、胎儿窘迫、早产、新生儿低体重和神经发育异常等不良事件相关。而孕妇锂中毒可能出现呕吐、腹泻、共济失调、肌肉抽搐和震颤等，严重者可能引起电解质紊乱、精神错乱、定向障碍、抽搐、昏迷甚至死亡。急性锂中毒的早期症状是非特异性的，可能与 BD 引起的精神变化相混淆，容易导致误诊和治疗不当。孕妇锂中毒同时还可引起胎儿锂中毒，导致新生儿尿崩症、甲状腺功能减退、心功能不全、呼吸困难、肌肉张力低和嗜睡等。

☆专家点评

妊娠期存在血锂浓度显著降低的风险，因此妊娠期不仅不能停药，还需要适度增加剂量，才能维持足够的血锂浓度，该患者因妊娠而停用锂盐，所以在孕18周时BD复发时，使用了略大于常规剂量的锂盐。该患者在入院前1周肾功能和血锂浓度都在正常范围，但在入院时至剖宫产术后出现输尿管梗阻诱发急性肾功能障碍导致的锂中毒。

- 终止妊娠时机和方式：该患者处于锂中毒状态，而母体血锂浓度与新生儿并发症严重程度呈正相关，因此一旦发现需立即终止妊娠。锂中毒患者通常不能配合自然分娩，而且自然分娩时间长，可能会有更多的锂进入胎儿，进一步加重胎儿损伤，因此，紧急剖宫产是最佳分娩方式。
- 麻醉方式选择：该患者体检和辅助检查暂无椎管内麻醉或全身麻醉绝对禁忌，但由于BD发作具有不可预测性，出现锂中毒后患者存在精神症状，不能配合椎管内麻醉的穿刺体位，因此采用全身麻醉更为安全。锂与肌松剂和巴比妥类麻醉剂等有协同作用，除常规监测外，还应监测肌松、麻醉深度和血锂浓度。此外，术中还要关注患者尿量、中心静脉压和血气分析结果等。为了加速锂排泄，通常会大量补液和利尿，但该患者肾功能障碍，需谨慎补液和利尿，以免加重病情。
- 围手术期管理：术毕应严格把握气管拔管指征，该患者因肾功能障碍和严重锂中毒，需要床旁透析，所以带管送ICU继续治疗。为防止患者因疼痛而躁动，应采用多模式充分镇痛。
- 新生儿管理：分娩时母体锂中毒会导致新生儿预后不良，包括中枢神经系统、神经-肌肉系统、呼吸系统和泌尿系统等多系统的并发症，甚至可能危新生儿生命。该患者严重锂中毒，且分娩的两男婴均为早产，需进一步治疗。

综上，锂盐是预防性治疗双相情感障碍的首选药物，因其治疗窗狭窄需谨慎用药。妊娠带来的生理-病理变化会影响锂盐的代谢和排泄，容易导致锂中毒。围手术期管理中加强对血锂浓度和肾功能监测，动态调整用药是预防锂中毒的关键，控制血锂浓度和维持肾功能是保障母婴安全的重要原则。全身麻醉是合并精神症状患者的首选麻醉方式，而锂剂与肌松药和镇静药的协同作用是麻醉用药关注的重点。

（魏大源　杨平亮）

第二十三节　妊娠合并自发性硬脊膜外血肿

☆病情介绍

患者，女，30岁，初产妇，因“孕36^{+2}周，背部刺痛1h，急诊入院”。既往病史无特殊，孕期检查正常，无合并症。

入院查体：血压105/55mmHg，心率90次/分，呼吸频率25次/分，氧饱和度97%，体温36.7℃；身高158cm，体重60kg。入院后5h，患者述背部疼痛伴下肢无力。6h后下肢肌力为0/5级，反射消失，轻触和针刺等感觉水平在T_4节段，直肠张力和肛门周感觉消失。

辅助检查：产科超声示胎儿生长发育正常；MRI 示 T_1 ～ T_5 节段急性硬膜外血肿，T_3 水平脊髓严重受压，T_2 水平左侧硬膜外腔有强化灶，T_3 椎间孔以及 $T_{2\sim3}$ 左侧硬膜外间隙怀疑存在血管病变。血常规、生化以及凝血功能正常。经麻醉科、产科、神经外科会诊后，拟 8h 内在全身麻醉下行紧急剖宫产和硬膜外血肿清除术。

☆处理经过

术前禁饮禁食，患者入室后进行常规监护，血压 112/70mmHg，心率 83 次 / 分，SpO_2 97%。麻醉诱导前进行桡动脉穿刺置管，右侧颈内静脉穿刺置管，监测有创血压和中心静脉压，留置尿管监测尿量。面罩吸氧，静脉给予 100mg 丙泊酚和 50mg 罗库溴铵并进行诱导插管（ID6.5mm 加强型导管）。胎儿娩出前使用 2% 七氟烷维持麻醉，将平均动脉压维持在 75 ～ 80mmHg，中心静脉压维持在 8 ～ 10cmH_2O。手术开始后 3min 顺利取出一男婴，2880g，Apgar 评分 1-5-10min 分别为 9-10-10 分。胎儿取出后，将七氟烷减至 1%，给予 20μg 舒芬太尼和 2mg 咪达唑仑，静脉持续泵注缩宫素。1h 后剖宫产手术结束，失血量为 500ml，晶体液输入 1000ml，尿量 200ml。随后将患者体位改为俯卧位，拟行半椎板切除和硬膜外血肿清除术。此时患者血压为 114/59mmHg，心率为 65 次 / 分，SpO_2 100%。手术开始后靶控输注丙泊酚和瑞芬太尼，丙泊酚的效应室浓度为 2 ～ 3.5μg/ml，瑞芬太尼的效应室浓度 1 ～ 3μg/ml，将 BIS 值维持在 40 ～ 60。术中切开 $T_{1\sim4}$ 椎板，见 $T_{2\sim3}$ 硬膜外间隙动静脉畸形伴出血，行硬膜外血肿清除术和动静脉畸形切除术。2h 后手术结束，停用所有麻醉药物，使用新斯的明和阿托品拮抗肌松药残留。当患者意识清楚、自主呼吸恢复后拔除气管导管。硬膜外血肿清除术中失血量 800ml，补充晶体液 2000ml、胶体液 700ml，尿量 300ml。术后转入重症监护室，静脉泵注多巴胺 5 ～ 10μg/（kg·min）以维持平均动脉压在 85 ～ 90mmHg，术后 1h 下肢肌力为 3/5 级，在术后第 10 天转入普通病房，术后 37d 下肢运动功能完全恢复。

☆相关知识点

自发性脊髓硬膜外血肿（spontaneous spinal-epidural hematoma，SSEH）是一种确切病因不明，以颈部或背部疼痛急性发作，伴快速进展性神经根或脊髓压迫为特征的疾病。SSEH 是一种罕见疾病，患病率大约为百万分之一，男性发病略多于女性。SSEH 多见于颈胸段和胸腰段，年轻者常位于颈胸段，年长者常位于下胸段及其以下，血肿多发生在背侧。典型表现为突发性背部刺痛，同时有脊髓或神经受压的症状，随即发生疼痛部位以下不同程度的运动和（或）感觉障碍，严重者可发展为全瘫，也有少数患者症状不典型。SSEH 发病速度一般较为迅速，可在数小时或数天内出现严重的脊髓或神经功能障碍，有时需要急诊手术减压治疗。SSEH 的诱发因素包括抗凝治疗、动静脉畸形、血管炎和肿瘤等。该疾病的确诊首选脊柱 MRI 检查。MRI 矢状位血肿呈新月状、长条带状或梭形异常信号。局限者呈凸透镜状，基底部较宽，边界清晰。横断位呈新月状包绕于硬脊膜背侧或腹侧，可累及数个椎体。SSEH 的血肿一般无强化，这是区别于肿瘤的重要征象。目前多数学者主张早期椎板减压及清除血肿，以期获得神经功能恢复。甚至有学者认为手术治疗是 SSEH 患者的首选治疗方式。但也有学者陆续报道了非手术治疗 SSEH 的病例，也获得了满意疗效。SSEH 的预后主要与术前神经功能障碍程度有关，但严重的神经障碍患者，术后也有恢复的可能。患者出现 SSEH 临床症状和进行手术之间的时间间隔越短，术后运动功能恢复的效果越好，出现症状的 36h 内进行手术患者的预后都比较理想，12h 内进行手术患者的运动功能基本能够完全恢复。

妊娠期发生 SSEH 的原因目前尚不清楚，硬膜外腔的低压与静脉压之间的压差增加可能是导致病理性静脉壁破裂的病理基础。妊娠期和分娩期的生理改变及妊娠合并症可能是导致 SSEH 的主要原因。与非妊娠状态相比，妊娠晚期血容量增加 40% ～ 50%，可导致外周循环静水压增加，在妊娠晚期，随着子宫增大，椎管内静脉回流受阻，硬膜外腔静脉系统内的静脉压力进一步增加，导致发生 SSEH 的风险增加。此外，分娩妇女在第二产程中的屏气将增加腹内压和胸内压，经中心静脉传导至硬膜外静脉系统，可能会增加 SSEH 发生的概率。妊娠合并子痫前期、妊娠合并糖尿病、孕期抗凝药物的使用和妊娠合并凝血功能障碍等，均有可能会诱发 SSEH。

☆专家点评

该病例为妊娠合并 SSEH，主要表现为背部疼痛伴进展性下肢无力和感觉障碍。MRI 示 T_1 ～ T_5 节段急性硬膜外血肿。患者在全身麻醉下急诊行剖宫产和硬膜外血肿清除术，术后恢复良好。

● 分娩时机选择：由产科指征及 SSEH 手术治疗的时间综合决定。足月妊娠者应先行剖宫产术，因为脊柱手术多数要求俯卧位。另外，对于临产孕妇，子宫收缩时静脉压升高可能导致硬膜外出血加重。行剖宫产术后更利于硬膜外血肿清除术手术体位的摆放，减少硬膜外出血加重的风险。非足月患者可能需要在妊娠期行硬膜外血肿清除术，侧卧位进行脊柱手术会延长手术时间和增加出血风险。妊娠期行硬膜外清除术需考虑麻醉导致的循环波动对子宫胎盘循环的影响、药物透过胎盘后对胎儿的影响，出血量过多对胎儿氧供的影响等诸多问题，术中和术后要持续监测胎心率和宫缩状态，需要做好进行紧急剖宫产的准备。

● 麻醉选择及围手术期管理：妊娠合并 SSEH 行剖宫产和（或）硬膜外血肿清除术往往采用全身麻醉。麻醉管理需要考虑不同的手术体位，产妇的病理生理变化，困难气道风险，术中和术后大出血的影响。麻醉诱导前应建立连续有创动脉压和中心静脉压监测，在麻醉诱导时使用适量的镇静、肌松药或者血管活性药减轻喉镜暴露和气管插管时的应激反应，避免严重高血压加重硬膜外出血。正常生理环境下的脊髓可以通过自身调节维持脊髓灌注，但在脊髓损伤后其自动调节能力会减弱，从而增加了脊髓对低血压的敏感性。因此术中维持患者血流动力学稳定非常重要，避免脊髓血流量减少，进而引起脊髓继发性损伤。此外，术中可使用体感诱发电位监测神经系统功能。由于挥发性麻醉剂对诱发电位有抑制作用，所以靶控输注丙泊酚和瑞芬太尼进行全凭静脉麻醉，可以更准确地监测体感诱发电位。俯卧位时难以发现患者子宫收缩乏力、阴道出血，因此，在剖宫产后的半椎板切除和硬膜外血肿清除术期间继续预防性输注缩宫素。术后仍需要维持偏高的血压水平以利于急性脊髓损伤后的神经功能恢复。

总之，妊娠期的生理改变和合并症可能是妊娠期 SSEH 的诱发因素之一，SSEH 主要表现为颈部或背部疼痛急性发作，伴快速进展性神经根或脊髓压迫征象。病情进展迅速，往往需要行紧急剖宫产和（或）硬膜外血肿清除术。麻醉方式常选择全身麻醉，术中及术后应维持血流动力学稳定，避免低血压造成脊髓进一步损伤。

（李佳蔓　顾　娟）

第二十四节　妊娠合并脊髓灰质炎后遗症

☆病情介绍

患者，女，30 岁，“脊髓灰质炎 28 年，停经 37^{+1} 周”，要求入院待产。患者 2 岁时患脊髓灰质炎，之后出现双下肢肌力减退和运动障碍。既往 2 次胎停清宫史。

入院查体：身高 152cm，体重 53kg，血压 140/92mmHg，心率 105 次 / 分，呼吸频率 20 次 / 分，体温 36.5℃。双下肢肌力减退伴肌肉萎缩，左下肢更为明显，右下肢肌力 3 级，左下肢肌力 2 级。左侧髋关节活动受限，双侧膝关节畸形，双下肢感觉正常且对称。脊柱未见明显侧弯，椎间隙可扪及。张口度以及颈椎活动度正常。双肺呼吸音清晰、对称。专科查体无特殊。

辅助检查：血红蛋白、血小板、凝血功能、肝肾功能未见明显异常。心脏彩超未见异常。

入院后监测血压波动于 129/89mmHg 和 145/100mmHg 之间，24h 尿蛋白定量 1.82g/24h，予以硫酸镁持续泵注及口服拉贝洛尔治疗。

入院诊断：子痫前期；妊娠合并脊髓灰质炎后遗症；不良孕产史；G3P0 37^{+1} 周宫内孕头位单活胎待产。

多学科会诊后，拟于妊娠 38 周时在椎管内麻醉下行择期剖宫产术。

☆处理经过

入室后建立静脉通路，监测心电图、血压、氧饱和度，血压 136/89mmHg，心率 89 次 / 分，血氧饱和度 97%。患者取左侧卧位，因右下肢畸形屈曲，在两腿间垫棉垫以辅助体位摆放，由专人负责帮助患者固定体位。定位 L_2 ～ L_3 椎间隙进行硬膜外穿刺，成功后向头端置入加强型硬膜外导管 3cm，给予 1.5% 利多卡因 3ml 为试探剂量后，分次给予 2% 利多卡因 13ml，15min 后冷感觉阻滞平面达到 T_6。持续泵注去氧肾上腺素预防低血压。手术开始后 3min 取出一活女婴，新生儿体重 3200g，Apgar 评分 1-5-10min 分别为 10-10-10 分。手术时间 55min，晶体液输入 800ml，术中失血 500ml，尿量 100ml，生命体征平稳，手术结束后行双侧腹横肌平面阻滞和自控静脉镇痛。手术后 1h 患者下肢运动逐渐恢复至麻醉前水平，手术后 2h 下肢感觉功能逐渐恢复，术后第 4 天安全出院。术后 3 个月随访该患者，述双下肢无力症状无明显加重。

☆相关知识点

脊髓灰质炎（poliomyelitis）是由脊髓灰质炎病毒引起的急性传染病，主要经粪口途径传播。随着脊髓灰质炎疫苗的推广应用，脊髓灰质炎的发病率已有明显下降，但是，全球目前仍有至少约 1500 万脊髓灰质炎幸存者。感染者多无症状或有轻微的全身症状，多表现为发热、肢体疼痛等，1% ～ 2% 患者会因神经系统受累出现弛缓性神经麻痹。瘫痪型脊髓灰质炎患者通常于发病后 3 ～ 10d 开始出现肢体瘫痪，多为不对称性弛缓性瘫痪，以下肢多见，颈胸段脊髓受累可累及呼吸肌，影响呼吸运动。脑干受损见于 10% ～ 15% 的患者，表现为脑神经受累相应症状，尤其以面部无力、吞咽和发音困难多见，网状结构受损将影响呼吸和血压调节，严重者可引起呼吸及循环衰竭。瘫痪多在发病后 3 ～ 4 周开始恢复，部分病例可完全恢复，但也有相当一部分病例残留永久性呼吸功能受损及肢体瘫痪，若不积极治疗，长期瘫痪的肢体将出现肌肉萎缩和畸形。部分瘫痪型患者在症状恢复的数十年后，会出现新发的肌无力、肌萎缩、疲劳和疼痛，称为脊髓灰质炎后综合征(postpolio syndrome，PPS)。除去最常见的呼吸系统并发症外，脊髓灰质炎还可以引起心肌病变，消化道出血、肠麻痹、肾功能不全、尿路结石等多系统并发症。

妊娠合并脊髓灰质炎后遗症患者肾脏和尿路疾病的发生率明显升高，常见的病变有尿路结石、尿路感染及慢性肾功能不全。泌尿系统病变是这类孕妇围生期不良预后的危险因素之一。无论是否合并有泌尿系统病变，既往患有脊髓灰质炎后遗症的孕妇发生子痫前期的概率明显增加。此外，妊娠会进一步加重原有的呼吸功能不全和慢性低氧血症。妊娠合并脊髓灰质炎后遗症患者的新生儿出现低体重儿和围生期的死亡风险也会明显增加。

☆专家点评

本例患者为妊娠合并脊髓灰质炎后遗症，主要表现为双下肢肌力减退、肌肉萎缩及关节畸形，妊娠期的主要合并症为子痫前期。该类患者的围手术期管理主要从以下几方面考虑。

- 分娩方式选择：合并脊髓灰质炎后遗症的孕妇存在不对称性瘫痪可能导致骨盆畸形。骨盆畸形可能影响胎儿顺利经过产道，肌无力可能导致第二产程延长，影响分娩和使阴道出血的风险增加。因此合并脊髓灰质炎后遗症的孕妇的剖宫产率明显增加。该例患者存在髋关节活动受限及下肢无力，成功经阴道分娩的概率降低，因此选择了剖宫产术终止妊娠。

- 麻醉方式选择及围手术期管理：脊髓灰质炎后遗症患者实施全身麻醉应相对谨慎，因为患者术前可能合并呼吸肌肌力减退及肺功能储备下降，并且此类患者对阿片类药物的呼吸抑制作用更为敏感，术后更容易发生肌松残留。去极化肌松药氯化琥珀胆碱可诱发急性高钾血症，应避免使用，可使用罗库溴铵代替。妊娠合并脊髓灰质炎后遗症容易合并子痫前期，全身麻醉行气管插管与拔管时容易出现脑血管意外。如果该类患者合并脑神经受累或有吞咽困难的症状，应警惕反流误吸。目前有较多关于椎管内麻醉成功用于脊髓灰质炎后遗症患者的相关报道，未见神经系统并发症。对于合并脊柱畸形的患者，可考虑超声引导下椎管内穿刺操作。对于合并呼吸功能不全的患者，椎管内麻醉时应注意麻醉平面不能过高，影响呼吸肌功能。围手术期应密切监测呼吸功能，术后警惕呼吸功能衰竭。椎管内麻醉后应严密随访有无神经系统并发症。如果选择了气管插管全身麻醉，由于患者肌肉萎缩，肌松药的用量可能需要适当减量，术中推荐采用肌松监测仪持续监测肌松状态。恢复期需要充分评估肌松残留的风险和拔管指征，必要时可给予新斯的明拮抗残余肌松。本例患者麻醉方式选择了硬膜外麻醉，麻醉效果佳，术后神经系统症状无加重。

- 新生儿管理：脊髓灰质炎后遗症产妇的胎儿更容易出现生长受限和低体重儿，围生期的死亡率也明显增加，因此分娩过程中应严密监测胎心、胎动，娩出后积极救治，避免不良预后。

总之，脊髓灰质炎后遗症患者多有不同程度肢体瘫痪、畸形，并且容易合并呼吸、消化、泌尿等多系统并发症，脊髓灰质炎孕妇发生子痫前期、肾功能不全、胎儿发育异常的风险明显升高。对于脊髓灰质炎的孕妇术前应全面评估受累肌群，呼吸功能，各系统并发症以及妊娠期合并症的相关情况。没有禁忌证的患者，椎管内麻醉可能是较优的选择。

（韩学广　顾　娟）

第二十五节　妊娠合并阿片类药物使用障碍

☆病情介绍

患者，女，24 岁，“G5P2 ，孕 30 周，先兆早产”入院。患者长期静脉注射海洛因直至孕 17 周，然后改为每天口服美沙酮 25mg。入院后肌内注射地塞米松促进胎儿肺成熟以及静脉输注盐酸利托君抑制子宫收缩。嘱患者卧床休息，但是患者很难按医嘱执行，坐立难安，要求吸烟。

入院查体：身高 156cm，体重 50kg，血压 123/82mmHg，心率 110 次 / 分，呼吸频率 24 次 / 分，体温 36.5℃，心功能Ⅱ级，马氏分级 I 级。

辅助检查：心脏彩超及心电图未见异常。专科查体无特殊。血红蛋白浓度 85g/L，丙型肝炎，阴道分泌物监测未见衣原体、淋病菌和梅毒。肝肾功能、血清电解质以及凝血功能未见异常，患者拒绝尿毒物检查。

入院诊断：妊娠合并药物成瘾；G5P2 孕 30 周宫内孕单活胎臀位；丙型肝炎。孕 31 周时，宫口开大 6cm，胎儿出现足先露。

拟紧急剖宫产。

☆处理经过

入室后进行常规监护，血压 134/82mmHg，心率 100 次 / 分，SpO_2 97%。使用丙泊酚和氯化琥珀胆碱进行快速顺序诱导，成功插入 ID7.0 带套囊气管导管，七氟烷、顺式阿曲库胺维持麻醉。术中监测包括心电图、无创血压、脉搏血氧饱和度、呼气末二氧化碳压力。顺利取出一女婴，体重 1890g，1min Apgar 评分 3 分，经面罩正压通气后改善，5-10min Apgar 评分分别为 8-8 分。手术历时 1h，手术期间输入晶体液 1000ml，失血约 800ml，尿量 200ml。

术后腹横筋膜阻滞复合静脉吗啡自控镇痛，整个镇痛期间进行呼吸功能监测。吗啡背景剂量为 3mg/h，自控单次剂量 2mg，锁定 10min。术后 2h，患者自控镇痛次数平均 7 次 / 小时，有效次数为 6 次 / 小时，吗啡使用量平均为 15mg/h，疼痛评分仍为 6 分，不能有效镇痛，因此将自控剂量调整为 4mg。术后 4h，吗啡使用量平均为 16mg/h，自控次数平均 3 次 / 小时。术后 6h，吗啡使用量平均为 10mg/h，自控次数平均 1 次 / 小时，疼痛评分为 2 分。达到有效镇痛后，将背景剂量调整为 1.5mg/h，自控镇痛次数持续降低后停在背景剂量输注，以预防撤药综合征。术后 20h，停止吗啡静脉输注，吗啡共使用 238mg，镇痛期间呼吸频率为 16 ～ 22 次 / 分。术后 36h，肠道排气，恢复口服美沙酮。新生儿转入新生儿监护病房，观察 12d，未出现颅内出血和戒断综合征。

☆相关知识点

随着阿片类药物使用的流行，妊娠期阿片类药物使用障碍（opioid use disorder，OUD）的发生率增加。美国每天约有 18 名妇女死于阿片类药物过量，育龄妇女因为滥用阿片类药物到急诊室就诊比其他任何年龄段的妇女都多。OUD 可能涉及海洛因，做毒品使用 / 滥用的阿片类处方药，或者其他具有吗啡样活性的药物。妊娠期 OUD 与孕妇、胎儿及新生儿的重大风险有关。这些风险可能源于阿片类物质反复暴露，以及阿片类物质使用相关因素，例如吸烟、营养不良、共用针头或生活方式不稳定。阿片类药物突然停药可导致戒断综合征，主要表现为心动过速、高血压、高热、出汗、流鼻水、打哈欠、腰痛、焦虑、失眠、肌痛、骨痛、腹部绞痛、恶心、呕吐、腹泻和反射性亢进。美沙酮和丁丙诺啡是妊娠合并 OUD 的一线治疗药物，配合支持与临床随访可以预防 OUD 相关母体、产科及新生儿并发症，帮助开始恢复，促进产前保健，并帮助患者远离物质使用相关不稳定生活方式带来的各种风险。

妊娠合并 OUD 患者容易出现胎儿生长受限，产检时应做好评估。美沙酮或丁丙诺啡均能降低早产概率。但是，美沙酮可降低胎心率反应性（无应激试验无反应的概率较高），延长无应激试验有反应所需时间。丁丙诺啡与胎心率降低、胎心变异性减少和胎心加速减少有关。但这些影响不如美沙酮那样明显，而且可能不会显著影响胎儿总体健康检测结果的解读。使用丁丙诺啡治疗的患者新生儿戒断综合征的症状比使用美沙酮者更轻。新生儿阿片类戒断综合征主要表现为：睡眠片段化伴睡眠周期较短，以及难以维持警觉状态；肌张力高张、震颤和抖动；自主神经功能障碍，表现为发汗、打喷嚏、皮肤花斑、发热、鼻塞和频繁打哈欠；容易过度刺激、敏感或过度警觉，从而导致任何刺激下都会出现易激惹和哭闹。婴儿可能出现喂养困难（吸吮 - 吞咽不协调和口腔过度敏感，从而导致体重增长不良）、呼吸问题（呼吸过速），以及胃肠道问题（胀气、呕吐和稀便）。

该类患者经常对分娩疼痛或剖宫产术后疼痛管理感到焦虑。他们常害怕他们的痛苦不会被认真对待，害怕经历戒断和害怕被歧视，也可能会害怕复发。这些患者往往存在阿片类药物耐受或痛觉过敏，需要增加镇痛药物剂量。

☆专家点评

该患者为妊娠合并 OUD，长期使用海洛因，妊娠期间采用美沙酮治疗，出现了早产。该类患者麻醉管理主要关注以下几方面。

- 分娩方式选择：由产科因素决定，没有禁忌时首选阴道分娩，可首先硬膜外镇痛，存在禁忌证时可静脉自控镇痛。静脉自控阿片类药物镇痛时，不建议同时使用 N_2O 镇痛，因为可增加呼吸抑制风险。

- 麻醉方式选择及围手术期管理：无论是阴道分娩或剖宫产，椎管内镇痛 / 麻醉都是首选的镇痛方式。术前或镇痛前需评估该类患者用药史（包括治疗药物剂量验证）；询问使用阿片类物质、酒精和烟草的情况；有无合并症如抑郁症、心脏疾病；有无戒断反应、痛觉过敏；

有无传染性疾病。镇痛或麻醉前应建立静脉通路，以应对出血、胎心监护结果异常等紧急情况，这对此类人群尤为重要，因为静脉硬化、瘢痕和蜂窝织炎可能导致难以建立外周通路。

● 围生期疼痛管理：目标是给予充分镇痛，该类患者镇痛药物使用量可能比一般患者大，可复合非阿片类镇痛药物联合镇痛。对于使用美沙酮和丁丙诺啡治疗的患者，容易出现痛觉过敏，使用美沙酮治疗的患者表现更为明显，使用美沙酮治疗的患者经阴道分娩时，硬膜外镇痛药物需要量增加，剖宫产术后阿片类药物的使用量比一般患者多 70%。使用丁丙诺啡治疗的患者，围生期不建议停用，停用可能增加复吸率。轻到中度疼痛，可补充丁丙诺啡，2 ～ 4mg 每 6 ～ 8 小时，总剂量为 32mg/d。对于重度疼痛，相对高剂量的 μ 阿片活性的阿片受体激动剂（例如：吗啡、芬太尼或氢吗啡酮）可用于提供镇痛。在 μ 阿片受体上与丁丙诺啡竞争和取代的阿片类药物如可待因和氢可酮应避免使用。由于丁丙诺啡对 μ 阿片受体的亲和力更高，丁丙诺啡治疗者的急性疼痛治疗难度大于美沙酮治疗者。使用硬膜外自控镇痛和 NSAIDS 可能会减少该类患者阿片类药物的使用量。对于未治疗的妊娠合并 OUD 患者，应警惕阿片类药物戒断综合征。平常使用的口服美沙酮或丁丙诺啡剂量在产后应继续使用，以预防戒断反应。

对于已成功戒掉阿片类药物的患者，应做好围生期镇痛的同时最大限度避免反复。多模式的镇痛方法至关重要，非阿片类药物策略应该最大化。剖宫产可使用长效椎管内阿片类药物。可使用一些非阿片类药物如对乙酰氨基酚、NSAIDs、加巴喷丁、普瑞巴林、氯胺酮等，还可以使用硬膜外可乐定和腹横面（TAP）阻滞镇痛。该类患者可能存在传染性疾病，医务人员应注意个人防护。

总之，妊娠合并 OUD 患者可能存在戒断反应、药物耐受和痛觉过敏，胎儿可能存在生长受限，新生儿可能出现戒断综合征。围生期镇痛管理目标是给予充分镇痛，防止戒断和避免过度用药引起复发。椎管内镇痛为首选方式，同时应采用多模式的镇痛和非阿片类药物策略最大化。

（顾　娟　廖志敏）

第二十六节　妊娠合并多发性硬化

☆病情介绍

患者，女，35 岁，因“停经 39 周，发现多发性硬化 3^+ 年，外院发现可疑左下肢血栓 8^+h”入院。妊娠期常规产检，未见明显异常。8^+ h 前外院双下肢静脉彩超示左侧腘静脉等回声（可疑血栓形成），右侧股浅静脉起始段血流淤滞缓慢，急诊入院。

既往史：发现多发性硬化 3^+ 年，表现为双侧下肢麻木、右半面部痉挛伴感觉减退、视力障碍，MRI 示右侧顶叶、脑室周围白质和小脑角 T_2 高信号。接受甲泼尼龙冲击治疗后，改为口服泼尼松，症状好转，目前已停药 1^+ 年。

入院查体：心率 82 次 / 分，呼吸 18 次 / 分，SpO_2 98%，血压 113/79mmHg。皮肤黏膜未见异常，双下肢皮肤颜色、温度和腿围未见明显差异。产科查体无特殊。

辅助检查：床旁彩超双下肢静脉未见明显血栓；双下肢皮肤及皮下层增厚，回声增强，内可见裂隙样无回声区。

入院诊断：妊娠合并多发性硬化；G6P1[+4] 39 周宫内孕头位单活胎待产。

入院第 2 天规律宫缩、临产，拟经阴道试产。

☆处理经过

患者入产房胎监正常，要求分娩镇痛。分娩镇痛前评估完成后，入室常规监测体温、心电图、血压、心率、SpO_2 均正常，左侧卧位下 $L_{2\sim3}$ 椎间隙实施硬膜外置管，置管成功后给予含 1∶20 万肾上腺素的 1.5% 利多卡因 3ml 试探剂量。确定无局麻药入血后，给予初始剂量 8ml（0.0625% 布比卡因 +0.5μg/ml 舒芬太尼）。随后接硬膜外脉冲镇痛泵，镇痛泵参数：脉冲 8ml，间隔时间 45min，产妇自控 8ml/ 次，锁定时间 15min。分娩镇痛满意，产程顺利，分娩出一活女婴，体重 3210，Apgar 评分 1-3-5min 分别为 10-10-10 分。产后 24h 皮下低分子肝素治疗，带药出院。

☆相关知识点

多发性硬化（multiple sclerosis，MS）是常见的中枢神经系统免疫介导的炎性脱髓鞘疾病，主要影响大脑、脊髓和视神经，其病理特征为多灶性脱髓鞘区域，伴少突胶质细胞缺失及星形胶质细胞瘢痕形成。MS 主要有两种临床形式：复发 - 缓解型 MS，表现为炎性发作导致神经功能恶化；进行性 MS，表现为神经功能持续恶化。健康人群中，多发性硬化症的患病率为 1∶1000，感染 EB 病毒、接种疫苗、缺乏紫外线照射、反复接触有机溶剂、身体和情绪压力被认为是遗传易感个体发生 MS 主要的危险因素。MS 在女性中更常见（70%），在过去的 30 年里，成年女性与男性 MS 的比例从 2∶1 上升到 3∶1。据统计，约 90% 的患者在 50 岁之前出现症状，1/3 的女性患者在被诊断为 MS 后妊娠。

MS 的临床表现主要包括：①视觉症状，如视神经炎、复视和眼震；②运动症状，包括瘫痪和肌肉萎缩；③感觉症状，包括感觉异常、麻醉、神经痛和神经源性疼痛；④协调和平衡症状：共济失调、震颤和眩晕；⑤认知症状：抑郁、痴呆症和焦虑；⑥其他症状包括疲劳、胃食管反流、睡眠障碍、共济失调、震颤和眩晕。

治疗 MS 的传统药物包括以下种类：①免疫调节剂，干扰素、抗炎细胞因子；②免疫抑制药，硫唑嘌呤、环磷酰胺、环孢素；③皮质类固醇，氢化可的松、地塞米松；④疼痛 / 感觉改变，卡马西平、加巴喷丁；⑤抗抑郁药、抗焦虑药；⑥抗痉挛，丹曲林；⑦静脉注射免疫球蛋白，防止产后复发。近年来，欧洲药品管理局和美国食品药品监督管理局已经批准了各种药物形成的修正疗法（DMT）。这些药物在降低多发性硬化症的严重性和复发以及减少新的中枢神经系统损害的进展方面有效，是 MS 女性患者的一线用药。包括 β- 干扰素、醋酸格列酯、那他珠单抗、富马酸二甲酯、芬戈莫德等。

妊娠和 MS

● 妊娠对 MS 的影响：在对妊娠合并 MS 的研究中发现，在妊娠的最后 3 个月 MS 的复发率下降，在分娩后 3 个月后复发率上升，与妊娠前复发率持平。原因可能在于雌激素和其他性激素通过将辅助性 T 细胞主要转化为 Th2（抗炎因子）激活妊娠期间的免疫转化，分娩后免疫调节被逆转。妊娠前接触 DMT 可降低产后复发的风险，在妊娠前尽可能长时间地维持 DMT 治疗有可能是有利的。

- MS 对妊娠的影响：MS 不会对女性的妊娠能力产生影响，且不会增加早产或死产、出生缺陷、剖宫产或自然流产的概率。但是 MS 患者与健康人相比，其卵巢储备功能的指标——抗苗勒激素（AMH）浓度明显降低。

对妊娠前后女性或者胎儿进行检查，通过妊娠前、妊娠期和产后阶段疾病控制管理，可减少多发性硬化症复发的概率，同时避免对母亲和胎儿的潜在风险。

☆专家点评

患者为妊娠前 3^+ 年诊断为多发性硬化，临床表现为双侧下肢麻木、右半面部痉挛伴感觉减退、视力障碍，MRI 表现为右侧顶叶、脑室周围白质和小脑角 T_2 高信号，疾病缓解 1^+ 年后妊娠，因疑似下肢血栓急诊入院，入院排除下肢血栓后经阴道自然分娩。

本患者的围生期管理主要从以下几个方面考虑。

- 分娩方式选择：MS 无阴道分娩禁忌证，主要取决于患者疾病的严重状态和产科因素。如果 MS 发生在脊髓，造成脊髓损伤或 T_{11} 以下无感觉可导致识别临产发作困难，患者的分娩前应接受培训，认识到胃肠道不适、脸红和背痛可能是临产发作的症状。此患者 MS 症状轻，治疗后明显好转且病情未反复，入院后临产发作，在硬膜外分娩镇痛下顺产。
- 麻醉方式选择：既往一度认为 MS 患者分娩时应考虑局麻药潜在神经毒性而不进行镇痛，但后续研究发现椎管内麻醉，包括脊麻、硬膜外麻醉或腰麻 - 硬膜外麻醉不会增加疾病活动性，对 MS 患者是安全的。但是在分娩镇痛的过程中，长时间或者高浓度输注硬膜外药物可能在脑脊液中蓄积，尚不清楚硬膜外输注的药物浓度和持续时间达到何种程度会增加 MS 患者的风险；同时，与经硬膜外给予低剂量分娩镇痛药液的标准做法相比，暂不清楚经蛛网膜下腔连续给予局麻药进行分娩镇痛的相对风险；也没有实质性证据表明镇痛药引起复发风险增加。MS 患者也可以进行全身麻醉，其中七氟烷不会加重症状，有助于术后早期神经系统的评估，是一种理想的麻醉剂。但需要注意的是伴有无力的 MS 患者在使用氯化琥珀胆碱时，发生高钾血症风险增加。此患者临产发作，选择硬膜外持续给予低浓度麻醉药物进行分娩镇痛，镇痛效果良好，术后恢复好。
- 围生期管理：应先评估患者神经功能状态，对于患有严重残疾、骨盆或腿部痉挛的孕妇，可在分娩前咨询神经物理治疗师；如分娩过程中有痉挛状态，可通过使用苯二氮䓬类药物和（或）硬膜外麻醉来调整。围生期应严密监测患者的体温，避免体温升高，增加 MS 复发的风险。
- 新生儿管理：MS 患者的新生儿管理与普通产妇无明显差异。

总之，MS 合并妊娠并不罕见，有 1/3 的 MS 女性患者在疾病诊断后会经历妊娠。做好妊娠前和妊娠中的咨询和管理有显著的临床意义，在无明显禁忌证的情况下，MS 患者能自然分娩；无论是椎管内麻醉还是全身麻醉对于 MS 的复发没有显著影响，尽管目前对于蛛网膜下腔长时间使用局部麻醉药实行分娩镇痛的相对风险了解不足，但 MS 合并妊娠仍然可以安全的使用单次腰麻、腰硬联合麻醉、硬膜外麻醉实施剖宫产，低浓度麻醉药物硬膜外麻醉进行分娩镇痛。

（吴　兰　江晓琴）

第3章 妊娠合并脊柱、骨骼及肌肉疾病

第一节 妊娠合并强直性脊柱炎

☆病情介绍

患者，女，31岁，因“停经35^{+2}周，发现尿蛋白5^{+} h”入院。7年前外院确诊强直性脊柱炎（轻症），口服TNF-α抑制剂及非甾体抗炎药治疗后病情稳定并逐渐减少药物用量，风湿免疫科随诊，复查炎症指标无增高，4年前自行停药。妊娠后风湿免疫科随诊予以动态观察，无关节疼痛、晨僵等症状，无明显关节活动受限。孕35周常规产检发现尿常规尿蛋白4+，血压波动于132～137/98～102mmHg，考虑子痫前期。胎儿超声提示门静脉发育异常，胎儿生长受限。为进一步诊治，急诊收入院。

入院后查体：患者身高158cm，体重69kg，BMI27.6kg/m^2。心率80～95次/分，血压波动于135～150/96～110mmHg。张口度正常，甲颏距4横指，颈部活动度正常，马氏评分Ⅱ级。脊柱无侧弯或后凸，脊椎活动度正常，腰椎间隙清楚可触及。

辅助检查：血常规、凝血功能正常；复查狼疮抗凝物、自身抗体、免疫球蛋白及补体等均未见增高。胎儿超声示胎儿生长明显小于实际孕周。

入院后诊断：重度子痫前期；严重胎儿生长受限；妊娠合并强直性脊柱炎；G1P0 35^{+2}周宫内孕头位单活胎待产。

入院后多科会诊，风湿免疫科：目前患者强直性脊柱炎病情稳定，已自行停药数年，暂无特殊处理，产后继续风湿免疫科随诊。产科意见：患者子痫前期，重度胎儿生长受限，在促胎肺成熟后以择期剖宫产术分娩为宜。麻醉科意见：患者强直性脊柱炎病情稳定，实验室检查正常，查体无颈椎及腰椎僵硬畸形，无困难气道及椎管内麻醉禁忌，剖宫产手术时可根据实际情况选择麻醉方式。

☆处理经过

术前常规禁食6h，禁饮2h，入室后监测生命体征示心率90次/分，血压140/98mmHg，SpO_2 99%，开放左前臂静脉通路后，左侧卧位下$L_{3\sim4}$间隙穿刺行腰硬联合麻醉，蛛网膜下腔注入0.5%布比卡因2.5ml，10min后麻醉平面达T_4。手术开始4min后取出一活女婴，1-5-10min Apgar评分10-10-10分，体重1910g，身长43cm，因早产及体重过低转入新生儿科治疗。手术顺利，历时46min，术中输入晶体液800ml，失血约400ml，

尿量 100ml，术毕行超声引导下腹横肌平面阻滞（0.25% 罗哌卡因 40ml+ 地塞米松 5mg）并静脉镇痛泵（布托啡诺 12mg+ 生理盐水 180ml，背景剂量 2ml/h，追加 2ml/ 次，锁定时间 20min）联合镇痛，送入病房。术后 3d 无特殊出院。

☆相关知识点

强直性脊柱炎（ankylosing spondylitis，AS），是一种慢性全身性炎症结缔组织疾病，主要累及中轴关节，如骶髂关节、脊柱关节，并可累及外周关节、肌腱韧带附着点及其他组织。据统计，整体人群发病率为 0.1% ～ 0.3%，男女发病比例约为（2 ～ 3）：1，发病的高峰年龄为 20 ～ 30 周岁，也正是生育高峰期阶段，故妊娠合并 AS 并不罕见。

AS 具体发病机制目前尚不清楚，但目前确定 AS 是一种与遗传密切相关的疾病，人类白细胞表面抗原（HLA）-B27 是其易感基因。疾病主要表现为腰背痛和晨僵，特点是从骶髂关节开始，沿脊柱缓慢向上进展，累及双侧髋关节和膝关节，疾病晚期可能发生脊柱畸形和关节强直。早期以药物治疗为主，如非甾体抗炎药（NSAIDs）、糖皮质激素和 TNF-α 抑制剂（TNFi）等，晚期发生脊柱或大关节强直和严重畸形时，则以外科手术治疗为主。

AS 疾病本身不影响生育功能，但妊娠会加剧 AS 病情。最新研究表明， AS 患者在妊娠期间（25% ～ 80%）或产后（30% ～ 100%）病情会加重。由于妊娠时 AS 处于活动期或担心治疗药物（如 TNFi）在妊娠早期对胎儿产生不良影响而停止使用是病情加重的可能原因。妊娠期疾病加重是产后 AS 进展的预测因素。AS 对妊娠的影响目前尚不清楚，既往报道 AS 会导致妊娠期高血压疾病、早产、小于胎龄儿发病率增加，但最新的系统回顾研究显示，AS 会增加早产的风险（OR=1.99，95% CI：1.30 ～ 3.05），但并没有增加妊娠期高血压疾病和小于胎龄儿的发生率。

☆专家点评

本例患者既往诊断为 AS，经过系统性治疗后病情控制良好，现已停药数年，妊娠期 AS 症状也无加重，且无 AS 相关关节及脊柱病理改变。该患者的围手术期管理，主要从以下几个方面考虑。

- 分娩方式选择：妊娠合并 AS 的患者剖宫产率更高，有研究认为 AS 会导致患者髋关节外展受限，可能对产道产生机械性阻挡，从而影响阴道分娩的成功率。但最新的研究表明，妊娠合并 AS 患者髋关节活动受限并不会影响阴道分娩，而该类患者剖宫产率增加多是因为子痫前期、胎膜早破及其他全身性合并症，而并不是因为髋关节炎或者骶髂关节炎。该例患者虽合并了重度子痫前期，但目前血压控制在正常范围以内，但胎儿尚未足月且具有明显生长受限，产科医生综合考虑后决定以剖宫产手术方式分娩。
- 麻醉方式选择：鉴于 AS 主要累及脊柱关节、骶髂关节及其韧带，该类患者最大的挑战在于麻醉的选择与实施。如果术前 AS 病情控制良好且体格检查并未发现腰椎异常者，首选椎管内麻醉。AS 会引起脊柱小关节的僵硬，脊椎韧带钙化及椎间隙变窄，这些病理改变会导致患者体位摆放和穿刺困难，从而导致硬膜外穿刺失败而难以实施椎管内麻醉。若椎管内麻醉实施困难或者失败，则全身麻醉成为首选麻醉方式，但颈椎僵硬导致后仰受限会增加插管困难或失败的概率，故术前准确的气道评估尤为重要。针对可能的困难气道或困难插管，应积极准备声门上气道装置，可视喉镜，甚至清醒状态下纤支镜引导气管插管，同时准备环甲膜穿刺包，以备不时之需。该患者AS病变并未累及腰椎关节，腰硬联合麻醉实施顺利。

- 术中术后管理：该类患者术中管理并无特殊。术后注意充分的镇痛，可以联合腹横肌平面阻滞及静脉镇痛等多模式镇痛，预防产后出血。术后尽早风湿免疫科随诊，预防AS病情的加重。

- 新生儿管理：合并AS的患者，其新生儿早产率增加，但Apgar评分以及转归不会受AS疾病影响。本例患者合并早产及严重胎儿生长受限，故在剖宫产时积极寻求新生儿科医生会诊，新生儿娩出后转新生儿科继续观察治疗。

总之，强直性脊柱炎是一个累及中轴关节的多发结缔组织疾病。妊娠可能会加重强直性脊柱炎的病情，而强直性脊柱炎则会增加胎儿早产的风险。围生期关注的重点是麻醉方法的选择与实施，病变导致脊柱小关节的僵硬，脊椎韧带钙化及椎间隙变窄，可能导致椎管内麻醉穿刺困难或失败，麻醉医生应该根据患者具体的病变情况综合考虑选择椎管内麻醉或全身麻醉。术前应该针对可能发生的椎管内麻醉失败以及困难气道等情况做详细的麻醉方案或预案，以确保患者顺利度过围生期。

（廖志敏　顾　娟）

第二节　妊娠合并腰椎间盘突出症

☆病情介绍

患者，女，28岁，因“孕39^{+4}周，要求待产”入院。妊娠期规律产检。因妊娠期糖尿病，孕28周后开始胰岛素降糖治疗，血糖控制良好。近1周出现右腰部阵发性疼痛，偶尔放射至右侧大腿后侧，MRI检查示L_5～S_1椎间盘变性突出（轻度），硬脊膜囊未受压。既往无腰腿疼痛及椎间盘突出病史；5年前因“臀位”行剖宫产术。

入院后体格检查：身高162cm，体重72kg，心率85次/分，血压123/76mmHg，呼吸16次/分。头颈活动度及张口度正常，马氏评分Ⅰ～Ⅱ级；腰骶部皮肤正常，无压痛，腰椎棘突及腰骶部骨性标识可触及；双下肢对称无畸形，右侧直腿抬高试验阳性。专科查体无特殊。

辅助检查：产科彩超：胎位LOA，双顶径9.51cm，头围32.97cm，胎儿估计体重（3261±476）g，胎盘：附着子宫前壁，子宫前壁下段肌壁最薄处厚约0.21cm。实验室检查无异常。

入院后诊断：瘢痕子宫；妊娠期糖尿病（A2级）；妊娠合并腰椎间盘突出症；G2P1 39^{+4}周宫内孕头位单活胎待产。

入院后多科会诊，骨科意见：患者妊娠合并轻度腰椎间盘突出症诊断明确，有阵发性腰痛而无持续神经根压迫症状，目前针对腰椎间盘突出症暂无特殊处理，可于产后骨科门诊随访治疗。产科意见：患者既往有剖宫产史，但本次妊娠胎位正常，胎儿估重3300g，骨盆条件正常，有阴道试产条件，可于严密监测下阴道试产，必要时剖宫产术。麻醉科意见：患者合并腰椎间盘突出症，气道评估正常，无插管困难，血常规凝血功能正常，与患者及家属交代相关病情及风险后可于椎管内麻醉下行分娩镇痛或剖宫产手术，紧急情况下可于气管插管全身麻醉下手术。经充分沟通后，患者及家属表示理解相关病情及风险，要求椎管内分娩镇痛下阴道试产。

☆处理过程

经球囊促宫颈成熟处理后12h，患者出现规律宫缩（宫缩持续30～40s，间隔3min），胎心胎动正常，进入产房准备行硬膜外分娩镇痛。

入室后常规监测：心率76次/分，血压125/81mmHg，SpO_2 98%，呼吸18次/分。患者取左侧卧位，于宫缩间隙行$L_{2\sim3}$硬膜外穿刺置管，给予1%利多卡因（含1∶20万肾上腺素）3ml作为试探剂量，并观察5min无异常后，推注负荷剂量7ml（0.1%罗哌卡因+0.5μg/ml舒芬太尼）后，接脉冲泵行硬膜外镇痛（泵注8ml/h，追加量5ml，锁定时间20min）。30min后测麻醉平面至T_8，镇痛效果满意。8h后宫口开全，顺利分娩一男婴，体重3190g，身长50cm，1-5-10min Apgar评分10-10-10，分娩顺利，子宫收缩良好，分娩失血量约120ml，输入晶体液500ml。产后完整拔除硬膜外导管，观察2h无阴道出血及其他不适后转回病房，产后24h出院。

☆相关知识点

腰椎间盘突出症是指在腰椎间盘突出（腰椎间盘髓核、纤维环或终板组织破坏超越了相邻椎体边缘）的基础上，突出的椎间盘组织刺激或压迫神经根、马尾神经等所导致的临床综合征，主要表现为腰痛、坐骨神经痛、下肢无力及直肠和膀胱功能障碍（马尾综合征如尿潴留及大小便失禁）等。依靠MRI或CT检查可明确椎间盘突出，加上患者具有相应神经根刺激或压迫的临床症状即可诊断为腰椎间盘突出症。

腰椎间盘突出好发于下腰段，多集中于$L_3\sim S_1$节段，其中$L_{4\sim5}$和$L_5\sim S_1$节段发生率最高，多表现为坐骨神经痛或马尾综合征。腰椎间盘突出症具有良好的自然病程，突出的椎间盘会随着时间的推移出现萎缩使临床症状得到改善。对于不伴有神经损害征象的患者首选非手术治疗，其治疗成功率为80%～90%，但25%的患者可能再次复发。非手术治疗方法包括卧床休息、药物治疗（如非甾体抗炎药、阿片类镇痛药、糖皮质激素及肌肉松弛剂等）、增强核心肌群等运动疗法、硬膜外注射类固醇药物及腰椎牵引等。若经非手术治疗症状仍不缓解、伴随剧烈疼痛或有神经损害征象（如神经麻痹或马尾综合征等）则需要手术治疗。

妊娠期间，不断增大的子宫导致重心前移、骨盆前倾及腰椎前凸，同时由于激素（松弛素）水平增加，椎间盘及后纵韧带松弛可导致椎间盘突出的发生。危险因素包括体重增加、年龄大于30岁、既往有椎间盘突出病史等。妊娠期椎间盘突出症发病率为1‰左右，其中仅有＜15%的患者合并有严重的神经损害或马尾综合征症状。

由于妊娠期间下背痛发生率可高达56%～76%，妊娠期常见的腰部及骨盆疼痛与椎间盘突出症症状相似，可能导致误诊或漏诊；对于合并下背部疼痛或神经根压迫症状的患者，应首选腰椎磁共振检查以明确诊断。

妊娠合并腰椎间盘突出症的治疗同普通人群治疗原则相似，首选非手术疗法，但可能导致胎儿先天畸形的 C 类或 D 类非类固醇抗炎药物（如 NSAIDs 类）应避免使用。对于经过 3 ～ 4 周非手术治疗无效的顽固性腰腿疼痛者、进行性神经损害或马尾综合征患者，应尽快手术治疗。孕 24 周以内行椎间盘突出手术流产率约为 20%，故美国妇产科医生学会建议尽量将手术推迟到分娩后，或至少推迟到妊娠中期（孕 24 周）以后进行，但若存在进行性神经损害或马尾综合征，则无论孕周应紧急手术治疗以免遗留永久性神经损伤。

☆专家点评

本例患者为妊娠晚期新发生的腰椎间盘突出症，主要症状为阵发性腰痛及下肢放射痛，经术前 MRI 及体格检查确诊为轻度椎间盘突出症，围生期主要有以下几个方面需要注意。

- 分娩方式选择：需根据患者产科情况及腰椎间盘突出情况确定。阴道试产期间截石位会导致神经根被拉长，宫缩及屏气用力会增加硬膜外静脉压力，这些都可能进一步加重神经损伤。轻度腰椎间盘突出症，阴道试产并不会增加患者神经根受压损伤的风险，但若存在明显神经压迫或马尾综合征等情况，则应尽量避免经阴道试产，分娩方式以剖宫产术为宜。本例患者腰椎间盘突出为轻度，入院后经骨科、产科和麻醉科多科会诊后建议在严密监测下经阴道分娩，分娩过程顺利。
- 麻醉方式选择：腰椎间盘突出并不是椎管内麻醉的禁忌证。合并有腰椎间盘突出症的患者可以实施椎管内麻醉，但如果特定体位下出现神经根刺激或压迫症状，应尽量避免该体位下行椎管内麻醉操作。椎管内穿刺应尽量避开病变节段，同时避免使用高浓度局麻药，以防止对受压水肿的神经根造成损害。另外也应考虑因突出的椎间盘组织压迫硬脊膜囊后对局麻药扩散的影响。

鉴于大众对产后腰痛、椎间盘突出症及椎管内麻醉操作相关知识的缺乏，患者容易误认为椎管内麻醉穿刺操作导致术后腰痛等症状加重或复发，故对于术前有腰痛或椎间盘突出症的患者，需与患者及家属充分沟通相关病情，取得患者及家属的信任及理解，避免术后发生不必要的误解及纠纷。本病例经与患者及家属充分沟通后，实施了椎管内分娩镇痛，镇痛效果良好，无相关并发症发生。

妊娠合并腰椎间盘突出患者围生期管理及新生儿管理与正常患者无异。

总之，妊娠合并腰椎间盘突出症发病率低，但容易与妊娠期腰痛混淆而被漏诊；若椎间盘突出症经非手术治疗仍然有显著的疼痛、神经根损害或马尾神经综合征等症状，则无论孕周大小都应积极手术干预，避免造成永久性神经损害。椎间盘突出并不是椎管内麻醉的禁忌证，但实施椎管内麻醉前需与患者及家属充分沟通，避免不必要的误解；避免在加重症状的特定体位下穿刺操作，同时避开病变节段，避免使用高浓度局麻药。

（廖志敏　顾　娟）

第三节　妊娠合并骶管囊肿（Tarlov 囊肿）

☆病情介绍

患者，女，27 岁，因“孕 38^{+1} 周，发现胆汁酸升高 1d”入院。孕 24^{+} 周查肝酶升高，口服药物治疗。1d 前门诊复查肝功示 ALT231U/L，AST142U/L，TBA16.4μmol/L，述偶有皮肤瘙痒，无恶心、呕吐及上腹部不适。既往 3 年前出现腰骶部胀痛，右下肢及臀部皮肤麻木，右下肢活动受限，行针灸治疗后症状好转，妊娠期久站、久坐及久卧后上述症状加重，1 个月前行 MRI 检查示骶管内囊肿（Tarlov 囊肿）（大小约 2.6cm × 3.7cm），囊肿部分压迫神经根并侵蚀骶骨。现孕 38^{+1} 周，入院待产。

查体：患者身高 162cm，体重 76kg，血压 134/78mmHg，心率 89 次 / 分，呼吸 20 次 / 分。头颈四肢活动度正常，张口度正常，脊柱无侧弯或后凸，腰骶部皮肤正常，无凹陷或隆起，骨性标识清晰，椎间隙可触及，双下肢及臀部对称无畸形，右侧臀部及大腿外侧皮肤触觉稍减退，痛觉正常，直腿抬高试验阴性。检验结果血常规、凝血功能正常。

入院诊断：妊娠期肝内胆汁淤积症（轻度）；脐带绕颈一周；骶管囊肿；G1P0 38^{+1} 周宫内孕头位单活胎待产。

入院后多科会诊，神经外科意见：患者妊娠合并骶管囊肿（Tarlov 囊肿）诊断明确，妊娠晚期出现神经压迫症状，目前针对骶管囊肿无特殊处理，可于产后神经外科门诊观察随访后制订治疗方案；产科意见：患者妊娠合并肝内胆汁淤积，肝功能受损，待产过程中可能发生胎儿宫内窘迫、脑损伤、不可预测的胎死宫内等风险，分娩方式以剖宫产术为宜；麻醉科意见：患者骶管囊肿有轻度神经根压迫症状，气道评估及实验室检查正常，囊肿位置低于椎管内麻醉穿刺节段，可在病变节段以上行椎管内麻醉或全身麻醉下手术，术前与患者及家属充分沟通相关病情及风险后，根据实际情况选择麻醉方式。

☆处理经过

患者入室后常规监护示，血压 130/87mmHg，心率 93 次 / 分，SpO_2 99%，面罩吸入高流量纯氧（8L/min），开放左前臂静脉通道。待消毒铺巾完成后，静脉快速顺序推注丙泊酚 140mg，瑞芬太尼 80μg，氯化琥珀胆碱 100mg 后，可视喉镜辅助下气管内顺利插入 6.5# 气管导管，顺式阿曲库铵、吸入七氟醚维持麻醉，手术开始后 4min 取出一活女婴，身长 48cm，体重 3170g，1-5-10min Apgar 评分：10-10-10 分。手术顺利，历时 38min，术中出血约 300ml，尿量 100ml，输入晶体液 700ml。术毕行腹壁神经阻滞联合静脉镇痛泵镇痛治疗。术后常规预防感染及促宫缩治疗，3d 后出院。

☆相关知识点

骶管囊肿是骶管内囊性病变的总称，临床分型尚无统一标准，目前国际较为公认的是将骶管囊肿分为 3 种类型，Ⅰ型为硬膜外无神经根纤维脊膜囊肿；Ⅱ型为硬膜外含神经根纤维脊膜囊肿（即 Tarlov 囊肿），Ⅲ型为硬脊膜下囊肿。国内学者又将骶管囊肿分为单纯型和神经根型两种：单纯型：囊壁和囊腔均无神经根纤维；神经根型：囊壁或囊腔内有神经根纤维穿行（即 Tarlov 囊肿）。Tarlov 囊肿最为常见，占所有骶管囊肿 90% 左右，人群整体发病率为 1.5% ～ 13.2%，且以女性多见（图 3-3-1）。

Tarlov 囊肿好发于腰骶部，其致病因素目前尚不清楚，一般认为与先天性发育异常和后天继发的创伤、炎症相关。而骶管囊肿的形成机制，特别是 Tarlov 囊肿的形成以“球阀机制”接受度最高：脑脊液静水压增高时，会通过硬脊膜囊交通孔（单向活瓣作用）进入

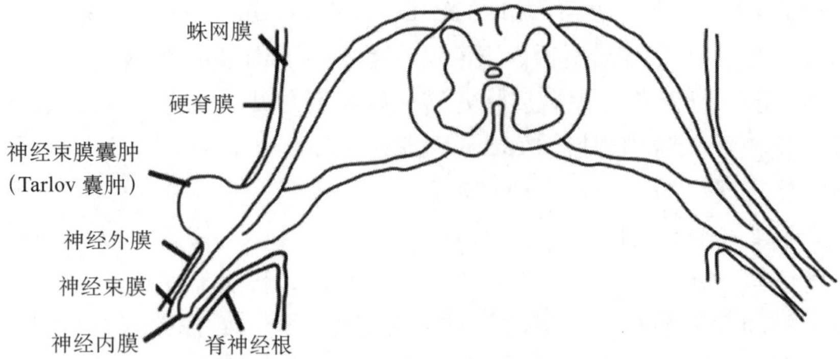

图 3-3-1 神经束膜囊肿（Tarlov 囊肿）示意图

神经束膜与神经内膜之间的潜在腔隙，在高静水压和脑积液搏动性冲击的作用下，腔隙逐渐扩大而形成囊肿；不断扩大的囊肿，会牵拉和刺激囊肿内的神经纤维，也可能压迫囊肿周围的神经根，从而产生下腰部、会阴部疼痛或感觉异常、下肢的感觉和肌力减退，以及膀胱直肠功能障碍及性功能障碍，同时囊肿可能侵蚀骶骨而产生腰骶部疼痛。一般症状为间歇性，当咳嗽、站立位或做 Valsalva 动作时症状会加重，平躺则会减轻。MRI 是骶管囊肿诊断和鉴别诊断的首选检查方法。治疗上可分为非手术治疗（镇痛药、非甾体抗炎药、激素及物理疗法等）、介入治疗（CT 引导下囊肿穿刺抽吸）及手术治疗。

妊娠期间不断增大的子宫使胸腹腔压力增加，导致蛛网膜下腔静水压增加，可导致 Tarlov 囊肿不断扩大，故妊娠期间 Tarlov 囊肿患者的症状可能被触发或者加重。但 Tarlov 囊肿产生的腰骶部疼痛等症状并不典型，常与妊娠期间发生的生理性或病理性（椎间盘突出等）下背部疼痛或不适相似，极易导致临床医生对 Tarlov 囊肿的漏诊。

☆专家点评

本例患者疾病主要表现为腰骶部胀痛，右下肢及臀部皮肤麻木，右下肢活动受限，且于妊娠期间蛛网膜下腔静水压增加时（如久坐、久站等）症状加重，经 MRI 检查后确诊为骶管囊肿（Tarlov 囊肿）。同时该患者合并有肝内胆汁淤积和肝功能受损等产科并发症。基于上述病情，该患者围生期管理主要从几个方面考虑。

- 分娩方式选择：阴道试产过程中规律宫缩及屏气用力时可能导致蛛网膜下腔静水压进一步增加，使 Tarlov 囊肿内或受压的神经纤维进一步被牵拉或压迫，导致症状进一步加重。同时蛛网膜下腔静水压突然增加，有可能导致 Tarlov 囊肿破裂并发生脑脊液漏，从而产生低颅压性头痛的相应症状，故阴道分娩有一定的风险。若患者术前相应症状较重，则可权衡胎儿及患者其他产科情况综合考虑选择剖宫产术分娩。本例患者 Tarlov 囊肿部分压迫神经根，主要表现为腰骶部胀痛、右侧臀部和右下肢皮肤麻木、右下肢活动受限，第二产程期间屏气用力可能加重压迫症状；同时该患者合并肝内胆汁淤积和肝功能受损，在等待产程进展过程中可能发生胎儿宫内窘迫、脑损伤、不可预测的胎死宫内等风险，综合考虑后，决定选择择期剖宫产术分娩。
- 麻醉方式选择：Tarlov 囊肿并不是椎管内麻醉的绝对禁忌证，但 Tarlov 囊肿可能会影响到蛛网膜下腔麻醉效果并增加神经损伤风险。若蛛网膜下腔穿刺时腰麻针刚好刺入囊肿，并将局麻药注射进囊肿则可能导致神经损伤或麻醉完全失败，术前应行MRI检查精确标定Tarlov囊肿所在位置，在实施蛛网膜下腔麻醉时，避免囊肿所在节段穿刺。Tarlov囊肿通常并不影响硬膜外麻醉效果，故该类患者如果选择椎管内麻醉，可采用腰硬联合麻醉技术，以确保麻醉效果。若术前检查发现穿刺无法避开囊肿，或术前神经压迫症状较重，则可以直接选用全身麻醉。本例患者Tarlov囊肿位于骶管且仅有轻微压迫症状，具有实施椎管内麻醉的条件，在术前与患者及家属充分沟通椎管内麻醉带来的益处及风险，拒绝椎管内穿刺操作，故该例患者在气管插管全麻下手术，麻醉及手术均顺利。

- 术后管理：若患者术前术后都没有发生严重的脊神经或骶神经压迫症状，可于产科情况稳定后专科门诊随访，针对Tarlov囊肿寻求进一步治疗方案。

总之，妊娠合并骶管囊肿，特别是Tarlov囊肿具有较高的发病率，麻醉医生在术前访视时应结合患者既往病史和影像学检查，积极查找合并Tarlov囊肿的证据。在获得影像学充分证据后，谨慎选择椎管内麻醉穿刺节段，避免神经根损伤及麻醉失败的发生。

（廖志敏　顾　娟）

第四节　妊娠合并脊髓拴系

☆病情介绍

患者，女，31岁，因“停经38^{+5}周，要求入院待产”入院。妊娠期定期产检。27年前发现先天性心脏病-室间隔缺损行室间隔修补术；5年前因骶尾部胀痛行全脊柱脊髓MRI扫描示：脊柱胸段略向右侧凸，部分骶椎及尾椎形态失常，脊髓圆锥位于腰5椎体水平，终丝拉长；神经外科就诊，无特殊处理，嘱定期复查，妊娠期骶尾部胀痛有所加重；患者大小便正常，行走正常，无下肢无力或感觉异常。

入院后查体：身高162cm，体重67kg，血压125/85mmHg，心率78次/分，呼吸20次/分，头颈四肢活动度正常，无张口度受限，马氏评分Ⅰ级，腰骶部皮肤正常，无多毛、凹陷、隆起或色素沉着等，腰椎骨性标志清晰，无红肿压痛等不适。辅助检查：超声心动图提示先天性心脏病：室间隔缺损修补术后，室水平未见明显残余分流，三尖瓣反流（中度），左心室收缩功能测值正常。24h动态心电图示：窦性心律不齐、房性期前收缩527次/24小时、室性期前收缩4次/24小时、完全性右束支阻滞。

入院后诊断：妊娠合并先天性心脏病：室间隔缺损修补术后，三尖瓣中度反流；窦性心律不齐，完全性右束支传导阻滞，心功能Ⅰ级；妊娠合并脊髓拴系；脐带绕颈两周；$G2P0^{+1}$ 38^{+5}周宫内孕头位单活胎待产。入院后经心内科、心脏外科评估心脏功能良好，围生期注意容量管理，余无特殊处理。与患者及家属充分沟通后拟定择期行剖宫产手术分娩。术前麻醉科会诊告知患者及家属脊髓拴系患者椎管内麻醉及全身麻醉相关风险后，患者及家属要求全身麻醉下手术。

☆处理经过

入室后常规监护，血压120/75mmHg，心率83次/分，SpO_2 98%。开放左前臂静脉通路同时面罩高流量（8L/min）氧气吸入。待消毒铺巾完成后，静脉快速顺序推注丙泊酚 120mg，瑞芬太尼 120μg，氯化琥珀胆碱 100mg，可视喉镜辅助下气管插管成功后开始手术。手术开始后 5min 娩出一活女婴，身长 52cm，体重 3500g，1-5-10min Apgar 评分为 10-10-10 分。手术顺利，历时 55min，出血约 500ml，尿量 100ml，输入晶体液 500ml。术毕于超声引导下行双侧腹横肌平面阻滞联合静脉镇痛泵（布托啡诺 1000mg+ 生理盐水 180ml，背景剂量 2ml/h，追加 2ml/ 次，锁定时间 20min）。术后常规抗感染促宫缩治疗，5d 后出院。

☆相关知识点

脊髓拴系综合征（tethered cord syndrome，TCS）是指各种原因导致脊髓受到异常牵引而引发脊髓纵向牵拉、脊髓圆锥低位造成功能障碍而产生的一系列临床症状，包括下肢感觉运动障碍、足畸形、大小便功能障碍及背部或下肢疼痛。其病因多为先天性神经管缺陷，如显性脊柱裂（脊髓脊膜膨出）或隐性脊柱裂，终丝牵拉以及硬脊膜下脂肪瘤等。TCS 发病率目前并不清楚，但其与脊柱裂高度相关，研究报道 35% ～ 87% 的脊柱裂患者都存在脊髓拴系。约 50% 的 TCS 患者在出生时即可表现出相应的临床症状，但也有接近 50% 患者仅表现为下背部或下肢疼痛，且在成年后因偶然事件后才被诊断为 TCS。部分 TCS 患者其病变部位（腰骶部为主）会存在异常局部表现，比如多毛、酒窝样凹陷、皮赘、骶尾部小尾巴、血管瘤、皮损或囊性突起等，若发现患者有相应皮肤表现需高度怀疑 TCS，应行腰椎 MRI 排查。

TCS 患者妊娠期间由于骨盆前倾及腹压不断增加，可能导致脊髓牵拉，出现下背部或下肢疼痛。在分娩时可因蹲位或长时间截石位而导致脊髓过度牵拉，症状加重。对于妊娠前没有症状或仅有下背部/下肢疼痛的 TCS 患者，其症状与妊娠导致的下背部疼痛症状相似，容易导致 TCS 的漏诊。

TCS 患者症状严重程度会影响产科结局及并发症的发生。能自由行走的 TCS 患者阴道分娩率更高且术后并发症更少，而依赖轮椅活动的 TCS 患者剖宫产率及术后并发症发生率更高。与脊柱裂相关的妊娠合并 TCS 的患者围生期剖宫产率、早产率、尿路感染、出血及输血风险更高。

☆专家点评

本例患者疾病主要表现为多发先天性畸形，包括先天性心脏病（室间隔缺损），脊柱侧弯，骶尾椎解剖异常，脊髓拴系等。患者脊髓拴系主要表现为腰骶部胀痛不适，并无下肢畸形、功能障碍或大小便异常，同时合并轻微脊柱侧弯，但并未累及颈椎，患者头颈活动度，张口度正常，气道评估无插管困难。

该患者围手术期管理主要考虑以下几个方面。

- 分娩方式选择：应根据患者 TCS 症状、产科合并症以及产道等情况综合考虑后决定分娩方式。该患者专科查体显示骨盆及胎儿状态良好，有经阴道试产的条件，但脊髓拴系牵拉导致的腰骶部胀痛在妊娠期有所加重，分娩时长时间截石位可能发生终丝过度牵拉，导致症状加重或脊髓圆锥缺血，阴道试产有一定的风险。该患者脊髓拴系并无大小便功能及下肢运动的障碍，且胎儿已足月，故剖宫产术后泌尿系统感染等并发症发生率并不会增加。

综合考虑患者情况，并与家属充分沟通后，决定以剖宫产术进行分娩。

● 麻醉方式选择：该类患者由于脊髓拴系，脊髓圆锥终止点显著低于正常，甚至低至 L_5 ～ S_1 水平，同时由于受到椎管外组织牵拉，脊髓圆锥会更贴近椎管后部，在行椎管内穿刺时极易发生硬脊膜刺破和脊髓圆锥损伤（蛛网膜下腔麻醉时）等风险；即使既往做过脊髓拴系松解术等矫正手术，术后脊髓圆锥也不会上升且有很高的再拴系率，故 TCS 患者椎管内麻醉风险较高。有少量妊娠合并 TCS 患者成功实施椎管内麻醉的报道，但其失败率（阻滞不全或广泛阻滞）及并发症发病率（如脊髓损伤，硬脊膜刺破等）显著高于正常患者，所以此类患者行剖宫产麻醉时大多选择气管插管全身麻醉。TCS 患者可能合并其他系统或脊柱畸形，麻醉前需仔细评估气道情况，预防困难插管的发生。若因患者拒绝或有全身麻醉禁忌而只能行椎管内麻醉时，需在术前多科会诊及 MRI 检查的基础上，制订详细的麻醉方案（尽量避免蛛网膜下腔麻醉），同时与患者及家属充分沟通麻醉失败及损伤的风险。本例患者腰椎解剖结构正常，但因终丝牵拉导致脊髓圆锥终止点在 L_5 椎体下缘，故椎管内麻醉穿刺操作风险高；同时气道评估插管条件良好，故决定在气管内插管全身麻醉下手术。术中可视喉镜直视下气管插管顺利。

● 术后疼痛管理：可选择腹横肌平面阻滞联合静脉镇痛泵等多模式镇痛方式。若 TCS 患者合并膀胱 / 直肠功能障碍，或者疾病早期做过尿道或膀胱功能重建术，围生期泌尿系感染发生率更高，建议围生期特别是剖宫产术后常规使用抗生素预防尿路感染。但该病例并无大小便异常，故术后常规抗感染治疗后并未发生泌尿系统感染。

由于妊娠合并 TCS 患者早产风险更高，需根据产前实际胎龄积极准备新生儿抢救及治疗措施，在分娩时可邀请新生儿科医生到场支持。

总之，脊髓拴系综合征是一种先天性发育异常致脊髓异常牵拉并造成功能障碍而产生的临床症候群。围生期需多学科综合评估，综合患者情况选择分娩方式，尤其充分评估脊髓圆锥位置、神经病变的表现及气道情况，选择合适的麻醉方式；剖宫产手术麻醉多选择全身麻醉而尽量避免椎管内操作，以免导致脊髓损伤等严重后果。

（廖志敏　顾　娟）

第五节　妊娠合并软骨发育不全

☆病情介绍

患者，女，24 岁，因“停经 32 周，发现胎儿异常 7 周”入院。妊娠期不规律产检，未做羊水穿刺及胎儿针对性超声检查。7 周前胎儿彩超提示宫内单活胎，胎儿股骨长、肱骨长测值小于孕周，形态异常，胎儿动脉导管走行迂曲，主动脉骑跨于室间隔上。妊娠中晚期无头晕、心悸、胸闷等症状。患者系侏儒症，12 岁前能行走，12 年前出现双下肢无力，不能行走，目前身高 97cm，体重 25kg。11 年前外院诊断为侏儒症。

入院诊断：侏儒症；妊娠合并多发畸形；脊柱侧弯畸形；G1P0 32 周宫内孕头位单活胎待产；胎儿发育异常。为进一步诊治，收入院治疗。

入院后查体：患者身高 97cm，体重 25kg，体温 36.7℃，脉搏 101 次 / 分，呼吸 20 次 / 分，血压 106/73mmHg，心率 101 次 / 分。半卧位，头颅大，鼻梁塌陷，双眼球外突，头后仰受限，甲颏距＜ 3 横指，张口度＜ 5cm，张口仅见软腭，气道马氏评分Ⅲ～Ⅳ级，床旁屏气试验 15 秒；胸廓畸形，胸椎向右侧凸，气管偏右，听诊双上肺呼吸音清晰，下肺呼吸音模糊不清。心脏听诊无杂音。脊柱呈 S 形侧弯畸形，腰椎向左侧凸，棘突及椎间隙尚可触及。四肢短小弯曲，肌肉萎缩，足外翻畸形，不能站立及行走。

辅助检查：肺功能检查示肺通气储量百分比 81.2%，肺通气储备功能中度下降，MVV 重度下降，弥散功能重度下降，肺功能重度受损。心电图提示窦性心动过速（119 次 / 分），T 波改变，肢导联低电压。脊柱 MRI 示：S_2 ～ T_{10} 平面脊髓空洞；椎管内脊髓走行顺畅，硬膜外脂肪间隙清晰，椎间隙、椎管未见变窄；脊髓圆锥位于腰 1 水平；脊柱明显“S”形侧弯畸形，胸、腰、骶曲均明显增大；胸廓不对称，气管沿侧弯脊柱右前方走行。头颈部 MRI 示：颅底变平，枢椎齿状突上升超过枕骨大孔水平以上，向后压迫推移延髓移位，枕大孔变窄；小脑半球及脑干受压变形；第四脑室形态不规则、偏小，双侧侧脑室对称，脑室系统未见扩张。颈椎生理曲度变直，颈胸段脊柱侧弯。胎儿超声提示：胎儿股骨长、肱骨长测值小于孕周，形态异常。胎儿双侧股骨和胫腓骨弯曲。Hb99g/L，PLT155 × 10^9/L，WBC6.0 × 10^9/L，PT10.6S，APT27.7S，白蛋白 33.6g/L，总胆汁酸 13.4μmol/L。

入院后修正诊断：侏儒症（软骨发育不全）；脊柱侧弯畸形；脊髓空洞；颅底凹陷；妊娠合并多发畸形；肺功能重度受损；妊娠期肝内胆汁淤积症；妊娠合并中度贫血；G1P0 34^{+6} 周宫内孕头位单活胎待产；胎儿发育异常。

入院后经全科讨论及多科会诊认为患者无阴道试产条件，拟择期剖宫产手术分娩。

☆处理经过

入室后常规监护生命体征，因患者四肢短小，更换儿童袖带测右上肢血压，心电监护示心率 105 次 / 分，血压 118/67mmHg，呼吸 22 次 / 分，SpO_2 94%（吸空气）。开放右前臂静脉通道，泵入乳酸钠林格液 500ml/h。助手辅助下摆左侧卧位，腰椎超声检查定位并标识 T_{12} ～ L_1 及 $L_{3\sim4}$ 节段，测量穿刺深度（皮肤至黄韧带内侧）分别为 2.8cm 和 3cm。常规消毒铺巾行硬膜外穿刺，经 T_{12} ～ L_1 间隙（向头端）置管 3cm，再经 $L_{3\sim4}$ 间隙行蛛网膜下腔穿刺注入 0.5% 布比卡因 1.2ml 后向尾端硬膜外腔置管 3cm。穿刺结束转平卧位，测麻醉平面约在 T_{10}。经上管注入 2% 利多卡因 3ml（含 1 ∶ 20 万肾上腺素）试探量，3min 后无全脊麻及心率增加等反应，再经上管注入 2% 利多卡因 5ml，5min 作麻醉平面达 T_6 水平。手术开始后 3min 取出一活男婴，体重 1640g，1-5-10min Apgar 评分 8-10-10 分。手术期间间断静脉推注去氧肾上腺素（50μg/ 次）2 次，维持血压 115 ～ 123/80 ～ 90mmHg，心率 95 ～ 130 次 / 分，SpO_2 98% ～ 100%。出胎后分次静脉推注舒芬太尼共 5μg 镇静镇痛。手术顺利，历时 43min，术中行子宫动脉上行支及双侧输卵管结扎术，出血约 300ml，尿量 100ml，输入晶体液 1270ml。术毕行静脉镇痛泵镇痛，转入 ICU 进一步监护治疗。

☆相关知识点

侏儒症是指成年后身高小于 148cm，其发病率为 0.5‰～ 1.5‰活产儿，且 70% 的侏儒症患者都是由于软骨发育不全（achondroplasia，ACH）导致。ACH 是常染色体显性遗传病，其发病机制主要为成纤维细胞生长因子受体 3（FGFR3）突变，从而影响长骨的生长发育，特别是软骨生成和软骨内骨化。这类患者典型临床表现为身材矮小合并短肢畸形、头大且前额突出、鼻梁塌陷等，同时合并代谢异常（如肥胖）、心血管系统并发症（如高血压、先心病）、神经系统并发症（如脑积水）、枕骨大孔狭窄、小胸廓等，成年后 10% ～ 15% 的患者都存在一定程度的胸腰椎后 / 侧突畸形，并导致相应的神经并发症，同时影响到呼吸和心脏功能（表 3-5-1），ACH 患者胸腔畸形导致肺容量扩张受限，限制性通气功能障碍，潮气量和功能残气量降低，闭合容积增加，容易发生呼吸道感染、肺不张及通气血流比失调。

表 3-5-1　软骨发育不全临床特点

颅面部	呼吸系统	心血管系统	神经系统	产科相关	畸形
头大 马鞍鼻 舌体大 前额凸出 上颌骨短小 下颌骨大 寰枢椎不稳	胸腔狭小 胸腰椎后侧凸 耻骨联合至剑突间距缩短 呼吸暂停 限制性通气障碍	肺心病 肺动脉高压 高血压 先心病	枕骨大孔狭窄 脑积水	骨盆狭小 头盆不称 入盆困难	脊柱侧弯 肋骨畸形

成年女性 ACH 患者多发不孕不育、月经紊乱等，妊娠率较低，故妊娠合并 ACH 临床较为少见。ACH 患者妊娠期高发羊水过多、子痫前期、早产等，妊娠晚期增大的子宫进一步挤压胸腔，对肺和心脏产生挤压，限制性通气障碍进一步加重，可能导致缺氧。妊娠期间，增大的子宫挤压胸腔，加上妊娠相关生理改变如乳房增大、气道水肿、血容量增加等，会进一步增加心肺功能负担；另外，妊娠期间氧耗增加以及子宫对腹主动脉 - 腔静脉的压迫可能导致胎儿慢性缺氧。

☆专家点评

本例患者疾病主要表现为四肢短小畸形，丧失站立及行走能力，同时合并颅底畸形、颈椎不稳、胸椎和腰椎侧弯等情况，患者存在困难气道，肺功能重度受损，选择椎管内麻醉下，顺利实施手术。围绕该患者疾病特点，围手术期管理主要考虑以下几个方面。

- 分娩方式选择：此类患者骨盆狭小导致头盆不称，同时胎儿可能合并枕骨大口和颈椎狭窄，在第二产程时对胎儿头部的操作可能导致脊髓受压风险，所以阴道试产相对危险，分娩方式多采用剖宫产术。本例患者骨盆狭小，同时合并肝内胆汁淤积等合并症，阴道试产可能性极小，故分娩方式选择剖宫产术。
- 麻醉方式选择：ACH 患者病变特征如头大舌大、鼻咽腔狭窄、胸腔畸形、颈椎活动受限、枕骨大孔狭窄等，使该类患者多存在困难气道及困难插管等问题，故术前对气道详细评估尤为重要。若选择全身麻醉，全麻药物用量应根据患者实际体重计算，术中监测麻醉深度以及时调节麻醉药物用量，同时应注意围手术期液体管理，避免液体过负荷。若患者存在肺功能受损，术中应根据实际情况调节呼吸参数，实施肺保护通气策略，术毕根据患者呼吸功能恢复情况决定拔管时机，必要时带管回 ICU 行呼吸机支持治疗后再拔管。ACH 患者并不会比普通人更容易发生恶性高热，故司可林、吸入麻醉剂可用。

此类患者多合并多发脊柱畸形，如胸椎侧弯、腰椎前凸、椎管畸形和狭窄等，若椎管狭窄严重则需在幼年时期行脊柱矫正手术，这些都可能导致椎管内麻醉实施困难，麻醉效果预测性差，神经并发症的发生率也更高；椎管内麻醉应避免单次用药方案，应采用能连续用药的方案（如硬膜外麻醉、腰硬联合或连续蛛网膜下腔阻滞麻醉等），通过少量多次用药将麻醉平面逐步滴定至理想水平。超声引导下椎管内穿刺能帮助判断穿刺节段和间隙，增加穿刺成功率，减少穿刺次数。但若患者合并枕骨大孔狭窄、脑积水或颅内压增高、脊髓圆锥终止点过低等，则为蛛网膜下腔麻醉禁忌。

该例患者头大舌大，张口度＜ 3 横指，颈脖短且后仰受限，马氏分级Ⅳ级，同时存在胸腔畸形，挤压气管偏向右侧，评估该患者存在困难气道，故气管插管全身麻醉仅作为备选方案，若椎管内麻醉失败则在清醒状态下纤支镜引导气管插管。该患者既往并无手术矫正史，术前脊柱 MRI 观察到腰椎硬膜外间隙清晰，椎间隙、椎管未见变窄，且脊髓圆锥终止于 L_1 椎体下缘水平，床旁超声扫描能辨认腰椎节段和椎间隙，结合患者困难气道及肺功能受损情况，决定对该患者实施超声引导下腰硬联合麻醉，在小剂量腰麻后，通过硬膜外分次给药，逐步将麻醉平面滴定至 T_6 水平后顺利完成手术。

- 术中管理：这类患者存在困难气道及限制性通气功能障碍，术中应尽量避免深度镇静，以防发生气道梗阻等情况。患者身材矮小、体重轻、心肺功能受损，术中应根据患者实际体重及出入量计算液体需求量，实施精准容量管理，避免容量过负荷。该类患者椎管内情况复杂，椎管内镇痛可能发生平面不足 / 过广等情况，应避免硬膜外长时间置管镇痛，术后疼痛管理可联合腹壁神经阻滞和静脉镇痛等多模式镇痛。
- 新生儿管理：ACH 是常染色体显性遗传病，故 ACH 患者生育的新生儿 50% 以上概率仍然会患有 ACH，且胎儿易发脑积水、胸廓畸形及死胎等，在产前应针对疾病特点对胎儿做详细检查以确认可能存在的畸形。同时，新生儿在娩出后可能发生呼吸窘迫及复苏困难，由新生儿团队负责复苏和评估。

总之，ACH 患者因软骨发育不全，存在心肺功能障碍，以及脊柱、神经系统和颅面部畸形等，导致围生期分娩和麻醉风险增加。应该鼓励患者进行全面的妊娠前检查及定期产检。同时，麻醉科医生应尽早介入患者管理，重点对患者气道、心脏、肺功能以及脊柱的评估和检查。电子喉镜及脊柱 MRI 扫描有助于麻醉医生掌握患者气道及脊柱病变情况，若行椎管内麻醉，则推荐在超声引导下行腰硬联合麻醉或连续腰麻，通过滴定法分次给药以保证麻醉效果，减少并发症发生。

（廖志敏　顾　娟）

第六节　妊娠合并先天性髋关节脱位

☆病情介绍

患者，女，29 岁，因“停经 38^{+5} 周”入院待产。规律建卡产检，妊娠期无特殊。16

年前因“先天性右髋关节脱位”行手术治疗，15 年前因下肢畸形行手术矫正（具体不详），目前遗留轻度跛行。自述孕前偶感右臀部及下腰部胀痛，妊娠期右臀部胀痛有所加重。

入院后查体：自由体位，身高 158cm，体重 71kg，心率 108 次 / 分，呼吸 20 次 / 分，血压 106/77mmHg。气道评估：头颈部活动度正常，张口度＞ 4cm，甲颏距 4 横指，气道马氏分级 Ⅰ～Ⅱ级，评估无插管困难。双侧胸廓对称无畸形，双肺呼吸音清晰对称，无干湿啰音。脊柱无侧弯，腰骶部无红肿及压痛，骨性标志及椎间隙可触及。右侧髋部可见一长约 15cm 陈旧性手术瘢痕，瘢痕周围肌肉挛缩凹陷，右髋关节屈曲正常，外展幅度受限（＜ 80°），右下肢略短于对侧。

专科查体、辅助检查、实验室检查无特殊。

入院后诊断：妊娠合并先天性右髋关节脱位；$G2P0^{+1}$ 38^{+5} 周宫内孕头位单活胎待产。因患者先天性髋关节脱位术后，右髋关节外展受限，拟行择期剖宫产术。

☆处理经过

术前常规禁食 6h，禁饮 4h。入室后监测生命体征：心率 104 次 / 分，血压 125/87mmHg，SpO_2 99%。开放左前臂静脉通路，左侧卧位 $L_{3\sim4}$ 间隙行腰硬联合麻醉，穿刺顺利，蛛网膜下腔注入 0.5% 布比卡因 2.5ml 后，向头端置入硬膜外导管 3cm。穿刺结束后转为子宫左倾 15° 平卧位，5min 后麻醉平面达 T_6。手术开始后 6min 取出一活男婴，身长 48cm，体重 3150g，1-5-10min Apgar 评分 10-10-10 分。手术顺利，历时 50min，术中出血约 300ml，尿量 150ml，输入晶体液 1000ml。术毕超声引导下行腹横肌平面阻滞联合静脉镇痛泵镇痛。患者术后返回病房，3d 后出院。

☆相关知识点

先天性髋关节脱位（congenital dislocation of the hip，CDH）是指婴儿出生时，股骨头部分或完全脱出髋臼。随着年龄的增长，患者髋关节（包括髋臼、关节囊和股骨头）及周围韧带和肌肉出现病变并不断加重，主要临床表现为肢体短缩，跛行或摇摆步态。我国发病率 1.1‰～ 3.8‰，男女患病比例约为 1 ∶ 4.75。CDH 具体发病原因尚不清楚，可能与遗传、环境及产后因素等相关，其中女性、胎位为臀位、家族史及婴幼儿期双下肢捆绑是其独立危险因素。CDH 的病理改变包括骨骼和软组织两方面：在出生后到 1.5 岁期间，其病理变化主要为关节囊韧带松弛，股骨头部分或全部脱出髋臼，关节囊厚度正常且与周围组织无粘连，髋周肌肉无挛缩；1.5 岁以后，患儿开始走路，此时出现股骨头脱出髋臼并向上移位，导致关节囊被拉长，同时产生与周围组织的粘连，髋周肌肉继发性挛缩；5 岁以后，上述病变持续加重，关节软骨退行性变，出现继发性髋关节炎而导致髋关节畸形，髋周组织挛缩严重。治疗原则是早诊断早治疗，3 岁以内的患儿主要采取非手术治疗，即闭合复位后外固定稳定髋关节，3 岁以上则需要手术治疗（如髋臼周围截骨术），成年后髋关节发生骨关节炎或畸形严重时则需要全髋关节置换术。未经治疗的 CDH 可能会导致早期的髋关节退行性变、不稳定、肢体挛缩、脊柱侧弯、行走困难和慢性背痛等症状。

CDH 与妊娠，CDH 并不影响患者的生育能力，妊娠合并 CDH 的患者可能因为骼骨发育不良、畸形或手术矫正或全髋关节置换后发生骨性产道狭窄，阻碍胎儿入盆及顺产。有研究显示 6 岁以前进行手术矫正，骨盆能够得到良好的重塑，而 6 岁甚至成年后进行的矫正，则可能导致骨盆出口狭窄。故对妊娠合并 CDH 患者，产前需了解既往矫正手术相关信息，并对骨盆经线及胎儿进行详细测量，以判断顺产的可能。CDH 并不是剖宫产术的绝对指征，也不增加高危妊娠、合并症及难产的发生率，但若选择经阴道试产，需要注意保持髋关节外展小于 90º，并避免内旋，以确保股骨头与髋臼保持中立位，防止髋关节脱位。

妊娠期间由于激素水平、代谢水平、血容量及姿势的变化，可能会导致髋关节周围肌肉和韧带松弛，增大的子宫和体重也会改变身体的重心，对髋关节产生额外的机械应力而加重 CDH 疼痛等症状。另外妊娠可能导致全身骨骼（包括髂骨和股骨）钙水平降低而发生妊娠相关骨质疏松，从而发生关节、臀部、腰骶部僵硬和酸痛感，这些症状都与 CDH 导致的髋关节、下背部疼痛相似，临床医生应该注意鉴别。

☆专家点评

本例患者为先天性髋关节脱位，在患者 14 岁以后才进行治疗，已超过了最佳治疗时机，虽然进行了先天性髋关节脱位及下肢畸形矫正术，但仍然有右下肢短缩，跛行及右侧臀部胀痛等后遗症状，且本次妊娠右侧臀部胀痛症状有所加重。根据患者及胎儿实际情况，于腰硬联合麻醉下顺利实施剖宫产分娩。

围手术期管理主要有以下几方面考虑。

- 分娩方式选择：CDH 的患者如进行早期的矫正，未导致骨盆异常者可自然分娩，如矫正时间晚，骨盆出口狭窄，可实施剖宫产。该患者既往有右侧髋关节脱位矫正手术史，目前专科查体显示骨盆出入口大小大致正常，且胎儿双顶径也在正常范围内，理论上具有阴道试产条件，但患者髋关节外展受限，第二产程中髋关节过度外展有导致患者分娩后右侧臀部疼痛加重甚至髋关节再次脱位的风险，综合相关风险及患者意愿，选择择期剖宫产手术分娩。
- 麻醉方式选择：先天性髋关节脱位矫正术仅涉及病变侧髋关节，未影响到腰骶部，可实施椎管内麻醉。该患者髋关节屈曲正常，仅外展受限，并不影响椎管内麻醉体位摆放和穿刺操作，麻醉方式首选椎管内麻醉（腰硬联合麻醉）。
- 术中术后管理：并无特殊。而新生儿管理方面，由于 CDH 发病具有明显的遗传因素，CDH 患者一代亲属发病率是二代亲属发病率的 12 倍，故妊娠合并 CDH 的患者妊娠期应常规超声筛查胎儿 CDH 发病情况，若合并臀位等危险因素，则应高度重视，胎儿娩出后应及时请新生儿科医生会诊以判断胎儿 CDH 情况。本例患者产检并未发现胎儿有髋关节发育异常，新生儿娩出后查体也未发现 CDH 迹象。

总之，先天性髋关节脱位是一种受遗传、环境及产后等多因素影响的疾病，早期诊断及治疗效果更好，若错过最佳治疗时机往往会遗留部分症状及体征。对妊娠合并先天性髋关节脱位的患者，需根据患者既往矫正情况，骨盆是否异常，以及胎儿实际情况选择合适分娩方式，避免加重髋关节脱位遗留症状及体征，麻醉及术中管理类似于一般剖宫产患者，同时注意胎儿 CDH 的排查。

（廖志敏　冷冬梅）

第七节　妊娠合并脊柱侧弯

☆病情介绍

患者，女，26 岁，因“孕 39 周，胎膜早破，慢性支气管炎急性发作”入院。外院建卡定期产检，妊娠期无合并症。孕 30 周后逐渐出现行走后气促，1 周前咳嗽咳痰，呼吸困难加重，不伴发热。6h 前出现阴道流液，急诊就诊。既往 20 年前诊断为脊柱畸形（脊柱侧弯），未予特殊治疗。6 年前开始反复下呼吸道感染，诊断为慢性支气管炎。

体格检查：患者跛行，身高 142cm，体重 42kg，血压 125/75mmHg，心率 95 次 / 分，呼吸 30 次 / 分，吸空气 SpO_2 90%，鼻导管吸氧 2L/min SpO_2 94%，体温 36.7℃。急性病容，面色潮红，呼吸急促，头部向右侧偏斜固定，颈椎后仰受限，张口度 4cm，甲颏距 2 横指，马氏分级Ⅲ～Ⅳ级，气道评估为可预见困难气道。胸廓畸形，胸椎向右侧弯曲，右侧胸廓凸出，左侧胸廓塌陷，左肺呼吸音减弱，双肺可闻及少许湿啰音，床旁屏气时间小于 20s。腰椎向左侧轻微弯曲，腰椎骨性标志可触及，椎间隙模糊不清。骨盆向左侧倾斜，右下肢显著短于左下肢，走路跛行。

辅助检查：肺功能检查示气道阻力高，肺通气储备百分比 69%（中度下降），重度阻塞性通气障碍。胸部 X 线片示双肺炎症，脊柱颈段及胸段侧弯畸形。脊柱 MRI 示颈椎及胸椎向右侧弯曲，腰椎轻度弯曲，脊髓圆锥终止于 L_1 椎体下缘，L_1 ～ L_5 椎间隙变窄。血气分析检查示 pH 7.37，$PaCO_2$ 51mmHg，PaO_2 111mmHg，SaO_2 95%（2L/min 鼻导管纯氧吸入），BE 4.2mmol/L，HCO_3^- 29.5mmol/L，TCO_2 33.1mmol/L，余实验室检查及专科检查无异常。

入院后诊断：胎膜早破；慢性支气管炎急性发作；G1P0 39^{+3} 周宫内孕单活胎 LOA 待产；脊柱侧弯，胸廓畸形，右下肢畸形。

入院后多科会诊，积极抗感染后择期剖宫产术终止妊娠。

☆处理经过

入室后常规监测生命体征示：心率 104 次 / 分，血压 128/82mmHg，吸空气 SpO_2 91%，面罩吸氧 5L/min SpO_2 96%。鉴于患者有可预见的困难气道，在充分准备困难气道装备（可视喉镜、纤维支气管镜、5.0 ～ 6.0 号气管导管、2.5 ～ 3 号喉罩等）的同时，先尝试椎管内麻醉。患者左侧卧位下超声检查腰椎间隙，L_2 ～ L_4 椎间隙狭窄，$L_{1～2}$ 间隙相对清晰，皮肤至黄韧带深度约 3cm。标识 $L_{1～2}$ 间隙后，用 18G 硬膜外穿刺针成功到达硬膜外腔，向头侧置入硬膜外导管 3cm。患者转为子宫左倾 15° 平卧位后，经硬膜外导管注入 1.5% 利多卡因 3ml（含 1 ∶ 20 万肾上腺素）试探量，观察 3min 无特殊后，分两次共注入 1.5% 利多卡因 6ml（3ml+3ml），10min 后麻醉平面达 T_7 水平，静脉给予 20mg 氯胺酮（约 0.5mg/kg）后开始手术，术中面罩吸氧（5L/min），维持 SpO_2 94% ～ 96%。手术开始后 5min 取出一活男婴，身长 47cm，体重 2675g，1-5-10min Apgar 评分为 10-10-10 分，外观未见明显畸形。手术顺利，历时 35min，术中出血约 350ml，尿量 50ml，输入晶体液 600ml。术毕静脉镇痛泵镇痛。患者术后第 3 天好转出院。

☆相关知识点

脊柱侧弯（scoliosis）是指脊柱在冠状面、矢状面和纵轴上的弯曲和旋转为特征的三维畸形，其严重程度通常以侧弯角度（Cobb 角）来表示：在上端椎（脊柱侧弯上端凹侧倾斜度最大的椎体）椎体上缘和下端椎（侧弯下端凹侧倾斜度最大的椎体）椎体下缘各画一横线，对两横线各做一垂直线，两垂直线的夹角即为 Cobb 角（图 3-7-1）。

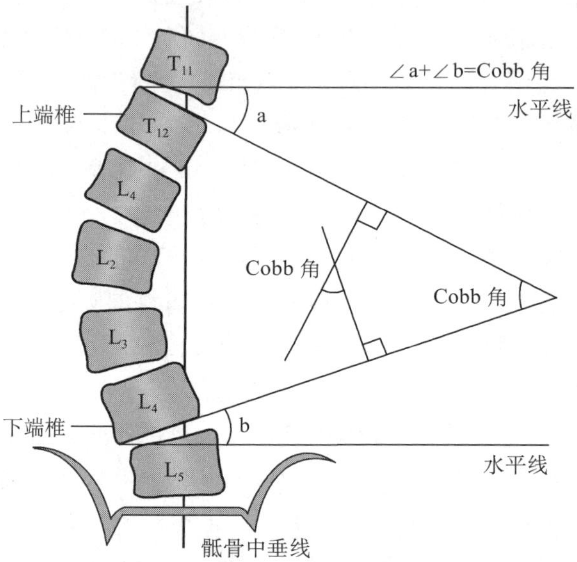

图 3-7-1 Cobb 角示意图

Cobb 角＞ 10° 肉眼即可识别，其人群发病率为 1.5% ～ 3%。10º ～ 20° 的侧弯角度为最常见弯度，约占所有患者 90%，＞ 20° 约占 9.3%，而＞ 40° 约占 2%。脊柱侧弯发病机制目前并不清楚，可能与遗传、性别、生长潜能及侧弯类型相关。脊柱侧弯具有显著的家族聚集性，脊柱侧弯患者一级亲属发病率为 11%，二、三级亲属则分别为 2.4% 和 1.4%。家族中男女患病率比例约为 1 ∶ 2.1，且在大角度侧弯患者中女性占比更高。患者生长潜力越大，其侧弯角度进展危险性就越大，在不成熟患者中弯度进展概率为 22% ～ 68%，而在成熟患者中进展概率仅为 1.6% ～ 23%；同时，在脊柱成熟后，大角度及多发侧弯进展概率更大。脊柱侧弯的治疗策略也跟弯度密切相关，包括矫正姿势的动作训练、支具治疗及手术治疗等。

脊柱侧弯不仅影响患者外观形象、降低生活质量，也会导致患者发生心理疾病，同时大部分患者会存在急慢性后背痛，复杂的多角度多节段侧弯患者往往伴有颈短、后仰受限、甲颏距短等，可能具有可预见的困难气道；胸椎侧弯可使患者肺受压，形成限制性通气障碍而导致心、肺功能受损、反复肺部感染等。

脊柱侧弯的妇女不孕不育率轻微增高，但并不增加早产或妊娠合并症的发生率。妊娠合并脊柱侧弯时，增大的子宫使膈肌上抬挤压胸腔，导致患者功能残气量进一步降低，患者氧储备能力降低明显，增加肺不张及通气 / 血流比例失调的风险。同时，该类患者身材矮小，增大的子宫压迫腹腔脏器，使反流误吸风险进一步增加。

妊娠期间增大的子宫对脊柱的压力不断增加，加上妊娠期间激素水平的改变，可能会导致脊柱弯曲角度轻微地增加，但一般没有实际临床意义。脊柱侧弯患者通常合并有急性或慢性的下背部疼痛，无论妊娠前是否进行矫正手术，妊娠期间，下背部疼痛的发生率和严重程度将进一步增加，特别对腰椎侧弯的患者，其发生率可高达 60% ～ 75%，产后逐渐恢复至妊娠前水平。

☆专家点评

本例患者脊柱侧弯畸形主要发生在颈椎及胸椎，导致颈部歪斜、后仰受限，胸廓畸形压迫肺导致限制性呼吸功能障碍，妊娠 30 周后随着循环负荷增加以及子宫增大对膈肌挤压，患者呼吸储备能力进一步降低，呼吸功能严重受损。

本例患者围手术期管理主要从以下几个方面考虑。

● 分娩方式选择：脊柱侧弯对分娩方式的影响目前尚有争议。对未经矫正的严重脊柱侧弯患者，特别是胸椎或腰椎的侧弯影响到骨盆形态或严重损害呼吸功能者，剖宫产术可缩短分娩时间，避免产程过程中长时间屏气用力对心肺功能的影响，是终止妊娠的首选方式。而对于轻度的侧弯患者或经过前路脊柱矫正术的患者，骨盆形态和呼吸功能并未受到影响，分娩方式主要以产科状况来决定。该患者脊柱畸形合并盆腔畸形，硬产道失去正常形态，同时胸廓畸形导致严重限制性呼吸功能障碍，呼吸储备降低，没有经阴道试产的条件，选择剖宫产终止妊娠。

● 麻醉方式选择：应根据患者具体情况综合考虑。术前需详细评估患者气道情况，通过胸部 CT、肺功能以及血气分析对气道和呼吸功能状况做出精确判断，若患者无困难气道且呼吸功能尚可，则可选择气管插管全身麻醉。若患者存在明显的困难气道或严重的呼吸功能受损，则椎管内麻醉可作为首选麻醉方式。同时，积极准备处理困难气道的设备和药物，以备在椎管内麻醉失败或紧急情况下实施全身麻醉。

妊娠合并脊柱侧弯患者，椎管内麻醉总体成功率为 66% ～ 80%。其中未经脊柱矫正手术的患者，硬膜外麻醉和蛛网膜下腔麻醉成功率分别为 80% 和 73%，而经过脊柱矫正手术的患者，其成功率分别为 66% 和 72%。椎管内麻醉特别是硬膜外麻醉失败多表现为穿刺困难、多次穿刺、花斑样阻滞、麻醉药物需求量大、阻滞不全以及意外硬脊膜穿破等。脊柱侧弯患者多同时存在脊柱侧弯及旋转畸形，对未经矫正手术的患者，通过体表标志触诊判断椎间隙并不可靠，术前 MRI 检查及超声扫查能为椎管内穿刺节段及穿刺方向选择提供详细信息。为提高穿刺成功率，推荐选择椎间隙更宽的侧弯弯面，顺着棘突方向进针。对于进行过矫正手术的患者，脊柱情况相对更复杂。矫正手术多涉及椎体以及棘突的切除、植骨及融合，邻近椎体也可能因退行性变而发生向后滑脱，加上术后硬膜外腔粘连甚至闭塞，都会导致穿刺困难以及限制麻醉药物在椎管内的扩散，故此类患者椎管内麻醉失败率更高，穿刺应避开手术部位节段。

硬膜外麻醉、腰硬联合麻醉、单次腰麻和连续腰麻都有成功实施的报道，而连续腰麻成功率最高（有文献报道 100% 成功实施），但均需要通过缓慢多次用药逐步滴定至理想麻醉平面，避免麻醉平面过高对循环和呼吸的抑制。本例患者既往未行矫正手术，但存在可预见的困难气道和重度肺功能受损，故首选椎管内麻醉；术前 MRI 检查 L_1 ～ L_4 节段椎间隙狭窄，但在超声引导下于 $L_{1\sim2}$ 间隙成功实施硬膜外穿刺并置管；由于脊柱弯曲度改变，单次常规剂量和浓度用药有麻醉平面过高导致呼吸抑制的风险，因此，通过降低局麻药浓度并少量多次用药，最终将麻醉平面滴定至 T_7 水平并顺利完成手术。

- 术中管理：该类患者多存在限制性呼吸功能障碍，对容量耐受差，需根据患者实际体重以及术中出血量精确控制液体输入，量出为入，避免容量过负荷。若存在可预见的困难气道及呼吸功能受损，术中可持续面罩吸氧以改善患者氧供。术中镇静需谨慎，应充分考虑镇静药物对呼吸的抑制及发生气道梗阻的风险。本例患者术中镇静选择了小剂量氯胺酮，既能产生镇静镇痛作用，同时避免了对呼吸的抑制。
- 新生儿管理：脊柱侧弯具有明显的家族遗传性，脊柱侧弯患者子女发生脊柱侧弯概率约为11%，在孕期及出生后需有针对性地进行脊柱检查，以便明确诊断并及时治疗。同时该患者呼吸功能受损，可能存在胎儿慢性缺氧，在剖宫产时应充分做好新生儿复苏的准备。

总之，妊娠合并脊柱侧弯会导致脊柱解剖异常，患者病情复杂多变，尤其可能导致心血管系统和呼吸功能障碍，给该类患者麻醉实施带来巨大困难。应鼓励患者妊娠期定期产检，麻醉医生也应早期介入患者管理，通过MRI及肺功能等检查重点评估患者气道情况、呼吸功能、心脏功能以及脊柱侧弯类型及节段等。若患者存在可预见的困难气道或严重限制性肺功能障碍，应尽量避免全身麻醉；脊柱MRI及超声扫查有助于了解侧弯详细情况，便于确定椎管内麻醉穿刺节段及穿刺方向。椎管内麻醉用药应采用滴定法缓慢滴定至预定平面，避免平面过高对呼吸、循环功能的影响；同时对术中容量及镇静药物使用实施精细化管理，避免容量过负荷及过度镇静导致气道梗阻等并发症发生。

（廖志敏　冷冬梅）

第八节　妊娠合并严重脊柱侧弯伴上呼吸道感染

☆病情介绍

患者，女，27岁，因“停经 36^{+1} 周，咳嗽2d”入院；患者3岁起出现脊柱侧弯，13岁时因Cobb角＞70° 行两次脊柱侧弯矫正术，目前Cobb角30° 左右；两年前因胸廓畸形呼吸困难，肺功能重度受损，行两次左侧胸廓成形术，呼吸功能有所好转；CT提示“脊髓分裂症”。现患者停经 36^{+1} 周，2d前出现咳嗽，伴白色黏液痰，偶有平卧时呼吸困难，需垫枕头，一般活动稍受限。

入院查体：体温36.5℃，心率92次/分，血压129/84mmHg，呼吸22次/分，身高147cm，体重53kg。患者脊柱扭转，胸廓向左侧倾斜，双肩不在同一水平线上，椎间隙扪不清，无腰腿痛、下肢麻木、肌力下降等感觉运动异常，病理征阴性。

辅助检查：血常规、凝血功能 、电解质、肝肾功能、心电图未见明显异常。入院血气分析：pH 7.37，$PaCO_2$ 34.5mmHg，PaO_2 85.5mmHg，BE －4.4，HCO_3^- 20.2mmol/L，余未见异常。肺功能：肺通气储量百分比72.8%，肺通气储备功能中度下降；存在极重度阻塞为主的混合性通气功能障碍。X线片：脊柱向右侧弯、扭曲，生理曲度失常，胸腰椎失稳，部分胸椎及椎弓附件骨形态失常，椎间隙显示不清，胸腰骶椎后方见内固定器影，未见断裂征象。超声心动图：左心室假腱索形成，左心室收缩功能值正常（EF63%，FS 33%）。

入院诊断：妊娠合并脊柱侧弯；妊娠合并上呼吸道感染；脐带绕颈一周；G1P0 36^{+1} 周宫内孕头位单活胎待产。

经多科会诊，予以抗感染祛痰、翻身拍背、调节电解质紊乱等治疗后拟于入院第 7 天（孕 37 周）行剖宫产。

☆处理经过

术前禁食 6h，禁饮 4h，入室后常规监测：心率 96 次 / 分，血压 122/91mmHg，SpO_2 98%，呼吸 25 次 / 分，术前血气分析 pH7.42，$PaCO_2$ 36.75mmHg，$PaO_2$88.5mmHg，BE －0.2，HCO_3^- 24mmol/L；患者呼吸时右侧胸廓起伏明显，频率稍快，双肺未闻及干、湿啰音，充分预氧后依次给予瑞芬太尼 50μg、丙泊酚 100mg、罗库溴铵 30mg，可视喉镜下顺利插入气管导管（6.5#），吸入 2% 七氟烷维持麻醉，予以容量控制通气模式（潮气量 400ml，频率 24 次 / 分，吸呼比 1 ：2，PEEP 5cmH_2O），同时开始手术，5min 后取出胎儿，Apgar 评分 1-5-10min 分别为 10-10-10 分，断脐后静脉给予咪达唑仑 2mg、舒芬太尼 15μg，术中血气分析 pH 7.443，$PaCO_2$ 35.1mmHg，PaO_2 443mmHg，BE0，HCO_3^- 24mmol/L；取出胎儿后予以膨肺，手术历时 45min，手术结束时给予曲马多 100mg，拔管前给予阿托品 0.3mg、新斯的明 1mg 拮抗肌松，双侧腹横筋膜阻滞镇痛，予以静脉镇痛泵减轻患者术后疼痛；拔管后转入 ICU，术后恢复良好，于手术后第 3 天转入普通病房。

☆相关知识点

脊柱侧弯（scoliosis）定义为冠状面上脊柱的侧方弯曲，常伴有不同程度的脊柱旋转；随着 Cobb 角度（见本章第七节）增大，伴随的呼吸循环功能受损也逐渐加重（表 3-8-1）。单纯的脊柱侧弯会导致限制性通气功能障碍和呼吸肌功能受损。在儿童时期会影响肺的形成、生长和发育，在肺成熟前发生侧弯可以导致最终肺泡数量减少；早发和严重性脊柱侧弯会显著增加肺血管阻力并最终导致肺动脉高压，侧弯角度＞ 65° 的患者常见肺血管结构永久性改变；脊柱侧弯患者双肺发育往往不对称，左右肺常存在不同程度的通气血流比例失调；胸壁压迫以及低氧血症引起肺血管收缩，导致肺动脉高压，右心室肥大，甚至右心室衰竭；合并马方综合征患者可能会有二尖瓣、主动脉瓣关闭不全，升主动脉近段动脉瘤和传导系统异常；脊柱侧弯在发绀型心脏病患者比较常见，严重和进展性的脊柱侧弯可因心肺衰竭死亡；骨骼肌肉畸形也会影响肺的机械功能。

表 3-8-1　Cobb 角的大小对于患者呼吸系统症状的影响

Cobb 角度	临床表现
＜ 10	无症状
＞ 25	肺动脉压升高
＞ 40	肺容量轻度下降
＞ 70	肺容量显著下降
＞ 100	呼吸困难
＞ 120	肺泡通气不足，慢性呼吸衰竭

由于胸廓相对固定，此类孕妇分钟通气量的增加主要由膈肌完成，随着子宫持续增长，腹内压不断增加，挤压无顺应性的胸廓，导致通气血流比例失调和动脉血氧分压下降，妊娠晚期肺功能下降更为严重，妊娠晚期及分娩过程孕妇及胎儿面临着严峻的呼吸循环衰竭风险。

与常人相比他们椎管内麻醉药使用量和正常孕妇相似，但是椎管内穿刺会更为困难，不仅仅存在间隙确定困难的问题，还存在椎体水平旋转和侧方位成角导致的穿刺中点定位和进针角度调整困难的问题。合并脊柱侧弯的孕妇往往较为矮小，可能会存在颈短、张口受限或者其他影响气管插管的畸形。由于体内激素的变化，可能还合并有喉头水肿和气道结构性改变等导致困难气道的问题。随着子宫的增大上移和膈肌上抬，对胃部挤压较普通孕妇也更为显著，反流误吸的风险也将有所增加。

☆专家点评

一般情况下脊柱侧弯患者呼吸功能受限往往属于限制性呼吸功能障碍，本例患者合并有上呼吸道感染，分泌物增多、气道反应性增高及小气道痉挛，导致患者不仅存在限制性呼吸功能障碍，还表现为极重度阻塞为主的混合性通气功能障碍，病情严重者还可能导致循环功能不全或衰竭。

- 分娩方式选择：该类患者若经阴道试产，分娩过程中孕妇屏气、腹压升高等会造成膈肌进一步上抬，加重呼吸功能障碍和氧供氧耗失平衡。择期剖宫产可于胎儿取出后迅速缓解高腹压，改善患者呼吸状况。文献亦报道，脊柱融合术后的患者在成年后多采用剖宫产终止妊娠。

- 麻醉方式选择：脊柱侧弯的患者椎管内麻醉及全麻均可选择，需根据患者具体情况决定。脊柱畸形并不是椎管内麻醉的禁忌证。超声引导下的椎管内麻醉是一种有效且安全的方法，可以减少穿刺尝试次数，提高首次尝试蛛网膜下腔穿刺的成功率，对于合并困难气道的患者来说可以作为一种首选方式。但既往脊柱手术对黄韧带的损伤可导致硬膜外腔粘连或消失，椎管内麻醉可能会出现穿刺困难、神经损伤、意外硬脊膜穿破、意外硬膜下麻醉、阻滞不全、阻滞平面不对称等风险。全身麻醉能较好地控制患者呼吸道及稳定血流动力学，但是也需注意到，特发性脊柱侧弯和恶性高热有关，且对呼吸功能影响较大，可能出现术毕呼吸恢复欠佳，需带管回 ICU 和术后拔管困难的情况；同时需要注意全麻药物对于胎儿的毒性作用。

本例患者曾全麻下行两次脊柱畸形矫正术及两次胸廓成形术，颈椎活动度、张口度并未见明显异常，未见其他困难气道相关因素；术前血气分析结果较入院时明显好转，提示抗感染治疗有效；剖宫产术中胎儿取出后患者腹压下降，限制性通气障碍能够缓解，术后呼吸状况应优于术前，拔管困难的风险可控；且本例患者脊柱侧弯合并脊柱分裂，存在椎管内发育异常，因此，该患者全身麻醉较椎管内麻醉更具优势。

- 麻醉管理：此类患者需进行充分的术前评估，包括肺功能、血气分析、一般活动情况、有无其他合并症，尤其需要了解患者椎管内穿刺条件以及是否存在困难气道；是否存在由于呼吸功能障碍导致的水电解质平衡紊乱。有条件可在术前行影像学检查，帮助了解椎管内解剖结构，另外部分患者可能出现左右支气管角度改变，左侧支气管角度大于右侧支气管；还可能因脊柱畸形导致个体发育与实际年龄不符，出现插管过深而导致单肺通气。

由于患者氧储备功能严重下降，诱导期无氧安全时限明显缩短，因此，全麻诱导前需充分预氧，备好困难气道插管器械，由经验丰富的麻醉医生进行操作，减少呼吸暂停时间，避免出现低氧血症。机械通气采取肺保护性通气策略减轻患者肺损伤，改善通气血流比例；术中需要关注 SpO_2、呼气末 CO_2 压力及体温的变化；严密监测气管插管后、胎儿取出时、手术结束后患者潮气量、气道压力及分钟通气量变化，结合血气分析结果指导调节麻醉机呼吸参数。术后警惕麻醉药物的残留作用，常规肌松拮抗；严格掌握拔管指征，对比术前肺功能检查结果，待自主呼吸参数均恢复术前水平后方可考虑拔管，并做好困难拔管准备；有条件的医院可常规准备恶性高热拮抗药丹曲林；注意维持血流动力学稳定，根据术中出血及尿量进行液体输注，避免输液过量。

- 新生儿管理：需早期发现新生儿是否合并一些先天性疾病和畸形，以期及早处理。

术后镇痛选择对呼吸影响比较小的药物，神经阻滞和口服药物镇痛值得推荐，椎管内麻醉的患者可使用椎管内药物镇痛，但需要注意吗啡延迟性呼吸抑制的问题。

总之，对于合并肺部感染的严重脊柱畸形孕产妇需要充分评估术前心肺功能；重点关注患者椎管内穿刺条件和困难气道风险；椎管内麻醉对呼吸功能影响相对较小，但需注意控制麻醉平面；全麻诱导期避免出现胎儿宫内缺氧及窘迫，注意调节呼吸机参数，避免呼吸性酸中毒，术毕拔管指征的掌握也是管理的重点。

（侯　运　陈筱静）

第九节　妊娠合并脊柱裂

☆病情介绍

患者，女，28 岁，因“停经 30 周，下腹胀痛 10h 伴阴道出血 4h”，急诊以“先兆早产”入院。妊娠期定期产检，无特殊合并症。16 年前因先天性脊柱裂，脊髓拴系综合征伴椎管内脂肪瘤行椎管脂肪瘤摘除术及脊髓拴系松解术，10 年前因马蹄内翻足行矫正手术，5 年前再次行脊髓拴系松解术，3 年前因胎停行清宫术。

入院后查体：患者轻度跛行，身高 152cm，体重 47.5kg，血压 98/63mmHg，心率 98 次 / 分，呼吸 20 次 / 分。头颈部发育无畸形，张口度正常，甲颏距 4 横指，颈部后仰无受限，马氏评分 Ⅰ 级，双侧胸廓对称无畸形，床旁屏气试验大于 30s。胸椎稍向右侧凸，腰骶部（$L_2 \sim S_3$）可见长约 15cm 陈旧性手术瘢痕，腰骶部骨性标志不清，椎间隙模糊，右足轻微内翻畸形，右踝关节可见长约 10cm 陈旧性手术瘢痕。患者精神食欲佳，小便可自解，大便排泄困难。脊柱 MRI 检查示胸椎稍向右侧凸，腰骶部解剖结构紊乱，腰 3 至骶 1 椎间隙狭窄模糊，部分融合，脊髓圆锥终止于 L_5 椎体下缘。实验室检查：血常规示 Hb102g/L，PLT90 × 10^9/L，PT，APTT 正常。

入院诊断：低置胎盘伴出血；脐带绕颈一周；先天性（隐性）脊柱裂；脊髓拴系综合征；脊髓拴系松解术后；马蹄内翻足矫正术后；G3P0^{+}1 30 周宫内孕头位单活胎先兆早产。入院后 10h，因阴道持续活动性出血，累计出血量大于 500ml，拟行急诊剖宫产术。

☆处理经过

入室后监测生命体征示心率 89 次 / 分，血压 125/76mmHg，SpO_2 98%。开放左前臂静脉通道，8L/min 纯氧面罩持续吸入。因腰骶部解剖异常，麻醉拟采取快速顺序诱导气管内插管全身麻醉。消毒铺巾完成后，静脉快速顺序推注丙泊酚 100mg，瑞芬太尼 50μg，氯化琥珀胆碱 100mg，可视喉镜辅助下气管插管后开始手术。3min 后娩出一活男婴，身长 45cm，体重 1500g，外观无畸形，1-5-10min Apgar 评分 5-8-9 分，经初步复苏后转新生儿科继续治疗。患者胎盘娩出后子宫收缩乏力，给予卡前列素氨丁三醇 250μg 肌内注射联合子宫捆绑等外科止血后好转。手术历时 45min，术中失血约 1100ml，尿量 350ml，输入晶体液 1800ml，胶体液 500ml，红细胞悬液 3U。复查床旁血气分析示 pH7.45，$PaCO_2$ 30.7mmHg，$PaO_2$177mmHg，BE-2.6mmol/L，HCO_3^- 21.4mmol/L，Na^+136mmol/L，K^+3.6mmol/L，Hb100g/L，HCT 30.6%。复查凝血功能正常。术毕超声引导下行双侧腹横肌平面阻滞（0.25% 罗哌卡因 40ml+ 地塞米松 5mg）并静脉镇痛泵（曲马多 1200mg+ 生理盐水 180ml，背景剂量 2ml/h，追加 2ml/ 次，锁定时间 20min）联合镇痛，气管拔管后送入 ICU 进一步观察治疗。术后第 7 天出院。

☆相关知识点

脊柱裂是胚胎时期因遗传或胎儿内外环境等致畸因素（如缺乏叶酸、宫内感染、母体服用丙戊酸、激素等不良药物或辐射暴露等）的影响而导致神经管闭合失败引起，国外报道发病率为0.9‰～8.4‰，国内报道发病率为2‰～4‰，男性发病率约为女性发病率的10倍。脊柱裂可分为显性和隐性或开放性和闭合性之分。显性（开放性）脊柱裂是指神经基板外露、脊髓外翻、脑脊液漏，好发于腰骶部，表现为脊膜膨出，脊髓脊膜膨出及脊髓膨出，往往需要出生后早期进行矫正；隐性（闭合性）脊柱裂指只有椎管的缺损而无椎管内容物的膨出，病情较隐蔽，一般无须特殊治疗。

如前所述，显性（开放性）脊柱裂在出生后早期或婴幼儿阶段就能被识别而得到手术矫正，而隐性（闭合性）脊柱裂患者约 80% 都没有明显的体征或症状，仅少部分患者有局部表现和脊髓神经损伤表现（表 3-9-1）。由于脊柱裂好发于腰骶部，若早期接受过脊柱裂矫形手术或脊髓拴系松解等手术，可能导致腰骶部脊柱解剖结构异常；多数患者在行脊髓拴系松解术后，脊髓圆锥终止点也不能上升且再拴系概率非常高。该类患者可能合并如脊柱侧凸、后凸等畸形，若患者合并颈椎畸形或胸廓畸形，可能存在困难气道及肺功能受损等情况。

表 3-9-1 脊柱裂临床表现

器官系统		临床表现
皮肤表现（腰骶部）	高度可疑	多毛、皮疣、小尾巴、血管瘤、皮损 / 瘢痕、皮窦或囊肿、酒窝状凹陷（大而深、距肛缘＞ 2.5cm）
	可疑	毛细血管扩张、红色胎记、黑色素痣、色素沉着、畸胎瘤
神经 - 骨骼系统	足畸形	马蹄足、弓形足、高拱足、锤样足趾、爪样足
	不对称症状	腰背痛、腿麻木、无力
泌尿系统		尿失禁、反复泌尿道感染

脊柱裂患者生殖功能通常并不受影响，但脊柱裂会影响患者妊娠结局，增加围生期并发症发生率，合并下肢功能障碍而需要轮椅活动的患者比能自由行走的患者妊娠风险和并发症发生率更高。妊娠合并脊柱裂患者发生妊娠高血压病 / 子痫前期的风险、胎膜早破和剖宫产率、围生期泌尿系统感染、静脉血栓、产后抑郁发生率更高，且住院天数更长，而新生儿小于胎龄儿发生率更高。

☆专家点评

本例患者出生后主要表现为先天性足内翻畸形合并大小便障碍。少年时期诊断为先天性脊柱裂合并脊髓拴系综合征，先后两次行脊髓拴系松解术和足内翻畸形矫正术，目前仍遗留脊髓圆锥终止点下移，大便困难及轻度跛行等症状。患者合并轻度的胸椎侧弯，但并未导致胸廓严重畸形，也未损伤呼吸功能。基于该患者病情，围手术期管理主要从以下几个方面考虑。

- 分娩方式选择：该患者虽然合并先天性脊柱裂和脊髓拴系综合征，但能自主行走，骨盆条件良好，且无其他系统合并症，有经阴道分娩的条件。但该患者合并低置胎盘伴出血，入院后 10h 内出血量大于 500ml，且未得到有效控制，同时患者并无规律宫缩，宫口也未开，为避免胎儿宫内窘迫和产后大出血而决定行急诊剖宫产术分娩。
- 麻醉方式选择：是这类患者围手术期管理的重点。显性脊柱裂患者多在幼年时期进行过矫正手术，导致腰骶部椎管解剖结构紊乱，实施椎管内麻醉风险高、成功率低，多选择全身麻醉。对于术前未明确诊断又无症状或仅有腰骶部疼痛或骶尾部皮肤异常表现的患者，需怀疑隐性脊柱裂，术前应 MRI 检查明确诊断，判断椎弓缺损情况。该类患者因缺乏正常解剖结构，应避免在病变部位行椎管内麻醉穿刺操作，可根据患者实际病变情况选择更高节段实施椎管内麻醉或选择全身麻醉。本例患者因先天性（隐性）脊柱裂和脊髓拴系综合征先后两次在腰骶部行脊柱裂修复和脊髓拴系松解术，导致腰骶部解剖结构异常，同时术前 MRI 检查显示脊髓圆锥位于 L_5 椎体下缘，且腰骶部椎间隙狭窄，模糊不清，给椎管内麻醉的操作和实施带来了极大困难。虽然有少量病例报道此类患者因合并头颈部畸形、困难气道或严重呼吸功能受损等原因而成功实施椎管内麻醉，但该类患者实施椎管内麻醉时穿刺困难、麻醉失败、脊髓圆锥损伤和硬脊膜刺破等风险显著增加。本例患者张口度和头颈部活动正常，马氏评分 I 级，并不存在困难气道和呼吸功能受损等情况，故选择了气管内插管全身麻醉，插管操作顺利。
- 术中管理：因脊柱裂是先天性畸形，术前应详细询问病史并排除其他系统畸形，避免因术中特殊用药或其他系统功能障碍而增加围生期风险。本例患者因低置胎盘、胎盘粘连和子宫收缩乏力，而导致术中出血量较大，在经过肌内注射卡前列素氨丁三醇和子宫捆绑等处理后好转。应随时关注出血量，实时监控血常规及凝血功能，避免因大出血导致的一系列并发症，同时也应关注卡前列素氨丁三醇使用后的副作用。术后严密观察出血量，避免产后再次出血，同时联合腹横肌平面阻滞及静脉镇痛等多模式方法充分镇痛。术后推荐常规使用抗生素预防泌尿系统感染，若患者行动不便、有血栓栓塞风险则术后应尽早使用低分子肝素预防血栓形成。
- 新生儿管理：因脊柱裂的发生有一定遗传因素，妊娠合并脊柱裂的患者其胎儿有合并脊柱裂的可能，同时发生低于胎龄儿风险也会增加，分娩时应积极寻求新生儿科医生协助，确保新生儿安全。本例患者因合并早产，胎儿娩出后存在轻度抑制，经积极复苏后恢复正常，在新生儿科住院观察治疗后痊愈出院。

总之，脊柱裂是一种先天性畸形，该类患者既往多因脊柱裂或脊髓拴系早期行矫正术或脊髓拴系松解术而导致腰骶部解剖结构异常，实施椎管内麻醉时穿刺困难、麻醉失败、脊髓圆锥损伤等风险显著增加。同时还可能合并颈椎胸椎或其他系统先天畸形，围生期需根据产科合并情况详细评估，尤其需要充分评估腰椎及气道解剖情况，根据患者实际情况选择合适的麻醉方式并制订详细的麻醉预案，保障围生期母婴安全。

（廖志敏　冷冬梅）

第十节　多发性翼状胬肉综合征

☆病情介绍

患者女，27岁，G1P0，因“停经37周”入院待产。患者既往幼年外院诊断多发性翼状胬肉综合征，并于13岁时在外院行脊柱矫正手术，具体手术麻醉情况不详。余个人史、家族史无特殊。

入院查体：神志清楚，对答切题，发育不良，身材瘦小，颈部、肘部、腋窝处见翼状胬肉，脊柱呈术后改变，胸腰椎“S”形侧弯畸形，右侧剃刀背；双肩不等高，右肩较左肩高约2cm。腹部、鞍区及四肢感觉正常，各棘突无明显压叩痛。脊柱伸屈及左右侧屈受限，四肢肌力肌张力正常。专科检查：宫高27cm，髂前上棘间径21cm，髂嵴间径24cm，骶耻外径18cm，坐骨结节间径8cm，无宫缩，胎位为右枕前位先露头，胎膜未破，宫口未开。产科彩超检查：未见异常。胎心监护：无应激试验反应型。余肝肾功能、血常规、凝血功能、心电图未见明显异常。

入院诊断：G1P0 37^{+1}周宫内孕头位单活胎；多发性翼状胬肉综合征；脊柱后凸畸形矫正术后。

考虑患者发育不良，脊柱畸形，骨产道异常，经全科讨论及多科会诊后，拟行择期剖宫产术终止妊娠。

☆处理经过

术前访视，患者脊柱畸形矫正术后，无法明确定位中线和腰椎间隙，存在椎管内穿刺困难；患者小下颌、张口度小于3横指，颈后仰受限，Mallamatti气道评分3级，甲颏距约8.5cm。环状软骨和甲状软骨都无法触摸到，存在明显困难气道。因此，首先选择腰硬联合麻醉并备用清醒气管插管全麻。入室后常规监护，血压110/70mmHg，心率75次/分，呼吸20次/分，SpO_2 98%。开放两组静脉通道，予以乳酸钠林格液持续输注。拟采用超声引导定位下腰椎穿刺。但超声引导下仍无法明确定位，尝试性穿刺多次失败后决定放弃椎管内麻醉。

和患者沟通后行清醒气管插管。在持续监测胎儿心率的同时，采用4%利多卡因加

0.5% 苯肾上腺素进行鼻腔麻醉。口咽和声门部采用 4% 利多卡因喷雾剂进行麻醉，由于环状软骨和甲状软骨都无法触摸到无法进行环甲膜穿刺麻醉。并静脉注射长托宁 0.4mg 减少分泌物。开始靶控输注瑞芬太尼以达到 13ng/ml 的目标血药浓度实施有意识镇静。由于咽喉部有一大块软组织肿块，经口可视喉镜暴露困难，仅能看到会厌的前联合和喉部表面。改使用经鼻纤维支气管镜引导，由于咽喉部的软组织肿块使得纤维支气管镜尖端进入声门开口困难。改变患者体位，予以头高位并将患者左侧倾斜后，经过多次经尝试后成功进入声门并置入气管导管（ID 6.0mm）。经听诊和呼气末二氧化碳波形确定导管位置正确后予以丙泊酚、瑞芬太尼、罗库溴铵麻醉诱导和维持。2min 后取出胎儿，静脉给予患者舒芬太尼 10μg，术中生命体征平稳，手术持续时间 33min，术中出血量 300ml，尿量 100ml，共输入乳酸钠林格液 600ml。术毕行双侧腹横筋膜阻滞镇痛（0.25% 罗哌卡因 40ml）。术后静脉镇痛给予舒芬太尼 150μg+ 生理盐水 150ml，背景剂量 2ml/h，追加 2ml/ 次，间隔锁时 20min。

术毕待患者完全清醒、肌力完全恢复后拔除气管导管送入麻醉后观察室观察。1h 后送回病房，术后第 3 天出院。

☆相关知识点

多发性翼状胬肉综合征（multiple pterygium syndrome，MPS）是一种非常罕见的遗传性疾病。可分为致死性翼状胬肉综合征和非致死性翼状胬肉综合征；致死性翼状胬肉综合征患者多在宫内死亡或新生儿早期死亡；后一种情况被统称为 Escobar 综合征，主要影响皮肤、肌肉和骨骼。其特征性表现为脊柱畸形甚至融合，关节挛缩，以及颈部、肘部、膝盖后部、腋窝和手指的翼状。其发病率尚未明确，但普遍认为其发病率小于 1/10 万。在已知的文献中报道仅约 50 例。目前研究表明大多数 Escobar 综合征病例是由 2q37.1 号染色体上的胆碱能受体烟碱 γ 亚基（CHRNG）基因的常染色体隐性遗传突变引起的。这种功能亚基的缺失导致胎儿运动不全，从而导致肢体翼状胬肉和肢体挛缩。

MPS 通常表现为身材矮小，脊柱畸形，独特的面部特征包括小颌、腭裂、嘴角下翻、人中拉长、睑裂下斜、内眦皱褶、上睑下垂和耳位低。尤其可引起明显脊柱侧后凸畸形，严重影响患者生长发育，通常需要多次手术矫正。由于脊柱畸形发育受限，故此类患者身高普遍矮小，运动能力受限并造成腰背部疼痛，严重影响生活质量。由于严重脊柱畸形和发育受限，胸廓发育不良，胸腔容积减小、压力增大，对肺和心脏产生压迫，可影响心脏以及肺结构和功能。导致呼吸功能受限，心肺功能较常人明显下降，甚至存在器质性病变。

妊娠合并多发性翼状胬肉综合征国内外均少见报道。妊娠期孕妇的血容量明显增加，心脏负担也随之增加，妊娠合并多发性翼状胬肉综合征患者心力衰竭风险增加。随着子宫增大，孕妇重心变化，由于脊柱畸形，其椎体和骨盆承重负担明显增加，甚至影响骨盆正常形状导致产轴异常，则胎儿在宫内的旋转及运动均会受限，导致胎位不正、入盆困难等，阴道分娩的耐受性极低，常需手术终止妊娠。

☆专家点评

本例患者脊柱畸形并行矫正术后，增加了椎管内麻醉穿刺难度，即使借助超声定位也难以穿刺成功。最终在纤维支气管镜引导下完成清醒气管插管，成功完成剖宫产手术，围手术期管理主要从以下几个方面考虑。

• 终止妊娠时机：由于此类患者多有心肺功能下降，甚至存在心肺器质性病变，加上妊娠晚期全身血容量的增加，心脏负荷加重，可能引起心力衰竭风险，考虑患者自身情况和耐受情况，应结合胎儿情况考虑适时终止妊娠避免对母婴安全造成影响。分娩方式选择上，由于脊柱畸形和发育不良，患者骨盆形状可能异常，导致骨产道、产轴异常，胎儿在宫内的旋转及运动受限，造成胎位不正、入盆困难等，阴道分娩的耐受性极低，常需手术终止妊娠。

• 麻醉方式选择：椎管内麻醉和全身麻醉均可选择，可根据患者情况和病情选择。但由于此类患者本身的病理生理变化，异常的面部改变极有可能存在困难气道，引起插管困难甚至通气困难；脊柱的畸形改变以及可能存在的矫形术后改变极大地增加了椎管内穿刺困难，导致椎管内麻醉失败，即便采用超声辅助也无法提高椎管内麻醉穿刺的成功率。不管选择何种麻醉，术前都应做好充足评估和准备。

• 麻醉监测和管理：此类患者可能存在一定程度的心肺功能不全，应加强监测，术前的血气监测可以辅助评判患者呼吸功能受损情况，并有利于指导术中呼吸参数设置。对于已经存在明显心肺功能不全的患者可以选择监测有创动脉血压以及中心静脉压以指导液体治疗。术中加强循环管理避免血压波动过大，实施椎管内麻醉患者应注意避免仰卧位低血压综合征的发生；准确监测出入量，对于出血量大者及时输血输液，精细化容量管理。全身麻醉者可进行肌松监测以及麻醉深度监测（BIS），术中血气分析可有助于了解患者换气功能，尤其是对于存在大出血等需要大量液体容量治疗的患者，氧合指数可有助于辅助评判术后拔管指征。对于存在困难气道患者，需注意拔管后通气困难的情况，严格掌握拔管指征，不但要达到通气和换气功能恢复，还要达到患者完全清醒，谨慎拔管，并做好再次插管准备。

• 术后管理：加强术后疼痛管理，可选择多模式镇痛，术毕予以腹横肌平面神经阻滞联合静脉自控镇痛。椎管内麻醉患者还需加强观察术后神经损伤相关并发症的发生。

总之，妊娠合并多发性翼状胬肉综合征临床十分罕见，其独特的病理生理改变对母婴都存在严重不良影响，患者往往同时存在脊柱畸形和困难气道，为围手术期麻醉管理带来了巨大的挑战。在术前充分评估气道情况和椎管内麻醉难度，做好管理预案，可保障母婴安全。

（冉　鑫　周述芝）

第十一节　妊娠合并遗传性进行性肌张力障碍

☆病情介绍

患者，女，27 岁，以“孕 38^{+3} 周入院待产”。述 10^{+} 年前开始走路不稳，继而出现行走困难伴震颤，晨轻暮重，其母亲有类似家族史。于院外行相关检查及基因检测，提示三磷酸鸟苷环化水解酶 1（GCH-1 酶）缺乏引起，诊断为“遗传性进行性肌张力障碍”，长期服用美多芭予以治疗，自诉平时症状控制可，于妊娠前 3 个月停药，停药后及妊娠期未述症状加重。

入院后查体：体温 36.7℃，心率 87 次 / 分，呼吸 20 次 / 分，血压 125/74mmHg，神志清楚，说话语速慢。心肺听诊未见明显异常，四肢活动稍迟缓，肌力及肌张力正常，感觉对称，病理征阴性。产科检查：宫高 34cm，腹围 97cm，头先露，未衔接，胎心 142 次 / 分。

超声提示：胎儿发育符合孕周，宫内孕单活胎。余辅助检查及实验室检查未见明显异常。

初步诊断：G1P0 38^{+3} 周宫内孕单活胎 LOA 待产；遗传性进行性肌张力障碍。

入院经多学科会诊讨论后决定术前术后继续服用美多芭 0.125g/d 控制病情，并拟在连续硬膜外麻醉下行择期剖宫产术。

☆处理经过

患者禁食禁饮 6h，入室后常规监测血压、心率、ECG、血氧饱和度等生命体征。面罩持续吸氧，开放静脉通道，采取左侧卧，于 $L_{3\sim4}$ 椎间隙实施硬膜外穿刺，穿刺成功后向头端置管，注入 2% 的利多卡因 3ml，观察 5min 确认导管位置正确后，注入 0.75% 罗哌卡因 + 芬太尼 5μg/ml 混合液 5 ml，根据患者阻滞平面及实际情况追加给予 5 ～ 10ml 上述混合液，达到 T_7 后开始手术，3min 后取出一女活婴，体重 3500g，Apgar 评分 1-5-10min 分别为 10-10-10 分，外观发育正常。手术历时 55min，液体入量 600ml，失血 350ml，尿量 200ml，生命体征平稳，术毕患者转入病房，术后第 7 天出院，未对新生儿进行染色体检查。

☆相关知识点

遗传性进行性肌张力障碍又称为多巴反应性肌张力障碍（dopa-responsive dystonia，DRD），或 Segawa 病、少年性遗传性肌张力障碍帕金森病。其患病率约为 0.5/100 万，女性多于男性，该病临床特点为：持续性和间歇性的肌肉收缩导致不自主地重复运动，并可能导致身体受影响部位姿势异常。典型的多巴反应性肌张力障碍通常始于儿童期或青春期，最常见的临床表现是行走困难。症状通常在夜间恶化，晨起改善，对左旋多巴表现出高度积极和持续的反应。由于这些症状通常具有非特异性，在早期容易被误诊为脑瘫或其他神经系统疾病。

目前认为该病由单基因突变引起，表现为常染色体隐性或显性遗传，已在 3 个基因中鉴定出致病变异（表 3-11-1），临床上大多数 DRD 以常染色体显性遗传方式遗传，由染色体 14q.22.1–q22.2 中编码的三磷酸鸟苷（GTP）环化水解酶 1（GCH-1）基因杂合突变引起，Sepiapterin 还原酶和酪氨酸羟化酶突变引起的常染色体隐性遗传相对较为罕见。致病变异导致的酶缺乏并引起早发性肌张力障碍，对左旋多巴治疗后反应良好。该疾病脑结构通常未见明显异常，辅助检查如 EEG、头颅 CT、磁共振等多为阴性结果，临床上可通过确定脑脊液中蝶呤、GCH-1 酶检测、生物单胺及其代谢物的水平，以及基因检测做出精确的诊断。

治疗上以使用多巴胺制剂为主，目前推荐药物有左旋多巴与美多芭，左旋多巴的推荐起始剂量为 0.5 ～ 1.0mg/（kg・d），对于围手术期患者，建议左旋多巴一直服用持续到手术早晨，并在手术后立即恢复，因为左旋多巴半衰期较短，为 60 ～ 90min，在外周循环中会快速转化。

目前针对妊娠期使用左旋多巴或其他复方制剂的临床研究较少。多数动物实验未发现左旋多巴有致畸作用，但也有研究表明左旋多巴可引起胎儿生长受限以及循环、骨骼和器官畸形。因此考虑到药物对胎儿生长发育的影响，对于妊娠期使用多巴胺制剂应与患者进行充分沟通，交代使用该药物存在影响胎儿正常发育的潜在风险。

表 3-11-1 遗传性进行性肌张力障碍脑脊液生化变化

脑脊液生化标志物	三磷酸鸟苷环化水解酶 1 缺乏	酪氨酸羟化酶缺乏	sepiapterin 还原酶缺乏
总新蝶呤	↓	N/ ↑	N
总生物蝶呤	↓	↑	N
四氢生物蝶呤（BH_4）	↓	N	N
二氢生物蝶呤（BH_2）	N	↑	N
墨蝶呤	N	↑	N
高香草酸（HVA）	↓	↓	↓ / ↓ ↓
5- 羟基吲哚乙酸（5-HIAA）	N/ ↓	↓	N
HVA/5-HIAA	-	-	↓ / ↓ ↓

☆专家点评

该患者于青少年时期发病，疾病表现为行走困难伴震颤，晨轻暮重，其母亲有类似家族史。经院外确诊后规律服用多巴胺制剂进行治疗，平时症状控制良好，入院查体四肢活动稍迟缓，肌力及肌张力正常，感觉对称，病理征阴性。妊娠期症状未见加重，足月妊娠，经多学科会诊后于连续硬膜外麻醉下行剖宫产术，手术顺利，术后 7d 病情未见加重。

该患者的围手术期管理主要从以下几个方面考虑。

- 分娩方式选择：若行阴道试产自然分娩易消耗患者体力，导致产程时间延长，影响分娩正常进行，严重者可引发肌张力障碍、伴发产时、产后出血等风险。而剖宫产术可避免分娩过程中病情加重及其他影响产程或子宫收缩的意外发生。
- 麻醉方式选择：全身麻醉与椎管内麻醉均可满足手术需求。但是，考虑到全身麻醉药丙泊酚对皮质下甘氨酸受体可产生类“士的宁”药物作用，导致神经兴奋引发对肌张力的影响。而且，临床相关浓度的吸入麻醉剂已被证明可抑制多巴胺的突触再摄取，从而增加其细胞外浓度。建议避免使用增强心脏对儿茶酚胺敏感性的氟烷，但七氟烷和异氟烷致心律失常风险较小且安全。因此，对于该患者，在不存在导致椎管内麻醉禁忌情况时，可优先选择在连续硬膜外麻醉或腰硬联合麻醉下剖宫产终止妊娠。
- 术中及术后管理：对于该患者建议术前和术后继续服用多巴胺制剂控制病情。而对多巴胺受体有拮抗作用的药物，如吩噻嗪、苯丁酮和甲氧氯普胺，可能会诱发或加重肌张力障碍，因此，围手术期最好避免使用这些药物。同时，在围手术期需慎用降压药物、麻黄碱及拟肾上腺素药物，维持术中血流动力学的稳定。

由于 DRD 具有家族遗传性，并且该患者存在家族遗传病史，所以即使产前及产后未发现新生儿存在外观发育异常，在娩出后建议尽快完善新生儿血生化、遗传代谢、基因诊断及染色体检查，以便早诊断、早治疗。

总之，遗传性进行性肌张力障碍为罕见的神经代谢疾病，临床表现具有非特异性，病程较长，易造成误诊，因此早期准确诊断和药物治疗至关重要。妊娠合并 DRD 尤其少见，在围生期评估病情需多学科联合，重点评估分娩方式、手术方式及麻醉用药对神经肌肉及代谢的影响。术中及术后加强对血流动力学的管理，保证母婴围生期安全。

（黄桂娟　周述芝）

第十二节　妊娠合并先天性肌病（中央轴空病）

☆病情介绍

患者，女，38 岁，因“孕 36^{+3} 周，中央轴空病 14 年入院”。患者自述自幼发育迟缓，18 个月才会翻身，5 岁才会行走，6 岁左右发病，全身无力，平素无法直立行走，双手颤抖；8 岁时因严重脊柱侧弯行手术治疗，术中发生恶性高热。14 年前经肌肉活检诊断为中央轴空病。

入院后查体：体温 36.7℃，心率 87 次 / 分，呼吸 20 次 / 分，血压 125/74mmHg，身高 142cm，体重 46.5kg。胸廓畸形，脊柱向右侧弯畸形，骨盆畸形，四肢肌力明显下降。产前检查：宫高 31cm，腹围 94cm，胎方位肩左前，肩先露，胎心 135 次 / 分。

超声提示：宫内孕，单活胎，胎儿发育符合孕周。患者基因检测提示：RYR1 杂合突变，血常规、凝血功能、生化检查结果无异常。

入院诊断：G2P0^{+1} 36^{+3} 周孕宫内单活胎待产；中央轴空病；脊柱侧弯。

入院经多学科会诊讨论拟在全凭静脉麻醉下行择期剖宫产术。麻醉前访视，气道 Mallamptai 分级Ⅱ级，脊柱侧弯畸形，体表标志不清晰。

☆处理经过

术前禁食 6h，禁饮 4h，入室后常规监测血压、心率、心电图、SpO_2 和脑电双频谱指数（BIS）、肌松监测等生命体征。开放静脉通道，充分预氧后静脉给予丙泊酚 110mg 和罗库溴铵 30mg 快速诱导，达到插管条件，可视喉镜下顺利完成气管内插管。调整氧气流速，静脉输注丙泊酚维持麻醉以保持 BIS ＜ 60，同时开始手术。2min 后取出一活男婴，断脐后予以舒芬太尼 20μg 静脉注射、瑞芬太尼 0.1μg/（kg • min）静脉泵注达到镇痛效果。新生儿体重 2415g，Apgar 评分 1-5-10min 分别为 4-6-8 分，立即转入新生儿科治疗。手术历时 60min，液体入量 750ml，失血 400ml，尿量 200ml，生命体征平稳，术毕等待 20min 后肌松完全恢复，达到拔管指征，拔除气管导管，患者转入 ICU 继续监测治疗，术后第 5 天无特殊出院。

☆相关知识点

先天性肌病是从出生起就存在的一组异质性遗传性原发性肌肉疾病，最常见的为线状体肌病、中央轴空病、中央核 / 肌管性肌病和先天性肌纤维类型不均。新生儿期神经肌肉肌病见表 3-12-1。先天性肌病具有一些共同特征，但严重程度差异悬殊。受累个体通常在出生时或婴儿期出现肌张力过低、肌无力、深部肌腱反射减弱、运动发育指标延迟，但患儿智力正常。患者通常有显著的面肌无力、上睑下垂，可能伴有生理畸形特征，如长头症，面部狭长及高腭穹。肌无力通常累及全身或在近端肢体肌肉和髋部更加严重。但某一些先天性肌病的肌无力主要累及远端肌肉或轴向肌肉和呼吸肌。肌无力通常保持稳定或随时间缓慢进展。最严重的病例可出现出生时肌张力低下，表现为软婴综合征的临床表现，患儿呈青蛙腿姿势，以及呼吸肌无力和延髓肌无力。

表 3-12-1　新生儿期神经肌肉肌病

分类	疾病	分类	疾病
前角细胞疾病	急性婴儿脊髓性肌萎缩症 创伤性脊髓病 缺氧缺血性脊髓病 先天性多发性关节弯曲	神经肌肉接头障碍	暂时性获得性新生儿肌无力 先天性肌无力 镁中毒 氨基糖苷类中毒 婴儿肉毒中毒
先天性运动或感觉神经病	夏科 - 马里 - 图斯病： 先天性低髓鞘神经病 德 - 索二氏病 遗传性感觉和自主神经病	先天性肌病	线状肌病 中央轴空病 多肌病 中心核（肌管状）肌病 先天性肌纤维类型不均肌病
肌肉营养不良	肌营养不良症： 杜兴 - 贝克尔肌营养不良症 典型先天性肌营养不良： 梅洛辛缺乏症 无美罗蛋白缺乏症 伴中枢神经系统异常的先天性营养不良性肌萎缩： 沃克 - 沃伯格病 肌肉眼脑疾病 福山病 先天性肌营养不良伴小脑萎缩 / 发育不全 先天性肌营养不良伴无脑回畸形 早期婴儿面肩肱营养不良 先天性强直性肌营养不良	代谢紊乱	先天性糖基化障碍 肌酸代谢障碍 糖原代谢障碍： 酸性麦芽糖酶缺乏症 磷酸果糖激酶缺乏症 磷酸化酶缺乏症、去分支缺陷 线粒体肌病： 细胞色素 c 氧化酶缺乏症 有机酸血症 过氧化物酶体疾病： 肾上腺脑白质营养不良 脑肾综合征 原发性肉碱缺乏症 尿素循环缺陷

中央轴空病（central core disease，CCD）又被称为肌肉中央核心病，是一种遗传性神经肌肉疾病，是先天性肌病中的一种。以肌肉组织酶化学染色出现中央轴空结构为特征，表现为先天性肌病的临床特征。肌肉受累严重程度不等，运动功能从临床正常到不能独立行走均存在。患者通常有轻微的面部无力，但没有上睑下垂、眼外肌无力、吞咽困难或呼吸困难。尽管随着疾病的严重程度加重，腱反射通常是存在的。CCD 与恶性高热是等位基

因疾病，他们都是由于骨骼肌 ryanodine 受体（RYR1）基因（主要是显性）突变所致，因此 CCD 患者常有恶性高热易感性。该基因突变产生 CCD 的机制目前主要有渗漏通道学说和兴奋收缩失偶联学说 2 种假说。与其他先天性肌病类似，CCD 病程通常遵循静态或仅缓慢进展，但在妊娠期间症状会出现间歇性恶化，目前关于妊娠合并 CCD 的病例报道十分少见。

骨科并发症在 CCD 中很常见，包括先天性髋关节脱位，脊柱侧弯，脊柱后凸畸形，关节挛缩，足部畸形如马蹄足、扁平足。CCD 合并脊柱侧弯的患者常合并骨盆异常，继而导致悬垂腹。这样的患者在妊娠期间可导致胎位异常，以横位多见，易发生难产。患者对分娩的耐受力下降，心肺负担更重，尤其脊柱胸段变形对肺功能影响极大，妊娠期常导致限制性通气功能障碍、肺动脉高压。患者常不能妊娠至足月，一旦胎儿成熟，应选择择期剖宫产。有研究报道严重的 CCD 可出现羊水过多，导致腹内压增加，患者可表现出腹部胀痛、呼吸困难等压迫症状，还可导致子宫张力增高、胎儿窘迫，甚至胎儿期死亡。

通常通过全外显子组测序或全基因组测序的基因测试来明确诊断，目前尚无针对 CCD 的治愈性治疗方法，基本上是基于多学科方法的支持性治疗，包括物理治疗、营养支持、必要时辅助通气和遗传咨询。

☆专家点评

本例患者产前诊断为妊娠合并中央轴空病，主要表现为肌肉僵硬、运动无力、脊柱畸形、骨盆畸形、无法直立行走，既往行脊柱侧弯手术，术中有恶性高热病史。入院经多学科会诊讨论行全凭静脉麻醉下剖宫产，麻醉手术过程顺利，术中无恶性高热等并发症发生。该患者麻醉管理主要从以下几个方面考虑。

对于妊娠合并中央轴空病的患者，分娩方式应根据疾病累及范围以及合并症等综合考虑分娩的时机和方式。该类患者常合并骨骼畸形、胎位异常，肌无力症状，无法配合用力，致使阴道分娩困难，多选用剖宫产。本例患者身材矮小和脊柱侧弯会使经阴道分娩难度明显增加，因此需要剖宫产。

- 麻醉方式选择：术前必须做好充分的术前准备，应特别注意气道、脊柱，心、肺功能评估，为这类患者选择最安全的麻醉方式。该类患者如果脊柱侧弯不严重，解剖标准清晰，多考虑区域麻醉。但对于严重脊柱畸形或手术矫正脊柱侧弯后的患者，椎管内穿刺可能存在困难，可尝试超声引导下椎管内麻醉。当选择全麻时可能会面临困难气道，尤其在具有明显面部和颈部受累的亚型中以及严重脊柱侧弯的患者，可能存在气管插管困难。
- 术中术后管理：因患者存在发生恶性高热风险，全麻应避免使用挥发性吸入麻醉剂和去极化肌松药，胎儿娩出前应避免使用对胎儿有明显影响的药物。术中注意监测产妇生命体征，做好预防措施以及急救方案，一旦疑似出现恶性高热，立即停止吸入性麻醉药，给予纯氧过度通气，尽早静脉注射丹曲洛林，进行快速有效降温；严防产后出血，监测失血量。CCD 患者手术麻醉药物的使用影响肌力，可能对呼吸产生影响，术后应警惕呼吸肌肌无力的发生，对患者是否达到拔管指征需做出准确的判断，如无禁忌建议常规拮抗残余肌松。

● 新生儿管理：CCD 属于常染色体显性遗传病，也有少数常染色体隐性遗传的病例报道。新生婴儿可能患有遗传性肌肉疾病，分娩时应有儿科医生在场，并考虑婴儿可能出现的呼吸问题。

总之，妊娠合并 CCD 是一种非常罕见的妊娠合并症，骨关节系统和近端肌肉是主要的受累部位，主要影响运动和呼吸系统功能，恶性高热和术后肌病恶化是最大的风险。该类患者的围生期管理需要多学科合作，根据患者病变累及范围评估气道、脊柱、心肺功能等情况，合理选择分娩方式及麻醉方式，及时终止妊娠，做好相应急救和管理预案，争取良好妊娠结局。

（侯永超　周述芝）

第十三节　妊娠合并僵人综合征

☆病情介绍

患者，女，31 岁，因“妊娠 34^{+3} 周，胎儿宫内发育受限，妊娠合并先兆子痫”入院观察。入院前 6 个月在外院诊断为僵人综合征，表现为四肢肌肉僵硬，并逐渐加重。曾多次跌倒，不能进行精细运动，日常活动不能自理。抗谷氨酸脱羧酶抗体血清学检测（－）。患者在神经内科治疗过程中意外妊娠，由于担心药物对胎儿毒性作用拒绝使用镇静抗焦虑药物和免疫球蛋白治疗。患者在 16 岁时诊断为 1 型糖尿病，长期采用皮下胰岛素泵治疗，血糖控制良好。3 年前院外胃排空检查诊断为胃排空障碍，无反流或误吸症状。

入院查体：体温 36.5℃，血压 155/90mmHg，心率 78 次 / 分，呼吸 22/ 分，身高 150cm，体重 60kg，体重指数 35.7 kg/m^2。双侧手指、肘部和肩部屈曲挛缩，下肢运动能力无明显异常，双下肢神经反射正常，无明显的腰椎前凸和脊柱僵硬。张口度、甲颏间距正常，Mallampati 分级Ⅱ级，头颈活动度正常。

入院诊断：G1P0 34^{+3} 周宫内孕单活胎；妊娠合并先兆子痫；胎儿宫内发育受限；僵人综合征；1 型糖尿病；胃排空障碍。

入院 12d 后，患者的高血压难以控制，并观察到舒张末期脐动脉血流逆行，胎儿反复出现心率减速，经产科、麻醉科和神经内科讨论后决定行剖宫产终止妊娠。

☆处理经过

术前多学科讨论后首选硬膜外麻醉，紧急情况下使用全身麻醉。术前暂时停止使用胰岛素输注泵。入手术室后，常规监测生命体征，血压 149/87mmHg，心率 86 次 / 分，呼吸 23 次 / 分，SpO_2 97%。麻醉穿刺前同患者进行良好的沟通，静脉给予 1mg 咪达唑仑，以改善其焦虑情绪，降低肌肉痉挛的风险。持续监测胎儿心率，如果胎儿心率减慢，则立即转为全身麻醉。选择 $L_{2\sim3}$ 间隙行硬膜外穿刺，向头侧置管，深度 4cm。硬膜外注射试验剂量 1.5% 利多卡因 3ml，观察患者未出现心动过速、一过性神经系统表现（耳鸣、口周麻木）和下肢无力等不良反应。继续硬膜外注射 2% 利多卡因 12ml。通过针刺皮肤，评定阻滞平面达到 T_6。给药期间患者没有出现肌肉痉挛，且胎儿心率平稳。术中顺利剖出一名男婴，体重 1430g，出生后 Apgar 评分 1-5-10min 分别为 4-8-9 分。新生儿经抢救后被转移到新生儿重症监护病房接受进一步治疗和护理。术中硬膜外腔追加注射 0.5% 罗哌卡因 5ml。患者术中血流动力学稳定，未出现肌肉痉挛。术后镇痛采用腰方肌阻滞联合 PCIA。患者在住院期间除原有的双侧手指、肘部和肩部屈曲挛缩症状外，没有进一步的疾病症状出现，术后第 4 天出院。

☆相关知识点

僵人综合征（stiff person syndrome，SPS）是一种罕见的神经免疫学疾病，可能是一种体液介导的免疫过程和（或）细胞介导的免疫过程。患病率为 1/100 万～ 2/100 万，女性与男性比例约为 2 ： 1。在 SPS 患者的血清学检查中约 80% 可检出抗谷氨酸脱羧酶抗体。

SPS 的特征表现主要有以下两点：①由于激动肌、拮抗肌的持续共同收缩出现躯干和近端肢体肌肉僵硬症状，可导致脊柱前凸、弯曲或转动困难；②噪声、触觉、视觉刺激或情绪不安可引起突发的肌肉痉挛。SPS 患者常合并 1 型糖尿病、甲状腺炎、恶性贫血、白癜风和罕见的副肿瘤综合征。常用治疗方法包括：增强 GABA 药物、抗痉挛药物及免疫调节疗法等（表 3-13-1）。

表 3-13-1　僵人综合征常用的治疗方法

方法	药物
GABA 增强药物治疗	镇静抗焦虑药： 地西泮、氯硝西泮、阿普唑仑、氯羟去甲安定
	抗癫痫药： 丙戊酸钠、加巴喷丁、左乙拉西坦、噻加宾
	解痉药： 巴氯芬、替扎尼定、丹曲林
免疫治疗	皮质类固醇
	免疫抑制剂：硫唑嘌呤、甲氨蝶呤、霉酚酸酯
	血浆置换 静脉注射免疫球蛋白 利妥昔单抗

尽管已知女性患病率很高，但极少有文献报道 SPS 对妊娠的影响，因此目前还不能预测妊娠期间的疾病进程及对孕妇的影响，其影响主要集中在肌肉僵硬导致的困难气道风险升高和椎管内麻醉选择受限。但通过目前的文献分析可了解：由于 SPS 孕妇在妊娠的前 3 个月采取换药或者停药的方法，可能会导致在妊娠前 3 个月症状加重，所以孕妇需要在 3 个月后病情稳定的情况下重新开始药物治疗。大多数报告的 SPS 孕妇都能顺利地妊娠到足月，疾病本身几乎不会增加母亲或新生儿的并发症。但治疗 SPS 的药物可能会对胎儿造成一定影响，地西泮可能会导致出生缺陷，需要在妊娠前 3 个月进行药物调整。患者在妊娠早期需改用巴氯芬之类的药物，在妊娠后期重新使用地西泮，但剂量应该监测，因为地西泮可能会导致新生儿呼吸抑制。

☆专家点评

本例患者诊断为妊娠合并先兆子痫、胎儿宫内发育受限、僵人综合征、1 型糖尿病、胃排空障碍。表现为四肢肌肉僵硬，并逐渐恶化，难以控制的高血压，反复发作的胎儿心率减速。胎儿超声示舒张末期脐动脉血流逆行。

患者的围手术期管理主要从以下几个方面考虑。

- 终止妊娠时机：此例患者在妊娠早期未针对 SPS 症状进行常规的治疗，其肌肉僵硬的症状在进行性加重，随着妊娠的进展，腹部、盆底肌肉群、脊柱周围肌肉及下肢肌肉可能发生僵硬，严重者会造成胎儿生长受限，甚至影响分娩；其次，通过对该患者高血压进行治疗后，血压仍难以得到有效控制，同时胎儿超声检查时发现舒张末期脐动脉血流逆行，胎儿供血出现问题，反复出现心率减速，存在胎儿宫内窘迫的症状，此时终止妊娠是合适的。
- 分娩方式选择：症状不重的孕妇可以在良好镇痛的情况下通过阴道分娩，但在分娩期间如果出现胎儿窘迫应立即改为剖宫产。该患者为初产妇，第一产程长，并且胎儿未足月，加之在经阴道试产过程中紧张、焦虑等不良情绪和疼痛刺激均会加重患者肌肉僵硬症状，增加胎儿宫内窘迫的风险。建议行剖宫产手术娩出胎儿，以降低患者肌肉僵硬及胎儿宫内窘迫的发生风险。
- 麻醉方式选择：应根据患者及胎儿情况来决策。椎管内麻醉可以成功地应用于多数未合并脊柱和下肢肌肉僵硬的 SPS 患者，而全身麻醉对于头颈活动受限和胸腹部肌肉僵硬的患者可能会增加其并发症的风险。因此，在患者及胎儿情况相对稳定时以椎管内麻醉为主，但值得注意的是，此患者合并 1 型糖尿病和自发性高血压，两者均有可能导致血管弹性下降，出现自主神经功能障碍，同时，由于该患者合并高血压，试探剂量不加肾上腺素。在此基础上，若行蛛网膜下腔阻滞则有可能快速出现交感神经阻滞，导致血流动力学不稳定，因此该患者选择蛛网膜下腔阻滞麻醉需谨慎，要加强对循环的监测和管理。当胎儿出现紧急情况时，应立即采用全身麻醉，保证胎儿快速娩出，确保母婴安全。
- 围手术期管理：需严密监测患者生命体征，及时检查肌肉僵硬情况。建议在进行椎管内麻醉时，与患者进行清晰、良好的沟通并适度地使用镇静药物，以减少肌肉痉挛的发生。值得注意的是，SPS 患者会长期使用巴氯芬，这有可能成为麻醉过程中诱发低血压的因素之一。由于这类患者在临床上十分罕见，全麻用药可参考经验不足，短效药物和对呼吸影响较小的镇静镇痛药物或许是首选；而短效的可被迅速拮抗的肌松药或许更有优势，有病例报道在紧急情况下大剂量罗库溴铵改良的快速顺序诱导可以提供快速的肌肉松弛；但对于氯化琥珀胆碱的使用需要谨慎考虑，因为其可能导致高钾血症及长时间肌无力。对于全身麻醉后的患者，需要注意术后的苏醒延迟和长期肌无力，因此，对拔管指征的掌握是这类患者苏醒期管理的难点。
- 新生儿管理：由于该新生儿不仅存在早产肺部发育不全的问题，还可能受到母亲治疗用药和疾病本身的影响，因此，在胎儿取出后，应由新生儿团队联合麻醉医生和助产士共同对新生儿进行评估及处理，必要时可行气管插管辅助呼吸，避免新生儿长时间缺氧引起脑部损伤。

总之，对 SPS 产妇的麻醉管理是具有挑战性的，与大多数复杂和罕见的疾病一样，临床缺乏可供参考的管理经验，个体化评估肌肉僵硬的范围、程度和合并症对母婴的影响，以及多学科团队的合作将为母亲和新生儿带来良好的预后。

（许　滔　吴爱玲）

第十四节　妊娠合并脊髓硬膜外脂肪增多症

☆病情介绍

患者，女，36 岁，身高 155cm，体重 89kg，体重指数 37kg/m^2，因“停经 38^{+1} 周，不规则腹痛 5h”入院待产。6 年前诊断为“糖尿病”，妊娠前予以口服恩格列对症治疗，妊娠期调整为胰岛素（肝 R）治疗。2 年前因腰骶部疼痛伴跛行，检查后诊断为硬膜外脂肪增多症 1 级（部位 $L_5 \sim S_1$），接受运动减重及理疗治疗。

查体：头颈及五官发育正常，张口度大于 3 指，甲颌距离小于 6cm，Mallampati 分级Ⅲ级。自述腰骶疼痛，肾区位置无叩痛，脊柱无畸形。双足跛行，下肢肌力及感觉无异常。

辅助检查：腹部超声示脂肪肝，胆囊结石，胆囊壁毛糙声像；心脏超声示 EF72%，室壁运动节律增快；心电图示窦性心动过速（110 次 / 分）；血常规示 Hb151g/L，PLT 96×10^9/L；凝血功能检查示纤维蛋白原 534mg/dl；肝功能检查示：TC8.01mmol/L，TG4.81mmol/L；肾功能、电解质未见明显异常。

入院诊断：2 型糖尿病；G1P0 38^{+1} 周宫内孕头位单活胎待产；硬膜外脂肪增多症 1 级。

☆处理经过

因患者具有自然分娩的条件，要求行分娩镇痛，经评估该患者行分娩镇痛与常规分娩硬膜外麻醉相比，预计风险略微升高。经全科讨论及多科会诊后，告知患者相关风险，且征得患者及家属的同意后，决定先予以硬膜外分娩镇痛，若分娩过程遇紧急情况，将立即予以剖宫产。

患者入室后常规监测 ECG、血压、心率、呼吸、血氧饱和度，监测胎心，鼻导管吸氧 2L/min，开放左上肢外周静脉通道并补液。产妇取侧卧位，常规消毒铺巾后采用 2% 利多卡因局部浸润麻醉，18G 穿刺针于 $L_{2 \sim 3}$ 硬膜外穿刺，向头侧置管 3cm，妥善固定连接导管。予以 1.5% 利多卡因 3ml 试验剂量，观察 3 ～ 5min 后，予以 10ml 首剂量 0.125% 罗哌卡因 + 芬太尼 2μg/ml，测得麻醉平面 $T_{12} \sim L_4$，连接一次性自控镇痛泵背景剂量为 10ml/h，产妇自控剂量为 8ml，锁定时间为 20min。于 3h 后自然娩出一男婴，重 3000g，1-5-10min Apgar 评分为 10-10-10 分。产程进展顺利，患者生命体征平稳，分娩后转入普通病房观察。于 1 周后出院回家休养。1 个月后回访，患者腰骶部疼痛稍加重，余无明显特殊不适。

☆相关知识点

硬膜外脂肪增多症（spinal epidural lipomatosis，SEL），是一种以椎管内多余脂肪组织积聚为特征的相对罕见疾病，可导致椎管变窄和神经系统受压。患病率 2.5% ～ 21%，通常女性比男性更易发病，儿童罕见，妊娠合并 SEL 的病例报道十分少见。其发病机制尚不明确，目前认为 SEL 发病与外源性类固醇使用、内源性类固醇激素疾病、肥胖有关，脊柱手术也被证实与 SEL 之间存在关联，其中外源性类固醇使用是最常见病因，常累及胸椎、腰椎（表 3-14-1）。

表 3-14-1 不同病因导致椎管受累部位所占比例

特征	胸部受累	腰骶部受累	两个都受累
外源性类固醇使用	55.8%	32.7%	11.5%
内源性类固醇激素疾病	33.3%	0%	66.6%
肥胖	30.4%	69.6%	0%
特发性	37.5%	50%	12.5%

SEL 临床表现是非特异的，包括脊髓病、神经根病、神经源性跛行、感觉丧失、排尿困难、下肢无力和罕见的马尾神经综合征。影像学在 SEL 的诊断中至关重要，根据 MRI 表现可对 SEL 进行分级（表 3-14-2），MRI 被认为是诊断 SEL 最敏感的方式，在硬膜外腔发现硬膜外脂肪的过度沉积，在 T_1 加权成像上显示信号高信号，在 T_2 加权成像上显示中等信号强度，经常看到轴向 MRI 上的特征性"Y 征"或方形星状硬膜囊。CT 可作为诊断支持工具有用，但不能明确区分 SEL 和退行性腰椎管狭窄，因此不如 MRI 敏感。风险因素控制是非手术治疗 SEL 患者的初始治疗策略（例如体重减轻、类固醇治疗暂停）。当非手术治疗失败或患者出现急性或严重神经系统症状时，则需要手术减压。

表 3-14-2 腰椎硬膜外脂肪增多症的 MRI 分级

分级	DuS/EF 指数	EF/SpiC 指数	过度生长程度
SEL1 级	1.49 ～ 1	0.41 ～ 0.50	轻度
SEL2 级	0.99 ～ 0.34	0.51 ～ 0.74	中度
SEL3 级	≤ 0.33	≥ 0.75	严重

注：DuS. 硬膜囊前后径；EF. 硬膜外脂肪前后径；SpiC. 椎管前后径

妊娠本身就可以导致椎管内有效容积下降，主要原因在于两方面：高腹压导致的椎间孔内神经结构向椎管内移动，下腔静脉受压导致的椎管内静脉丛回流受阻。妊娠合并肥胖的患者，椎管内有效容积将进一步下降，不仅表现为硬膜外腔有效容积下降，同时还表现为脑脊液容量减小。随着孕周的增加，增大的子宫导致的高腹压和下腔静脉受压将更加明显，上述效应也将加剧。妊娠合并 SEL 的患者，椎管容积在上述变化的基础上，叠加了后期脂肪组织沉积，可能会压迫脊髓产生神经系统症状，或者加重神经系统损伤。部分患者甚至因为逐渐加重的神经损伤，不得不终止妊娠。

由于脂肪组织过多、硬膜外腔顺应性降低及椎管变窄，SEL 患者在行硬膜外麻醉和蛛网膜下腔麻醉的表现不可预测。对于硬膜外腔麻醉来说，主要表现为放置导管困难、局麻药不规则扩散和神经根受压，故其增加了椎管内麻醉的风险。主要是机制在于：脂肪组织沉积在椎管周围的鞘囊，椎体之间的鞘囊变窄并受到外部脂肪压迫。过多的硬膜外脂肪会压缩相邻的结构，并影响导管的放置。同时，硬膜外间隙过多的脂肪组织还可能会阻止药物的对称分布，甚至可能会吸收药物，阻止其扩散，从而影响局麻药的作用，引起节段性阻滞。此外，注射少量药液后硬膜外腔内压力的瞬时增加可能会压迫神经结构，导致严重的神经根疼痛。脂肪沉积还可能导致占位效应或静脉充血，导致脊髓或神经根受压。

对于蛛网膜下腔麻醉来说，硬膜外脂肪增多引起的椎管狭窄、脑脊液体积减少以及马尾神经活动性较差，这些变化都可能在蛛网膜下腔麻醉后意外导致神经损伤，可有与腰椎穿刺部位相对应的单侧腰骶神经病变和由此产生的感觉异常。硬膜外腔的这种过度脂肪沉积可能会导致蛛网膜下腔消失，脑脊液自由流动空间减小甚至消失，这可能导致脑脊液压力过低，进而出现穿刺针到达蛛网膜下腔后脑脊液无回流。由于无脑脊液回流，可能导致多次穿刺尝试，从而增加了神经损伤的风险。

☆专家点评

本例患者主要病史如下：BMI37kg/m^2，6年前诊断为“糖尿病”，2年前诊断为1级硬膜外脂肪增多症（$L_5 \sim S_1$）。自述腰骶疼痛，伴双足跛行，甲颌距离小于6cm，Mallampati分级Ⅲ级。

本患者的围手术期管理主要从以下几个方面考虑。

- 分娩方式选择：若经阴道试产，因患者为初产妇，产程长，腰骶部长时间受挤压，可能会加重SEL的临床症状。若选择剖宫产，产程短，可控性强，因此推荐优先选择。
- 麻醉方式选择：因患者具有自然分娩的条件和强烈的要求行分娩镇痛的意愿，而且患者为困难气道，从患者安全角度考虑，尝试行椎管内麻醉。若选择椎管内麻醉，建议采用缓慢的硬膜外滴定式加药，以避免椎管内有效容积下降导致的阻滞平面过高。在硬膜外麻醉时，因SEL常发生于$L_3 \sim L_4$、$L_5 \sim S_1$水平，应尝试在硬膜外脂肪上方的椎间隙穿刺和置管。该患者根据SEL的分级，属于2级以下，无中重度神经系统疾病，且只累及L_5以下，故行椎管内麻醉时可选择$L_{2\sim3}$进行操作。脂肪沉积可能导致静脉充血，放置导管动作轻柔，避免硬膜外血肿形成，加重对脊髓的压迫。注射少量液体进入硬膜外腔后，若出现严重神经根痛，应考虑改为全身麻醉。SEL患者在没有足够时间进行硬膜外腔滴定式加药的紧急情况下应直接考虑全身麻醉。蛛网膜下腔麻醉时，患者的椎管狭窄，硬膜外脂肪过多可能会无法获得明确的脑脊液回流征象，导致腰椎穿刺困难进而麻醉失败，从而增加了神经损伤风险。
- 术中和分娩镇痛管理：术中应维持循环动学稳定，需要严密监护心率、血压、脉搏、血氧饱和度，避免阻滞平面过高。术后建议行腹横肌平面阻滞联合PCIA等方法多模式镇痛，避免使用PCEA镇痛；术后和分娩镇痛完成后应尽早拔管，减少导管在硬膜外腔的留置时间，以免加重神经损伤。

总之，理论上SEL是椎管内麻醉的相对禁忌证，主要风险在于硬膜外置管困难和药物扩散受限，以及蛛网膜下腔穿刺后脑脊液回流困难，神经损伤风险增加。然而，由于本病的罕见性，临床缺乏对这些患者进行安全硬膜外置管及合理给药的有效证据。因此，在麻醉管理中，应根据疾病过程的可变性和患者个体化差异，谨慎处理并个体化评估。

（严　丹　吴爱玲）

第十五节 妊娠合并佝偻病

☆病情介绍

患者，女，21 岁，因“孕 37^{+3} 周，要求入院待产”。身高 137cm，体重 65kg（妊娠前 55kg），体重指数 34.6kg/m^2。11 年前因生长发育迟缓于当地医院补充维生素 D 治疗，疗效差，血清学检查发现低血磷，干骺端呈喇叭状，诊断为干骺端发育不良和低磷血症性佝偻病。妊娠前心肺功能良好，妊娠期定期产检，唐筛提示低风险。妊娠中晚期出现下肢水肿及呼吸困难症状。入院前在家自感胎动减少，急诊入院治疗。

入院查体：心率 112 次 / 分，呼吸 25 次 / 分，SpO_2 93%，血压 125/72mmHg。患者体型肥胖，轻度漏斗胸，腰椎前凸，肢体短小，双下肢不等长，小腿向内弯曲，呈 O 形腿。轻度跛行。双下肢足背部可见明显水肿。困难气道评估：额头隆起，下颌骨短缩，张口度 2 横指，牙齿不规则排列，未见牙龈脓肿，马氏分级Ⅲ级，头颈活动可，甲颏距 4cm，余无特殊。专科情况：子宫底高 29cm，腹围 90cm，胎儿体重估计约 2620g，头先露，跨耻征阳性，枕左位，胎心 142 次 / 分，骨盆外测量：(22-24-18-6.5) cm，宫口未开，无宫缩。

辅助检查：动脉血气（空气）：pH7.372，$PaCO_2$ 40mmHg，PaO_2 66mmHg；血常规：Hb99g/L，血小板 92×10^9/L；实验室常规检查余无特殊。心电图：窦性心动过速；MRI：全身多发骨骼畸形，胸廓畸形，腰椎前凸畸形，仰卧位腰椎最高点为 L_2 椎体，椎管直径正常，脊髓圆锥终止于 L_3 椎体上缘；胎儿彩超：超声估测平均孕周约 35^{+3} 周，头位，胎儿大脑中动脉阻力指数稍小于脐动脉阻力指数，据此评估胎儿稍缺氧可能；胎监提示：NST 无反应型。

入院诊断：G1P0 孕 37^{+3} 周，头位活胎未临产；头盆不称；胎儿窘迫？胎儿生长受限？低磷血症性佝偻病；干骺端发育不良。经过麻醉科、产科、新生儿科、呼吸内科和骨科多学科会诊后决定行急诊剖宫产。

☆处理经过

入室后面罩吸氧，常规监测。患者血压 118/62mmHg，心率 108 次 / 分，呼吸 23 次 / 分，SpO_2 98%。麻醉方式选择腰硬联合麻醉，麻醉开始后静脉补充晶体液 500ml。选择 $L_{3\sim4}$ 椎间隙正中入路，硬膜外穿刺针进针 3.5cm 后出现落空感，置入腰穿针顺利，蛛网膜下腔注入 0.5% 重比重布比卡因 1ml+ 舒芬太尼 2.5μg，硬膜外导管置入顺利，置入深度 3cm。患者平卧后，腰部右侧垫高 30° 。蛛网膜下腔注药 8min 后，针刺感觉平面在 T_8。经硬膜外导管推注 2% 利多卡因 5ml，10min 后平面到达 T_4。手术开始后 5min 剖腹取出一单活女婴，Apgar 评分正常。手术开始后 60min，患者述轻度疼痛，硬膜外加用 0.5% 罗哌卡因 5ml。术中患者生命体征稳定，未使用血管活性药物。手术历时 70min，出血量 400ml，尿量 100ml，输入晶体液 900ml。术后采用双侧腹壁神经阻滞 + 静脉自控镇痛泵镇痛。患者术后返回病房，术后第 5 日母婴平安出院。

☆相关知识点

低磷血症性佝偻病（hypophosphatemic rickets，HR）是一种遗传性疾病，人群估测患病率为 1/20 000。最常见的原因是 X 连锁遗传，其 X 染色体内肽酶同源性的磷酸调节基因突变，表达减少，成纤维细胞生长因子 23 失调，连锁反应致肾近端小管对原尿中磷酸盐重吸收减少，使磷酸盐排泄增加。人体中约 99.7% 以上的钙与 87.6% 以上的磷存在于骨骼和牙齿中，正常人血浆中钙与磷的浓度维持相对恒定，此种关系在骨组织的钙化中有重要作用。低磷血症患者的这种代谢异常导致肾脏慢性消耗磷酸盐和骨矿化缺陷，影响了钙和磷的骨代谢平衡。

HR 早期症状仅存在低血磷，随着年龄增长，出现身材矮小、生长速度降低、牙齿病变和骨骼畸形。最常见的下肢畸形为髋内翻、股骨和小腿弯曲、膝内翻和外翻，通常女性较男性的骨骼受累程度低。最易误诊为维生素 D 缺乏性佝偻病，但是通过维生素 D 治疗，改善症状有限，不能完全治愈骨病，而且不能纠正低血磷症状。

干骺端发育不良（metaphyseal dysplasia，MD），又称为骨干连续征。是一组以干骺端不规则为特征的异质性疾病，由遗传性基因突变引起。临床表现为多发性外生骨疣、干骺端畸形及下肢弯曲，其骨畸形可累及椎骨。

临床上这两种疾病表现类似，常误诊，两种疾病特点及鉴别见表 3-15-1。

对妊娠的影响主要表现为母体骨骼畸形带来的头盆不称和胎儿发育受限。HR 患者存在面部畸形、漏斗胸、胸椎和腰椎发育畸形，也存在合并椎管狭窄和脊髓发育异常的可能性。这类患者往往表现为困难气道和限制性通气障碍，后者可能导致母体通气不足，尤其是孕晚期其摄入氧气不能满足母体和胎儿的需要，容易导致胎儿生长受限。此外，妊娠期母体对钙需求量增加，患者容易出现骨质疏松，严重低钙血症患者甚至在腰椎受力情况下出现椎体压缩性骨折，如果患者同时合并了低磷血症，将严重影响钙和磷的骨代谢平衡，造成妊娠期骨折风险增加。MD 患者如果合并了脊柱发育畸形也将导致椎管内麻醉穿刺困难，神经损伤风险增加。总之，这两类患者如果顺产，发生难产及骨盆骨折风险极大。

表 3-15-1　低磷血症性佝偻病与干骺端发育不良的鉴别

	低磷血症性佝偻病（HR）	干骺端发育不良（MD）
常见病因	X 连锁遗传	常染色体显性遗传
临床表现	低血磷、骨骼畸形、剧烈骨痛、侏儒症	肢体可不等长，患骨有不同程度的弯曲
共同点	身材矮小、上下部量不成比例等佝偻病特征	身材矮小、上下部量不成比例等佝偻病特征
鉴别	低血磷、FGF-23 升高	干骺端塑形不良呈喇叭状
男女差别	女性骨受累症状较男性轻	男：女约 3 ：1
孕妇影响	困难气道、颈椎不稳、头盆不称、椎管狭窄、限制性通气障碍	头盆不称、椎体骨疣可引起截瘫
胎儿影响	遗传风险、胎儿发育受限、娩出困难	遗传风险、胎儿发育受限、娩出困难
治疗	维生素 D、补磷、对症处理	对症处理
预后	较好	差

☆专家点评

本例患者特点是妊娠同时合并 HR 和 MD 两种罕见病，两者造成了患者骨骼发育严重受累，导致其身材不成比例矮小、肥胖以及严重的脊柱和肢体畸形。同时，根据胎儿超声检查结果及胎心监护结果，判断胎儿发生宫内窒息风险非常大，需行急诊处置，对麻醉医生存在极大的挑战。

• 围手术期管理：需在麻醉前考虑以下三点。

①困难气道：患者孕前 BMI 指数为 29.3kg/m^2，临产时为 34.6kg/m^2，属于肥胖身材，同时合并不成比例的身材矮小，马氏分级Ⅲ级，甲颏距 4cm，属于可预见的困难气道。

②限制性通气障碍：患者身材矮小，伴漏斗胸表现，胸廓顺应性和活动度受限，导致肺通气空间受限。随着胎儿生长发育，膈肌上抬加剧，更是加重这一情况。通常情况下，妊娠晚期患者为满足氧气摄入的需要，多数表现为过度通气状态，$PaCO_2$ 多在 30mmHg 以下，结合该患者入院 SpO_2 值和血气分析结果（$PaCO_2$ 40mmHg），考虑患者合并限制性通气障碍。

③椎管畸形和椎管狭窄：这两种疾病均可能导致全身骨骼系统的多发畸形，术前需行 MRI 检查明确椎管病变的情况，同时，患者身高较矮，腰椎前凸畸形，导致椎间隙极度狭窄，若施行椎管内麻醉需评估椎间隙定位准确性、穿刺难度、神经损伤风险和局麻药使用量。

综合以上三点，麻醉前需做好困难气道应急预案。结合患者查体和 MRI 检查结果，暂时未发现严重椎管畸形和脊髓病变，也无神经压迫症状，因此可以考虑尝试椎管内麻醉。由于腰椎前凸畸形和腰椎短小，患者椎间隙极度狭窄，需采用超声辅助定位椎间隙和判断穿刺深度，避免出现定位错误导致的神经损伤。对于身材矮小患者，局麻药量使用缺乏可靠指导，但既往正常人群剖宫产研究中有报道重比重布比卡因的最低有效剂量为 0.06mg/cm，可参考用药。但是，本例患者不能排除椎管狭窄，出现麻醉平面过高的风险仍很大，因此如果采用蛛网膜下腔麻醉，其用药量要适当减量，在麻醉平面不足时可采用硬膜外滴定式追加局麻药来达到要求。该患者腰椎前凸，仰卧位腰椎最高点为腰 2 椎体，因此选择 $L_{3\sim4}$ 给予重比重局麻药较为安全，但也存在药物向头侧扩散困难的风险。本案例麻醉方案选择较合理。其他值得推荐的方案包括：选择单纯硬膜外麻醉，采用小剂量局麻药滴定式用药，逐渐达到最佳麻醉效果。国外还推荐采用连续蛛网膜下腔滴定式给药来达到需要的麻醉平面。在本例患者围手术期麻醉管理过程中，除剖宫产手术常规注意事项外，还需要避免过量补液，预防肺水肿。术后宜采用神经阻滞 + 阿片类药物综合应用的多模式镇痛，尽量减少使用对呼吸功能有影响的药物。术后还应注意检查产妇是否发生骨盆骨折。

• 新生儿管理：需要防范可能的遗传风险及宫内发育受限带来的缺陷，娩出后应尽快完成婴儿全身检查。

综上，妊娠合并 HR 和 MD 在临床上极为罕见。因存在严重骨骼畸形和产道狭小，此类患者多需要剖宫产手术终止妊娠。麻醉前，需仔细评估患者骨骼受累情况，特别是气道、颈部及椎管情况，全面评估患者心肺功能，提前做好应急预案，多科合作是保证此类患者安全的必要条件。

（汪体和　吴爱玲）

第十六节　妊娠合并骨肉瘤

☆病情介绍

患者，女，29 岁，因“停经 33^{+2} 周，发现左股骨骨肉瘤 1 周”入院。孕 16 周因新发腰腿痛于医院产科门诊就诊，诊断为“妊娠期坐骨神经痛”，通过抗炎类药物以及物理治疗 2 个月后仍不缓解。孕 32 周再次就诊于产科门诊，脊柱 MRI 显示腰椎侧凸。左髋 X 线片提示：发现一处 4.5cm × 5cm 的溶骨性破坏性病变，位于左股骨近端，与股骨粗隆间区和近端股骨干相连。予以行针刺活检进一步检查，组织学显示恶性梭形肿瘤细胞与高级别骨肉瘤一致。门诊以“停经 33^{+2} 周，发现左股骨骨肉瘤 1 周”收入住院。

入院后查体：身高 158cm，体重 72kg，体重指数 28.8 kg/m^2。神经系统检查运动强度、感觉检查、深腱反射和直腿抬高均正常。产科检查：腹围 102cm，宫高 32cm，胎心 158 次 / 分，胎动可，胎位：头位，腹部未扪及明显宫缩，阴道无流血流液，消毒外阴阴道检查：宫颈后位，质中，居中，宫口未开。

辅助检查：腹部超声示未见明显异常；心脏超声示 EF 68%，室壁运动节律增快；心电图示窦性心动过速（110 次 / 分）；血常规示 Hb101g/L，PLT95 × 10^9/L；凝血功能检查示纤维蛋白原 534mg/dl；肝功能、肾功能、电解质未见明显异常。

入院诊断：G1P0 孕 33^{+2} 周，宫内头位单活胎待产；左股骨骨肉瘤。

由于患者病情罕见，无法建立进一步的风险量化。经全科讨论并进行 MDT，产科医生考虑到患者股骨肿物，穿刺活检提示恶性梭形肿瘤细胞与高级别骨肉瘤一致，在充分考虑母子安全预后的原则下必须尽早手术终止妊娠，予以地塞米松促胎儿肺成熟，患者 3d 后拟在全麻下行择期剖宫产术。

☆处理经过

术前患者禁食 6h，禁饮 4h，入室后常规监测 ECG、血压、心率、血氧饱和度，监测胎心，面罩吸氧，开放左上肢外周静脉，复方乳酸钠林格液 500ml 静脉滴注。由于病理性骨折的高风险，在骨科团队协助下行全身麻醉剖宫产术。考虑到患者为全身麻醉，患儿为早产儿，儿科医生已备好新生儿复苏。待洗手护士，产科医生上台后准备行全身麻醉快速诱导，诱导前已确认患者体位头高平卧位（20º ～ 30°），静脉通道通畅，监护完好，吸引器到位。首先面罩吸 100% 氧去氮给氧 3min，随后予以丙泊酚 100mg，瑞芬太尼 70μg，罗库溴铵 40mg，使用 Sellick 手法，在可视喉镜下顺利插入 6.5# 加强型气管导管。术中维持予以静吸复合麻醉，2% ～ 3% 七氟烷，瑞芬太尼按 0.1μg/（kg • min）泵注。2min 后剖出一名活男婴，再次追加芬太尼 0.2mg。胎儿体重 2200g，Apgar 评分 1-5-10min 分别为 8-9-10 分，随后胎儿转入新生儿科进一步住院观察。整个产程患者生命体征平稳，术后转入病房观察。

术后诊断考虑为：G1P1 33^{+5} 周剖宫产一男活婴；左股骨骨肉瘤；早产儿。分娩后第 2 天，患者转入骨科再次手术，成功进行了左股骨近端根治性切除和假体双极半髋关节置换重建术。随后，患者继续完成了一个疗程的大剂量多柔比星和顺铂新辅助化疗后出院。

☆☆☆☆

☆相关知识点

骨肉瘤（osteosarcoma，OS）是一种起源于间叶组织的恶性肿瘤，以能产生骨样组织的恶性梭形基质细胞为特征，故称骨肉瘤，它是青少年最常见的原发恶性骨肿瘤，好发于四肢长骨干骺端，最常见的临床症状是疼痛和局部肿块。OS 发病机制不清，但相关危险因素如家族史、身高、辐射、化疗、病毒等有密切联系。OS 恶性程度高，早期易发生血液转移，多数患者在一年内出现肺转移。由于 OS 多数患者采取单纯的手术治疗，治疗效果很差，其远期生存率仅为 20% ～ 30%。因此，多种药物联合化疗对于 OS 的预后至关重要，其中不同分期的 OS 化疗策略也不一样。

由于妊娠妇女 OS 的发生并不常见，妊娠对这些肿瘤增殖的影响仍不清楚。妊娠妇女合并 OS 通常表现为肌肉骨骼疼痛，尤其是涉及下背部和骨盆结构的肌肉骨骼疼痛是常见的。由于妊娠妇女在激素作用下可导致韧带松弛，增大的腹部可增加腰部和髋关节压力，部分患者会出现腰骶部疼痛、耻骨分离痛、坐骨神经痛等，有可能与 OS 的临床表现相混淆。但肌肉劳损导致的症状可在休息后缓解，坐骨神经痛也与体位等因素有关，可在对症治疗后缓解。有研究者指出：如果患者出现神经根性疼痛，尽管接受支持性治疗但症状仍加重，应考虑更严重的疼痛病因，因为可能需要立即和有创性干预。其中 MRI 是鉴别这些情况的首选成像方式。诊断为 OS 的妊娠患者的管理很复杂，因为早期肿瘤干预可能对胎儿造成伤害，以及患者存在分娩时病理性骨折与相关微转移性疾病的风险。理想情况下，妊娠不应延迟骨和软组织肉瘤的肿瘤学治疗，因为早期治疗是必要的，以提供最有利的母体结局。已发表的报告显示，妊娠期间诊断为局部肌肉骨骼肿瘤的患者在分娩前接受外科处置和（或）化疗但未对胎儿造成不良影响。最后，应根据患者具体情况决定何时进行肿瘤学治疗，并仔细考虑母体和胎儿风险的跨学科计划。对于诊断为 OS 患者的围生期管理目前没有公布相关指南。因此，此类患者的诊疗计划建议由肿瘤科医生、骨科医生、产科医生、麻醉医生、新生儿科医生和护士组成的多学科团队根据胎儿胎龄、解剖部位和病变等级等因素共同制订围手术期计划。

☆专家点评

本例患者在妊娠 16 周时出现腰痛于门诊就诊后诊断为“妊娠期坐骨神经痛”，通过抗炎类药物以及物理治疗后疼痛仍不缓解再次就诊，妊娠 33 周通过脊柱 MRI 以及 X 线发现左股骨溶骨性破坏性病变，针刺活检确诊为“左股骨骨肉瘤”。

本类患者的围手术期管理主要从以下几个方面考虑。

- 终止妊娠时机：通常妊娠期发现 OS 建议尽早终止妊娠，以便及时对母体采取综合治疗措施，控制病情，最大可能延长患者生命。确诊为 OS 后首选剖宫产，因为病变的大小和位置对阴道分娩构成了挑战。具体而言，从髋关节、外展和外旋施加的任何压力都会使髋关节处于骨折风险。本病例中患者在 33 周确诊为 OS，故予以地塞米松促胎儿肺成熟，在充分考虑母子安全预后的原则下采用手术终止妊娠。

- 麻醉方式选择：妊娠合并 OS 患者麻醉方式上选择主要考虑其适应证和禁忌证，影响麻醉方法选择决策的因素包括：OS 是否存在椎体或者盆腔的转移，是否合并病理性骨折，患者体位是否受限。出于对胎儿的保护，在不能进行详尽的影像学检查的情况下，首选全身麻醉以避免椎管内麻醉可能导致的有创操作和体位摆放造成的风险。在全麻诱导和苏醒期间力求平稳，并适当对肢体进行约束，避免髋关节不受控制运动导致的风险，以保证 OS 患者髋关节的稳定。

● 围手术期管理：术中应维持循环动学稳定，需要严密监护心率、血压、脉搏、血氧饱和度。对于肿瘤存在转移，出血风险较大，止血困难且凝血功能有障碍的患者，需要建立有创动脉置管连续血压监测并在保证血源充足的前提下开始手术。全麻剖宫产术后可以在术后行超声引导下双侧腹横肌平面阻滞，联合静脉自控镇痛，将疼痛和应激降至最低。

● 新生儿管理：对于未接受抗肿瘤药物治疗的 OS 患者，疾病本身对新生儿没有明显影响，全身麻醉对胎儿的影响与正常新生儿无差别。但接受抗肿瘤治疗的孕妇药物对胎儿发育的影响不可预期，故在剖出新生儿后，麻醉医生应立即联合儿科医生、助产士共同对新生儿进行评估及处理，积极做好新生儿抢救准备，术后可进一步转入儿科相关治疗。

总之，妊娠合并骨肉瘤虽然发病率低，但临床表现与妊娠期常见的骨、关节和神经系统合并症症状类似，容易延误诊断。一旦确诊，需要多学科联合评估，综合权衡母子利益适时终止妊娠。围生期做好充分准备，制订详细预案，可最大限度保障母婴安全，也为患者继续肿瘤相关治疗赢得机会。

（万佳露　吴爱玲）

第十七节　妊娠合并 Gorham-Stout 病

☆病情介绍

患者，女，23 岁，因“停经 36^{+6} 周，发现胎儿生长受限 1d”入院。9 年前患者因左臂疼痛无力就医，影像学检查发现左侧锁骨、肩胛骨和肱骨上部缺失，儿童医院诊断为 Gorham-Stout 病，口服药物（具体不详）1 年后症状缓解，未复诊。本次妊娠 25 周时因呼吸短促，伴阵发性夜间呼吸困难和端坐呼吸急诊入院，听诊双肺呼吸音弱，SpO_2 82%。

辅助检查：胸部 X 线片示左侧锁骨、肩胛骨和肱骨头的大部分缺失，左侧大量胸腔积液，右侧中量胸腔积液。胸腔穿刺引流出乳白色液体，实验室检查甘油三酯 11.28mmol/L，总蛋白 1.306g/L，乳酸脱氢酶 89U/L，葡萄糖 7.4mmol/L，胆固醇 1.58mmol/L，提示乳糜性积液。

予以奥曲肽 0.05mg bid，碳酸钙 D_3 片 600mg bid，维生素 D_2 软胶囊 0.25mg，qd，肠外营养和低脂饮食，持续胸腔引流，引流量为 600 ～ 800ml/d。治疗 2 周后，患者症状减轻，SpO_2 恢复至 94% 左右，出院后继续胸腔引流及肠外营养。妊娠期胎儿系统超声、心脏超声、OGTT 试验、羊水穿刺均未见明显异常。36 周患者定期产检，白蛋白进行性下降（血清白蛋白 15g/L），胎儿超声示：双顶径 87mm，头围 295mm，腹围 302mm，股骨长 68mm，肱骨长 57mm，胎盘位于后壁，厚度 28mm，分级 Ⅱ 级，羊水指数 124mm，体重估计 2298g，百分位 6.2%，提示胎儿生长受限，立即入院计划终止妊娠。入院诊断：妊娠合并 Gorham-Stout 病；双侧乳糜胸；低蛋白血症；G1P0 36^{+6} 周宫内孕头位单活胎；胎儿生长受限。入院后静滴地塞米松促胎肺成熟，胎心监护，继续静注奥曲肽，肠外营养，低脂饮食，双侧胸腔引流，择期行剖宫产术。

☆处理经过

患者入室立即面罩吸氧，头稍高位，常规心电监护，血压 112/72mmHg，心率 105 次 / 分，呼吸 20 次 / 分，SpO_2 93%。检查患者脊柱解剖正常，血小板和凝血功能无异常，经评估无椎管内麻醉禁忌，麻醉方式选择腰硬联合麻醉，$L_{3\sim4}$ 椎间隙穿刺成功后，蛛网膜下腔给予 0.5% 罗哌卡因 2.5ml，硬膜外导管向头端置入 3.5cm，维持麻醉平面在 $T_6\sim S_5$。麻醉穿刺注药完毕后，患者取子宫左倾位，预防仰卧位低血压综合征。切皮 2min 后取出一男活婴，新生儿 Apgar 评分 1-5-10min 分别为 8-9-10 分。手术持续 45min，术中患者生命体征平稳，SpO_2 95% 左右。术中出血量 300ml，尿量 100ml，输入晶体液 600ml。患者在分娩后继续对症治疗，加用西罗莫司 2mg，qd，胸腔引流量为 400 ～ 600ml/d，产后 1 个月行胸导管结扎和胸膜固定术。新生儿发育正常，1 个月后随访无特殊。

☆相关知识点

Gorham-Stout 病（GSD）又称侵袭性血管瘤病，是一种以全身骨骼多发溶骨为特征的类肿瘤样骨损害病。病变可累及全身任何骨骼，虽然是良性疾病，但患者骨骼广泛受累且不可逆，无法维持受累肢体的功能，对患者生活质量影响较大。GSD 可以在任何年龄发病，好发于儿童和青年，与性别、遗传和种族无关，发病率极低，全球报道病例仅几百例。

GSD 具体病因及发病机制尚不明确，临床表现多样，呈自发性进行性骨质溶解且无新生骨形成，伴随溶骨区域淋巴管和血管增生，病灶可单发也可多发。起病较为隐匿，早期无特异性，可仅局限于一块骨骼，表现为局部肿胀疼痛，活动受限，轻微创伤后病理性骨折或自发性骨折。疾病严重程度与受累部位相关，病变不受关节的局限，随着病情发展可侵犯邻近器官组织，引起相应的临床症状（表 3-17-1）。

表 3-17-1 Gorham-Stout 病临床表现

侵犯部位	临床表现
骨骼	疼痛，骨折
骨周软组织	疼痛，肿胀
胸腔、腹腔和心包腔	乳糜性积液
内脏器官如脾脏	囊样改变
皮肤	血管瘤样外观

GSD 诊断困难，需整合详细的病史、临床表现、影像学检查和病理组织学检查，并与其他引起骨质改变的疾病及脉管异常的疾病相鉴别，进行多学科协作，提高疾病的诊断率。目前常用的诊断标准：活检提示血管瘤样病变；无细胞异型性；几乎没有成骨细胞反应，没有营养不良钙化；非扩张性、非溃疡性病变；可见局部和进行性骨吸收；放射学检查提示骨质溶解；内脏不受累；无遗传性、代谢性、免疫性或感染性疾病。

GSD 无标准的治疗方案，治疗主要为对症处理，以及延缓骨病的进展，减少并发症的发生。根据受累部位和疾病的严重程度，治疗包括药物、手术、放疗、化疗及联合治疗。常用的药物有：抗破骨细胞药（双膦酸盐）；雷帕霉素类似物（西罗莫司）；抗血管生成药（重组人干扰素）；生长抑素衍生物（奥曲肽）；类固醇激素，维生素 D 和钙剂以改善骨质缺失等。双膦酸盐是治疗 GSD 的经典药物，但是此类药物动物实验显示有生殖毒性，孕妇和哺乳期妇女禁用。

GSD 最严重的并发症之一是乳糜胸的形成，其发病率占 GSD 患者的 17% ～ 25%，预示患者不良结局。如病变侵及肋骨，肩胛骨、胸椎或胸导管时，可导致乳糜胸的发生，患者以呼吸困难为临床表现。妊娠合并 GSD 极为罕见，妊娠期的激素水平改变及胸腔、腹腔压力的增加，可加重患者的乳糜胸和乳糜性腹腔积液。乳糜胸导致大量长链脂肪和蛋白丢失，患者可出现营养不良，低蛋白血症，进而影响胎儿生长发育。乳糜胸的治疗包括口服西罗莫司、手术治疗（胸腔闭式引流、胸膜切除术、胸膜固定术和胸导管结扎术），低脂饮食等。奥曲肽可减少淋巴液回流到胸腔导管，从而减少乳糜胸，在妊娠期间可谨慎使用。妊娠合并 GSD 患者服用奥曲肽，联合低脂饮食和肠外营养治疗，患者病情得到控制，可继续妊娠至胎儿足月。妊娠期间需密切监测胎儿生长发育情况，胎儿可能因母体营养不良或病变影响胎盘血供引起胎儿生长受限，目前未见病变侵及胎儿的报道。

在妊娠晚期和产后哺乳期早期，妊娠期钙盐向胎儿大量转移、哺乳期钙盐大量消耗、钙摄入严重不足或母体激素水平改变导致钙磷代谢平衡失调，机体对抗骨质疏松的自适应机制丧失等因素，使得患者在这一时期容易发生特发性骨质疏松症，如果妊娠同时合并 GSD 的溶骨效应，患者脊柱压缩性骨折风险增加。

☆专家点评

本例患者妊娠合并 GSD，青春期发病，妊娠期病情加重，并发乳糜胸，经治疗后症状减轻，但每日引流量较多，患者白蛋白进行性降低，胎儿因母体营养不良，出现生长受限，及时终止妊娠，母婴无不良结局。

妊娠合并 GSD，其诊断具有挑战性，一旦诊断应积极治疗。其治疗应根据患者疾病的严重程度，病灶侵及部位，治疗效果及胎儿情况综合考虑。如果患者妊娠期病情稳定，治疗效果较好，胎儿发育正常，可密切监测母胎情况至足月；如孕妇病情进行性加重，甚至危及生命，或胎儿发育迟缓，须及时终止妊娠。

- 分娩方式选择：由患者全身情况和产科指征决定，一般情况较好，无阴道试产禁忌，可在严密监护下阴道试产；由于 GSD 可累及多个部位的骨骼，经阴道试产要预防骨折风险。如病变累及多个部位及系统，全身一般情况较差，应行剖宫产术。
- 麻醉方式选择：GSD 病灶常多发，可累及全身多处骨骼，如影像学检查证实病变未侵及脊柱或颅骨，无脑脊液外漏，患者一般情况尚可，且无椎管内穿刺禁忌证，可选择椎管内麻醉。如需选择全身麻醉，应重点评估患者头颈活动度、张口度、甲颏距离等，若病灶侵及面颈、胸部骨骼或软组织可导致困难气道，应做好困难气道的准备，必要时请耳鼻喉科协助建立有效的气道。

如患者需剖宫产术，术前应充分评估患者全身状况，术中和术后应避免病骨二次损伤。如一般情况尚可，可常规监护；如患者合并乳糜胸，应重点关注患者氧合及引流情况；如患者血流动力学不稳定，应行有创血压监测和建立深静脉通道，密切关注生命体征的变化，发现异常及时处理；合并乳糜胸的患者要监测蛋白水平，警惕严重的低蛋白血症风险，尤其是对于有肺水肿高风险的患者要重视。

双膦酸盐是治疗 GSD 的经典药物，分娩后建议注射双膦酸盐，减慢骨质溶解，同时根据病情选择放疗和手术等治疗手段，减轻患者的症状，提高生活质量。

总之，GSD起病缓慢，病程长，进展隐匿，妊娠可能引起疾病活跃，表现为骨质溶解加速，乳糜性积液加重，出现多部位或器官受累。妊娠期主要是通过药物治疗控制疾病的进展，维持患者全身情况的稳定，尤其要关注蛋白水平和胎儿宫内发育情况，降低对胎儿的影响，保障母婴安全。

（王　瑜　胡云霞）

第4章 妊娠合并感染及炎症性疾病

第一节　妊娠合并脓毒血症

☆病情介绍

患者，女，29岁，因“停经31^{+1}周，腰痛2^{+} d，头晕、发热半天”入院。患者入院前2^{+}d出现腰痛，诊所肌内注射止痛针（具体不详）后缓解。入院前12h出现头晕、发热，最高体温38.1℃，伴寒战、心悸、呼吸困难，外院血常规：WBC4.24×10^{9}/L，N96.2%；肝功能：丙氨酸氨基转移酶（ALT）373U/L，门冬氨酸氨基转移酶（AST）170U/L，K^{+}3.13mmol/L；超声提示双肾结石。予对乙酰氨基酚退热，地塞米松促胎肺成熟，哌拉西林钠、他唑巴坦钠抗感染治疗后以“脓毒症”急诊转入我院，入ICU治疗。患者既往4^{+}年前行剖宫产术，1^{+}年前因“右肾结石”于外院行右肾切开取石术。

入院查体：身高150cm，体重58kg，体温36.4℃，脉搏138次/分，呼吸22次/分，血压79/47mmHg，端坐呼吸，肢端湿冷，口唇轻度发绀，SpO_2 92%（面罩吸氧8L/min），听诊双肺呼吸音清，右肺少许湿啰音，心率快，律齐。专科查体无特殊。

辅助检查：腹部超声检查右肾集合分离3.1cm，伴肾盏扩张，膀胱空虚；心脏彩超：EF41%，FS20%，各房室大小基本正常。急诊血气分析：pH7.46，$PaCO_2$ 20.25mmHg，$PaO_2$64.5mmHg，BE －7.4mmol/L，HCO_3^- 14.2mmol/L，$SaO_2$92.6%，Na^{+}135mmol/L，K^{+}3.1mmol/L，葡萄糖6.9mmol/L，乳酸5.4mmol/L。血常规：WBC11.7×10^{9}/L，N97.2%，Hb121g/L，PLT80×10^{9}/L；生化示：ALT300U/L，AST163U/L，白蛋白34.1g/L，尿素氮7.11mmol/L，肌酐120μmol/L；N-端脑利钠肽683pg/ml，肌钙蛋白-Ⅰ 0.078μg/L；C反应蛋白209.5mg/L；降钙素原46.63ng/ml；凝血功能示：纤维蛋白原829mg/dl，D-二聚体20.22mg/L，纤维蛋白原降解产物57.3μg/ml。小便常规提示：泌尿系统感染。入院后诊断：妊娠合并脓毒症，脓毒症休克；泌尿系统结石继发感染，右肾积水；呼吸衰竭；心力衰竭；肝功能异常；肾功能异常；瘢痕子宫；G2P1 31^{+1}周宫内孕头位单活胎待产。ICU持续动态监测患者病情，予美罗培南抗感染；高流量吸氧持续氧疗；补液补钾，维持电解质平衡；多巴胺等血管活性药物抗休克治疗；地塞米松促胎肺成熟，实时监测胎儿情况。

入院后1.5h，高流量氧疗后患者氧合情况无明显改善，心率143次/分，呼吸39次/分，血压85/52mmHg（多巴胺20mg/h），SpO_2 85%～90%，床旁血气示：pH7.42，

☆☆☆☆

$PaCO_2$ 24mmHg，$PaO_2$54mmHg（氧合指数56.84），BE-9mmol/L，HCO_3^- 15.6mmol/L，$SaO_2$89%，Na^+136mmol/L，K^+3.4mmol/L，Hb105g/L。予以气管插管后呼吸机辅助呼吸，动脉穿刺置管持续监测有创血压并动态监测血气分析，同时行中心静脉置管监测中心静脉压，泵注血管活性药维持循环稳定。

经感染科、泌尿外科、产科等多学科会诊，继续加强抗感染，给予糖皮质激素减轻全身炎症反应；积极液体复苏，纠正酸中毒，维持水、电解质酸碱平衡，胰岛素控制血糖，低分子肝素抗凝等措施。入院后30h，患者血乳酸下降，四肢肢端温暖，生命体征维持平稳。

入院后第3天，患者镇静状态，镇静评分4分，体温37.8℃，心率122次/分，血压128/92mmHg，阴道出血共计175.5ml，血常规：WBC22.0×10^9/L，N92.4%，Hb110g/L，PLT51×10^9/L；N-端脑利钠肽8930pg/ml，肌钙蛋白-Ⅰ 1.45μg/L，听诊双肺呼吸音粗，双下肺可闻及细湿啰音，感染性休克已基本控制，多器官功能障碍已部分纠正，生命体征相对平稳，因持续性阴道出血，多科讨论后拟行急诊剖宫产术终止妊娠。

☆处理经过

患者带气管插管转入手术室，咪达唑仑5mg/h+舒芬太尼5μg/h+丙泊酚30mg/h静脉镇静状态。常规监测，动脉血压127/84mmHg，心率120次/分，呼吸15次/分，SpO_2 92%，给予2%七氟烷吸入麻醉，静脉推注罗库溴铵40mg，瑞芬太尼50μg后开始手术，8min后取出一活男婴，断脐后给静脉追加舒芬太尼20μg。新生儿体重1280g，1-5-10min Apgar评分：4-6-7分，初步复苏后转入新生儿ICU继续治疗。手术历时75min，失血300ml，尿量500ml，晶体液输入1000ml，术中生命体征平稳，血压维持102～132/76～93mmHg，心率维持120～134次/分，SpO_2 83%～96%，间断血气分析无明显异常。术毕静脉镇痛泵镇痛，带气管插管安返ICU。

术后第3天，患者血常规、心肌损伤标志物、降钙素原、肝肾功能等实验室指标基本恢复正常范围；术后第4天，拔除气管导管改无创呼吸机辅助呼吸；术后第6天，停无创辅助呼吸治疗，给予鼻导管吸氧；拔除中心静脉置管。术后第8天，患者病情稳定，转回普通病房。术后第10天，转泌尿外科进行专科治疗。

☆相关知识点

脓毒症（Sepsis）是指机体对感染反应失调所导致的危及生命的器官功能障碍综合征。根据病情严重程度分为脓毒症和脓毒症休克。脓毒症及脓毒症休克是临床常见的危重症，住院病死率可达30%左右，是导致全球重症患者死亡的主要原因之一。脓毒症引起的器官系统损害是全身性的（表4-1-1）。妊娠期脓毒症最常见的感染来源于泌尿系统、呼吸系统及消化系统，产褥期脓毒症最常见感染源为生殖系统和泌尿系统，产科因素中产前包括脓毒性流产和绒毛膜羊膜炎，产后子宫内膜炎和伤口感染常见；非产科因素中，尿路感染、肺炎、胃肠道炎包括阑尾炎常见。但约有30%的脓毒症没有明确感染源。

表 4-1-1　脓毒症引起的器官系统损害

器官系统	临床特征
中枢神经系统	精神状态改变
心血管系统	血管舒张性低血压、心肌功能障碍等
呼吸系统	急性呼吸窘迫综合征
消化系统	肝衰竭及肝酶异常、应激性溃疡
肾脏	少尿及急性肾功能损伤
血液系统	血小板减少或弥散性血管内凝血
内分泌系统	肾上腺功能障碍和胰岛素抵抗

妊娠和产褥期脓毒症的治疗应遵循与非妊娠人群相同的基本原则，包括早期识别、液体治疗、及时使用广谱抗生素、尽早实现感染源头控制。最新“拯救脓毒症运动（surviving sepsis campaign，SSC）指南”提出早期液体复苏是治疗脓毒症的关键：一旦确诊患者存在脓毒症导致的低血压应立即启动液体复苏，建议 3h 内完成晶体液输注（30ml/kg），若血压不能维持应使用血管活性药物，维持平均动脉压（MAP）≥ 65mmHg。小剂量糖皮质激素（如静脉输注氢化可的松 200mg/d）可增加患者对血管活性药物的反应性，有助于纠正休克状态，改善患者预后。

严重脓毒症 / 脓毒性休克的早期识别和早期治疗能改善预后，降低脓毒症相关病死率。一旦确诊严重脓毒症 / 脓毒性休克，尽早静脉应用抗菌药物至关重要；对脓毒性休克患者而言，每延迟 1h 应用抗菌药将增加病死率。在脓毒症病程中还应早期开始低分子肝素治疗，预防深静脉血栓的形成；控制血糖水平在 10mmol/L 以内，必要时启动胰岛素治疗。

由于妊娠期间血容量增加、水肿、肥胖以及免疫抑制等生理变化，病原体感染后容易导致机体反应过度，从而增加患者发生脓毒症的风险。特别对于合并内科疾病（如高血压、糖尿病、慢性肝病和自身免疫性疾病等）的患者，产前脓毒症发生率更高，而对于产后脓毒症多发生于有侵入性产科操作史或手术分娩的患者。另外，高龄、初产、教育程度低、肥胖、多胎妊娠、辅助生殖也是脓毒症危险因素。妊娠期间生理改变如心率呼吸频率增加、全身血管阻力降低、WBC 计数增加等，容易掩盖脓毒症早期症状而影响对病情的评估，故妊娠合并脓毒症往往在病情较重或发生器官功能障碍后才被发现，从而影响患者的治疗及预后。

妊娠期间呼吸系统、循环系统以及消化系统等均处于超负荷状态，脓毒症更容易导致患者器官功能障碍，从而显著增加孕产妇死亡率和致残率。脓毒症期间炎症因子风暴会导致新生儿早产、死产及新生儿脓毒症发生率成倍增加，研究表明妊娠合并脓毒症胎儿死亡率可高达 27%。

☆专家点评

本例患者因泌尿系梗阻继发感染而发生脓毒症，入院时已发生多器官功能障碍，在积极液体复苏、抗感染治疗以及器官功能支持等治疗后，病情稳定并顺利实施了剖宫产手术，该类患者围生期应从如下几个方面考虑。

● 终止妊娠时机：脓毒症本身并不是终止妊娠的指征，应根据孕周、母胎情况综合考虑决定。脓毒症早期液体复苏能改善母体血流动力学进而改善子宫胎盘灌注及胎儿状况，同时并没有证据表明终止妊娠与患者良好结局存在必然联系。因此，妊娠合并脓毒症主要治疗目标仍然是维持患者血流动力学稳定、有效的抗感染治疗以及器官功能支持治疗。但若明确存在宫内感染，或胎儿出现宫内窘迫时，则应立即终止妊娠，以提高母胎存活率。妊娠期脓毒症患者病情危重，基本无法经阴道分娩，终止妊娠方式以剖宫产术为宜，以尽量缩短产程、避免产妇分娩过程中过度消耗。

● 麻醉方式选择：妊娠期脓毒症患者因严重感染，是椎管内麻醉的禁忌，应选用气管插管全身麻醉。镇静药和阿片类镇痛药均存在不同程度的心肌抑制和血管扩张作用，且大部分药物需经肝脏和肾脏代谢，所以麻醉诱导和维持重点关注麻醉药物对循环功能的影响及对肝肾功能的负担。麻醉诱导应采用滴定法给药，以减少药物对血流动力学的影响，同时尽量选取对肝肾功能影响较小的药物，以免加重脏器功能损伤。本例患者入院后呼吸循环功能迅速恶化，已行气管插管辅助呼吸，术前予以镇静治疗。剖宫产手术仅需逐步加深麻醉即可开始手术。

● 围手术期管理：由于脓毒症患者循环抑制甚至处于休克状态，对患者的血压和容量监测尤为重要，需行连续有创动脉血压和中心静脉压（CVP）监测，以指导术中输液和血管活性药物的使用。若存在呼吸功能障碍，则应在术中实施肺保护通气策略，改善患者氧合，预防术后肺不张等并发症。本例患者术前合并严重循环和呼吸功能障碍，在经过积极纠正后有所改善，术中继续有创动脉血压和中心静脉压监测，通过适当补液及血管活性药物维持生命体征平稳和内环境稳定。

● 新生儿管理：妊娠合并脓毒症多因循环功能障碍导致胎盘灌注不足，可能存在胎儿宫内缺氧，同时由于早产、母体酸中毒等需积极做好新生儿复苏准备，积极寻求新生儿科医生支援，必要时转新生儿科继续治疗。本例患者因术前存在循环功能障碍及早产，新生儿出生后存在轻度抑制，经初步复苏后转入新生儿ICU继续治疗。

● 术后管理：术后加强镇痛治疗，促子宫收缩，继续加强抗感染，液体复苏，维持内环境稳定；根据患者呼吸功能恢复情况决定拔管时机，同时应控制血糖，适当抗凝，防止血栓栓塞事件的发生。本例患者术毕呼吸及循环功能仍然未能完全恢复，综合考虑后继续气管插管辅助通气及循环支持治疗，术后1周呼吸循环功能基本恢复后拔除气管导管及动静脉导管，转回普通病房继续治疗。

总之，妊娠合并脓毒症是威胁孕产妇及胎儿生命安全的严重疾病，治疗原则包括早期识别、液体治疗、积极抗感染以及器官功能支持治疗。应当根据产科情况选择适当时机终止妊娠，围手术期选择对循环及肝肾功能影响较小的药物，同时对循环及呼吸功能给予必要的支持，以提高患者生存率。

（冷冬梅　廖志敏）

第二节　妊娠合并麻风病

☆病情介绍

患者，女，28 岁，因“停经 35^{+1} 周，胎膜早破”入院。患者在末次月经前 2 周，手臂、腿部、背部、腹部均出现皮下结节。孕 24^{+2} 周第一次产检，产检时进行了皮肤结节活检，活检结果显示：急性和慢性脂膜炎合并抗酸杆菌，经 PCR 证实为麻风杆菌。确诊后采用利福平、氨苯砜、氯法齐明和泼尼松联合治疗，并定期复查彩超，查看胎儿情况。患者服药后恶心、呕吐和食欲减退症状明显，定期产检多次提示存在贫血和胎儿宫内发育迟缓，补充铁剂和输注氨基酸后改善不明显。患者于 35^{+1} 周时出现胎膜早破遂入院治疗。

入院诊断：妊娠合并麻风病；胎儿宫内发育迟缓；胎膜早破；G1P0 35^{+1} 周臀位单活胎。

请感染科和麻醉科会诊后行拟行剖宫产终止妊娠。入院后实验室检查：血小板 60×10^9/L；血红蛋白 80g/L；白蛋白 29.7g/L，余肝肾功能指标、电解质、凝血功能及心电图无异常，无自主神经功能障碍的症状或体征。

☆处理经过

术前禁食 6h，禁饮 4h，入室常规监护，血压 120/85mmHg，心率 90 次 / 分，呼吸 20 次 / 分，SpO_2 97%。面罩预给氧 3min，待手术医生消毒铺巾后静脉注射瑞芬太尼 70μg，丙泊酚 140mg，罗库溴铵 50mg，可视喉镜引导下气管插管顺利（ID=6.5，插管深度 22cm），静脉泵注丙泊酚，同时开始手术。3min 后取出一活女婴，新生儿体重 3900g，Apgar 评分 1-5-10min 分别为 8-9-10 分，立即转入新生儿科治疗。手术历时：90min，晶体输液量 400ml，红细胞悬液 200ml，失血 300ml，尿量 100ml，术毕，患者生命体征平稳，待患者清醒后拔除气管导管，转入隔离病房。术后第 1 天重新开始氨苯砜治疗，给予氨苯砜 50mg/d，泼尼松 40mg/d，术后第 3 天无特殊出院。术后胎盘检查分枝杆菌浸润阴性，新生儿身体健康。

☆相关知识点

麻风病是由麻风分枝杆菌感染引起的，麻风分枝杆菌是一种抗酸、生长缓慢的专性细胞内杆菌。麻风病的临床表现与细胞免疫、免疫复合物的形成和沉积有关。早期表现无特异性，可表现为发热、全身不适、肌肉酸痛，随着疾病进展，逐渐出现皮肤损害和周围神经受损表现。根据皮肤损害情况，麻风可分为少杆菌麻风（paucibacillary，PB）和多杆菌麻风（multibacillary，MB）。PB 麻风是一种较轻的疾病形式，其特征是少量的皮肤损害（最多 5 处）：表现为色素减退、苍白、微红、轻度皮肤麻木，可有少量的皮肤浸润。与 PB 不同，MB 麻风特征是多处皮肤损害（5 处以上）：表现为明显的结节、斑块以及弥漫性的皮肤浸润。WHO 基于破损皮肤检查中麻风杆菌的密度或当没有皮肤涂片时皮肤病变的数量分为五类，具体皮肤改变见表 4-2-1。目前，麻风病分类增加了不明原因麻风病和单纯神经症性麻风病。不明原因麻风病的表现是麻风病确定形式的前奏。当患者出现单个皮肤病变或仅有几个斑丘疹，边缘清楚（或不清楚），感觉有不同程度的损害时，即可诊断为本病。神经症性麻风患者会有感觉障碍、感觉异常、神经粗大、神经疼痛和肌肉无力的体征和症状，但没有皮肤损害表现。

表 4-2-1 麻风病分类及皮肤损害表现

分类	皮损类型	数目	形状	颜色
结核样型	斑疹和斑块	1～2 块	边缘整齐、清楚，分布不对称，损害处汗毛脱落	淡红
界线类偏结核样型	斑疹和斑块	较少	部分边界整齐清楚，斑块中央可出现“空白区”或“打洞区”，形成环状损害	淡红、紫红或褐黄
中间界线类	斑疹、斑块、浸润等	较少	带状、蛇形或不规则形，若为条片状，则一侧清楚，一侧不清楚	葡萄酒色、枯黄色、棕黄色、红色、棕褐色等
界线类偏瘤型	斑疹、丘疹、结节、斑块和弥漫性浸润等，瘤型损害	较多	形状较多，边界不清，表面光亮	红或橘红色
瘤型	斑疹、斑块、结节及弥漫性浸润	多发	较小，对称分布，边界不清，表面光亮	大多由红色向红黄色、棕黄色发展

麻风病的神经损伤可从小的浅表神经受累而出现孤立的皮肤麻木，到多根神经感染而累及较大的皮肤区域。最初是热感的丧失，然后是痛觉和压力感觉的相继丧失。当肿胀、发炎的神经被拉伸时，还可能会出现沿神经的疼痛。由于麻风杆菌对施万细胞的亲和力，以及它们对身体较冷部位的偏好，所以最有可能受累的神经是上肢和下肢的混合神经干，特别是在神经位于皮下和温度较低的部分。包括肘部的尺神经、腕管上方的正中神经、螺旋沟的桡神经、前臂下部的放射状皮神经、腓骨头上方的腓神经、踝部上方的胫神经和颧骨区的面神经。感觉神经，如腓浅神经、耳后神经和腓肠神经也可能受累。总之，周围神经损害主要表现为患病部位对痛觉、温觉、触觉等外周感觉逐渐减退甚至丧失，当累及自主神经时患者可出现闭汗。如果不及时治疗，还可导致多种并发症，如足底溃疡、肢体残疾、口歪眼斜、青光眼、失明、肾衰竭等。

任何改变宿主免疫状态的因素，如降低细胞免疫，都被视为麻风病的活化剂。在妊娠期间，雌激素水平升高，会导致细胞免疫受到抑制，因此在妊娠晚期可能导致麻风病的发病，或已治愈的患者复发。妊娠还会引发麻风反应：1 型反应又称逆转反应，主要机制是细胞免疫，发生在产后阶段；而 2 型反应又称结节性麻风红斑，主要机制为体液免疫，在妊娠晚期达到顶峰。此外，研究发现妊娠会导致麻风病恶化，在麻风病活动度增加的人中，78% 的人在妊娠后期或哺乳期的前 3 个月出现恶化。研究人员还发现患麻风病的母亲的新生儿出生体重较低，胎盘较小，生长较慢，感染风险高，新生儿死亡率较高。

麻风病主要影响皮肤和周围神经系统，如果不治疗，可能会造成永久性损害。世界卫生组织推荐由氨苯砜、利福平和氯法齐明组成的多种药物治疗。目前无足够资料证明治疗麻风病的药物可在妊娠期安全使用，利福平和氯法齐明均可透过胎盘，动物实验证实利福平可导致畸胎，而氯法齐明在服药 2 周后就可导致患者皮肤和黏膜红染，呈现粉红色、棕色甚至黑色，停药后 1 ～ 2 年才能完全消退，孕妇服药后也可使新生儿皮肤染色，妊娠期均应避免使用。因此，对于未妊娠患者建议治愈后再妊娠，对已妊娠患者需衡量继续妊娠和治疗用药之间的风险和获益。婴儿通过皮肤接触或飞沫传播从母亲那里感染麻风病的潜在风险很高，因此母亲选择的抗菌药物方案必须确保充分控制细菌，同时避免致畸和宫内不良反应。

☆专家点评

本例患者主要表现为手臂、腿部、背部、腹部皮肤改变，未见神经系统改变。皮下结节活检提示：急性和慢性脂膜炎合并抗酸杆菌，经 PCR 证实为麻风杆菌。实验室检查提示：贫血、血小板减少。肝肾功能、凝血功能等未见异常。

本患者围手术期管理主要从以下几个方面考虑。

- 终止妊娠时机：由于妊娠晚期细胞免疫抑制会达到高峰，会使麻风病情恶化，严重者甚至会造成神经系统的损害造成终身残疾，此外患者胎膜早破，宫内感染概率增加，且胎儿已接近足月，胎肺发育成熟，因此应及时终止妊娠。
- 分娩方式选择：因为患者已经出现了胎膜早破，且胎儿为臀位，孕妇无法进行自然分娩。此外胎膜破裂后羊水减少，未足月儿对宫缩压力耐受力差，易发生宫内窘迫，且麻风母亲的胎儿容易发生低体重、感染等并发症，因此建议急诊剖宫产术。
- 麻醉方式选择：此例患者妊娠合并麻风，且在手臂、背部等地方均出现皮肤损害，若选择椎管内麻醉，势必会造成椎管内感染，此例患者实验室检查提示血小板减少，椎管内麻醉还可能引起硬膜外血肿，因此该例患者选择气管插管全身麻醉。由于麻风患者易发生神经功能损伤，因此围手术期应考虑自主神经功能障碍可能，积极预防和控制低血压，做好体温管理。还应注意的是，麻风患者主要通过飞沫传播，因此医务人员应严格防护，且手术结束后应对手术室及麻醉机彻底消毒。
- 术后管理：部分麻风病患者在妊娠后期和哺乳期恶化，且终止妊娠并不能改变麻风病的进程，因此患者在术后必须继续进行药物的联合治疗。氨苯砜、利福平和氯法齐明均可通过乳汁分泌，且新生儿极易通过飞沫感染麻风病，因此应将母亲和新生儿隔离，避免哺乳，直到患者痊愈。

总之，麻风病是一种细菌感染引起的慢性肉芽肿性疾病，具有较强的传染性。妊娠合并麻风病患者在积极使用抗菌药物的同时，需避免致畸和宫内不良反应。当皮损出现在穿刺部位时，应避免选择椎管内麻醉；当患者合并自主神经功能受损时，应密切监护患者生命体征，做好循环和体温管理。

（徐　棋　林菁艳）

第三节　妊娠合并产气荚膜杆菌菌血症

☆病情介绍

患者女，32 岁，因“妊娠 32 周，腹痛、肌肉僵硬 4h”入院。患者于 4 周前发生胎膜早破，未行进一步治疗，4h 前出现腹痛难忍及肌肉僵硬等症状，初步诊断为绒毛膜羊膜炎急诊入院治疗。

入院诊断：妊娠合并败血症；先兆早产；G1P0 32 周宫内孕头位单活胎。

入院查体：体温 39℃，心率 128 次 / 分，呼吸 25 次 / 分，血压 88/54mmHg；身高 158cm，体重 70kg，心肺查体未见异常。肌肉僵硬，腹部压痛，粉红色阴道分泌物。内镜检查显示有恶臭，有血渍的分泌物。胎心监测时发现反复晚期减速。产前检查：宫高 28cm，腹围 89cm，胎位 LOA，胎心 120 次 / 分，患者入院时已出现休克症状，血液样本送检后结果未回，在多学科会诊后考虑急诊行剖宫产术。

☆处理经过

入室常规监护，血压 85/52mmHg，心率 130 次 / 分，呼吸 25 次 / 分，SpO_2 95%。行桡动脉穿刺置管，监测有创血压，面罩预吸氧 3min，待消毒铺巾后静脉注射瑞芬太尼 60μg，丙泊酚 180mg，罗库溴铵 50mg，可视喉镜引导下气管插管顺利（ID=6.5，插管深度 22cm），静脉泵注丙泊酚，同时开始手术。3min 后取出一女婴，新生儿体重 2000g，Apgar 评分 1-5-10min 分别为 3-5-5 分，立即气管插管后转入新生儿科治疗。患者在分娩后大量补液扩充血容量，泵注多巴胺 3 μg/（kg • min）维持循环稳定，静脉注射甲泼尼龙 30mg/kg，同时监测血气及时纠正内环境紊乱，维持水、电解质平衡。监测患者凝血功能，预防溶血和 DIC。维持术中生命体征平稳，收缩压维持在 90 ～ 110mmHg，舒张压维持在 50 ～ 70mmHg，心率维持在 80 ～ 130 次 / 分。手术历时：120min，输入晶体液 1000ml，胶体液 500ml，失血 300ml，尿量 100ml。术毕患者带气管导管并持续泵注多巴胺送入 ICU 继续监护治疗。术后在胎盘中发现了脓液，孕妇血培养证实为产气荚膜梭菌感染。新生儿在分娩后不久死于脓毒症。患者在进入 ICU 后病情恶化，休克加重，术中实验室检查结果返回后提示血钾 6.5mmol/L、Hb73g/L、胆红素 32.3μmol/L，初步诊断为血管内溶血。立即对症处理，患者进入 ICU 后 2h 突然发生心搏骤停，立即进行心肺复苏后心脏复跳，复跳后，血气分析提示乳酸 19.0mmol/L，血钾 7.0mmol/L。血液检查显示全血 Hb 为 61g/L，但血浆 Hb 为 40g/L，估计有效 Hb 为 21g/L，提示大量血管内溶血。因此，对患者进行了连续性静脉 - 静脉血液滤过治疗 3d，随后进行间歇性血液透析。此外，患者在进入 ICU 后出现切口大量渗血，血小板迅速下降，最低 42×10^9/L，纤维蛋白原降至 120mg/dl，凝血功能紊乱，诊断为 DIC。定期血液学复查，输注浓缩红细胞 19U，新鲜冷冻血浆 2000ml，机采血小板 9U 和冷沉淀 4U 后贫血和凝血功能障碍得到了控制。每日微生物学检查并应用广谱抗生素的控制感染。术后第 12 天，患者在没切除子宫的情况下病情逐渐好转，并从重症监护室出院。

☆相关知识点

产气荚膜梭菌曾被称为魏氏梭菌（clostridium welchii），是一种革兰氏阳性棒状厌氧菌，在土壤、胃肠道和正常生殖道菌群中发现，据报道 1% ～ 10% 的健康妇女和 19% ～ 29% 的流产后妇女可从阴道和宫颈分离出产气荚膜梭菌。

产气荚膜梭菌能够产生强有力的外毒素。α 毒素是人类气性坏疽最常见的原因，它是一种卵磷脂酶，可破坏细胞膜和细胞壁中的卵磷脂，改变毛细血管通透性，从而发生严重的组织水肿；α 毒素可通过抑制钙泵直接引起心肌抑制。此外，α 毒素还可以破坏和液化组织，导致外毒素迅速扩散到邻近的健康组织。θ 毒素是产气荚膜梭菌产生的第二种细胞外毒素，通过诱导释放内源性心肌抑制因子，如血小板活化因子，从而导致休克。

妊娠合并产气荚膜梭菌菌血症的报道十分罕见，及时诊断和积极治疗对生存至关重要。当梭状芽孢杆菌感染并发展为气性坏疽时，产前可发生羊膜炎、DIC、低钠血症、肾损害、溶血和胎儿窘迫。但由于缺乏典型症状、特定体征以及发生率低下常导致延迟诊断或误诊。Evariste Gafumbegete 等报道了一名妊娠 37 周孕妇感染产气荚膜梭菌，从入院到死亡的时间仅仅只有 3h。

☆专家点评

在终止妊娠时机上， 本例患者在胎膜早破 4 周后出现腹痛、肌肉僵硬，体格检查发现患者体温升高、阴道有血性分泌物伴有恶臭，表现为宫内感染的一系列症状，甚至出现了感染性休克和胎心监测反复晚期减速。胎膜早破可能是造成宫内感染产气荚膜梭菌的原因。因此，本例患者建议立即终止妊娠，防止感染进一步发展，为抢救胎儿、产妇赢取时间。

- 分娩方式选择：患者有感染性休克的症状，体温超过 38.5℃，且生命体征不稳定，若阴道试产，不但时间长，且宫缩易导致血流动力学改变，极易危及产妇及胎儿的生命，因此建议立即行急诊剖宫产术。
- 麻醉方式选择：患者目前出现菌血症症状，若行椎管内麻醉极易造成椎管内感染，且因患者起病急，实验室检查未回，不能排除患者存在凝血功能障碍可能，有造成的椎管内血肿的风险。此外，椎管内麻醉尤其是蛛网膜下腔麻醉，易导致血流动力学剧烈波动，患者入室时生命体征不稳定，处于休克状态，有椎管内麻醉禁忌，因此首选气管插管全身麻醉，保证患者呼吸及循环功能稳定。
- 麻醉监测与管理：及时建立有创监测，密切关注患者生命体征变化，及时监测血气，维持患者内环境稳定。静脉泵注血管活性药物，改善患者感染性休克症状，重视早期实验室强化监测，警惕患者出现血管内溶血、DIC 或大出血等情况。
- 术后管理：患者术后易发生溶血、DIC 等并发症。密切监测患者生命体征、血细胞、凝血功能等，一旦发生大量血管内溶血需要早期进行血液置换、透析等治疗，避免高血钾和对肾功能的损害。此外若患者出现广泛出血、凝血功能障碍应考虑发生 DIC 可能，及时输注血液制品补充凝血因子。

总之，妊娠合并产气荚膜梭菌感染临床十分罕见，有导致感染性休克、溶血和 DIC 等严重并发症的风险，及时诊断和积极治疗对生存至关重要，应进行早期手术干预、对症治疗和强化血液监测，以改善母婴预后，但是否进行子宫切除目前仍然存在争议。

（徐 棋 林菁艳）

第四节 妊娠合并水痘

☆病情介绍

患者，女，29 岁，因“妊娠 36^{+4} 周，发热 2d 伴全身疼痛”入院。患者既往未接种水痘疫苗，在 1 个月前曾接触过水痘患者。2d 前该患者出现发热伴全身疼痛，在腹部和背部出现水泡疹，且累及颈部和上肢，临床诊断为水痘，为求进一步治疗遂于我院就诊。

入院诊断：妊娠合并水痘 G1P0 36^{+4} 周宫内孕头位单活胎。

查体：体温 38℃，心率 111 次 / 分，血压 140/100mmHg，呼吸 20 次 / 分，身高 160cm，体重 75kg。水疱丘疹主要出现在腹部和背部，四肢近端有少许水疱，听诊双肺呼吸音正常。产前检查：宫高 32cm，腹围 92cm，胎位 ROA，胎心 138 次 / 分。

术前辅助检查：血常规、肝肾功能检查和凝血功能均在正常范围内。

入院后予以物理降温，口服阿昔洛韦 800mg，q4h 治疗，3d 后发生胎膜早破，尽管宫缩良好但产程未进展，拟计划行剖宫产术。

☆处理经过

患者 3.5h 前进食固体食物，查体腰椎穿刺点周围无皮损，结合疾病相关风险进行评估后，拟进行蛛网膜下腔阻滞。入室常规监护，体温 37.3℃，血压 124/78mmHg，心率 88 次 / 分，呼吸 20 次 / 分，SpO_2 98%。麻醉前静脉滴注雷尼替丁 50mg、甲氧氯普胺 10mg、头孢曲松 1g。患者取左侧卧位，在进行消毒铺巾时注意避免水疱破裂。使用 25 号 Quincke 穿刺针在 $L_{3\sim4}$ 间隙穿刺成功后，蛛网膜下腔内注射重比重 0.5% 布比卡因 2ml（10mg）+ 芬太尼 10μg，麻醉平面维持在 T_6 ～ S_5。手术开始后 3min 取出一活女婴，体重 2600g，1-5-10min 的 Apgar 评分分别为 9-10-10 分。胎儿取出后开始输注 15U 缩宫素。术中生命体征平稳，收缩压维持在 90 ～ 110mmHg，舒张压维持在 50 ～ 70mmHg，心率维持在 70 ～ 100 次 / 分。手术历时 50min，估计失血量为 700ml，共输入乳酸钠林格液 1500ml。

术后 4h，患者不能主动伸展右臂，右臂肘部完全弯曲。检查时，患者双侧膝关节伸展、双侧踝关节屈曲，并伴有折刀样痉挛，体温升高，但精神状态和感觉检查正常。考虑患者为低血钙性手足抽搐，经验性的静脉注射 5% 葡萄糖酸钙 10ml。患者在 5^{+}h 后逐渐康复。术后继续抗病毒治疗 5d，于术后第 8 天出院。

新生儿娩出后接受静脉注射免疫球蛋白 500mg/kg，每天 1 次，持续 2d。在第 2 天出现了呼吸急促，同时开始阿昔洛韦治疗（10mg/kg，每天 3 次，共 7d）。呼吸急促在第 6 天好转，患儿于第 9 天出院。

☆相关知识点

水痘带状疱疹病毒（varicella zoster virus，VZV）是 α 疱疹病毒家族的一种双链 DNA

病毒。这是一种高度传染性的病毒，通过呼吸道飞沫和人与水疱液体的直接接触传播。该疾病主要发生在儿童时期，以发热、全身疼痛、瘙痒、水疱性皮疹为特征。当成人感染水痘时，水痘并发症发生率增高，最常见的皮肤外受累部位是肺部（VZV 肺炎），并伴有危及生命的通气障碍和死亡。妊娠合并水痘时，VZV 型肺炎的概率为 10% ～ 20%。由于妊娠后增大的子宫对呼吸功能的影响，妊娠晚期肺炎可能更为严重。水痘脑炎和肝炎是罕见的并发症。在抗病毒前阶段，患有严重 VZV 肺炎的孕妇的死亡率为 40%，但随着阿昔洛韦的引入和支持性治疗的改善，这一比例现已降至 15%。

水痘可导致胎儿经胎盘感染，对胎儿的影响取决于原发感染发生的孕龄。妊娠早期的原发性 VZV 感染不会增加流产的风险。然而，妊娠前 20 周内的病毒血症可导致胎儿水痘综合征（fetal varicella syndrome，FVS）。超声提示 FVS 的主要特征是肢体畸形、小头畸形、脑积水、软组织钙化、羊水过多等，30% 的 FVS 婴儿会在出生后的头几个月内死亡。孕 21 ～ 36 周的母亲患水痘后导致的胎儿疾病风险很低，预后通常良好。母亲在妊娠最后 4 周发生水痘时，新生儿发生水痘的风险显著升高。出生前 5d 至出生后 2d 之间的时间窗内的母体感染可能导致暴发性新生儿感染。新生儿水痘既往的死亡率为 30%，在应用抗病毒治疗、VZV 免疫球蛋白和新生儿强化支持治疗后已将死亡率降至 7%。

一般来说，所有患水痘的孕妇应给予控制发热和止痒药物的对症治疗。应提供卫生条件，以防止继发细菌感染。早期使用阿昔洛韦治疗可以降低母亲的疾病严重程度和并发症。

☆专家点评

本例患者在未接种水痘疫苗的情况下接触了水痘阳性患者，妊娠后感染水痘，主要表现为皮肤改变，肺部、脑部、肝脏均未受累，水疱丘疹主要出现在腹部和背部，且实验室检查均在正常范围内。

- 分娩方式选择：患者发生了胎膜早破，虽然宫缩良好，但产程无进展。且随着时间延长，母亲水痘症状严重程度不可预期，若继续自然分娩则容易发生胎儿宫内窘迫，因此该患者建议行剖宫产术。
- 麻醉方式选择：由于水痘肺炎的风险很高，一些麻醉医生建议避免使用气道器械（气管插管全身麻醉）并实施椎管内麻醉，且有证据表明，全身麻醉会损害患者免疫反应。在这之前有两例水痘患者成功使用腰麻进行剖宫产的报道。其中一例在手术前一周使用免疫球蛋白；另一例在分娩前接受了两天的阿昔洛韦治疗。理论上，硬膜外麻醉不进入蛛网膜下腔，因此硬膜外麻醉比腰麻更有优势。然而，硬脊膜意外穿破的风险总是存在的，且硬膜外穿刺针直径远远大于蛛网膜下腔穿刺针，若发生感染，硬膜外穿刺针将带入大剂量的病毒，而且，在急性水痘感染期间，由于病毒血症的干预，病毒对中枢神经系统的侵犯可能独立发生。该患者在手术前接受了 1d 的阿昔洛韦治疗。阿昔洛韦可抑制病毒复制，治疗开始后 24h 外周血中检测不到病毒活性。如果抗病毒药物开始治疗至少 24h，可降低椎管内麻醉引起中枢神经系统感染的风险。此外，该患者饱胃状态，使用全身麻醉存在反流误吸及吸入性肺炎的可能性。因此，该病例选择了蛛网膜下腔阻滞。
- 麻醉监测与管理：妊娠合并水痘时，VZV 肺炎是最严重的并发症，且成人的发病率高于儿童。此外，妊娠晚期，妊娠子宫对呼吸的影响导致 VZV 肺炎可能更加严重。因此，在围手术期我们应密切观察患者呼吸功能的变化，包括进行氧饱和度的监测及血气分析等，尽早发现患者肺炎的前驱表现，准备好紧急气管插管的准备，必要时进行气管插管和机械通气，维持患者生命体征稳定。此例患者选择了椎管内麻醉，仍然有发生椎管内感染的风险，因此也应进行必要的神经功能的监测，并早期进行抗病毒治疗。还应避免或尽量减少医务人员接触传染性患者。

● 术后管理：水痘带状疱疹病毒是一种嗜神经的人类疱疹病毒，会引起神经系统的改变，因此术后一段时间仍然需要监测患者神经系统，并继续监测呼吸功能，以及继续使用抗病毒药物。水痘感染的母亲所生的婴儿应在出生后尽快接种免疫球蛋白。在本病例报告中，婴儿出现呼吸道症状，因此接受了阿昔洛韦治疗。然而，由于缺乏证据，不推荐在新生儿中常规使用阿昔洛韦预防，但如果出现水痘，必须立即给予阿昔洛韦治疗。

总之，水痘是一种高度传染的疾病，妊娠合并水痘时极易发生VZV肺炎等严重的并发症，且水痘是一种嗜神经病毒，会引起神经病变，因此妊娠合并水痘应在围手术期监测呼吸功能、神经功能、早期进行抗病毒治疗。新生儿出生后尽快接种免疫球蛋白，出现水痘后立即使用阿昔洛韦进行治疗。

（徐　棋　林菁艳）

第五节　妊娠合并重度囊性纤维化

☆病情介绍

患者，女，22岁，因“孕33^{+2}周合并重度囊性纤维化要求入院待产”。患者既往诊断患有囊性纤维化。在妊娠之前，患者反复发生肺部感染，每年需要2～4个疗程的抗生素治疗，且该患者的痰液中长期存在铜绿假单胞菌。妊娠前，该患者体重为45.6kg（体重指数：$17.1kg/m^2$），妊娠前1个月开始夜间胃造口营养。妊娠12周时因呼吸道感染每2周静脉注射头孢他啶进行治疗。妊娠17周时，患者因呼吸功能恶化：一秒用力呼气量（FEV_1）1.1L，预测值的34%；因呼吸急促和体重减轻而入院。入院后静脉注射氨曲南和妥布霉素、强化理疗和夜间营养的治疗，15d后好转出院，出院时该患者肺功能有所改善（FEV_1：1.5L），预测值的47%，体重增加了4kg。妊娠23周时，呼吸功能再次恶化，痰培养出金黄色葡萄球菌和铜绿假单胞菌，且首次出现高血糖，入院后接受胰岛素治疗和2周的头孢他啶静脉注射治疗。1个月后，因肺部感染再次住院2周，并接受静脉注射妥布霉素和氨曲南治疗。孕29周时，接受地塞米松治疗促进胎肺成熟。在此阶段进行了常规超声心动图检查，未发现肺动脉高压的迹象。妊娠33周，胎儿生长开始放缓，患者体重减轻，为了进一步治疗，急诊入院。

入院诊断：妊娠合并重度囊性纤维化；肺部感染　妊娠期糖尿病；G1P0 33^{+2}周宫内孕头位单活胎待产。

查体：体温36.5℃，心率89次/分，呼吸20次/分，血压120/68mmHg，身高163cm，体重58kg。产前检查：宫高25cm，腹围90cm，胎心133次/分，胎位LOA。肺功能检测：FEV11.6L、FVC2.0L、FEV_1/FVC74%；血气分析：H^+34nmol/L、$PaCO_2$ 22mmHg、PaO_2

86mmHg、SpO_2 97%；血糖正常。

请呼吸内科、内分泌科、麻醉科行多学科会诊评估后拟行择期剖宫产术终止妊娠。

☆处理经过

入室后进行常规监护：血压：110/70mmHg，心率：75 次 / 分，呼吸：20 次 / 分，SpO_2 98%，术前预先输注 500ml 乳酸钠林格液进行扩容。采用腰 - 硬联合麻醉，选择 $L_{3\sim4}$ 间隙穿刺成功后，蛛网膜下腔注射 0.5% 重比重布比卡因 2.4ml，维持平面在 $T_5 \sim S_5$，硬膜外导管向头侧置入深度 4cm。通过面罩以 4L/min 的速度给氧，3min 后娩出一活男婴，体重 2.53kg，Apgar 评分 1-5-10min 分别为 9-9-10 分。整个手术过程收缩压最初稳定在 120 ～ 140mmHg，但在婴儿出生后 5min 静脉注射 5U 缩宫素后，收缩压降至 90mmHg，静脉注射麻黄碱后血压维持稳定，在整个过程中 SpO_2 保持在 95% 以上。术后以 3ml/h 的速度持续硬膜外输注 0.25% 布比卡因，提供良好的镇痛，产妇能够有效地咳嗽和咳痰。分娩后患者妊娠期糖尿病完全消失，3 天后顺利康复出院。1 年后，患者呼吸功能保持稳定（FEV_1：1.3L，FVC：2L）。

☆相关知识点

囊性纤维化（cystic fibrosis，CF）是一种常染色体隐性疾病，约 2500 名活产婴儿中就有 1 人患病。CF 基因位于 7 号染色体长臂上，编码跨膜传导调节蛋白。该疾病的特征是上皮细胞膜上囊性纤维化跨膜传导调节因子的存在或功能发生改变。CF 跨膜传导调节因子的功能是作为一个运输通道，也用于调节其他膜通道的功能，帮助控制上皮分泌物的成分和分泌量。气道黏液的变化导致许多患者反复出现肺部感染、支气管扩张等肺部疾病，呼吸衰竭是 CF 患者最常见的死亡原因。CF 患者还经常患有胰腺外分泌功能不全，导致吸收不良和营养不良。随着 CF 患者年龄的增长，CF 相关糖尿病发病率增加，这可能会使他们的营养水平和肺功能进一步恶化。

妊娠期间发生的生理变化如子宫增大等可能导致 CF 孕妇肺功能的恶化，因此，肺功能被视为预测妊娠结局的重要指标。调查发现，合并囊性纤维化的孕妇在妊娠期间 FEV_1 平均下降 13%，FVC 平均下降 11%。尽管大多数患者在分娩后肺功能可恢复至妊娠前基线水平，但 FEV_1 低于基线预计值 60% 的 6 位母亲中，有 4 位在分娩后 3.2 年内死亡。研究还发现妊娠初期 FEV_1 较低与低体重儿、住院天数较长和抗生素的使用有关。但也有研究认为，与普通 CF 人群相比，妊娠与肺功能的下降没有相关性，且并没有因为妊娠而改变 CF 患者的死亡率；妊娠 CF 患者和非妊娠 CF 患者 FEV_1 均有下降，两组患者之间 FEV_1 没有统计学差异，但 CF 患者妊娠期间住院和治疗恶化的频率增加。总的来说，似乎没有明确的 FEV_1 临界值预测不良的母亲结局，但有证据表明患有 CF 的妇女在妊娠期间增加了抗生素的使用和住院治疗的频率，肺心病合并肺动脉高压仍然是妊娠的禁忌证。

胰腺功能不全营养不良通常是CF患者恶化的标志，并与较差的结局和低出生体重有关，严重营养不良（体重指数＜ 18kg/m^2）被认为是妊娠的相对禁忌证。然而，随着目前积极的营养支持和胰腺功能补充，这一指标对妊娠的指导作用被弱化。此外，糖尿病是 CF 人群死亡率增加的危险因素，因此，胰岛素依赖型糖尿病可能是 CF 妊娠不良结局的一个危险因素。但目前糖尿病与CF患者妊娠结局相关性的研究有限，仍有待进一步的探索。

☆专家点评

该患者为先天性囊性纤维化患者，既往反复发生肺部感染，且体重指数较低，妊娠前1个月开始经胃造口营养。妊娠期间因肺功能恶化，多次入院治疗，在分娩前使用地塞米松促进胎肺成熟，为了防止患者肺功能进一步恶化，多学科会诊后计划择期行剖宫产术终止妊娠。

- 终止妊娠时机：该患者因囊性纤维化引起中度呼吸功能损害且合并妊娠期糖尿病，在妊娠33周时胎儿生长放缓，孕妇体重开始下降，考虑到妊娠可能导致的分钟通气量和耗氧量增加，以及CF患者进一步呼吸道感染、呼吸功能恶化的风险，经多学科会诊后认为该患者33周终止妊娠是最佳时间。
- 分娩方式选择：妊娠中晚期由于子宫增大导致膈肌上抬，呼吸功能受限，自然分娩时第一产程中长时间子宫收缩所致血流动力学变化、疼痛等因素导致耗氧量增加。该患者患重度囊性纤维化，呼吸功能中度受损且痰液中有铜绿假单胞菌定植，因此，建议选择剖宫产，减少自然分娩产生的一系列生理变化所导致呼吸功能进一步恶化。
- 麻醉方式选择：由于该患者呼吸功能可能恶化、术后机械通气脱机困难及术后镇痛不足，我们放弃了全身麻醉而选择腰麻-硬膜外联合麻醉。如果存在阻滞不充分可使用硬膜外麻醉弥补，并可提供有效的术后镇痛，使患者术后充分咳嗽、咳痰清除分泌物。虽然CF患者长期合并肺部感染甚至菌血症，椎管内麻醉有导致脑膜炎的风险，但研究发现铜绿假单胞菌的慢性定植很少与菌血症相关，且该患者没有表现出全身感染的迹象，因此，选择椎管内麻醉的益处被认为超过了脑膜炎的风险。
- 麻醉的监测与管理：囊性纤维化孕妇在术前应接受系统的治疗，包括密切监测肺功能，积极治疗肺部感染，以及多学科团队合作。定期肺部理疗、积极使用抗生素（口服、雾化或静脉注射）、黏液溶解剂（如重组人脱氧核糖核酸酶）以及吸入皮质类固醇和支气管扩张剂。在麻醉过程中尽可能控制椎管内麻醉平面，防止平面过高导致的呼吸功能受损。围手术期动态监测患者肺功能变化，必要时进行气管插管维持呼吸功能稳定。
- 术后管理：避免采用对呼吸抑制明显的药物进行静脉术后镇痛，推荐通过硬膜外导管进行充分的镇痛，促进患者咳嗽、咳痰排除呼吸道分泌物，继续肺部理疗等防止呼吸功能进一步恶化。

总之，本例患者为妊娠合并囊性纤维化，妊娠期反复肺部感染，肺功能中度受损，且合并营养不良，胎儿发育受限。入院后在多学科的协助下，术前进行了充分的肺功能优化，麻醉期间控制阻滞平面，避免肺功能受损，术后合理镇痛，促进呼吸道分泌物排出，避免了患者肺功能的进一步恶化，保障了母婴安全。

（徐　棋　林菁艳）

第六节　妊娠合并疟疾

☆病情介绍

患者，女，29岁，因“停经28^{+2}周，呕吐、腹痛入院”。1周前患者无明显诱因出现呕吐、干咳、下腹痛和腹泻。于当地医院就诊后给予头孢氨苄片进行治疗。2d 后患者出现持续性呕吐、腹痛、瘙痒和乏力当天晚上出现大量呕吐、脱水、发热（38℃）、心动过速（128 次 / 分）遂急诊入院。

入院诊断：妊娠合并肠胃炎？ G1P0 28^{+2} 周宫内孕头位单活胎待产。

查体：温度 38℃，心率 126 次 / 分，呼吸 22 次 / 分，血压 92/41mmHg，身高 159cm，体重 68kg。产前检查：宫高 26cm，腹围 88cm，胎心 129 次 / 分，胎位 LOA。

辅助检查：血红蛋白 10.9g/L，血小板计数 86×10^9/L，白细胞计数 2.3×10^9/L，血清胆红素 34μmol/L。

入院后给予静脉补液和止吐治疗，但胎心监护仪上记录到胎心减速。3h 后患者病情恶化，体温 39.6℃，胎心监测到胎儿心动过速和非典型变异性减速，立即肌内注射倍他米松 12mg 以促进胎肺成熟，完善剖宫产术前准备。经过产科、麻醉科、感染科等多学科会诊后根据患者非特异性发热、血小板减少、高胆红素血症和贫血，做出了疟疾的诊断，计划立即行剖宫产术终止妊娠。

☆处理经过

入室常规监护，血压 95/42mmHg，心率 130 次 / 分，呼吸 25 次 / 分，SpO_2 95%。术前给予雷尼替丁 50mg，甲氧氯普胺（胃复安）10mg，口服 0.3mol/L 枸橼酸钠 30ml。超声引导下置入桡动脉导管和颈内静脉中心导管。面罩预给氧 3min，待手术医生消毒铺巾后静脉注射瑞芬太尼 60μg，丙泊酚 120mg，罗库溴铵 50mg，可视喉镜引导下气管插管顺利（ID=6.5，插管深度 22cm），持续吸入七氟烷，同时开始手术。插管后患者肺顺应性差，吸气峰压＞ $20cmH_2O$。呼气末正压为 $5cmH_2O$ 才能维持足够的氧合。5min 后娩出一活男婴，Apgar 评分 1-5-10min 分别为 4-10-10 分，立即转移到新生儿重症监护室。产妇在分娩后缓慢静脉推注缩宫素 5U，吗啡 10mg，血流动力学稳定。为经验性治疗脓毒血症，静脉滴注复方阿莫昔克拉夫 1.2g，庆大霉素 240mg（约 5mg/kg）。术中生命体征平稳，收缩压维持 100 ～ 110mmHg，舒张压维持在 50 ～ 70mmHg，心率维持在 70 ～ 100 次 / 分。手术持续时间 65min，术中出血量 700ml，尿量 300ml，共输入红细胞悬液 2U，乳酸钠林格液 800ml。

术毕，患者进入 ICU 病房进行持续的呼吸机支持治疗。胸部 X 线片显示右下叶实变，血片显示间日疟原虫。遂静注负荷量奎宁 20mg/kg，再静脉滴注 10mg/kg，每小时 1 次，联合头孢噻肟治疗其他细菌感染。随后，患者病情迅速好转，术后第 1 天脱离了通气支持后继续口服奎宁 3d。血小板在术后第 4 天恢复至正常范围内。疟疾血片显示第 2 天间日疟原虫裂殖体和配子体，但第 3 天只有配子体，未发现恶性疟原虫。所有其他微生物学检查均为阴性，因此头孢噻肟在 5d 后停用。患者在术后第 5 天康复出院。

☆相关知识点

疟疾是经按蚊叮咬或输入带疟原虫者的血液而感染疟原虫所引起的虫媒传染病。人类疟疾主要由 4 种疟原虫引起的：恶性疟原虫、间日疟原虫、卵形疟原虫和三日疟原虫。当妊娠合并疟疾时，两种主要的疟原虫（间日疟原虫和恶性疟原虫）会导致妊娠期间的不良结局。

恶性疟原虫引起的发病率和死亡率较高，其感染可能对母婴造成严重的后果。在非洲，与妊娠合并疟疾有关的低出生体重儿每年造成 10 万名婴儿死亡，其中大部分是由恶性疟原虫造成的。妊娠期疟疾导致不良妊娠结局，部分原因是寄生虫在胎盘绒毛间隙的优先累积，被称为胎盘隔离，而胎盘隔离在恶性疟原虫感染时常见，与疟疾寄生虫向红细胞膜输出一种蛋白质（VAR2CSA）有关。与恶性疟原虫不同，间日疟原虫只入侵网织红细胞不结合胎盘组织。虽然间日疟原虫也可能导致胎盘变化，但迄今为止没有研究明确记录间日疟原虫存在胎盘隔离。间日疟原虫与新生儿体重降低和孕妇血红蛋白减少有关，但通常不会引起严重疾病。疟疾对孕妇的临床影响从无症状到严重贫血和死亡不等，母亲贫血是妊娠期疟疾最常见的症状之一。疟原虫通过溶血、增加红细胞的脾清除率和减少红细胞产量引起贫血。

世界卫生组织将严重疟疾定义为有终末器官功能障碍证据的寄生虫血症，见表 4-6-1、低血糖、急性呼吸窘迫综合征、肾衰竭和脑型疟疾。孕妇感染严重疟疾的可能性是正常人的 3 倍。重度妊娠期疟疾的死亡率中位数为 39%（8% ～ 100%）。重度疟疾患者必须立即接受重症监护和非肠道抗疟药物治疗，以降低死亡率。

表 4-6-1　世界卫生组织对疟疾分类定义

分类	定义
非复杂性疟疾	有疟疾症状
	寄生虫学实验阳性
	无重症疟疾症状
重症疟疾	寄生虫血症和下列症状中一种（非其他病因引起）
	意识障碍、虚脱、多发抽搐、酸中毒、低血糖、严重疟疾贫血（血红蛋白＜ 70g/L）、肾损害、黄疸、肺水肿、大出血、休克、高寄生虫血症＞ 10%（仅限恶性疟原虫）

☆专家点评

本例患者无明显诱因出现了腹痛、腹泻、呕吐、发热等非特异性症状，医生只能根据患者症状进行对症治疗。但当患者出现贫血、血小板减少、高胆红素血症时医生应警惕妊娠期疟疾，确诊疟疾后应进行特异性的治疗保证母婴安全。

● 终止妊娠时机：此例患者在妊娠 28 周时出现了发热、心动过速、低血压等症状，有脓毒血症可能，若继续妊娠可能发生感染性休克可能，危及母婴安全。此外，胎心监测提示胎儿心动过速和非典型变异性减速，有胎儿宫内窘迫可能，因此建议及时终止妊娠。

● 麻醉方式选择：该患者有全身性脓毒血症相关症状，若选择椎管内麻醉有引起颅内感染风险。此外，患者血小板降低，因病情紧急无术前复查凝血功能检测结果，因此椎管内麻醉有引起硬膜外血肿的风险。该患者目前血流动力学不稳定，椎管内麻醉尤其是蛛网膜下腔阻滞可能会引起血流动力学的剧烈波动，危及患者生命。综上所述，建议在气管插管全麻下行剖宫产术。

● 麻醉监测与管理：建立有创动脉置管，连续监测血压，必要时使用血管活性药物维持血流动力学稳定。因疟疾常常导致患者贫血、血小板降低，需警惕大出血可能，及时输血维持血细胞在安全范围。妊娠期疟疾有导致急性呼吸窘迫综合征的可能，应密切关注患者呼吸功能，必要时加用呼气末正压维持患者氧合功能，若患者呼吸功能持续恶化，术后需带管送入 ICU 继续呼吸支持治疗。

● 术后管理：重症患者术后仍需要重症监护和非肠道抗疟药物治疗，在确诊疟疾后应进行特异性治疗。

综上，孕妇感染严重疟疾的可能性明显增加，当出现不明原因的发热、血小板减少、高胆红素血症和贫血等疟疾相关症状时应及时行多科会诊明确诊断。严重疟疾可导致母婴不良结局，应及时进行疟疾的特异性治疗，同时进行呼吸及循环支持治疗，防止母婴病情的进一步恶化，必要时及时终止妊娠，全身麻醉是妊娠合并疟疾的首选麻醉方法。

（徐　棋　林菁艳）

第七节　妊娠合并腰部花斑癣

☆病情介绍

患者，女，30 岁，孕 38^{+6} 周，规律宫缩后进入产房，要求行硬膜外分娩镇痛。既往无特殊疾病史，妊娠期检查无明显异常。

入院查体：血压 110/65mmHg、心率 82 次 / 分、呼吸频率 21 次 / 分，SpO_2 98%，体温 36.7℃；身高 156cm，体重 60kg。麻醉前评估，ASA 分级Ⅱ级，张口度与甲颏距离正常；脊柱无畸形，脊椎间隙可清楚扪及。但是，背部、腰部有多个界限清楚的白色、细鳞状皮肤斑块，可见少量红色斑疹，无表皮脱落和分泌物。患者述不伴瘙痒，整个妊娠期无发热和皮肤感染。既往就诊于皮肤科，诊断为花斑癣。

辅助检查：血红蛋白 105g/L，白细胞计数 10.4×10^9/L，血小板计数、凝血功能、白蛋白等均正常。整个妊娠期未使用抗凝药物。产前检查：宫高 32cm，腹围 98cm，胎心 145 次 / 分，胎位 ROA。

入院诊断：G1P0 38^{+6} 周宫内孕单活胎。

向患者交代椎管内感染风险后，仍要求行硬膜外分娩镇痛。

☆处理经过

患者进入操作室后进行常规监护，血压 120/75mmHg、心率 89 次 / 分、呼吸频率 22 次 / 分，SpO_2 98%。椎管内麻醉在严格的无菌操作下进行，戴口罩、手术帽后，使用 4% 的双氯苯双胍己烷进行手部消毒，穿无菌手术衣和戴无菌手套。选择鳞屑较少的部位作为穿刺点，用含 2% 氯己定和 70% 异丙醇消毒液进行 3 次皮肤消毒，待皮肤干燥后用 1% 的利多卡因 3ml 在穿刺部位进行局部浸润麻醉。采用 18G Tuohy 针进行 $L_{2\sim3}$ 硬膜外穿刺，穿刺置管成功后再次使用消毒液消毒穿刺点后进行硬膜外导管固定。给予 2% 利多卡因（含 1 : 20 万肾上腺素）作为试探剂量，排除蛛网膜下腔和血管内置管后给予 1% 利多卡因 8ml 作为首剂。麻醉平面为 T_{10}，然后连接含 0.1% 罗哌卡因和 0.5μg/ml 舒芬太尼的硬膜外自控镇痛泵进行持续镇痛（背景剂量 8ml/h，追加量 5ml，锁定 20min）。患者在持续镇痛 8h 后顺利分娩，1h 后拔出硬膜外导管。分娩后随访无背部皮肤感染和神经系统并发症。

☆☆☆☆

☆相关知识点

花斑癣（即花斑糠疹）是一种常见的浅表真菌感染。花斑癣并不是皮肤癣菌感染，其致病微生物是马拉色菌属腐生嗜脂性酵母菌。马拉色菌是一种嗜脂性双相型真菌，是皮肤正常菌群的组成部分。球形马拉色菌是花斑癣主要的致病菌种，合轴马拉色菌、糠秕马拉色菌和马拉色菌其他菌种也可引起花斑癣。花斑癣估计发病率为 2% ～ 5%，最常发生于青少年和年轻成人，也可见于儿童和婴儿，花斑癣和卫生状况不良无明显相关性。患者常表现为躯干和上肢近端色素减退、色素沉着过度或红色的斑疹。“花斑”是指该病可能呈现出皮肤色素沉着的多种变化。在浅肤色患者中，色素沉着过度常呈浅棕色；而在深肤色患者中，色素沉着过度可能呈深棕色至黑灰色。肤色相近者的皮损颜色也可能不同，同一患者不同部位的皮损偶尔颜色也会不同。受累皮肤常出现细小的鳞屑，较大的斑片常由单个皮损融合而成。花斑癣在躯体的分布可能反映了酵母菌的营养需求。马拉色菌是嗜脂性的，而上半身皮肤的皮脂腺分泌皮脂较多，因此花斑癣好发于该部位。大部分患者无症状，但部分患者有轻度瘙痒。外用抗真菌药是花斑癣的首选疗法，全身性治疗通常仅用于泛发性或复发性花斑癣患者或外用药物治疗失败的患者。

妊娠后花斑癣发病率增加，马拉色菌从酵母细胞型转化为致病性菌丝型与临床致病诱因相关，如暴露于湿热、多汗和使用外用皮肤油剂，热和湿度在其中起着重要的作用。其他风险因素还包括妊娠，口服避孕药，营养不良，烧伤，皮质类固醇治疗，细胞免疫抑制，遗传易感性。妊娠后机体代谢增强，产热增加，容易出现多汗，再加上妊娠后体重增加，容易为马拉色菌制造湿热的环境。妊娠后皮肤细胞免疫功能下降，抗感染能力降低，皮肤感染概率增加。如果妊娠合并贫血和控制不良的糖尿病则进一步降低免疫功能，进而增加患花斑癣可能。

☆专家点评

该患者为妊娠合并腰背部花斑癣，要求行硬膜外分娩镇痛。患者皮肤主要表现为下背部多个界限清楚的白色、细鳞状皮肤斑块，少量红色斑疹。交代椎管内感染风险后，严格背部皮肤消毒后完成硬膜外镇痛，无相关并发症。

- 麻醉方式选择：妊娠合并腰背部花斑癣行椎管内麻醉或镇痛时需要权衡椎管内感染和全身麻醉的风险。椎管内麻醉导致脑膜炎可能与血行传播、未进行严格消毒、用于椎管内麻醉穿刺的设备感染、患者和医务人员的飞沫以及致病菌沿着穿刺针从感染的皮肤直接传播到蛛网膜下腔有关。局部感染被认为是椎管内麻醉的相对禁忌证，然而临床上可根据患者的感染类型、范围和部位的实际情况决定是否选择椎管内麻醉。局部感染皮疹的病因学是影响决策的很重要的因素，一些条件致病菌如马拉色菌，其致病性较低。椎管内麻醉和全身麻醉的风险和益处必须综合判断，尽管患者特定部位没有皮疹，但不能保证进针部位没有生物体。此外，所有患者皮肤上都有常见的共生微生物。因此，在椎管内麻醉前，皮肤消毒很重要。一些研究表明，含氯与酒精的消毒液的杀菌能力比只使用聚维酮碘或双氯苯双胍己烷的杀菌能力强，随着氯含量增加，杀真菌能力越强。腰部花斑癣是一种局部真菌性皮肤感染，一些报道显示在椎管内麻醉过程中加强消毒措施或对穿刺部位进行皮肤切开以确保针头直接穿过真皮层等情况下仍然可以进行椎管内麻醉。目前尚未报道过由花斑癣引起的脑膜炎。尽管存在针对性治疗的抗真菌药物，但椎管内麻醉前是否静脉注射抗真菌药物还缺乏证据。椎管内麻醉前告知椎管内感染的风险是很有必要的。

总之，妊娠合并腰背部花斑癣需要综合考虑椎管内麻醉益处与椎管内感染风险。花斑癣仅影响表皮的浅层，对穿刺点进行严格的消毒措施、选择鳞屑较少的区域进行穿刺且在同一位置进针是预防腰背部花斑患者硬膜外麻醉后的脑膜炎的重要措施。

（顾　娟　廖志敏）

第八节　妊娠合并板层鱼鳞病

☆病情介绍

患者，女，35 岁，因“孕 37^{+5} 周胎膜早破”入院待产。患者自述幼年即出现全身鱼鳞样皮肤病，关节部位有红斑和皮肤角化过度，伴有瘙痒，秋冬干燥季节加重，头发稀疏而纤细，偶有脱发。

入院查体：血压 145/75mmHg、心率 89 次 / 分、呼吸频率 24 次 / 分，SpO_2 97%，身高 165cm，体重 70kg。患者全身鳞状皮疹，伴轻度瘙痒，不伴疼痛；眼睑外翻，面部皮肤增厚，表情运动受限；腹部皮肤张力高，局部皲裂；四肢皮肤增厚伴关节活动度降低，手背部角化过度，静脉走行不清晰。气道评估：张口与头后仰受限，马氏分级Ⅲ级，可疑困难气道。腰背部皮肤增厚，扪诊脊柱椎间隙欠清晰，下肢感觉运动基本正常。

辅助检查：血常规、凝血功能、生化结果无异常。产前检查：宫高 26cm，腹围 93cm，胎心 145 次 / 分，胎位 LOA。

入院诊断：为 G1P0 37^{+5} 周宫内孕 LOA 单活胎；板层鱼鳞病；妊娠期糖尿病；妊娠期高血压。

因产程进展不顺利，拟行急诊剖宫产手术。

☆处理经过

患者入室后行常规心电监护，血压 138/72mmHg、心率 90 次 / 分、SpO_2 97%。成功建立 18G 的外周静脉通路后，多种留置针敷贴与皮肤粘贴困难，换用绷带固定。麻醉方式选择蛛网膜下腔麻醉，背部皮肤消毒采用含 0.5% 氯己定和 70% 的异丙醇的消毒液进行消毒，无皮肤不良反应。选择 $L_{3\sim4}$ 椎间隙进行穿刺，采用 1% 利多卡因皮下进行局部麻醉。到达蛛网膜下腔后，注入 0.5% 布比卡因 2.7ml 和芬太尼 15μg 混合液。蛛网膜下腔阻滞成功后，进行椎管内麻醉常规管理。去氧肾上腺素持续泵注以调控血压，麻醉平面为 T_4（冷感觉消失）。手术开始后 6min，顺利娩出一活男婴，1-5-10min Apgar 评分分别为 9-10-10 分，新生儿检查未发现明显异常。术毕缝合切口对位欠佳，切口敷贴粘贴困难。随访患者，术后 4h 双下肢的感觉和运动功能恢复正常，术后第 2 天检查切口分泌物较多，加强抗感染治疗，术后第 9 天顺利出院，术后 6 个月随访无神经系统并发症。

☆相关知识点

板层鱼鳞病（lamellar ichthyosis，LI）又名隐性遗传先天性鱼鳞病样红皮病或非水疱型先天性鱼鳞癣样红皮病，是一种少见的遗传性角化性皮肤病，属常染色体隐性遗传。板层状鱼鳞病发病率约 1/（20 万～ 30 万），父母多为近亲结婚。该疾病可因多种基因突变引起，最常见的突变基因为 TGM1。该基因突变引起转谷氨酰胺酶 -1 缺乏。谷氨酰胺酶 -1 在角质层形成和成熟过程中起着重要作用，它的缺乏使患者形成特征性的皮肤改变。LI 患者鱼鳞样皮肤布及整个身体表面，如蒙上一层棕黄色牛皮纸，其中面部受累最为明显。由于上皮细胞增生过盛，阻塞鼻孔，可导致呼吸受影响；皮肤紧缩将口形改变，四周可见皲裂；眼睑外翻和耳廓增厚；毛发发育不良，质地松脆，头发稀疏而纤细，可有瘢痕性脱发；牙齿和黏膜往往表现正常。患者手掌和足底往往均匀一致地角化过度，膝盖、肘部和足踝周围可发现一些明显的小红斑和角化过度，严重者指、趾不能动。该类患者温度调节能力受损。患者有时会出现严重瘙痒，使用止痒药物效果不佳，提高环境湿度、使用空调和大量频繁使用润肤剂可改善皮肤不适。口服维生素 A 可能有益，但是不能改变潜在的缺陷。睑外翻导致闭眼困难，诱发结膜炎，需要眼科治疗，严重者还需要行整形手术。

妊娠可能使 LI 患者病情加重。首先，随着孕周的增加，增大的子宫可能导致增厚的鱼鳞样皮肤皲裂、出血；其次，妊娠后激素水平和免疫系统的改变可能使 LI 患者皮肤感染概率增加；再次，由于治疗鱼鳞病的部分药物有致畸作用，妊娠期可能会限制其使用。鱼鳞病患者外阴皮肤的改变可能导致外阴区域皮肤弹性下降，影响胎儿经阴道成功分娩，会阴侧切以及剖宫产的概率增加。

LI 患儿初发即发病，轻者角化层较薄，色棕红或淡红色，反复剥脱可延数月之久，最终逐渐局限于四肢伸侧。患儿的营养和活动均不受影响，到了成人几乎看不到大而薄的鳞屑，仅见掌趾皮肤发红、增厚和角化。重症者预后较差，多因不能吮乳或继发感染而死亡。

☆专家点评

该例患者为妊娠合并 LI 行剖宫产手术。患者的特点为全身鳞状皮疹，四肢皮肤增厚伴关节活动度降低，手背部角化过度，静脉走行不清晰，椎间隙扪诊欠清晰，可疑困难气道。

• 分娩方式选择：LI 患者外阴皮肤的改变可能影响阴道分娩，四肢关节活动度降低可能影响第二产程中截石位的摆放与用力，进而增加剖宫产的概率。

• 麻醉方式选择：没有禁忌证的情况下首选椎管内麻醉。该患者由于头颈部皮肤角化，延展性降低，张口度和颈部活动度可能降低，是潜在的困难气道人群，如果行全身麻醉应按产科困难气道流程处理。该类患者四肢皮肤增厚伴关节活动度降低，采用氯化琥珀胆碱（司可林）进行快速顺序诱导时，肌肉颤动可能引起损伤。气管插管后气管导管的固定可能存在困难，可用纱布条捆绑固定或使用导管架固定。该类患者行椎管内麻醉时，应注意对皮肤的管理。患者皮肤抗感染能力差，椎管内穿刺点周围皮肤消毒应更严格，同时应注意该类患者皮肤对消毒液是否会产生不良反应。该例患者使用含 0.5% 氯己定和 70% 的异丙醇的消毒液进行消毒，未见皮肤不良反应。椎管内麻醉后，麻醉平面以下感觉消失或减退，应注意该区域皮肤保护，防止出血、皲裂、感染。如果使用硬膜外镇痛，LI 患者皮肤抗感染能力差，导管留置期间应注意穿刺点有无红肿，防止椎管内感染。

• 围手术期管理：LI 患者手部皮肤角化过度，可能导致静脉触及困难和静脉通建立道困难，超声引导下静脉穿刺可增加穿刺成功率。对于存在大出血风险患者需在术前应建立足够静脉通道，因为紧急情况下建立静脉通道较为困难。外周静脉穿刺成功后，普通留置针敷贴往往与过度角质化的皮肤不能贴合，可能需要缝合或捆扎静脉留置针。在该例患者中，则使用胶布固定手背侧的静脉通道。该患者皮肤的改变会给围麻醉期监护带来不利影响。其胸部皮肤鱼鳞样改变可能导致心电图电极放置和粘贴困难。该情况下可选择小尺寸的电极片在皮肤情况相对较好的区域粘贴。另外，心电图可能会由于电导率降低进而导致心电信号差。温度调节能力受损患者，围手术期应监测体温，注意体温调控。可使用液体加温、体外加温、调节手术室温度等方式保温，也应警惕皮肤过度角化不能有效散热而引起体温升高。LI 患者由于眼睑外翻，围麻醉期眼睛容易受到伤害。因此，围麻醉期应注意眼睛保护，可采用润滑滴眼液滴眼、眼膏涂抹和纱布覆盖眼睛等措施。

- 新生儿管理：新生儿存在遗传该疾病的风险，出生后应及时检查，严密随访。

总之，LI 是一种少见的遗传性角化性皮肤病，妊娠期可能导致病情加重。该疾病主要累及皮肤，可能导致皮肤增厚、瘙痒、皲裂，关节部位过度角化，活动受限，体温感知和调节功能下降。因此，围手术期需加强体温管理、感染管理和困难气道管理。

（顾　娟　廖志敏）

第九节　妊娠合并大疱性表皮松解症

☆病情介绍

患者，女，30 岁，因“孕 35 周入院待产”。既往患有营养不良型大疱性表皮松解症。

入院查体：血压 115/65mmHg、心率 86 次 / 分、呼吸频率 20 次 / 分，SpO_2 98%，体温 36.8℃；身高 158cm，体重 56kg。全身多处（包含口腔）散在水疱伴瘢痕形成，左手假性并指畸形。气道评估发现张口受限、伸舌困难、甲颏距离正常。脊柱外观正常，背部皮肤有瘢痕形成，但是 $L_{3\sim4}$ 间隙处皮肤完整。

辅助检查：血红蛋白 90g/L，血小板计数、凝血功能、白蛋白等均正常。心脏超声显示轻度二尖瓣关闭不全。妊娠 34 周后每周行胎儿监测，超声检查显示“雪花征”即胎儿皮肤剥脱的征象。产前检查：宫高 28cm，腹围 90cm，胎心 145 次 / 分，胎位 LOA。

入院诊断：G1P0 35 周宫内孕单活胎；大疱性表皮松解症。

经过产科、麻醉科、新生儿科多学科会诊后，拟在妊娠 38 周时在椎管内麻醉下进行剖宫产。

☆处理经过

患者术前皮肤涂抹保湿霜，尽量减少皮肤摩擦与拉伸。入室后在患者背部与手术床之间铺凝胶床垫以减少背部皮肤摩擦。由于手部假性并指畸形，无法监测指氧饱和度，因此监测耳垂血氧饱和度代替。在进行无创血压监测前用纱布包裹患者上肢，皮肤和心电图电极之间使用硅胶间隔。入室后生命体征：血压 112/65mmHg、心率 86 次 / 分、呼吸频率 21 次 / 分，SpO_2 97%。因为患者手背部静脉建立困难，因此在左臂建立外周静脉通路并固定。麻醉前静脉给予甲氧氯普胺 10mg 预防呕吐。备好困难气道插管设备（环甲膜穿刺包、不同型号气管导管、可视喉镜和纤维支气管镜），麻醉由经验丰富的麻醉医生实施与管理。患者左侧卧位，腰背部见瘢痕形成，椎间隙可扪及。背部皮肤采用碘伏轻柔消毒，自然晾干，避免擦拭。$L_{3\sim4}$ 椎间隙定位后使用 1% 利多卡因进行浸润麻醉。采用针内针法进行腰硬联合麻醉，腰麻给予 0.5% 布比卡因 2.5ml，硬膜外置入加强型硬膜外导管。硬膜外导管的固定和穿刺点保护使用非黏性敷料，以避免拔管时出现损伤。去氧肾上腺素 0.5μg/（kg • min）持续泵注以预防低血压，麻醉平面达到 T_6。

手术开始后 4min 娩出一女婴，体重 3220g，1-5-10min 的 Apgar 评分分别为 9-9-10 分。手术过程顺利，无并发症。术后采用曲马多静脉镇痛泵进行术后镇痛。手术结束后，将患者小心过床并转回病房。术后伤口愈合良好，术后第 7 天，安全出院。

☆相关知识点

大疱性表皮松解症（epidermolysis bullosa，EB）是一种临床及遗传表现多样的遗传性皮肤脆性疾病。发病率为 1/1.7 万～ 1/30 万，发病率无种族差异和性别差异。特征为表皮、真皮交界处或表皮、基底层存在造成破坏的结构异常，导致机械应力所致的皮肤脆弱性增加，其极度脆弱皮肤和黏膜会自发或在轻微创伤后形成水疱和溃疡。可累及皮肤和皮肤以外器官，包括皮肤附件、牙齿、黏膜、胃肠道和泌尿道以及肺上皮细胞等，可能伴瘢痕形成。不同亚型 EB 受累情况不同，目前已鉴定出 20 多种 EB 亚型，3 种主要类型为单纯性 EB、营养不良型 EB 和交界型 EB。这三种类型 EB 的占比，各自的遗传方式、皮损特点、预后见表 4-9-1。

表 4-9-1　不同类型大疱性表皮松解症的临床特点

疾病名称	比例	遗传方式	皮损特点	预后
单纯性 EB	92%	常染色体显性遗传	2 岁内摩擦部位开始出现水疱 皮损发生在表皮基底细胞层相对表浅 主要累及肢端和四肢关节伸面 黏膜、指甲较少累及 一般不留瘢痕	较好
交界型 EB	5%	常染色体隐性遗传	出生后即出现水疱、糜烂、结痂 愈合后出现萎缩性瘢痕 可致并指（趾）畸形 可致牙釉质发育不良 指甲营养不良或无甲	预后差 大多数 2 岁内死亡
营养不良型 EB	1%	常染色体显性遗传或隐性遗传	出生后即有水疱 位置较深 愈合后留有明显瘢痕 可发生在任何部位，一般肢端最重 指（趾）间皮肤粘连、指骨萎缩形成爪形手 可累及黏膜，口腔黏膜受累后可出现张口困难、吞咽困难	预后较差 皮肤肿瘤发生率增高

EB 患者妊娠后可能面临一些新挑战，反复发生的口腔水疱可能导致口腔前庭闭塞、强直、小口和牙列异常，继发的瘢痕可能导致颈部伸展受限，食管狭窄会增加反流和误吸的风险。研究报告显示 23% 的 EB 患者存在困难插管，当患者同时合并妊高征，导致气道水肿时，困难气道程度可能会加重。该类患者可能存在阴道瘢痕，进而影响自然分娩成功率。自然分娩过程中需要注意阴道损伤、新发水疱、盆底软组织损伤。

☆专家点评

该例患者为妊娠合并交界型 EB，主要表现为反复出现皮肤水疱并伴有瘢痕形成。该患者的围手术期管理主要从以下几个方面来考虑。

- 分娩方式选择：妊娠合并 EB 患者就分娩方式来看，剖宫产或阴道分娩均可以选择，许多研究结果表明，以上两种分娩方式对产妇和新生儿的影响均没有差异。但是，临床工作中需要根据患者是否合并阴道瘢痕，以及阴道分娩是否会引起阴道新发水疱进而增加阴道和盆底损伤进行综合判断。
- 麻醉方式选择：妊娠合并 EB 患者的麻醉方法的选择要基于对气道管理的思考，其发生困难气道的风险比一般孕妇高。蛛网膜下腔麻醉和硬膜外麻醉下剖宫产，以及硬膜外镇痛下阴道分娩均被报道成功用于 EB 患者，并且无并发症。椎管内麻醉后穿刺点的保护以及硬膜外导管的固定应当使用非黏合剂敷料。蛛网膜下腔麻醉相对于硬膜外麻醉更简单，可以减少创伤。硬膜外导管留置时间越长，可能越容易引起背部新发水疱。若椎管内麻醉效果不能满足手术需求或者麻醉穿刺部位皮肤不完整就需要采用全身麻醉，则要做好困难气道处理预案。
- 围手术期管理：合并 EB 产妇的分娩需要麻醉科、产科和新生科之间多学科合作，EB 患者的麻醉管理需要做详尽的方案以避免对皮肤和黏膜的创伤，尽量做到“不接触”原则，注意皮肤保护，特别注意患者的体位、监测、消毒、穿刺等引起的新发损伤。该类疾病患者可能存在外周静脉穿刺困难，有时需要做好中心静脉穿刺的准备。术后还应该采用多模式镇痛，并防止患者过度运动引起新发损伤。
- 新生儿管理：新生儿有遗传 EB 的风险，合并营养不良型 EB 患儿出生后即有水疱，因此，需对新生儿进行全面的检查。

总之，EB 是一种临床及遗传表现多样的遗传性皮肤脆性疾病，主要以反复发作的水疱为主要特征，可累及皮肤、黏膜、器官，可能伴瘢痕形成。该类患者麻醉管理是一个挑战，多学科合作是必要的，应该尽早制订分娩和麻醉计划。麻醉管理期间的操作应尽量做到“不接触”原则，避免引起新发损伤，并且做好困难气道处理的准备。

（顾　娟　廖志敏）

第十节　妊娠合并急性泛发性脓疱性银屑病

☆病情介绍

患者，女，32 岁，因“妊娠合并急性全身性脓疱性银屑病”急诊入院。

☆☆☆☆

入院诊断：G3P2 26^{+3} 周宫内单活胎待产；急性泛发性脓疱性银屑病。患者17岁时诊断为银屑病，未接受药物治疗。3d前腹部出现脓疱，逐渐遍及大腿与全身，伴双膝疼痛。无关节、双下肢以及背部红、肿、严重瘙痒等表现。患病以来，患者焦虑易怒，睡眠障碍、厌食。患者有两次孕产史，第一次妊娠25周时因银屑病败血症行急诊剖宫产，胎儿死亡；第二次妊娠中一直服用环孢素，胎儿足月后行剖宫产术。患者自述对青霉素、头孢菌素类和非甾体抗炎药过敏，否认银屑病家族史。

查体：血压110/80mmHg，心率88次/分，SpO_2 98%，体温36.8℃；身高165cm，体重72kg；全身皮肤包括头、颈部、背部广泛脓疱形成。张口稍受限，改良Mallampati分级Ⅱ级，颈部活动度正常。

辅助检查：Hb90g/L，WBC17×10^9/L，中性粒细胞14×10^9/L，C反应蛋白116mg/L，白蛋白21g/L，肝肾功能未见异常。

入院后，经产科、新生儿科、麻醉科、皮肤科和疼痛科多学科会诊后，决定择期行全麻剖宫产术。术前给予地塞米松促进胎肺成熟，口服环孢素。由于使用类固醇类药物治疗效果不佳，因此停用此类药物。每天清洁皮肤后局部涂抹含有尿素和α-羟基酸的皮肤保湿剂，以减轻不适，瘙痒严重时静脉注射马来酸氯苯那敏（扑尔敏）。由于多种抗生素过敏，因此静脉使用庆大霉素和口服甲硝唑抗感染。口服对乙酰氨基酚（扑热息痛）和吗啡缓解疼痛。每日监测血压、心率、脉搏氧饱和度、胎心率，静脉补液，并记录尿量。

☆处理经过

患者入室后进行常规监护，血压120/82mmHg，心率95次/分，SpO_2 97%。由于患者背部大量脓疱，因此采用全身麻醉。预给氧5min后，使用丙泊酚和氯化琥珀胆碱进行快速顺序诱导。可视喉镜见喉头轻度水肿，成功使用ID7.0带套囊气管插管进行气管插管。术中监测包括心电图、无创血压、脉搏血氧饱和度、呼气末二氧化碳压力和食管温度，采用氧化亚氮和七氟烷维持麻醉。顺利娩出一女婴，体重890g，1-5-10min的Apgar评分分别为7-8-8分，脐静脉pH为7.34，新生儿行气管插管后转入新生儿重症监护室。分娩后，患者进行右侧颈内静脉穿刺置管，输注利奈唑胺600mg，整个手术期间输入晶体液1000ml，失血约500ml，尿量200ml。术后患者自控静脉镇痛，继续使用利奈唑胺、庆大霉素和甲硝唑抗感染，皮肤水肿、脓疱、瘙痒逐渐消退，术后第5天出院。新生儿出生后1个月出院。

☆相关知识点

银屑病是一种由免疫介导的、不明病因的常见慢性炎症性皮肤病。银屑病最常见的表现是慢性斑块型银屑病，表现为皮肤上出现边界清楚的炎症性红色鳞屑性斑块。脓疱型银屑病是一种比较少见的银屑病类型，表现为急性、亚急性或慢性脓疱性发疹。脓疱型银屑病主要发生于成人，儿童也可发病。脓疱型银屑病可独立发生或在原有的银屑病基础上发生，呈泛发性或局限性分布。

泛发性脓疱型银屑病（generalized pustular psoriasis，GPP）为急性或亚急性起病，表现为在发炎的红斑性皮肤上广泛分布有脓疱性皮疹。急性GPP的特点是在突然发生的广泛性、疼痛性红斑性斑片或薄斑块的基础上迅速布满许多针头大小的无菌性脓疱。急性 GPP 可由停用或使用某些药物后导致。例如，在停用全身性糖皮质激素、环孢素、优特克单抗和外用强效糖皮质激素治疗后可引起 GPP 发病。感染也可以诱发急性 GPP。脓疱常融合形成更大的脓灶，通常称为“脓湖”。脓疱在数日内消退，留下红斑和广泛脱屑，可能会出现红皮病。脓疱形成反复发作是急性 GPP 的典型特征，发作常伴有发热、寒战和不适，患者出现全身性症状。急性 GPP 可能出现皮肤外症状，包括关节痛、下肢水肿、黄疸和眼部异常（如结膜炎或虹膜炎）。GPP 的皮肤表现可伴有黏膜受累，表现为口腔脓疱或地图舌，口腔内受累可能提示 *IL36RN* 基因突变，患者还可出现唇炎和指（趾）甲受累。

妊娠可以诱发急性 GPP，可能与妊娠期激素变化有关。妊娠期脓疱型银屑病（pustular psoriasis of pregnancy，PPP）是泛发性脓疱型银屑病极其罕见的变体。PPP 可见于妊娠期的任何时间，但通常在妊娠晚期发病，表现为对称性红色斑块，边缘以环状形式散布着无菌性脓疱。随着中央区溃烂和结痂，斑块随后从边缘向外扩大。可能形成脓疱的同心环，脓疱通常无菌。皮疹始发于摩擦部位，并离心性播散。躯干和肢体常有受累，而手、足和面部往往不受累，可能侵蚀口部和食管，也可能出现指（趾）甲松离或者凹陷。患者全身性症状较重，包括不适、发热、厌食、恶心、呕吐、腹泻和手足搐搦，一般无瘙痒。可出现低钙血症，这可能与甲状旁腺功能减退相关，并可导致手足搐搦、谵妄和癫痫发作。白细胞增多和红细胞沉降率升高较常见，少数患者有白蛋白尿、低白蛋白血症、脓尿和血尿。并发症包括肺炎、急性肾衰竭、充血性心力衰竭、急性呼吸窘迫综合征、肝炎和继发于剥脱性皮炎的败血症。妊娠晚期的发病率更高，虽然产后病情好转，但通常在以后的妊娠中容易复发，更可能引起胎盘功能不全，导致胎儿和新生儿死亡。

泼尼松龙在控制脓疱型银屑病方面有一定疗效，但可能会导致妊娠糖尿病、巨大儿和胎膜早破。环孢素是一种选择性免疫抑制剂，能有效治疗脓疱型银屑病，它透过胎盘的能力与剂量有关，目前研究结果表明其对人类没有致畸作用。广谱抗生素治疗，特别是针对葡萄球菌和链球菌的抗生素，对预防继发感染是必要的。利奈唑胺是恶唑烷酮类的新型抗生素，在治疗多种革兰氏阳性菌感染方面效果显著。

☆专家点评

该例患者为妊娠中期合并急性 GPP，全身泛发性脓疱合并全身反应。经多科室讨论，采用促进胎儿肺成熟、改善皮肤症状、预防感染等措施后在全身麻醉下完成了剖宫产手术。母亲与新生儿预后良好。

- 终止妊娠方式：妊娠期 GPP 患者可能合并妊娠高血压疾病、妊娠期糖尿病、胎膜早破和巨大儿。妊娠期急性 GPP 在大量严重皮损的基础上常伴高热、感染和电解质紊乱等，可能导致流产、早产、胎盘功能低下甚至胎死宫内。因此，该类患者妊娠期应严密监测胎儿和胎盘功能情况，适时终止妊娠有益于患者的转归和胎儿预后。终止妊娠的方式应根据患者皮肤情况，有无合并症以及胎儿的孕周、宫内情况综合判定。

- 麻醉方式选择：妊娠期 GPP 患者终止妊娠时的麻醉或镇痛方式应综合考虑患者与胎儿的情况。GPP 累及面部、颈部皮肤，可能出现头面部脓疱、水肿，影响面罩通气。部分患者可能累及口腔和上呼吸道，术前应做好困难气道的准备。尽管银屑病不是椎管内麻醉的禁忌证，但行椎管内穿刺时应该避开皮损明显的部位。同时患者可能存在持续发热，应排除有无全身性感染和败血症，警惕椎管内麻醉后引起椎管内感染。此外，妊娠期 GPP 容易合并多器官功能损伤，选择麻醉方式时应考虑对血流动力学以及器官功能的影响。该疾病诱发肝、肾功能和凝血功能障碍也会影响麻醉方式的选择和相关药物代谢。

- 麻醉监测与管理：妊娠期 GPP 患者的麻醉监测与管理应注意以下几方面。

首先，该类患者静脉通道建立可能困难。GPP 患者大量脓疱的存在以及疼痛使静脉通道建立困难，有时需要建立中心静脉。由于该类患者病情较重，麻醉前要确保存在通畅的静脉通路，有利于血管活性药物的应用。

其次，该类患者接受无创血压监测时袖带膨胀会引起剧烈疼痛，必要时应进行有创血压监测。有创动脉的穿刺置管仍然存在与静脉穿刺相同的困难。由于皮损广泛分布并且存在渗出，心电图电极的放置、静脉通道和动脉通道的固定需要考虑对皮肤的影响，可能需要用额外敷料固定，并且预防穿刺点感染。

最后，应注意 GPP 患者治疗药物对麻醉的影响。该类患者长期使用糖皮质激素，可能存在肾上腺皮质功能减退，围手术期应注意补充。

抗感染方面，此患者最开始服用甲硝唑和庆大霉素，分娩后给予利奈唑胺和庆大霉素。利奈唑胺是一种弱的、可逆的、非选择性的单胺氧化酶抑制剂，不应与麻黄碱一起使用。当与阿片类镇痛药一起使用时，可能会引起循环剧烈波动，因此在此病例中采用氧化亚氮和七氟烷进行麻醉维持。

总之，妊娠期 GPP 患者病情较重，全身广泛脓疱形成，往往合并多种器官损伤，胎儿容易出现早产和宫内窘迫。终止妊娠时麻醉方式的选择应综合考虑疾病本身、合并症和胎儿情况。同时应考虑全身广泛性脓疱给麻醉监测带来的困难，以及该类患者使用药物对麻醉管理带来的影响。

（顾　娟　廖志敏）

第 5 章 妊娠合并产科大出血

第一节　妊娠合并子宫胎盘卒中

☆病情介绍

患者，女，27 岁，因“停经 35^{+3} 周，下腹痛 2h”急诊入院。孕 11 周建卡时 Hb105g/L，地中海基因筛查证实 α- 地中海贫血。入院 2h 前出现下腹部阵发性无规律疼痛，呕吐水样物质一次。

入院查体：血压 130/78mmHg，脉搏 90 次 / 分，呼吸 21 次 / 分，体温 36.8℃。产科检查：胎心 85 次 / 分，子宫张力高，无压痛，宫口未开，阴道无流血流液。

辅助检查：B 超示羊膜腔右上方与子宫壁间查见 13.4cm × 8.5cm × 10.9cm 杂乱回声团，其内可见胎盘实质回声，未探及明显血流信号，提示胎儿宫内窘迫，疑胎盘早剥。立即联系麻醉科及新生儿科，拟行紧急剖宫产。急诊血常规：Hb95g/L、血小板 128×10^9/L。

入院诊断：胎盘早剥？胎儿宫内窘迫；妊娠合并 α- 地中海贫血（中度贫血）；G1P0 35^{+3} 周宫内孕头位单活胎待产。

☆处理经过

入室常规监测，建立两个 18G 静脉通道，凝血检查结果未见。入室血压 120/78mmHg，脉搏 91 次 / 分，呼吸 20 次 / 分，SpO_2 98%（吸空气）。10L/min 面罩吸氧 5min 后，给予丙泊酚 120mg、氯化琥珀胆碱 100mg 快速顺序诱导，插管成功后，顺式阿曲库铵 6mg，2% 七氟烷维持麻醉，生命体征平稳。开腹后见子宫张力极高，子宫前壁及左侧壁查见大片状紫蓝色瘀斑，考虑子宫胎盘卒中。2min 后取出一活胎，新生儿 Apgar 评分 4-4-6 分，立即行新生儿插管，送入 NICU。舒芬太尼 20μg、咪达唑仑 2mg 加深麻醉。急诊凝血常规回：PT ＞ 150s，APTT：76.3s，纤维蛋白原＜ 50mg/dl，凝血酶时间（TT）＞ 150s，D- 二聚体（DDI）＞ 40mg/L，纤维蛋白降解产物＞ 999μg/ml。立即纤维蛋白原 8g 静脉滴注，行有创动脉监测，血气分析示 Hb84g/L，并予以缩宫素 10U 及益母草 2U 宫壁注射、卡贝缩宫素 100μg 静脉注射、氨甲环酸 1g 及葡萄糖酸钙 10ml 静脉滴注、缩宫素 3.2U/h 持续泵注。胎盘完全娩出，伴大量血凝块涌出，约 350g，血气分析示 Hb 64g/L，输注新鲜冷冻血浆 800ml、去白红细胞悬液 4U。子宫收缩差，予以热盐水纱布包裹子宫并持续按压、血浆管捆绑子宫下段、双侧子宫动脉上行支结扎后，子宫收缩逐渐好转，复查血常规 Hb 81g/L，凝血常规正常。术中共计出血 400ml，尿量 100ml，输入去白红细胞 4U、新鲜冷冻血浆 800ml、纤维蛋白浓缩物 8g，晶体液 1800ml。

术后转入 ICU 治疗，术后第 1 天患者生命体征平稳，复查血常规 Hb83g/L、凝血功能正常。术后第 5 天切口愈合良好，顺利出院。

☆相关知识点

胎盘早剥指妊娠 20 周后正常位置的胎盘在胎儿娩出前部分或全部从子宫壁剥离。胎盘早剥内出血急剧增多时，血液积聚于胎盘与子宫壁之间，胎盘后血肿压力增加，血液侵入子宫肌层，引起肌纤维分离、断裂甚至变形，当血液渗透至子宫浆膜层时，子宫表面呈现紫蓝色瘀斑，即为子宫胎盘卒中，又称为 Couvelaire 子宫。严重时血液可从子宫肌层渗入阔韧带及输卵管系膜，甚至可能经输卵管流入腹腔。

● 主要风险因素包括：高龄产妇、经产妇、高血压、创伤、胎膜早破、前置胎盘、绒毛膜羊膜炎、妊娠早期出血史、吸烟、可卡因滥用等。胎盘早剥诊断主要依据临床症状，典型的临床症状为阴道出血、腹痛及胎心率异常，可伴子宫张力增高和子宫压痛、反跳痛，阴道出血往往与疼痛及贫血程度不符。超声检查有助于明确诊断。

● 对母儿影响：①对母体的影响主要与胎盘剥离的严重程度相关。坏死胎盘绒毛和蜕膜释放大量的凝血活酶进入血液循环，导致凝血因子、纤维蛋白和血小板不受控制地快速消耗，导致凝血功能障碍、低血容量休克和 DIC，甚至发生羊水栓塞、多器官衰竭及死亡等。子宫胎盘卒中时，血液浸润到子宫肌层，子宫收缩力减弱，更易发生产后出血。②对胎儿的影响与胎盘剥离严重程度及娩出时的孕龄相关，可出现胎儿缺氧、宫内窘迫、脑瘫甚至死亡等，胎儿死亡率高达 20% ～ 40%。

● 子宫胎盘卒中大出血的特点：①部分血液可能积聚于胎盘与宫壁间、子宫肌层间甚至宫旁组织，估计出血量时往往容易被忽略，实际出血量可能远超过观察到的出血量，或在尚未观察到明显的出血时，血红蛋白已显著下降。②由于大量凝血活酶释放，患者产后出血的早期即可能出现消耗性凝血病，造成机体凝血功能障碍及 DIC，发生微血管病性溶血性贫血。③血管内微血栓形成，大量纤维蛋白网络血小板和红细胞，进一步造成红细胞消耗。

☆专家点评

该患者出现无规律下腹痛，子宫张力高，胎儿宫内窘迫，B 超怀疑胎盘早剥行急诊剖宫产，术中见子宫前壁及左侧壁大片状紫蓝色瘀斑、与出血量不相符的严重凝血功能障碍，诊断重型胎盘早剥、子宫胎盘卒中，立即输注纤维蛋白原、新鲜冷冻血浆补充凝血因子，并纠正贫血、加强子宫收缩后，抢救成功。围手术期管理注意事项如下。

● 分娩方式选择：一般情况良好、经产妇、宫口已开大、以显性出血为主，Ⅰ级胎盘早剥，估计短时间内能结束分娩者，可经阴道分娩。若出现以下情况应尽快剖宫产：孕 32 周以上，胎儿存活，Ⅱ级以上胎盘早剥；阴道分娩过程中，出现胎儿窘迫征象或破膜后产程无进展者；近足月的Ⅰ级胎盘早剥者；急性失血症状难以纠正。该患者孕 35^{+3} 周、怀疑胎盘早剥、胎儿宫内窘迫，短时间内无法阴道分娩，应行急诊剖宫产。

● 麻醉方式选择：主要取决于胎盘剥离及母婴受损的程度。若胎心率正常，产妇无低血容量、凝血功能障碍或持续失血的证据，可行椎管内麻醉；若出现严重的胎儿宫内窘迫或母体循环不稳定等，应行全麻下紧急剖宫产。该患者出现严重胎儿宫内窘迫，凝血检查结果未出，应行产科全麻。

● 围手术期管理：除产后大出血的常规准备外（详见本章第二节“妊娠晚期合并子宫破裂”相关内容），围手术期管理还应注意以下问题：①胎盘早剥患者大量的凝血活酶进入血液循环，高凝期大量纤维蛋白网络血小板和红细胞，引起 DIC，形成微血栓可堵塞肾小球毛细血管，引起肾功能不全，应加强凝血功能、尿量和肾功能监测量。②一般情况下，产后出血估计主要由吸引器储血量、阴道出血量、纱布吸血量、手术视野无菌巾、手术衣及地板的估计失血量几个方面组成。但在子宫胎盘卒中时，血液可能积聚于胎盘与宫壁间、子宫肌层间甚至宫旁组织，造成出血量低估及输血的延迟。术中应密切关注患者血液渗透的情况，加强监测血红蛋白、休克指数及临床症状等，采取多种方法综合评估患者出血量。

一般情况下其输血原则与创伤患者相同（详见本章第四节“妊娠合并凶险型前置胎盘”相关内容），但胎盘早剥患者早期可出现消耗性凝血病，纤维蛋白原、冷沉淀或新鲜冷冻血浆等凝血物质的使用应优先于红细胞，新鲜冷冻血浆与红细胞的输注比率大于 1 ∶ 1。纤维蛋白原水平与出血严重程度、是否存在明显 DIC、是否需要输注血制品最为相关，应加强凝血功能特别是纤维蛋白原的水平监测。初始纤维蛋白原水平≤ 200mg/dl 对严重产后出血的阳性预测值是 100%，≥ 400mg/dl 的阴性预测值为 79%。该患者纤维蛋白原＜50mg/dl，出现严重的消耗性凝血功能障碍，优先输注纤维蛋白和新鲜冷冻血浆纠正凝血功能障碍，并辅以适当的止血措施，成功预防子宫切除。

此外，还可能出现胎儿缺氧、宫内窘迫、脑瘫等，应做好新生儿复苏的准备。术后应转入 ICU，监测有无延迟性宫缩乏力和凝血功能障碍。对合并休克和 DIC 的患者，加强肾功能监测，警惕多器官功能衰竭的发生。

总之，妊娠合并子宫胎盘卒中是围生期管理中比较紧急的情况，最终分娩方式依母婴病情紧急情况决定。这类患者早期大量的凝血活酶进入血液循环，导致消耗性凝血功能障碍，应优先补充凝血因子，特别是纤维蛋白原的补充。常规出血量评估方法可能造成子宫胎盘卒中患者出血量低估及输血的延迟，应关注血液向子宫肌层及周围组织渗透的情况，血红蛋白测定、休克指数及临床症状的监测有利于出血量的评估。微血栓可堵塞肾小球毛细血管，引起肾功能不全，应加强尿量和肾功能监测，改善母婴结局。

（曾　葵　周文琴）

第二节　妊娠晚期合并子宫破裂

☆病情介绍

患者，女，28 岁，因“停经 37^{+2} 周，不规律腹痛 1h”入院。3 年因胎儿宫内窘迫行急诊剖宫产，妊娠期无特殊。

入院查体：体温 36.5℃，心率 88 次 / 分，呼吸 20 次 / 分，血压 105/58mmHg，腹部膨隆，下腹部可见一陈旧性瘢痕，瘢痕处无明显压痛，宫口开 3cm，规律宫缩，无阴道流血流液。

辅助检查：B 超示宫内单活，胎心 130 次 / 分，胎盘附着子宫后壁厚度约 39mm，成熟度Ⅲ度，子宫前壁下段基层厚度约 2.1mm。专科检查、血常规、凝血常规及肝肾功能均未见异常，拟行阴道分娩。

于 $L_{2\sim3}$ 行硬膜外分娩镇痛，给予 1.5% 利多卡因 3ml（含 1 ： 200 000 肾上腺素）试探剂量，无异常，随后追加 8ml 镇痛泵药物，连接镇痛泵，其配方罗哌卡因 1mg/ml+ 舒芬太尼 0.5μg/ml，镇痛泵设置背景剂量 8ml/h，Bolus 5ml/ 次，间隔锁时 20min，镇痛效果满意。2h 后患者述下腹部疼痛突然加重，宫缩间歇持续存在，急性发作性瘢痕压痛，阴道有少许淡红色清亮液体流出。脉搏 95 次 / 分，呼吸 20 次 / 分，血压 104/55mmHg，SpO_2 96%。胎心波动在 75 ～ 115 次 / 分，怀疑先兆子宫破裂、胎膜早破，拟行急诊剖宫产。

初步诊断：胎儿宫内窘迫；子宫破裂？ G2P1 37^{+2} 周宫内孕头位单活胎待产。

☆处理经过

立即停用镇痛泵，硬膜外追加 3% 氯普鲁卡因 20ml，紧急推入手术室。入室后常规监测心电图、血压、心率、SpO_2，建立两条 18G 静脉通道快速补液，同时全麻准备。入室生命体征：血压 98/58mmHg、心率 92 次 / 分、呼吸 20 次 / 分、SpO_2 96%，阻滞平面 T_5 ～ S_5。开腹后见子宫底一长约 6cm 横行破口，边缘规则，部分羊膜囊于破口膨出。3min 后取出一活女婴，Apgar 评分 1-5-10min 分别为 3-6-8 分，立即转入新生儿科治疗。断脐后静脉注射咪达唑仑 1mg+ 舒芬太尼 5μg，宫壁注射缩宫素 10U+ 益母草 2ml、卡贝缩宫素 100μg 静脉推注促进子宫收缩。腹腔探查见大量积血及血凝块约 1200ml，子宫收缩欠佳，Hb68g/L。经肌注麦角新碱 0.2mg、静脉滴注氨甲环酸 1g、葡萄糖酸钙 1g、输血输液后，子宫收缩佳。术中共计输入晶体液 2500ml、胶体液 500ml、去白红细胞悬液 3U，出血量 1500ml、尿量 300ml。术毕 Hb82g/L，术后转入妇产科 ICU 进一步治疗，术后第 1 天复查血常规示：血红蛋白 84g/L，血小板 98×10^9/L，凝血功能正常。术后第 7 天患者切口愈合良好、康复出院。

☆相关知识点

子宫破裂是妊娠期或分娩期子宫肌层的完整性破坏，甚至累及浆膜层，可引起产后出血及新生儿死亡等灾难性事件，常需要紧急手术。其发生率不高，在子宫瘢痕的患者中，发生率小于 1%，但是近年来有上升的趋势。

- 子宫破裂的常见原因包括：①子宫手术史（如剖宫产、子宫肌瘤挖出术等）；②快速分娩；③与缩宫素有关的长时间分娩；④创伤性子宫破裂；⑤子宫肌层薄弱（如巨大胎儿、多胎妊娠、羊水过多等）；⑥宫底压力过大；⑦产钳分娩等。子宫手术史是最重要的危险因素，子宫上段瘢痕破裂的风险最高，为 4% ～ 9%，子宫下段切口破裂的风险相对较低，为 0.2% ～ 1.5%。
- 子宫破裂的临床表现：与破裂口的类型、部位、大小、是否累及周围血管，以及其与胎盘的关系等因素密切相关，不同程度的腹痛和胎儿心动过缓是子宫破裂最常见、最典型的临床表现。不完全性子宫破裂临床表现多不典型，可有不同程度的下腹痛或者瘢痕处的压痛，或因其他产科指征行剖宫产手术时发现。对症状和体征不典型的患者，超声检查具有一定的价值。

● 子宫破裂对母婴的影响：①对孕妇而言，子宫破裂后宫腔组织进入腹腔，刺激腹膜可产生急性腹膜炎；破裂口累及血管可致腹腔内出血、阴道出血、阔韧带血肿等，伴发膀胱损伤的比例高达 8%；大量出血致母体低血容量性休克，甚至危及孕产妇生命。②对胎儿而言，母体有效循环血量不足可致胎儿血供减少，胎儿及其附属物从子宫破裂口进入腹腔引起脐带受压，造成胎儿急性缺氧和酸中毒，甚至导致胎儿或新生儿死亡。完全性子宫破裂时，胎儿很少能存活。若既往有瘢痕患者发生子宫破裂，新生儿死亡率增加 10 倍；子宫切除风险增加 500 倍，输血风险增加 50 倍。在尝试阴道试产患者中，使用前列腺素引产也会增加瘢痕子宫破裂的风险。没有瘢痕的子宫破裂非常罕见，常与创伤有关。

☆专家点评

该患者既往有剖宫产史，尝试阴道试产，存在着子宫破裂的风险。在实施硬膜外分娩镇痛过程中，出现胎儿心动过缓、下腹部疼痛突然加重且宫缩间歇持续存在，怀疑子宫破裂，在硬膜外追加氯普鲁卡因下行紧急剖宫产，术中发现子宫破裂，大出血，经过输血输液，加强子宫收缩，患者安全分娩。围手术期管理注意事项如下。

● 分娩方式选择：子宫破裂范围及出血量的情况决定手术的紧急程度。妊娠期子宫破裂治疗抢救的关键是尽量缩短从子宫破裂发生到诊治的时间，一般要求在 15 ～ 20min 内实施紧急剖宫产，无论胎儿是否存活，在抗休克同时均应尽快手术治疗。

● 麻醉方式选择：硬膜外分娩镇痛不是剖宫产后尝试阴道分娩的禁忌，硬膜外分娩镇痛并不会完全掩盖子宫破裂引起的疼痛。若怀疑子宫破裂，母婴情况尚稳定且已行硬膜外分娩镇痛，可通过硬膜外追加快速起效的药物（如氯普鲁卡因）用于剖宫产。对未行椎管内置管且怀疑子宫破裂的患者，穿刺体位的摆放可能会增加宫内压，加重子宫破裂程度，选择椎管内麻醉需谨慎。一旦出现子宫破裂情况紧急、急性胎儿宫内窘迫或产妇循环不稳定等，应选用全麻。该患者怀疑子宫破裂、生命体征尚平稳、Ⅲ类胎监，决定手术即刻通过硬膜外导管追加氯普鲁卡因，同时做好产科全麻的准备，镇痛效果确切。

● 产后大出血的常规准备：①常规无创检测，备血气分析仪，必要时行有创动脉监测，利于连续动脉测压和血气分析。②建立两个 16G 以上大静脉通道，准备快速输液装置。③常规液体加温和加温毯保温处理，行体温监测，避免低体温。④通知血库准备血制品。⑤确保子宫收缩剂的可用性。⑥准备氨甲环酸、钙剂、纤维蛋白原。⑦准备去甲肾上腺素、去氧肾上腺素等血管活性药。⑧体外起搏除颤电极等。

● 失血量估计：妊娠晚期合并子宫破裂时，常用失血量估计方法存在以下特点。

①目测法：由于子宫破裂的类型、部位、程度不同，患者的阴道出血可能不明显，表现为隐性出血或突发低血容量性休克，仅仅靠目测法评估患者失血量可能存在失血量低估的现象。

②临床症状：患者生命体征、尿量和精神状态等临床症状有利于产后失血程度的快速判断。但是由于产妇血容量的增加，健康孕妇失血量＜ 1000ml 时血压可能不会发生明显变化，当患者血压发生显著下降时，出血量往往已超过 2000ml，甚至出现凝血功能障碍及 DIC 等。产后大出血的临床表现与估计失血量的关系详见表 5-2-1。

③休克指数（shock index，SI）：是心率与收缩压之比，较其他临床症状具有更好的预测能力，有助于产后失血的早期识别及严重程度的判断。产科正常值为 0.7 ～ 0.9，当 SI > 0.9 时，提示血流动力学不稳定。休克指数与估计失血量的关系详见表 5-2-1。

④血红蛋白定：子宫破裂患者可能短时间发生大量隐性出血，但尚未进行容量复苏，丢失的红细胞为未稀释的血液，此时血红蛋白测定的往往是浓缩的红细胞，单靠血红蛋白来进行患者容量评估也并不可靠，液体复苏后患者血红蛋白可能进一步下降。

表 5-2-1　产后大出血的临床表现及休克指数与估计失血量的关系

休克指数	休克程度	估计失血量（ml）	占总血容量的百分比	收缩压	症状体征
< 1	代偿性	500 ～ 1000	10% ～ 15%	正常	心悸、头晕、心动过速
1 ～ 1.5	轻度	1000 ～ 1500	15% ～ 25%	轻度下降	虚弱，出汗，心动过速
1.5 ～ 2	中度	1500 ～ 2000	25% ～ 35%	显著下降（70 ～ 80mmHg）	烦躁不安、脸色苍白、少尿
> 2	重度	2000 ～ 3000	35% ～ 45%	大幅下降（50 ～ 70mmHg）	虚脱，缺氧，无尿

由于子宫破裂患者可能存在隐性失血及容量复苏不及时等，单一方法估计失血量可能导致失血量低估，应采取多种方法综合评估患者出血量，加强患者临床症状及休克指数的监测，密切关注阴道内及腹腔隐性出血量，必要时行经胸或食管超声容量监测，做到大出血的早识别、早准备、早处理。若患者存在有效血容量不足，椎管内麻醉会导致外周血管的扩张，从而引起严重低血压，必要时应在麻醉诱导前或剖腹手术开始之前快容量液体复苏，并根据术中出血情况，及时补充血容量及凝血因子，维持有效循环血量（输血原则见本章第四节“妊娠合并凶险型前置胎盘”相关内容）。

• 新生儿管理：胎儿可能存在宫内窘迫，在准备急诊剖宫产的同时，新生儿复苏设备和团队的准备非常重要。

总之，子宫破裂可引起产后出血及新生儿死亡等灾难性事件。有子宫破裂风险的患者实施椎管内分娩镇痛期间，需密切关注胎心率的异常及子宫张力或收缩模式的改变。怀疑子宫破裂时，通过已建立的椎管内导管追加快速起效的局麻药，可为急诊剖宫产提供快速、有效的镇痛。子宫破裂患者可能存在隐性失血及容量复苏不及时，出血量常被低估，应采取多种方法综合评估患者出血量。如果有有效循环血量不足，应在麻醉诱导前或剖腹手术开始之前进行液体复苏，关注产妇的出血量及胎儿状况，保障母婴安全。

（曾　葵　周文琴）

第三节　分娩过程中突发羊水栓塞

☆病情介绍

患者，女，42 岁，因“停经 39^{+3} 周，不规律腹痛 6h”急诊入院。妊娠期规律产检，无特殊。

入院查体：血压 135/75mmHg，脉搏 78 次 / 分，呼吸 20 次 / 分，体温 36.5℃。

产科检查：宫高 33cm，腹围 96cm，胎位 LSA，胎心 132 次 / 分，规律强宫缩，宫口开 1cm，显露 +1，羊膜囊突于阴道内。血常规、凝血常规、肝肾功能未见明显异常。

入院诊断：G1P0 39^{+3} 周孕宫内单胎妊娠临产。

1h 后分娩间予以人工破膜，10min 后突然出现剧烈咳嗽、烦躁、心悸、恶心、呼吸困难，阴道有持续不凝血，出血量约 800ml，尿液呈酱油色。查体：血压 70/46mmHg，心率 150 ～ 160 次 / 分，呼吸 29 次 / 分，SpO_2 80%，体温 36.6℃。立即纯氧通气、加快输液、持续心电监护，症状无改善，高度怀疑羊水栓塞，甲泼尼松龙 80mg 静脉滴注，急查血常规及凝血常规，通知血库启动产科异常紧急大出血方案配备红悬、血浆、冷沉淀，并通知妇产科上级医生、麻醉科、ICU、新生儿、检验科、医务科等科室协助抢救。

☆处理过程

患者在分娩间面罩吸氧，常规监测生命体征：血压 55/32mmHg，脉搏 35 次 / 分、SpO_2 65%。迅速建立两个 16G 和一个 18G 静脉通道，静脉推注依托咪酯 10mg，氯化琥珀胆碱 100mg 快速顺序诱导插管，维库溴铵 6mg，2% 七氟烷维持麻醉。同时桡动脉穿刺测压，去甲肾上腺素 0.06μg/（kg • min）、多巴酚丁胺 3μg/（kg • min）静脉泵注、氨甲环酸 1g 静脉滴注，血气示 Hb95g/L。2min 后娩出一女婴，Apgar 评分 4-8-9 分。术中见切口广泛渗血，子宫收缩差，立即持续按压子宫、血浆管捆绑子宫下段、并予以缩宫素 10U 及益母草 2U 宫壁注射，卡贝缩宫素 100μg 静脉注射、缩宫素 3.2U/h 持续泵注。急诊凝血常规回：PT ＞ 150s，APTT98.1s，纤维蛋白原＜ 50mg/dl；血气分析：pH7.15，BE-10，HCO_3^- 20.2mmol/L；床旁心脏超声示右心明显增大，立即输注纤维蛋白原 8g、新鲜冷冻血浆 800ml、葡萄糖酸钙 1g、碳酸氢钠 150ml。5min 后产妇突发心搏骤停，呼吸末期 CO_2 压力波形消失，立即心外按压，静脉注射肾上腺素 1mg、阿托品 0.2mg、格拉司琼 6mg、氯诺昔康 16mg，2min 后呼吸末期 CO_2 压力回升至 25mmHg，心搏恢复。子宫收缩差，阴道线状不凝血流出，复查 Hb71g/L，予以双侧子宫动脉上行支结扎并快速缝合子宫，紧急输注纤维蛋白原 4g、新鲜冷冻血浆 700ml、浓缩红细胞 3U，未见切口渗血渗液，子宫收缩逐渐好转，生命体征平稳。共计出血约 2000ml，输入去白红细胞 3U、血浆 1500ml、纤维蛋白 12g，术中输入晶体液 1500ml、胶体液 500ml、尿量 1000ml。

术后患者转入 ICU 继续观察治疗，胸部 CT 平扫和增强扫描均未发现肺栓塞、肺实变、肺炎，下肢多普勒超声、血培养、尿培养、痰培养、胎盘病理检查均为阴性。复查血常规示：血红蛋白 84g/L，凝血常规正常。术后 7d 患者愈合良好，康复出院。

☆相关知识点

羊水栓塞（amniotic fluid embolism，AFE）是产科特有的罕见并发症，其体征和症状其他产科并发症类似（鉴别诊断见表 5-3-1）。据估计 AFE 的发生率为（1.9 ～ 7.7）/10 万，死亡或永久神经损伤的比例为 30% ～ 41%，产科中最具破坏性的疾病之一。

表 5-3-1　羊水栓塞鉴别诊断

	羊水栓塞	大出血	感染性休克	麻醉意外	过敏反应	肺栓塞
低血压	+++	+++	+++	+++	+++	++
低氧血症	+++	+/-	+	+++	+++	+++
凝血障碍	+++	+	+	否	否	否
突然发病	是	否	否	是	是	是
发热历史	否	否	是	否	否	否
相关因素	无	出血	绒毛膜羊膜炎	实施麻醉	用药史	无

AFE 的风险因素主要包括高龄、引产、急产、剖宫产、器械助产、药物引产、多次生产、前置胎盘、胎盘早剥、子痫、宫颈撕裂伤、胎儿窘迫等。AFE 的发病机制仍不清楚，多数认为 AFE 是母胎屏障破坏时羊水进入母体循环引起类似全身炎症反应综合征。羊水中白三烯、花生四烯酸、缓激肽和细胞因子补体可能在该疾病的发展中发挥作用（病理生理改变见图 5-3-1）。

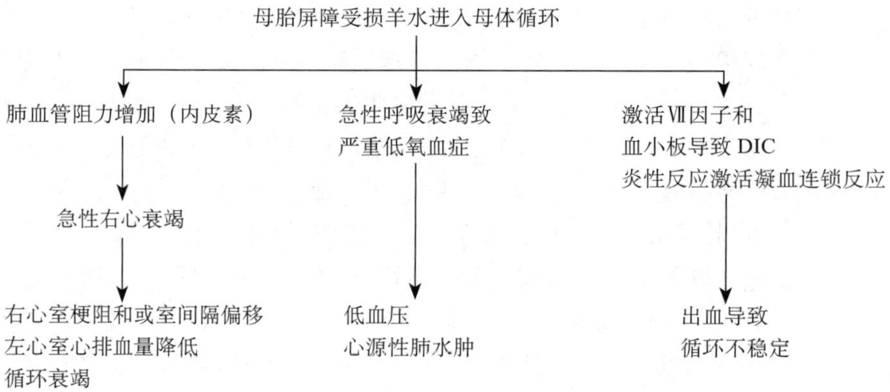

图 5-3-1　羊水栓塞病理生理改变

AFE 的诊断是一个排除性的临床诊断。典型临床表现为产时、产后突发的低氧血症、低血压和凝血功能障碍。诊断 AFE 需符合以下全部条件：①急性发生的低血压或心搏骤停；②急性低氧血症：呼吸困难、发绀或呼吸停止；③凝血功能障碍：有血管内凝血因子消耗或纤溶亢进的实验室证据，或临床上其他无法解释严重出血；④上述症状发生在分娩、剖宫产、刮宫术或产后短时间内（多数发生在胎儿娩出前 2h 或胎盘娩出后 30min 内）；⑤以上症状和体征不能用其他疾病来解释。

☆专家点评

该患者阴道分娩过程中突然出现氧饱和度下降、血压下降、难以解释的凝血功能障碍，高度怀疑 AFE，立即启动医院 AFE 急救流程，行全麻下紧急剖宫产，静脉泵注去甲肾上腺素、多巴酚丁胺升压强心，并输注纤维蛋白原、新鲜冷冻血浆补充凝血因子。术中突发心跳骤停，行高质量心肺复苏、AOK 治疗方案，心搏恢复。患者仍存在凝血功能异常，进一步输注纤维蛋白原、新鲜冷冻血浆补充凝血因子，纠正贫血、加强子宫收缩后，抢救成功。

围手术期管理注意事项如下。

- 分娩方式选择：若胎儿娩出前发生 AFE，应在抢救孕妇的同时及时终止妊娠。当孕产妇发生心搏骤停、胎龄超过 23 周，立即行高质量心肺复苏的同时准备复苏性子宫切开术；若心肺复苏 4min 后仍无自主心率，可以考虑行复苏性子宫切开术。如正在分娩，应立即阴道助产尽快娩出胎儿，以增加回心血量，提高心肺复苏质量。该患者阴道试产过程中怀疑 AFE，应在抢救同时行紧急剖宫产。

- 麻醉监护：有创动脉穿刺以利于连续测压及血气分析；经胸或食管超声有利于评估心脏功能、指导液体管理和血管活性药的治疗。

- AFP 管理：主要原则是维持循环稳定、纠正凝血障碍和低氧血症、处理肺动脉高压和右心衰竭、避免液体超负荷。AFP 大出血注意问题如下。①凝血因子的补充：在常见的产后出血中，凝血因子可随血液的丢失而大量丢失，从而出现凝血功能障碍；而大量液体复苏可导致机体出现稀释性凝血功能障碍，进一步加重出血的可能。大出血是造成一般产后出血凝血功能障碍的主要原因。与一般的产后出血不同，AFE 主要是凝血因子消耗、纤溶亢进所致的凝血功能障碍，大出血是凝血功能障碍的结果。因此，在纠正 AFP 所致的大出血时，应特别注意早期凝血因子的补充。与经典大输血 1∶1∶1 方案不同，AFP 凝血因子补充应优先于红细胞的输注。建议采用冷沉淀和纤维蛋白原而不是新鲜冷冻血浆来补充凝血因子，以减轻容量负荷。若发生 DIC、产后大出血，可根据血红蛋白、血栓弹力图等指导血制品的输注。②钙剂的补充：钙离子作为凝血Ⅳ因子，在凝血过程中发挥重要作用。AFP 大出血大量凝血因子的消耗，可能造成钙离子的严重不足；另外大量输入异体血时，库血抗凝剂枸橼酸钠可与钙离子形成可溶性螯合物，进一步加重钙离子的缺乏。AFP 时钙离子消耗非常严重，应加强钙的补充。③抗纤溶治疗：在补充凝血因子同时采用氨甲环酸抗纤溶治疗。④液体复苏：建议尽早使用血液制品进行容量复苏，而非晶体液或胶体液复苏，限制液体入量；必要时采用去甲肾上腺素、多巴酚丁胺、米力农等血管活性药维持血流动力学稳定。

- AFP 的一般治疗：①降肺动脉压：使用一氧化氮、依前列醇、西地那非及内皮素受体拮抗剂等肺血管扩张剂，解除肺动脉高压，也可使用罂粟碱、阿托品、氨茶碱等药物。② AOK 方案治疗顽固性 AFE：静脉注射阿托品 0.2mg、昂丹司琼 8mg、酮咯酸 15mg，发挥抗迷走神经、抗 5- 羟色胺和抗血栓的作用。③早期插管和通气支持是改善通气和氧合的最有效措施。④糖皮质激素：有效性目前存在争议，但仍可尝试早期使用大剂量糖皮质激素。⑤肝素：争议很大，除非有早期高凝状态的依据，一般不常规推荐肝素治疗。⑥其他：换血、血浆置换、心肺旁路、体外膜氧合、主动脉内球囊反搏、右心室辅助装置放置等。

- 术后管理：术后应注意神经系统保护，亚低温治疗（不低于 36℃，避免低温影响凝血功能），控制血糖水平，积极防止感染，维持胃肠功能，监测与改善微循环，免疫调节与抗氧化治疗等。

总之，AFE 是产科罕见且严重的并发症，其典型的临床表现为产时、产后突发的低氧血症、低血压和凝血功能障碍。AFE 的诊断是排除性的临床诊断，一旦发生疑似 AFE，应启动医院 AFE 急救流程，在抢救孕妇的同时及时终止妊娠，一旦发生心搏骤停，高质量心肺复苏同时进行复苏性子宫切开，快速补充凝血物质，特别是纤维蛋白原，积极纠正肺动脉高压和右心衰竭，维持循环稳定，避免液体超负荷，加强多学科密切协作，挽救孕妇生命。

（曾　葵　周文琴）

第四节　妊娠合并凶险型前置胎盘

☆病情介绍

患者，女，33岁，因“停经25^{+3}周，要求引产”入院。9年前因“怀疑胎儿宫内窘迫”行剖宫产，6年前和3年前行人工流产术。5个月前彩超发现前置胎盘状态，1个月前磁共振检查提示：①胎盘附着子宫前壁、右侧壁，左侧胎盘下缘距离宫颈内口左缘约1cm，前下壁胎盘覆盖切口瘢痕区；②子宫前下壁瘢痕区、子宫左下壁胎盘附着处子宫肌层广泛变薄，部分中断，胎盘信号异常，考虑胎盘植入；③子宫前壁肌层及宫颈周围见明显增粗迂曲血管影，宫底信号不匀；④膀胱与子宫脂肪间隙不清，膀胱形态明显改变，提示膀胱致密粘连。一般情况可，入院查体：血压115/65mmHg，脉搏78次/分，呼吸19次/分，体温36.5℃。产科检查无特殊。血常规、凝血常规、肝肾功能未见明显异常。

入院诊断：凶险型前置胎盘状态；胎盘植入（穿透型）；瘢痕子宫；G4P1^{+2} 25^{+3}周孕宫内头位单胎。

应患者及家属要求，行剖宫产引产终止妊娠。入院1d后行局麻下双侧髂内动脉球囊阻断，拟行剖宫取胎术。

☆处理经过

入室后常规监测，建立两个16G和一个18G静脉通道补液。静脉注射甲氧氯普胺10mg，行左侧桡动脉穿刺测压、保温毯体外加温、自体血回收机备用，床旁血气示Hb125g/L。静脉推注丙泊酚100mg、舒芬太尼20μg、罗库溴铵40mg气管插管，3%七氟烷维持麻醉。开腹后见腹腔广泛粘连，子宫表面血管怒张明显，避开血管取出一死胎。腹部探查见胎盘下缘完全覆盖宫颈内口，附着于子宫前壁、左侧壁、右侧壁，子宫下段及左侧壁穿透植入，左侧植入膀胱。手取胎盘后，出血汹涌，约4000ml，血压75/35mmHg，脉搏123次/分，SpO_2 100%，体温36.5℃。立即行自体血回输，急查血气：pH7.178、BE-8、Hb71g/L、Ca^{2+}1.04mg/L。输注新鲜冷冻血浆1400ml、纤维蛋白原4g、氨甲环酸1g、葡萄糖酸钙2g、碳酸氢钠125ml，并用热盐水纱布热敷子宫、子宫按摩、结扎双侧子宫动脉、欣母沛250μg肌注，出血仍汹涌。与患者家属充分沟通后，行子宫次全切除术，腹腔未见明显出血，复查Hb92g/L，凝血功能正常。术中共计失血量6000ml，自体血回收4300ml、自体血回输2400ml、输入新鲜冷冻血浆1400ml、纤维蛋白原4g，术中输晶体液4300ml、胶体1000ml，尿量600ml。术后转入ICU治疗，术后第一天患者生命体征平稳，阴道出血少，未见切口渗血渗液，复查血常规Hb81g/L，凝血功能正常。术后第6天切口愈合良好，顺利出院。

☆相关知识点

前置胎盘是指妊娠 28 周后胎盘下缘毗邻或覆盖子宫颈内口，是妊娠晚期出血的重要原因。为方便临床管理，2020 年我国最新指南将前置胎盘分为前置胎盘和低置胎盘两类。前者指胎盘完全或部分覆盖宫颈内口；后者指胎盘附着于子宫下段，胎盘边缘距子宫颈内口的距离＜ 20mm。凶险型前置胎盘（pernicious placenta previa，PPP）是指胎盘附着于既往剖宫产子宫瘢痕处的前置胎盘，约 53.3% 产妇合并胎盘植入。

PPP 的主要机制为妊娠期子宫胎盘 - 胎儿灌注不足诱导胎盘形态学改变。剖宫产、宫腔操作、多次妊娠等操作均可能破坏子宫内膜完整性，再次妊娠时附着于子宫瘢痕组织的胎盘生长不良，诱导胎盘增生或延伸，使胎盘绒毛异常黏附或侵袭，从而形成 PPP。多次剖宫产史、多次流产史、反复宫腔操作、辅助生殖技术、高龄妊娠（＞ 35 岁）等是 PPP 发生的危险因素。妊娠晚期或临产后无诱因、无痛性阴道出血是 PPP 典型的临床表现，孕妇体征及全身情况与前置胎盘的出血量及出血速度密切相关，超声检查是诊断前置胎盘的主要手段，若怀疑合并胎盘植入，可行 MRI 检查。

PPP 对妊娠的影响：①母体：可在短时间内出现致命性产后出血，产后出血的风险是正常产妇的 12.2 倍，平均失血量为 3000 ～ 5000ml，10% 的患者超过 10 000ml，手术难度大，子宫切除率高，孕产妇死亡率达 7% 以上。②胎儿及新生儿：早产、窒息、贫血、围生期死亡率明显增加等。

PPP 往往需要产科、麻醉科、泌尿外科、新生儿科、血液科和重症医学科等多学科团队合作，若患者生命体征平稳、出血量不多且植入范围小，可行非手术治疗；若胎盘植入面积大、胎盘穿透、子宫壁薄、子宫收缩差、短时间内大量出血及非手术治疗失败者，需行子宫切除术。腹主动脉、髂总动脉及髂内动脉球囊阻断对动脉出血有效，有利于术野显露并减少产后出血，但可能存在血管损伤、动脉血栓、组织缺血、急性肾衰竭、胎儿暴露射线等副作用。严重心力衰竭、心脏右向左的分流等心脏疾病，球囊阻断后增大后负荷，需要慎重权衡是否需要球囊阻断及阻断位置。

☆专家点评

该患者 PPP 伴广泛穿透性胎盘植入行全麻下引产术，取出胎盘后出血汹涌，立即予以欣母沛肌内注射、物理治疗及双侧子宫动脉术等产科处理，并行术中回收式自体输血，输注氨甲环酸抗纤溶、补充钙剂、纤维蛋白原及新鲜冷冻血浆补充凝血因子、碳酸氢钠纠正酸中毒等处理。患者止血效果不佳，发生难治性产后出血，行子宫次全切除术，并进一步加强输血输液治疗，抢救成功。围手术期管理注意事项如下。

- 终止妊娠时机与方式：PPP 终止妊娠的时机和方式主要取决于前置胎盘的类型、阴道出血量、胎盘植入的严重程度、患者和胎儿一般情况等。剖宫产术是 PPP 终止妊娠的主要方式。对无症状 PPP 推荐在妊娠 35 ～ 38 周行择期剖宫产；若可疑胎盘植入者，建议在 36 ～ 37 周之前择期终止妊娠；若有反复阴道出血或胎盘植入程度严重者，可在促胎肺成熟后提前终止妊娠。该患者 PPP 状态、胎盘植入（穿透型）、瘢痕子宫、G4P1^{+2} 25^{+3} 周孕宫内头位单胎，产后大出血风险极高，应患者及家属要求，行剖宫产引产终止妊娠。

PPP若患者母胎情况尚好、大出血风险不大、无椎管内麻醉禁忌证，优选椎管内麻醉；若母胎情况尚好、估计出血风险较大，实施椎管内麻醉的同时应准备全身麻醉；若患母胎情况尚差、估计发生失血性休克风险大，或术前已行腹主或髂内动脉球囊阻断等血管内介入技术，可能造成椎管内操作的体位摆放困难，可直接行全身麻醉。该患者家属放弃抢救胎儿、产后大出血可能性非常大，且术前已行双侧髂内动脉球囊阻断，选择全身麻醉下剖宫取胎术。

胎盘循环血量可达600～700ml/min，PPP可能短时间内发生大量出血，处理的关键是针对产后出血的原因迅速止血，准确评估并及时补充失血量，防止低血压、低体温、酸中毒等不良反应的发生。除产后大出血的常规准备外（详见本章第二节“妊娠合并子宫破裂”相关内容），有条件者还应做准备好自体血回收，采用经胸或食管超声评估心脏功能、指导液体管理和血管活性药的治疗。出血严重时，应每30～60分钟监测一次血常规、凝血功能、纤维蛋白原水平、动脉血气分析，指导输血输液。

• PPP产后大出血容量管理注意问题：①出血量评估：除统计吸引器、纱布、术野失血量外，还应注意记录患者阴道出血量。通过监测患者临床症状、称重法或容积法、休克指数法及血红蛋白水平测定等方法综合估计失血量。②初始液体复苏：失血量≤2000ml时，采用以等渗晶体液为主、胶体液为辅的限制性液体复苏方案，每1毫升失血补充1～2ml晶体，控制晶体液＜2L、胶体液＜1.5L。限制性液体复苏可降低低体温的发生率，减少或避免因第三间隙水肿引起的组织氧供，降低稀释性凝血功能障碍发生的风险，并保持较低的血压，防治预先形成的血凝块解体。③输血方案：若初始液体复苏无效或继续出血，应考虑血制品的输注，产后出血血制品输注的时机和用量详见表5-4-1。若失血量≥2500ml、24h内输入红细胞≥10U、3h内出血量＞血容量的50%、休克指数＞1.5分，可按大输血方案进行抢救。在红细胞悬液与新鲜冷冻血浆1：1输注的基础上，提高纤维蛋白原或血浆的输注比例，维持纤维蛋白原在200mg/dl以上，并根据实验室结果进行血小板输注。④血液回收：若血红蛋白降至80～100g/L以下，或出血量＞1500ml，可行自体血回输。回收的自体血不含凝血因子，应注意凝血因子的补充。⑤血管活性药：应在充分容量复苏的基础上，酌情考虑血管活性药的使用。当心率＞100次/分时，使用去氧肾上腺素（100μg推注或25～50μg/min输注）或去甲肾上腺素（10μg推注，必要时随后200μg/h输注）；当心率＜100次/分时，使用去甲肾上腺素作为产后出血中不可接受的母体低血压的一线治疗。

表5-4-1 产后出血血制品的输注原则

名称	成分及制成	治疗时机	治疗量
红细胞悬液	1U来自200ml全血	Hb≤70～80g/L	2U提高Hb10g/L
新鲜冷冻血浆	100ml来自200ml全血；全部凝血因子、血浆蛋白原	INR/PT/APTT＞1.5；创口弥漫性渗血，出血量或输血量相当于全身血容量	补充凝血因子：10～15ml/kg；1000ml含2～4g纤维蛋白原
冷沉淀	含Ⅷ因子、XⅢ因子、vWF和纤维蛋白原。1U含纤维蛋白原0.2g	纤维蛋白原＜200mg/dl、Ⅷ因子缺乏	20U可提高血浆纤维蛋白原100mg/dl

续表

名称	成分及制成	治疗时机	治疗量
纤维蛋白原	纤维蛋白原	纤维蛋白原＜ 200mg/dl	4g 可提高血浆纤维蛋白原 100mg/dl
血小板	血小板 1U 机采 =5U 手工	血小板＜ 50×10^9/L	1U 机采血小板可提高血小板（20 ～ 40）$\times10^9$/L
凝血酶原复合物	含Ⅱ、Ⅶ、Ⅸ、Ⅹ因子	相应凝血因子缺乏	15 ～ 30IU/kg

● 补充氨甲环酸和钙：两者的及时补充对产后出血也非常重要。①氨甲环酸：对临床诊断为产后出血的妇女，除了标准护理外，建议在分娩后 3h 内尽早静脉注射氨甲环酸 1g（10min 内注射完）。如果用药 30min 后继续出血或在第一次给药后 24h 内再次出血，可重复该剂量血管活性药。②钙剂：钙在凝血过程中具有重要作用，大出血时血液的丢失可能造成患者血钙降低，而大量输注异体血时，异体血中柠檬酸盐可与钙结合，引起血钙浓度进一步下降。在严重的产后出血中，应密切监测血钙水平，并及时纠正以优化凝血和子宫肌肉收缩。

● 降压复苏：在严重产后出血期考虑允许性降压复苏，目标是 MAP 为 55 ～ 65mmHg，产后出血得到控制或出血变得可接受时使 MAP 正常化。产后出血处理的终极目标是：MAP ＞ 60mmHg、Hb ＞ 80g/L、血小板＞ 50×10^9/L、PT/APTT/INR ＜正常 ×1.5 倍、纤维蛋白原＞ 200mg/dl、体温＞ 35℃、pH ＞ 7.2、BE ＜ ±6、乳酸＜ 4mmol/L、离子钙＞ 1.1mmol/L。

● 新生儿管理：除非新生儿需要立即复苏，否则不建议早期脐带钳夹（出生后 1min 内）；若发生胎儿娩出前大出血，应做好新生儿复苏的准备。

总之，PPP 发生产后出血的风险非常高，应做好充足的准备，准确估计出血量，维持循环的稳定。若发生产后出血，限制性液体复苏作为初始液体复苏，实施允许性降压的同时，降低稀释性凝血功能障碍和组织水肿的发生；若初始液体复苏无效或继续出血，应考虑血制品的输注，必要时启动大输血方案；若条件许可，推荐术中自体血回收，并注意凝血因子的补充；建议在 3h 内尽早静脉注射氨甲环酸；加强血钙的监测与及时补充；通过多学科密切协作，挽救孕妇生命。

（曾　葵　周文琴）

第五节　三胎妊娠合并产后大出血

☆病情介绍

患者，女，32 岁，因“胚胎移植术后 29 周，不规律宫缩 3d”入院。6 个月前行“体外受精胚胎移植术”，妊娠早期 B 超提示双绒毛膜三羊膜囊三胎，胎儿 NT 测值正常，妊娠中期行无创 DNA 示低风险。优生遗传门诊咨询，建议行减胎治疗，患者及家属拒绝，选择继续妊娠，妊娠期无特殊。

入院后查体：体温 36.7℃，心率 72 次 / 分，呼吸 20 次 / 分，血压 131/83mmHg。专科查体无异常。入院后予以硫酸镁抑制宫缩、保护胎儿脑神经，地塞米松促胎肺成熟，宫缩程度仍强，进一步保胎治疗。入院 14d 后，患者出现中等强度规律宫缩，考虑早产临产，拟择期剖宫产。

初步诊断：双绒毛膜三羊膜囊三胎；IVF-ET 术后；珍贵儿；G3P0 31^{+3} 周宫内孕头位/臀位/头位三活胎早产临产。

☆处理经过

术前新生儿科团队到达手术室。入室后常规监测心电图、血压、心率、SpO_2，建立两条 18G 静脉通道补液。于 $L_{3\sim4}$ 行腰硬联合麻醉，鞘内注入 0.5% 布比卡因 2.5ml 阻滞平面达 T_6 水平。蛛网膜下腔给药后以 0.5μg/（kg·min）速度静脉泵注去氧肾上腺素。术中血流动力学平稳，麻醉满意。新生儿 Apgar 评分分别为 8-10-10 分、7-8-8 分、8-9-9 分，因早产转新生儿科。胎儿娩出后，子宫收缩差、出血 1500ml，Hb85g/L，立即持续按压子宫并予血浆管捆绑子宫下段，并给予平衡液 500ml+ 缩宫素 40U 以 50ml/h 持续静脉泵入、缩宫素 10U 宫壁注射、欣母沛 250μg 肌内注射、氨甲环酸 1g 及葡萄糖酸钙 1g 静脉滴注，纤维蛋白 4g 静脉滴注，去白红细胞 4U、新鲜冷冻血浆 600ml，复查 Hb71g/L。关腹时患者出现咳嗽，氧饱和度降至 90%，听诊双肺呼吸音粗，床旁肺部超声示双肺大量 B 线，予以呋塞米 20mg 静脉推注。20min 后，患者症状逐渐好转。术毕 Hb82g/L，共计输液 4800ml、纤维蛋白 4g、去白红细胞 4U、新鲜冷冻血浆 600ml，总出血 2200ml，尿液 2500ml。术毕按压子宫，排除宫腔积血，观察无明显活动性出血，转入 ICU 进一步观察治疗。术后第一天复查血常规 Hb9.0g/L、凝血功能未见明显异常。术后 4d 患者出院。

☆相关知识点

近年来，随着辅助生殖技术的发展及促排卵药物的应用，多胎妊娠发生率显著升高。妊娠导致的生理改变，在多胎妊娠中更为明显。与单胎患者相比，多胎妊娠生理改变主要如下：①心血管系统：多胎妊娠较单胎妊娠心搏出量增加 15%、心率加快约 3.5%、心排血量增加 20% 以上。②呼吸系统：膈肌上抬更显著，肺活量和功能残气量下降更早、程度更重，可能出现呼吸困难。③中枢神经系统：母体脑脊液孕酮水平更高，局麻药神经敏感性更大，腹压增加明显，脊髓麻醉扩散范围更广。是否进一步提高妊娠对吸入麻醉药敏感性尚不清楚。④血液系统：单胎妊娠母体血容量较妊娠前增加 40% ～ 50%，32 周左右达峰，多胎较单胎妊娠患者血容量增加多约 500ml，稀释性贫血、血小板减少及血浆蛋白下降更显著。

多胎妊娠与母婴并发症发生率明显增加有关，其主要影响如下：①胎儿及新生儿：早产、胎儿先天性发育异常、胎儿宫内生长受限、胎儿死亡发生率增加，共享绒毛膜的多胎妊娠有发生双胎输血综合征（twin-to-twin transfusion syndrome，TTTS）和双胞胎贫血性红细胞增多症序列的风险，共享羊膜囊的多胎妊娠发生脐带缠绕和脐带受压死亡的风险较高。②母体：妊娠剧吐、妊娠期高血压疾病、妊娠期糖尿病、妊娠期急性脂肪肝、妊娠期肝内胆汁淤积、前置胎盘、胎盘早剥、贫血和产后抑郁症等更常见，血栓栓塞、贫血、产后出血、输血、剖宫产率、子宫切除率更高，孕产妇死亡率增加。

多胎妊娠可能发生产后出血的原因如下：①子宫过度膨胀，肌纤维过度延伸，引起宫缩乏力、产程延长，产后出血。②为满足胎儿养分供应的需求，多胎妊娠胎盘面积较大，单胎足月妊娠患者胎盘总量为 450 ～ 650g，双胎妊娠胎盘总重量为 900g 左右，而多胎妊娠胎盘总重量可 1200g 以上，胎儿娩出后大面积胎盘的剥离形成大量血窦的开放，引起患者大出血。③多胎妊娠时胎盘面积较大，胎盘容易向下延伸到子宫下段，甚至会覆盖宫颈内口，造成前置胎盘的发生；多胎妊娠患者宫腔压力较高，外伤或强烈宫缩等可能引起胎膜破裂，破膜后羊水流出速度过快，宫腔压力骤减，易出现胎盘早剥。若合并前置胎盘及胎盘早剥等，进一步增加了产后出血的风险。

多胎妊娠产妇应警惕肺水肿和心力衰竭的发生，其可能原因如下：①血容量显著增加、胶体渗透压降低，患者心肺储备的减少，原有心肺疾病加重；②外周血管阻力下降，以毛细血管扩张为主，毛细血管通透性增加；③ TTTS 引起的产妇“镜像综合征”，引起产妇产生水肿、少尿、血液稀释等；④术前长期使用 β 受体激动剂保胎，血管平滑肌扩张，毛细血管通透性增加，当其与皮质类固醇合用，可出现肺水肿及心力衰竭；⑤术中使用强效子宫收缩剂，收缩血管平滑肌诱发高血压，在原有血管通透性增加基础上，更容易诱发肺水肿及心力衰竭；⑥单胎患者胎儿胎盘娩出后，回心血量可增加约 500ml，多胎患者的自体输血量更多。

☆专家点评

该患者双绒毛膜三羊膜囊三胎妊娠早产临产，使用硫酸镁及安宝保胎、地塞米松促胎肺成熟两周后出现早产临产，行剖宫产手术，术中出现子宫收缩乏力、出血达 2000ml 以上，循环难以维持稳定，予以输液输血等抢救处理，术中出现肺水肿，经积极处理好转。该患者是肺水肿的高危人群，在防治患者产后出血的同时应警惕肺水肿的发生。围手术期管理注意事项如下。

● 分娩方式选择：多胎妊娠早产发生率较高，终止妊娠时机一般根据胎龄、胎儿状况及母体合并症情况而定。若母婴状况无特殊，单羊膜或双羊膜三胎妊娠推荐 32 ～ 33 周分娩，三羊膜三胎妊娠可在妊娠 35 ～ 36 周分娩，妊娠 36 周以上可增加三胞胎胎儿死亡风险。该患者双绒毛膜三羊膜囊三胎妊娠、孕 31^{+3} 周早产临产，经胎儿神经保护、促胎肺成熟治疗，保胎无效后行择期剖宫产。

剖宫产是三胎妊娠患者首选的分娩方式。与剖宫产相比，阴道分娩可显著增加三胎妊娠新生儿和婴儿机械通气率及死亡率，增加产妇输血率。

● 麻醉方式选择：除外有禁忌证及产科紧急剖宫产的情况，椎管内麻醉在三胎妊娠及四胎妊娠中是安全的，多胎妊娠较单胎妊娠患者脊髓麻醉阻滞可高两个节段，应适当减小脊髓麻醉的用量。椎管内麻醉可减少回心血量、减少肺水肿的发生。但多胎妊娠常并发稀释性血小板减少及 HELLP 综合征等，实施椎管内麻醉前应检查血小板计数及凝血功能。该患者没有椎管内麻醉禁忌，在腰硬联合麻醉下顺利完成手术。

多胎妊娠产后出血的风险是单胎妊娠患者的 2 倍，三胎妊娠患者围生期子宫切除的风险是单胎妊娠的 15 倍以上。应准备有效静脉通道、保温毯及快速输液装置，保障术前备血及子宫收缩剂的可用性，积极防治产后出血（输血原则见本章第四节“妊娠合并凶险型前置胎盘”相关内容）。术前可能长期使用 β 受体激动剂且联用皮质类固醇，在胎儿娩出后大量血液回心，容易发生肺水肿及心力衰竭，应加强容量监测及心肺功能的监测，可使用肺超声等设备早期识别肺水肿，避免容量负荷过重，必要时适当利尿，治疗肺水肿及心力衰竭。该患者三胎妊娠，术中发生大出血，进行大出血的救治，关腹时患者出现咳嗽、SpO_2 下降、双肺呼吸音粗，使用肺部超声发现双肺大量 B 线，确诊肺水肿（长期使用安保且联用地塞米松、孕 32 周接近血容量高峰期均为其高危因素），给予呋塞米（速尿）治疗后症状缓解。

- 新生儿管理：胎儿可能存在早产、宫内生长受限、先天性发育异常等情况，应新生儿复苏设备和团队的准备非常重要。

总之，妊娠导致的生理改变，在多胎妊娠更为明显。剖宫产是三胎妊娠的首选分娩方式，椎管内麻醉在无禁忌的情况下是安全有效的麻醉方法。多胎妊娠产后出血风险显著增加，应采取增加静脉通道、术中保温等措施，这类患者术前使用 β 受体激动剂及皮质类固醇等保胎药物以及多胎妊娠本身导致的心血管变化，容易发生肺水肿和心力衰竭，可使用肺超声等设备，早期识别肺水肿及心力衰竭的发生，积极处理，保障多胎妊娠母婴安全。

（曾　葵　周文琴）

第六节　妊娠合并心脏病产后大出血

☆病情介绍

患者，女，36 岁，因“停经 29^{+3} 周，反复阴道流血 1 个月，下腹发紧伴咳嗽、气促、心动过速 1 周”入院。2 年前顺产一女婴，既往无明确心血管疾病病史、无猝死家族史。自述孕 4 个月因阴道少量流血行彩超检查提示胎盘低置，予以口服保胎灵等治疗后缓解。1 周前患者自觉下腹发紧、阴道流血增多，并出现咳嗽、气促、于当地医院就诊，予以口服烯丙雌醇保胎、抗生素抗感染、地塞米松促进胎肺成熟等治疗，因心脏彩超提示扩张型心肌病、慢性心力衰竭，建议转入上级医院。

入院查体：血压 108/69mmHg，脉搏 105 次 / 分，呼吸 19 次 / 分，体温 36.5℃，SpO_2 95%（吸氧 2L/min）。

辅助检查：血常规、凝血功能、肝肾功能、尿常规、未见明显异常。心电图示窦性心动过速，I、aVF 导联 ST-T 段改变。NT-proBNP 477pg/ml，心肌酶未见明显异常，呼吸道感染相关病毒检测阴性。产科 B 超：胎盘附着子宫前壁、宫颈内口完全被胎盘下缘覆盖，胎盘侵入子宫肌层至子宫浆膜层。超声心动图：左心室明显增大，舒张末期直径 66mm；左室射血分数 36%；二尖瓣轻至中度反流。

初步诊断：完全性前置胎盘伴出血；围生期心肌病；慢性心力衰竭；心功能Ⅱ～Ⅲ级；G2P1 29^{+4} 周宫内孕头位单活胎待产。

地屈孕酮、杜仲颗粒保胎治疗，杜密克软化大便，呋塞米利尿，美托洛尔（倍他乐克）控制心率，维持水、电解质平衡等治疗 1 周后，患者病情明显好转。入院第 8 天，患者下腹痛加重、出现规律宫缩，已行局麻下双侧子宫动脉栓塞术，拟行剖宫产。

☆处理经过

入室后常规监测，建立两条 18G 及一条 16G 静脉通道补液。静脉注射甲氧氯普胺（胃复安）10mg，行左侧桡动脉穿刺测压、保温毯体外加温、自体血回收机备用，床旁血气示

Hb126g/L。静脉推注依托咪酯 15mg、瑞芬太尼 40μg、氯化琥珀胆碱 100mg 后顺利行气管插管，插管成功后静脉给予顺式阿曲库铵 5mg，2% 七氟烷维持麻醉。3min 后取出一活婴，送入新生儿 ICU。腹部探查见胎盘下缘完全覆盖宫颈内口，子宫下段及左前侧壁穿透植入，考虑大出血风险较高，适当加快补液，静脉准备泵注去甲肾上腺素，准备自体血回收装备。手取胎盘后，出血汹涌，约 1800ml，血压骤降至 89/53mmHg，脉搏 98 次 / 分，呼吸 19 次 / 分，SpO_2 98%，Hb 降至 75g/L。立即加快补液，行自体血回收并回输，取异体血 2U，泵注多巴酚丁胺 3μg/（kg・min），去甲肾上腺素 0.03 ～ 0.06μg/（kg・min），并快速输注纤维蛋白原 4g、氨甲环酸 1g、葡萄糖酸钙 1g，热盐水纱布热敷子宫、子宫按摩、结扎双侧子宫动脉，出血症状逐渐缓解。手术持续约 3h，共计失血 2000ml、自体血回收 1500ml、自体血回输 700ml、异体血输入 2u，纤维蛋白原 4g，术中输晶体液 1000ml、胶体 500ml，尿量 200ml。术毕停止泵注血管活性药，复查 Hb98g/L、凝血功能正常，血流动力学稳定。

术后转入ICU治疗，术后第1天患者生命体征平稳，复查血常规Hb89g/L、凝血功能正常。口服氢氯噻嗪、螺内酯利尿，美托洛尔（倍他乐克）控制心率、再次输入异体血 2U，并指导回奶。术后第 6 天患者生命体征可，复查 NT-ProBNP 344pg/ml，Hb99g/L，心脏彩超示左心室舒张末期直径 66mm、左室射血分数 38%。切口愈合良好，顺利出院。术后 3 个月复查心脏彩超基本恢复正常。

☆相关知识点

心脏病是临床麻醉管理中常遇到的问题，高达 4% 的产妇患有心脏病，其中 80% 是先天性的。妊娠合并心脏病是发达国家孕产妇死亡的首要原因，发展中国家仅次于产后出血，总体死亡率达 0.5% ～ 2.7%。其中围生期心肌病发病率为 1 ∶ 3000 ～ 1 ∶ 4000 活产婴儿，死亡率高达 35% ～ 50%，严重威胁产妇生命。因此围生期心肌病合并大出血患者围手术期管理是产科大出血管理中的难点。

- 妊娠对心脏病的影响：①妊娠期晚期孕妇血容量增加 50%，有基础心脏病产妇可能无法耐受；②体循环阻力降低，心率增加 25%，心排血量增加 40%，维持平均动脉压正常，对右向左分流心脏病产妇尤为重要；③分娩本身会使心肌需氧量和心排血量增加近 50%，可能发生急性心功能失代偿。妊娠可能会增加肺水肿、持续快速性心律失常或需要治疗的缓慢性心律失常、脑卒中、心搏骤停或心源性死亡等妊娠期心脏事件发生。
- 主要预测因素：①心力衰竭、短暂性脑缺血发作、脑卒中、心律失常等既往心脏事件；②纽约心脏协会（NYHA）功能分级＞Ⅱ级或出现发绀；③左心梗阻（二尖瓣面积＜ $2cm^2$，主动脉瓣面积＜ $1.5cm^2$，或超声心动图显示左心室流出道峰值梯度＞ 30mmHg）；④左心室功能降低（射血分数＜ 40%）。每个预测因子 1 分，0 分、1 分和＞ 1 分的心脏事件估计风险分别为 5%、27% 和 75%。

对于心脏病患者，维持机体氧供（oxygen delivery，DO_2）和氧耗（oxygen consumption，VO_2）平衡非常重要。氧气主要由血红蛋白携带，物理溶解的氧可以忽略不计，$DO_2 \approx SaO_2 \times HB \times 1.34 \times CO$，$VO_2 \approx (SaO_2 - SvO_2) \times HB \times 1.34 \times CO$，其中 SaO_2、SvO_2、CO、HB 分别代表动脉血氧饱和度、静脉血氧饱和度、心排血量、血红蛋白浓度。CO 和 HB 是影响心肌氧供需平衡的主要决定因素。心脏病患者引起氧供需失衡的可能机制主要包括：

① EF 值下降导致 CO 下降，从而引起组织氧供减少。②心率增快、呼吸急促等因素导致了心脏和呼吸做功增加，相应的氧耗增加。③ SaO_2 下降（如发绀型心脏病），造成 DO_2 的不足等。Hb 对心脏病患者维持有效的 DO_2 非常重要，一般要求心脏病患者血红蛋白维持在 100g/L 上。

大出血患者引起氧供需失衡的可能机制主要包括：① Hb 下降可引起 DO_2 下降；②有效循环血量不足、回心血量减少、CO 减少，进一步加重 DO_2 减少；③合并低体温或代谢性酸中毒等，造成组织有效灌注减少、冠状动脉痉挛，进一步影响心脏血供，出现恶性心律失常或心脏泵血功能异常等。心脏病患者机体 DO_2 储备较差，如果叠加大出血的共同作用，可能导致机体出现严重的氧供需失衡，发生严重的心脏事件，围手术期风险极高。

☆专家点评

该患者患有围生期心肌病的同时合并完全性前置胎盘，左心室收缩功能下降、射血分数 36%，术中大出血风险高，有效循环血量不足或容量超负荷都可能为患者造成致命的伤害，在抢救大出血的同时应防止心力衰竭的发生，为围手术期麻醉管理带来了很大的挑战。围手术期管理注意事项如下。

● 分娩方式选择：有心力衰竭症状但无明确剖宫产指征的产妇，先调整心功能再决定产科手术时机。对于绝大多数具有心脏病的妊娠女性，阴道分娩优于剖宫产。剖宫产通常仅在有产科指征时进行。若经过积极治疗后心力衰竭仍进行性加重或血流动力学不稳定，建议尽快剖宫产。对多数心脏病患者，若无椎管内麻醉禁忌，首选椎管内麻醉。硬膜外麻醉可降低外周血管阻力和心脏后负荷，减少静脉回流，建议缓慢给药。蛛网膜下腔麻醉血流动力学波动较大，心功能较差者需慎重。当患者出现明显的心源性休克、恶性心律失常、心力衰竭、低氧血症等心功能失代偿表现时，应首选全麻。该患者围生期心肌病伴完全性前置胎盘，术中大出血风险高，可能发生循环不稳定、心力衰竭等失代偿表现，因此选择全身麻醉。

● 麻醉方式选择：全麻患者应尽量避免使用或谨慎滴定低剂量心肌抑制剂（如吸入麻醉剂）和丙泊酚，吸入麻醉剂应小于 0.5MAC。瑞芬太尼起效作用迅速、作用持续时间短，镇痛作用强，可减轻母体气管插管的应激反应，且对新生儿无明显影响。但大剂量瑞芬太尼对心脏有直接抑制作用，导致心率减慢，心排血量下降。

除产后大出血的常规准备（详见本章第二节“妊娠晚期合并子宫破裂”相关内容）外，有创动脉及中心静脉监测有利于血流动力学监测，必要时监测心排血量及肺动脉压等。全麻患者可采用经食管超声心动图可快速连续评估心脏功能。此外，围手术期可能突发心功能急剧恶化、心律失常、心脏血栓等，应做好多巴胺、去甲肾上腺素、腺苷、洋地黄、呋塞米（速尿）等抢救药物的准备，加强心内科、心胸外科、ICU 的合作，有条件者可做好机械心脏支持、心脏移植和植入式除颤器的准备。

● 麻醉监测与管理：密切关注患者生命体征、心功能和失血量，食管超声或经胸超声有助于判断患者容量和心功能状况，警惕容量超负荷或容量不足。一旦发生术中大出血，应避免输注大量晶体或胶体液，必要时尽早及时输注血制品。术中回收式自体输血可减少或避免异体血输注引起的相关输血反应、缓解异体血的不足，还可以减少输血等待期、减少晶体或胶体等容量替代治疗的需求量，血制品输注更及时。但自体血回收过程中仍存在回收量不足的情况，应及时以异体血补充。对于有心功能异常的患者应维持 Hb ≥ 100g/L，以保证充分的氧供。若出现肺水肿或充血性心力衰竭，应尽早使用利尿剂。输注血液制品的时候要严密监测患者是否发生了输血导致的过敏反应和输血相关性肺损伤，由于两者和与心脏病恶化的部分表现有叠加效应，可明显加重病情，一旦发生将导致麻醉管理极度困难。

合并了心脏病的患者遭遇大出血更容易出现心肺功能危象，应予以警惕，主要包括：①收缩压＜ 90mmHg、心率＞ 130 次 / 分或＜ 45 次 / 分；②呼吸频率＞ 25 次 / 分和外周 SpO_2 ＜ 90%；③血乳酸＞ 2.0mmol/L、中心静脉血氧饱和度＜ 60%；④神志改变、肢体湿冷及少尿等。

处理原则：①立即静脉给予正性肌力药和（或）缩血管药，适当扩容并监测血流动力学；②充足氧供，维持 SpO_2 ＞ 95%，必要时气管插管机械通气；③若血压仍低，可行主动脉内球囊反搏或左心室辅助装置，必要时体外膜肺氧合治疗。

术中存在大出血的患者术后仍然存在再次出血的风险，因此术后应加强对出血量和患者生命体征的严密监控，术后低流量吸氧可以提高氧分压，为脆弱的心脏提供更好的氧供，对 LVEF ＜ 35%、NYHA 心功能Ⅲ或Ⅳ级的严重 PPCM 患者，如果术中采用了气管插管全麻，建议术后带管回 ICU 继续治疗，一方面呼吸机支持治疗可以减少呼吸做功，减少氧耗，另一方面可增加患者氧气的供给，增加氧供，对合并严重心脏病的患者有利。通过复查血气可以了解患者氧供需平衡的情况。目前建议不哺乳。

总之，妊娠合并心脏病和前置胎盘均是可能危及生命的产科疾病，管理的关键是做好术中大出血及急性心功能恶化的准备，避免因低血容量或贫血引起心脏抑制，避免容量超负荷、凝血因子稀释、酸中毒和体温过低。必要时及时输注血制品，在维持液体平衡同时避免心肌抑制，加强多学科密切协作，挽救孕妇生命。

（曾　葵　周文琴）

第七节　妊娠合并妊高症产后大出血

☆病情介绍

患者，女，36 岁，因“停经 28^{+1} 周，发现血压突然升高 1d”入院。妊娠期检查正常，无头昏眼花、头痛等不适。1d 前患者突然出现血压升高，最高达 170/94mmHg，尿蛋白 3+。入院血常规、凝血常规、电解质、肝肾功能、细胞免疫、自身抗体免疫全套等未见明显异常；小便分析：尿蛋白 3+，病理管型查见，粗颗粒管型 3 ～ 4 个，细颗粒管型 4+；胸部超声双侧胸腔及腹腔内未见明显积液。超声示胎儿腹围及估重均小于同孕龄第 10 百分位，脐血流 S/D 升高，大脑中动脉 PI 值降低，胎监无反应型。考虑重度子痫前期、胎儿生长受限。予以地塞米松促胎肺成熟、硫酸镁解痉、拉贝洛尔及拜新同降压、克赛及阿司匹林抗凝治疗，血压控制在 123 ～ 142/81 ～ 97mmHg，胎监胎心变异及加速有所好转，胎动正常。3 周后患者出现持续腹部绞痛，血红蛋白进行性下降，Hb100g/L，B 超提示腹腔游离液性暗区，主要位于左侧腹，最深约 7.2cm，考虑腹腔内出血可能性大，不排除肝包膜下血肿破裂等腹腔内脏器出血，亦不能排除隐性胎盘早剥、子宫破裂致内出血等，拟行剖腹探查术，必要时急诊剖宫产。

术前诊断：腹腔内出血？重度子痫前期；胎儿生长受限；臀位；高龄初产妇；G2P0^{+1} 31周宫内孕臀位单活胎待产。

☆处理经过

入室后10L/min流量面罩吸氧，常规监测生命体征，血压105/57mmHg，脉搏80次/分，氧饱和度100%，静脉注射甲氧氯普胺10mg。行左侧桡动脉穿刺测压、自体血回收机备用，葡萄糖酸钙1g静脉滴注，床旁血气示Hb71g/L。静脉推注丙泊酚100mg、瑞芬太尼70μg、氯化琥珀胆碱100mg后行气管插管，顺式阿曲库铵6mg、2.0%七氟烷维持麻醉。开腹后见腹腔大量积血及血凝块，子宫大小与孕周相符，未见子宫破裂及胎盘早剥征象，立即向家属交代病情后同意急诊剖宫产。4min取出一名男活婴，Apgar评分为3-6-8分，转入NICU。咪达唑仑2mg、舒芬太尼20μg加深麻醉，缩宫素10U宫壁注射、缩宫素10U静脉滴注促进子宫收缩。凝血常规示：PT13.3s，APTT42.6s，纤维蛋白原253mg/dl，输注去白红细胞悬液4.5U、新鲜冷冻血浆800ml。快速缝合子宫后全面探查盆腹腔，见胆囊底部下方肝包膜一直径约1.5cm破口，伴持续性出血，未见其他脏器明显异常，共计腹腔游离血及血凝块2300g（血凝块为主）。复查Hb65g/L，PT12.3s，APTT32.0s，纤维蛋白原203mg/dl，进一步输注去白红细胞悬液3U，肝脏妥善修补后明胶海绵覆盖，未见出血及渗血，复查Hb85g/L，凝血功能正常。肺部超声未见明显异常。术中共计出血约1100ml，输去白红细胞7.5U、新鲜冷冻血浆800ml，共计输液3950ml、尿量400ml。

术后转入ICU病房，予以抗感染、促宫缩、硫酸镁解痉等治疗处理，术后第一天患者生命体征平稳，复查血常规Hb93g/L、凝血功能正常。术后5d顺利出院。

☆相关知识点

妊娠高血压疾病是全球孕产妇和围生期死亡率和发病率的主要原因之一，占全球孕产妇死亡的14%，严重威胁母婴健康和安全。目前，将妊娠相关高血压疾病概括为四类，包括妊娠期高血压、子痫前期 - 子痫、妊娠合并慢性高血压、慢性高血压伴发子痫前期。妊娠相关高血压疾病的主要发病机制尚不完全清楚，血管内皮损伤、异常胎盘形成、基因因素、免疫因素、抗血管生成蛋白等是造成先兆子痫的主要原因，病理生理改变主要包括慢性子宫胎盘缺血、免疫不耐受、脂蛋白毒性、遗传印记、滋养细胞凋亡和坏死增多、孕妇过度耐受滋养细胞炎性反应等。

子痫前期可能影响到母体多个器官系统，主要包括：①中枢神经系统：脑血流的异常自动调节，出现反射亢进、头痛、视觉变化、失明、癫痫、昏迷和脑出血等。②心血管系统：a. 由于第三间隔效应，前负荷降低，对失血的敏感性增加；b. 血容量扩张时，心房利钠肽释放增加，心排血量可能会上升至基线的3～4倍；c. 后负荷增加到基线值的2～3倍，可能发生左心衰竭。③血液系统：子痫前期患者血容量扩增明显减少，仅增加16%（正常妊娠增加30%～45%），血液浓缩，血细胞比容升高，易并发血栓栓塞。④呼吸系统：气道水肿加重，气管插管困难；肺水肿。⑤胎儿胎盘：子宫胎盘灌注减少，胎儿生长受限和羊水过少。⑥其他：血小板减少、DIC、肝肾功能受损，甚至肝破裂等。

由于妊娠期血容量扩增明显减少、血容量储备不足，以及子宫肌层水肿、渗血，子宫收缩乏力，子痫前期患者更易发生产后出血。若使用解痉剂影响子宫收缩或合并肝功能损害引起凝血功能障碍，产后出血会进一步加重。在容量管理方面存在矛盾，在血管痉挛、血容量不足的同时，常规扩容治疗并未改善母婴的死亡率和病发率，输入大量的液体反而会增加肺水肿、脑水肿的风险。

☆专家点评

该患者重度子痫前期、胎儿生长受限，期待治疗 3 周后出现持续腹部绞痛，血红蛋白进行性下降，B 超怀疑腹腔内出血行急诊剖腹探查术，术中发现大量积血及血凝块，剖宫产终止妊娠，探查时发现患者重度子痫前期合并罕见并发症自发性肝破裂，经过肝破裂修补，输血输液抗休克治疗后，抢救成功。围手术期管理要点如下。

• 麻醉方式选择：椎管内麻醉可安全用于妊高征患者，若存在紧急分娩、椎管内麻醉禁忌证或拒绝椎管内麻醉情况，可行全身麻醉。该患者需行急诊剖腹探查术、循环不稳定、可疑胎儿宫内窘迫，选择全麻。

• 术中监测：子痫前期是一种动态疾病，除产后大出血的常规监测（详见本章第二节“妊娠晚期合并子宫破裂”相关内容）外，血小板计数可以迅速下降，应特别关注血小板变化的趋势，加强血小板监测；硫酸镁的使用和大失血低钙血症，会影响子宫收缩，出血风险增加，应注意血钙浓度的监测和钙剂的补充。

• 围手术期管理：目前尚无子痫及子痫前期围手术期液体治疗的最佳建议。没有出血或其他容量减少的情况下，主张采取液体限制方式来进行容量管理，速度限制在 1 ～ 2ml/（kg•h），并限制在 10ml/kg。发生产后出血时，应将抢救失血性休克放在首位。应注意血容量不足可能会被正常血压值所掩盖，除了准确估计失血量以外，密切监测脉搏、血压、尿量以及血红蛋白的变化更有实际意义，必要时行经胸超声心动图或有创监测。大出血抢救时，可适当限制晶体液或胶体液的容量，早期输注血制品，避免胶体渗透压的剧降，发生肺水肿。该患者先兆子痫同时合并肝被膜下血肿破裂，准备有效静脉通道、保温毯、快速输液装置及自体血回收装置，根据连续动脉血压、血红蛋白的变化及肺部超声，成功指导大出血的救治、防止肺水肿及心力衰竭的发生。

• 术后管理：术后应转入 ICU 继续解痉、降压治疗，密切监测子痫发作、产后出血等病情变化，随着第三间隙液体的移动，分娩后发生肺水肿的风险最高，一般在分娩后 5d 消退；并发发生全身性水肿、气道肿胀、打鼾及肥胖的患者，术后容易发生气道阻塞或低通气，须严密监护。

总之，子痫前期严重威胁母婴健康和安全，患者全身小动脉痉挛造成外周阻力增加、血管内皮细胞损伤、通透性增加，可能对多个系统造成影响。尽管存在血容量不足，但常规扩容治疗反而会增加肺水肿、脑水肿的风险。当合并产后大出血时，应把抢救失血性休克放在首位，适当晶体液或胶体液的扩容，早期输注血制品，并根据肺部超声识别肺水肿，指导妊高征患者产后大出血的抢救，减少并发症，保证母亲安全。

（曾　葵　周文琴）

第 6 章

椎管内麻醉并发症

第一节 腰麻后延迟性脊髓硬膜外血肿

☆病情介绍

患者，女，26 岁，身高 163cm，体重 105kg，因“停经 39^{+3} 周”入院，拟于我院行计划性子宫下段剖宫产术。

入院诊断：G2P1 39^{+3} 周宫内孕单活胎待产；妊娠高血压；瘢痕子宫。

查体：入院体温 36.3℃，心率 80 次 / 分，血压 158/110mmHg，入院后予以镇静、解痉、降压等处理，孕妇未述特殊不适，既往有坐骨神经痛病史。脊柱无畸形，无压痛，四肢感觉、运动、肌力均正常。

辅助检查：血常规 WBC3.8 × 10^9/L，Hb148g/L，PLT85 × 10^9/L，凝血参数在正常范围、肝肾功能、电解质均正常。

常规术前禁食 8h，禁饮 2h，患者入室，监测血压 140/95mmHg，心率 78 次 / 分，呼吸 17 次 / 分，SpO_2 97%，建立静脉通道。取左侧卧位，$L_{3 \sim 4}$ 间隙穿刺，穿刺过程不顺利，未找到间隙，请求上级医生帮助，在 $L_{1 \sim 2}$ 间隙硬膜外穿刺成功，向头侧置管 3cm，过程顺利，回抽导管内无出血及脑脊液，注入 1% 利多卡因 4ml，5min 后测试麻醉平面无异常，给予 1% 罗哌卡因 10ml，阻滞平面 $T_6 \sim S_5$，麻醉效果佳，手术顺利，取出一女婴，体重 3.2kg，1-5-10min Apgar 评分为 9-10-10 分，手术历时 54min，术中出血 400ml，输入乳酸钠林格液 450ml，尿量 300ml。术毕连接硬膜外镇痛泵，配方为 0.125% 盐酸罗哌卡因 + 0.5μg/ml 舒芬太尼，患者生命体征稳定，安全送回病房。手术后 4h，导尿管被拔除，患者开始站起来照顾新生儿，硬膜外麻醉导管在术后第 3 天拔除。术后第 4 天患者出院。术后第 5 天，患者下床活动后突然出现剧烈腰背部疼痛，随后出现右下肢感觉异常，无运动功能障碍，立即急诊入院。

☆处理经过

产科接诊后立即启动多学科会诊。超声科立即行腹部超声检查，麻醉科查看穿刺点未见明显异常，下肢运动功能正常，也未见体位性头痛、恶心呕吐。产科插入尿管后，发现残余容量 1100ml，嘱继续观察患者尿潴留情况，并要求患者卧床休息，适量补液，同时以非甾体类药物行疼痛治疗，效果不佳。3h 后患者出现右下肢运动障碍，自述下肢麻木，乏力等不适，立即请神经内科急会诊，查体：双下肢痛、温觉减退，双下肢肌力 2 级，膝反射、跟腱反射减退。考虑为硬膜外血肿，急诊行 MRI 检查，提示 $L_{1\sim2}$ 硬膜外血肿，主要位于右侧，脊髓圆锥区有明显的肿块效应和脊髓信号改变。与家属沟通后，将患者转至神经外科，于 5h 后在全麻下行"椎板切除减压，椎管内血肿清除术"。术后患者双下肢的感觉和运动功能部分恢复，继续予以神经营养、脱水消除局部水肿，强化性康复治疗等综合治疗。患者积极配合进行相关训练，2 周后可下床活动。随访检查 3 年，虽然下肢大部分神经功能障碍得以改善，但其运动、感觉和括约肌功能均仍然持续存在不同程度的缺陷，MRI 显示 $L_{1\sim2}$ 脊髓层有永久性缺血性损伤。

☆相关知识点

椎管内血肿包括脊髓内血肿和硬膜外腔血肿，发生在椎管硬膜外腔的血肿又称脊髓硬膜外血肿（spinal epidural hematoma，SEH）是椎管内麻醉后罕见的严重并发症之一。椎管内麻醉穿刺、置管和拔管过程中均可能引起出血，对于凝血功能正常的患者，多数在短期内能止血，并不会形成 SEH，只有短时间内大量出血才有形成血肿的风险。并非所有的 SEH 都与麻醉有关，可以自发发生，也可以在背部手术等其他诱发事件后发生。其发生率尚不清楚，但根据回顾性研究，其发生率可能非常低，其中，SEH 占椎管内血肿的 75%，而 40% 为特发性。目前在导致 SEH 的发生机制方面存在不同的观点，有的认为 SEH 为硬膜外腔静脉出血，由于硬膜外腔静脉无静脉瓣，不能抵抗压力，剧烈活动、咳嗽、穿刺置管机械损伤均容易引起静脉损伤出血；还有的解释认为 SEH 主要源于硬脊膜外腔动脉出血，如动脉畸形等，常见位置为胸腰段。SEH 形成因素可能是硬膜外阻滞穿刺针或导管对血管的损伤，也可能是椎管内肿瘤或血管畸形导致的自发性出血，而大多数自发性出血发生于抗凝或溶栓治疗之后，导致 SEH 的危险因素见表 6-1-1。

表 6-1-1 脊髓硬膜外血肿的危险因素

分类	因素
患者因素	出凝血功能异常：凝血病、子痫前期、HELLP 综合征、严重的血小板减少症、血小板功能障碍、肾衰竭 脊柱病变：椎管狭窄、椎管内肿瘤 其他：高龄、女性、骨质疏松症
麻醉因素	采用较粗穿刺针或导管、穿刺损伤出血、导管的置入及拔除
治疗因素	围手术期抗凝或溶栓治疗

SEH 在出现疼痛或神经功能缺损之前临床表现不明显，其临床表现与血肿的大小和进展速度相关，当出血量少或出血缓慢时典型的症状出现较晚，而严重的 SEH 表现为 12h 内出现的严重背部疼痛（25%），进行性的运动和感觉神经功能障碍（83%），包括肌无力及括约肌功能障碍，以及肠或膀胱功能障碍（8%），最后发展至完全瘫痪。与经典的椎间盘突出不同，根性疼痛是 SEH 患者不常见的症状。影像学表现为硬膜外脂肪消失或向椎管中

央推移，神经根受压前移，可通过椎间孔侵及椎旁；75% 血肿位于背侧或背外侧，可周围强化，血肿中央强化提示活动性出血，需与硬膜外肿瘤、硬膜外脓肿等相鉴别。通常情况下，在怀疑为硬膜外血肿时，需及时行影像学检查并请相关科室会诊明确诊断。

SEH 有非手术治疗及手术治疗两种方式。通常选择椎板切除减压术及血肿清除术，小血肿也可非手术治疗。如需行血肿清除手术，争取在血肿形成 8 ～ 12h 内进行，如超过 24h 则很难恢复。

产科患者的 SEH 发病率似乎明显低于其他人群，回顾性研究报道，其发生率为 0.6 例 /10 万次硬膜外导管置入，对全国住院患者样本数据的分析发现，在超过 230 万例产科硬膜外导管置入中有 15 例硬膜外血肿。因此，妊娠是否导致硬膜外血肿的发生率增加，目前尚不明确。一方面，足月妊娠患者因增大的子宫压迫下腔静脉，促使硬膜外静脉丛血流增加、血管扩张，穿刺针和导管均可直接损伤硬膜外血管丛，造成硬膜外出血。腹压增加和宫缩都是导致椎管内静脉丛回流到下腔静脉受阻的因素，因此，对于分娩镇痛后宫缩持续存在的患者，发生椎管内血管机械损伤后 SEH 的风险可能是增加的。但另一方面，妊娠的高凝状态又是预防血肿发生的有利因素。

☆专家点评

本例患者硬膜外阻滞后发生截瘫系 SEH 所致。SEH 是椎管内麻醉的罕见并发症之一，主要表现为神经、硬膜囊受压的症状。其发生与患者本身的合并症及血管的机械损伤都有一定的关系，可能与以下因素有关：①术前血小板计数值偏低；②肥胖患者穿刺困难，加之椎管内血管怒张明显，相对安全操作空间减小，反复穿刺和置管导致的血管损伤；③不能排除本身是否存在血管畸形，产后血容量增加导致的血管薄弱。

- 麻醉方式选择：该患者实验室检查血小板较正常偏低，无使用抗凝药物病史、凝血功能障碍和相关血液系统合并症，无椎管内麻醉禁忌证。但是患者体重 105kg，属于病态肥胖类型，仍然属于有穿刺损伤血管的高风险患者。

由于椎管内麻醉后早期局麻药物的残留作用存在，将会干扰对下肢感觉和运动功能恢复情况的判断，如果血肿形成在椎管内麻醉后早期，容易导致病情延误。用于分娩镇痛的低剂量局麻药产生最小的运动阻滞，有利于对有椎管内血肿发展风险的患者进行下肢功能的连续监测。因此，在椎管内麻醉后感觉和运动功能恢复延迟，或感觉阻滞平面恢复正常后又重新出现或出现更高的感觉阻滞平面，或者在分娩镇痛患者中出现了与局麻药物浓度不相符的运动阻滞，均应引起警惕。导致本病例诊断困难的一个因素是患者在拔出硬膜外导管后 2d 才出现症状，影像诊断也相应延迟。因此，当 SEH 形成后产生截瘫征象，应立即行 MRI，出现症状后诊断时间越短，手术治愈率越高。

- 注意事项：对预防 SEH 有价值的注意事项包括①甄别高危人群，对存在凝血功能异常、服用抗凝药物和脊柱异常等患者提高警惕，血小板下降的速度与血小板计数同样重要。②穿刺操作轻柔，避免反复穿刺。③硬膜外置管动作应轻柔、置入深度规范。④选择质地柔软的导管或加强型导管。⑤对硬膜外穿刺置管后出现出血的患者，应加强随访，及时检查躯体及下肢运动和感觉功能。⑥对可疑 SEH 的患者尽早进行影像学检查明确诊断，力争在 12h 内完成椎板减压、血肿清除术。

总之，虽然 SEH 是椎管内麻醉后的罕见并发症，但却可能造成截瘫的严重后果，应引起临床的高度重视。妊娠期合并症和围生期循环、血液系统的生理改变有可能导致 SEH 发生风险增加，使得 SEH 的发生具有不可预测性。因此，当患者在围生期出现典型的神经受压症状和体征时，应尽早完成影像学检查，明确诊断，实施治疗，避免造成严重后果。

（刘　超　刘建波）

第二节　腰硬联合麻醉后颅内慢性硬膜下血肿

☆病情介绍

患者，女，33 岁，因“剖宫产术后头痛 45d，加重伴恶心呕吐 2d”入院。45d 前患者在我院因“G1P0 39^{+3} 周宫内孕臀位单活胎先兆临产”行剖宫产术，娩出一活男婴，麻醉方式为腰硬联合麻醉，穿刺部位 $L_{3\sim4}$，穿刺置管顺利，效果确切，手术经过顺利，术中血流动力学稳定，出血约 300ml，输入晶体液 800ml。产后第 1 天患者出现头晕、头痛，坐位加重，低枕平卧症状缓解，考虑硬脊膜穿破后头痛。给予平卧、补液、口服镇痛药等治疗后头痛部分缓解，产后第 7 天出院，住院期间未进行任何影像学检查。出院后患者食欲差、出汗较多，近 2d 患者自觉头痛逐渐加重，疼痛遍布整个颅骨，并伴有周期性恶心，无呕吐、力量减退、失眠及意识改变。

患者入院后急诊行头颅 CT 示：左额颞顶区低密度新月形病变，中线结构由左向右移位。

初步诊断：左侧额颞顶慢性硬膜下血肿。患者既往无头痛、头外伤、凝血功能障碍、糖尿病、尿毒症、高血压、血液病等疾病史。

入院查体：血压 120 / 80mmHg，心率 89 次 / 分，意识清楚，颈强直（－），双下肢 Babinski 征（－）。

☆处理经过

完善血常规、凝血、血生化及电解质等相关实验室检查，均未见明显异常。急诊行左侧额颞顶慢性硬膜下血肿钻孔引流术，麻醉方式选择快速诱导气管插管全身麻醉，桡动脉置管连续有创血压监测。麻醉诱导药物选择咪达唑仑 4mg、丙泊酚 120mg、瑞芬太尼 70μg 和罗库溴铵 50mg。术中采用间断推注舒芬太尼、罗库溴铵，以及 3% 七氟烷吸入维持麻醉，复合手术切口部位局部麻醉。术中见血肿包膜形成，符合慢性硬膜下血肿的诊断，行开颅硬膜下血肿清除术。手术历时 1h，术后患者清醒拔管，术后第 1 天，随访患者症状明显好转，术后第 10 天，临床治愈出院。2 个月后患者门诊随访，未述特殊不适，复查头部 CT 未见异常。

☆相关知识点

硬膜下血肿（subdural hematoma，SDH）是神经外科常见的系统疾病，通常认为是由血液或血液降解产物形成的存在于硬脑膜和蛛网膜之间的一种封闭性液体。好发于老年人，男女比例约为3∶1。外伤和老年是导致SDH的主要原因，老年人由于脑萎缩导致脑移动空间变大，桥静脉相对延长，加之血管脆性增加，轻微的脑部震动可导致桥静脉或者蛛网膜受损从而发生SDH。除了老年、外伤等因素，颅内肿瘤、动脉瘤、动静脉畸形、抗凝药物使用、可卡因滥用导致的血管痉挛，以及导致低颅内压的因素（如脑脊液漏、脑脊液分流、腰椎穿刺等）也会导致SDH。其中，动脉破裂导致的SDH占总发病率的20%～30%，而直接由动脉瘤破裂导致的SDH占0.5%～7.9%，且多与其他部位颅内出血并存。SDH可以根据出血开始的时间进行临床分类。发病后1～2d为急性SDH；发病后3～14d为亚急性SDH；发病后15d或更长时间为慢性SDH。慢性SDH的发病率每年1.7～20.6/10万。

妊娠期脑出血发生率约为3.5/10万，通常情况下，非麻醉患者发生SDH主要原因为高血压、动静脉畸形、凝血功能异常等。其中最多见于妊娠期高血压疾病和颅内动静脉畸形。由于妊娠期和围生期血容量的波动，使颅内动静脉畸形的异常血管失去了对血流的调节能力，很容易造成动静脉畸形破裂出血。而对于没有合并上述高危因素的麻醉患者，偶尔会发生在腰麻后或者意外硬脊膜穿破（unintentional dural puncture，UDP）后的病例中，发病率约为1/50万。导致出血的机制通常与UDP后低颅压，桥静脉受牵拉导致的静脉血管破裂出血相关。

在正常情况下，颅腔容积是恒定的，内含有脑组织、脑脊液与血液，三者共同维持颅内压在6～15mmHg，其中脑脊液占颅内总容量的1/10，约150ml，生成速度为0.35ml/min，每天约产生500ml。当脑脊液丢失超过一定量时，造成颅内压降低，使脑组织顺压力梯度移动，致大脑凸面与硬膜之间的桥静脉或Mittenzweig静脉受到牵拉。大脑桥静脉在大脑半球的前后左右长度不等，额叶长度96%为5～20mm，顶叶长度90%为5～20mm，左额前桥静脉最短平均只有3.8mm。当脑组织向下移位大于最短桥静脉的长度时，牵拉颅内静脉尤其是硬膜下段桥静脉薄弱处，则导致桥静脉血管壁撕裂出血，血液积聚于硬膜下腔形成血肿。此外，脑组织移位时还可牵拉撕裂蛛网膜，形成硬膜下积液；同时，颅内低压也可能导致脑静脉充血，使得血管内液体渗漏到硬膜下腔，这两种原因导致的积液增多也可引起桥静脉断裂出血，形成SDH。但该部位的静脉出血通常可被升高的颅内压或血块本身的间隔填塞所阻止。

SDH是椎管内麻醉后罕见但严重的并发症之一，该并发症致死率高达13%，因此早发现、早诊断非常关键。SDH出血部位不同，其特征性临床表现各异（表6-2-1），但因为出血部位靠近脑膜，头痛是大多数SDH患者的典型临床表现，头痛程度及持续时间与出血速度及出血量呈正相关。短时间内出血量较大时可表现为突发剧烈头痛、烦躁、呕吐、严重者出现癫痫，甚至意识障碍和脑疝。出血量较小或出血缓慢时，一部分患者病情进展比较缓慢，症状出现较晚；而另一部分急性SDH患者在病程发展中，血肿被逐渐分解吸收，成纤维细胞形成包膜包裹血凝块，表现为慢性SDH。与急性SDH患者相比，慢性SDH患者出血之初症状不明显，在受伤或其他诱因后数周，症状才由模糊或轻微的非典型表现变得逐渐明显。这些症状可能包括新的或无法解释的进行性症状，例如头痛、头晕、认知障碍、冷漠或抑郁、帕金森综合征（如震颤、强直）、步态共济失调、嗜睡和癫痫发作等。

表 6-2-1　颅内不同出血部位的特征性临床表现

部位	临床表现
额叶	偏瘫、言语障碍（优势半球）、执行功能障碍（非优势半球）
顶叶	语言障碍（优势半球），感觉障碍（非优势半球）
颅后窝	头痛、呕吐、瞳孔不等大、吞咽困难、脑神经麻痹、颈强直、共济失调
纵裂	头痛、轻瘫

头颅 CT 扫描是本病诊断最直接、最准确的方法，而磁共振成像可能是慢性 SDH 和确定可能的潜在原因的首选方法。因为出血沿着覆盖的硬脑膜的轮廓，SDH 通常呈新月形。大多数 SDH 发生在大脑凸面，也可能发生在大脑和小脑半球之间的硬膜下腔或脑干周围，沿着脊柱的颅外 SDH 十分罕见。急性 SDH 在 CT 上显示为均匀的高密度新月形聚集；慢性 SDH 表现为等密度至低密度的新月形病变。

SDH 的治疗方式主要取决于出血量、压迫症状和患者一般情况，出血量大、压迫症状重的 SDH 需急诊手术治疗；而出血量小、症状轻、患者一般情况差的 SDH 可非手术治疗。体积较小的 SDH 可被完全吸收，也可能复发再次出血导致病情加重。

☆专家点评

该患者的SDH在产后45d加重，在分类上属于慢性SDH。患者有明确的椎管内麻醉病史，随后发生了硬脊膜穿破后头痛（postdural puncture headache，PDPH）。同时，患者没有导致 SDH 的其他诱因，可由此推测导致该患者出现慢性 SDH 的病因，应该主要与脑脊液慢性渗漏后低颅压导致的桥静脉破裂出血有关。虽然患者初期出血缓慢、血液位于蛛网膜外，早期无明显颅内高压症状和体征，只有蛛网膜硬膜受血液刺激引起的轻度头痛和头晕，症状不典型；但后期出现严重头痛、头晕、恶心呕吐等颅内压增高症状及局部受压体征，需要急诊手术清除血肿。

产后头痛非常普遍，据报道，产后第 1 周的发病率高达 39 %。其中大多数为原发性头痛（精神焦虑、失眠的紧张性或偏头痛型头痛），其他常见原因为先兆子痫 / 子痫、哺乳期头痛和 PDPH。罕见原因包括可逆性脑血管收缩综合征和可逆性后部脑病综合征。近期如果有腰椎穿刺史和 UDP 史，排除其他疾病导致的头痛后，主要考虑头痛为 PDPH，因为，椎管内麻醉相关的 PDPH 在产科患者中最为常见。引起 PDPH 的高危因素有年龄（20 ～ 30 岁高发）、体重指数、性别（女性多发）、穿刺针型号和口径大小、穿刺针斜面的方向、穿刺时患者体位、操作者的技术、穿刺次数等。此外，产后出汗多、饮水少，脑脊液减少也可加重低颅压头痛。

单纯的 PDPH 本身具有自限性，对于镇痛药物等对症治疗有效，一般 5d 内均可自行缓解。但如果 PDPH 患者同时合并了出血量较小的 SDH，早期临床症状可能并不典型，仅有头痛、恶心等症状。因此，对发生了 PDPH 的患者需要提高警惕，避免漏诊。当出现以下情况时应怀疑存在 SDH 和其他形式的颅内出血：①长期头痛：头痛超过 5 ～ 7d。②治疗无效：口服镇痛药、硬膜外血补丁等对症治疗无效。③症状好转后又再次恶化。④头痛位置改变或出现局灶性神经压迫症状。⑤排除外伤、精神疾病、妊娠期高血压、凝血功能异常、脑膜炎、脑血管畸形等其他因素。及时行头颅 CT 明确诊断，一旦确诊，应请神经外科会诊，符合手术指征者尽快手术清除血肿，以免因血肿长期持续压迫脑组织而出现神经功能永久缺损等后遗症。

总之，妊娠期和围生期为产科麻醉相关脑出血发生的高危时期，早期识别与处理是其中的难点。椎管内麻醉时如果发生了 UDP，应警惕低颅压导致的 SDH，加强麻醉后随访，及早识别早期脑出血的相关症状和体征，早期合理治疗，最大程度降低严重神经系统并发症发生率和死亡率。

（张　芮　刘建波）

第三节　腰硬联合麻醉后持续性马尾神经综合征

☆病情介绍

患者，女，27 岁，身高 150cm，体重 90kg，因停经“停经 41^{+3} 周，阴道流血性分泌物 1^{+} h”入院。

入院诊断：胎膜早破；妊娠糖尿病；G1P0 41^{+3} 周宫内孕单活胎 LOA 位。拟行急诊剖宫产手术。既往体健，无基础疾病和妊娠合并症，也无神经根性疼痛或背部疼痛的病史。

入院查体：体温 36.4℃，心率 78 次 / 分，呼吸 18 次 / 分，血压 118 ～ 133/75 ～ 86mmHg，胎心监测 145 次 / 分，脊柱四肢无畸形。

辅助检查：白细胞计数 10.7×10^9/L，淋巴细胞占 15.3%，血小板计数 96×10^9/L，凝血功能无异常，心脏超声检查未见明显异常。

患者入室后常规监测，血压 128/85mmHg，心率 78 次 / 分，呼吸 20 次 / 分，SpO_2 97%，测血糖 5.5mmol/L，鼻导管中流量吸氧，静脉快速输注复方氯化钠注射液。麻醉方式选择腰硬联合麻醉，采用“针内针”法操作。产妇采取左侧卧位 $L_{3\sim4}$ 穿刺，第一次穿刺患者述上侧（即右侧）大腿疼痛，调整穿刺针方向后，无易感，抽吸脑脊液回流通畅，确认腰穿针在蛛网膜下腔后，缓慢注入 0.5% 布比卡因（含 8% 葡萄糖）2ml，注射完毕后向头侧置硬膜外导管 4cm，麻醉后采取手术床左侧倾斜 15° 卧位，麻醉平面控制在 T_6 以下，手术开始取平卧位，顺利取出一名活男婴，1-5-10min Apgar 评分分别为 9-10-10 分，胎儿取出后给予患者地塞米松 10mg 静脉推注，术中患者生命体征平稳，估计失血量为 300ml。术毕拔除硬膜外导管，安返病房。术后静脉自控镇痛泵配方为布托啡诺 12mg+0.9% 氯化钠注射液共 100ml，给药方案为背景剂量 2ml，单次注射 1ml，锁时 30min。术后 32h，患者起床小便，发现右下肢麻木、乏力，且虚弱感逐渐加重，继之左腿也出现虚弱。

☆处理经过

立即邀请麻醉科和神经内科进行院内会诊。神经学评估证实患者双侧肢体感觉运动功能障碍，会阴区痛觉明显减弱，急诊行腰骶部 MRI 检查，显示马尾神经根在 $L_{2\sim3}$ 水平增厚和丛生，L_5 ～ S_1 椎间盘退化略显突出，无硬膜外脓肿、血肿或椎管狭窄，再次给予地塞米松 10mg。

术后第 3 天，患者症状进一步加重，自述双下肢麻木，无法活动，排尿困难。再次联合麻醉科、神经内科、泌尿外科行多科会诊，查体：双下肢肌张力减低、腱反射减弱、肌力 2 ～ 3 级，双侧 Babinski 征（－），双侧 L_3 以下痛、温、触觉、关节被动运动觉和位置觉减弱。尿动力学提示逼尿肌 0 收缩，括约肌收缩正常，临床诊断为马尾神经综合征。给予大剂量类固醇非手术治疗：甲泼尼松龙 500mg/d，静脉滴注，3d 后减至 80mg 每日静脉滴注，持续 10d 治疗。同时采用中药和局部按摩、针灸、高压氧等综合康复治疗，同时行下肢血管超声排除下肢静脉血栓。4 周后，患者下肢肌张力有所恢复，肌力 4 ～ 5 级，肌电图表现为神经源性损伤，累及双侧下肢 L_5 ～ S_1 根部，L_3 ～ L_4 也累及右侧。术后 2 个月左右，患者膀胱排空正常，肠功能恢复。8 个月后，患者仍然无法正常行走，复查 MRI 显示和出院前相似。经过持续 2 年的康复治疗，患者的右侧步态基本保持不变，但足下垂仍然存在。嘱患者定期随访，继续药物治疗，康复治疗。

☆相关知识点

马尾神经综合征（cauda equina syndrome，CES）是蛛网膜下腔麻醉并发症之一。马尾神经根的损伤可能由压迫、炎症、继发于体位异常的拉伸、直接创伤、脊髓缺血或局麻药的神经毒性引起。在产科人群中使用蛛网膜下腔麻醉引起严重和永久性的神经系统并发症是非常少见的，虽然马尾神经综合征发病率较低（0.3 ～ 0.5/10 万），但产科椎管内麻醉后发生率仍明显高于非产科患者。

马尾位于脊髓圆锥节段以下的椎管内，近端成分包括 L_3 ～ S_1 根的成分，远端包括了 S_2 ～ S_5 神经根成分。其营养来源于脑脊液与血液供给，由于供应马尾神经的脊髓动脉和根动脉在吻合部存在一个相对贫血区，因此马尾神经更容易因受压而发生缺血损伤。此外，马尾神经作为脊髓与周围神经的桥梁，连接背根神经节假单极神经元与脊髓神经元。因其特殊的解剖结构，也比较容易受到机械性和化学性损伤。蛛网膜下腔中的神经根（特别是骶神经根）的髓鞘形成较差，对化学刺激物和大量可能聚集在该区域的潜在神经毒性局部麻醉剂几乎没有保护作用。因此，蛛网膜下腔麻醉时，神经根更容易受到永久性化学损伤，相反，硬膜外腔中的神经根被三层脑膜保护层包围，硬膜外腔的损伤更有可能在几天到几个月的时间内恢复。

由于神经根及马尾神经营养血管的特殊性，血管因受压而屈曲、狭窄，特别是压迫小静脉造成淤血，将引起毛细血管逆性淤积，发生组织缺血、缺氧和炎症反应，使毛细血管通透性增高，液体和大分子物质进入神经组织，发生离子失衡、轴浆分离、液压升高，组织水肿又加重血管受压形成恶性循环。这一恶性循环，一旦启动，迅速导致神经压迫部位产生广泛的病理损害，产生逆性反馈，导致骶髓前角细胞大量凋亡。顺行溃变影响双侧神经根，背根神经节被坚韧的囊腔所包囊，这一结构特点导致节内产生很高的压力，使节内大量神经元胞体缺血坏死。双侧神经组织受累是形成马尾神经综合征的病理基础。

麻醉穿刺损伤和椎间盘突出压迫是导致 CES 的主要原因，大部分麻醉原因导致的 CES 患者都有明确的机械损伤病史，在穿刺针或导管插入过程中出现触电感、烧灼感等感觉异常，或在注射局麻药物时出现剧烈疼痛，都预示着脊髓或脊神经根损伤的风险。尤其是选择高于 $L_{3\sim4}$ 椎间隙进行穿刺时，由穿刺针损伤或注射药物溶液导致的直接脊髓损伤更有可能发生。某些椎体异常和脊柱疾病也可使患者在椎管内麻醉后易发生脊髓损伤，包括低位脊髓圆锥、严重椎管狭窄和脊髓拴系综合征。并存疾病（如糖尿病）也可能与神经损伤有关。

临床表现方面，马尾神经综合征代表了 S_1 以下的神经根功能障碍的结果。主要表现包括：交替出现的坐骨神经痛；进行性神经损害，感觉障碍表现为下肢神经功能障碍（运动/感觉丧失、反射改变）；会阴部麻木、感觉减弱或消失；膀胱和（或）肠道括约肌功能障碍，表现为排尿、排便乏力、尿潴留、大小便失禁，男性还可出现性功能障碍。由于 CES 的最常见原因是腰椎间盘突出症，这类 CES 患者还伴有背痛和单侧或双侧坐骨神经痛或腿痛、感觉丧失和（或）虚弱，CES 病情进展见表 6-3-1。影像学检查可清楚直观地反映椎管和椎管内硬膜囊及马尾情况，对诊断有一定的价值。

表 6-3-1　马尾神经综合征病情进展

进展	临床表现
一阶段	电生理检查有双侧潜伏期的异常，而临床无症状
二阶段	仅鞍区麻木，性功能 1 级
三阶段	鞍区感觉不完全障碍，大小便无力，性功能 2 级
四阶段	鞍区感觉丧失，大小便失禁，性功能 3 级

CES 治疗方面，早期干预 50% 的 CES 可治愈，目前主要为内科非手术治疗，如镇痛、营养神经、消肿、针灸、按摩、康复锻炼等，以及显微外科技术治疗。但外科治疗有可能会造成术后瘢痕组织对马尾神经压迫，故手术治疗需精准定位，充分减压。一般认为发生 CES 后 2 周内手术效果最好，大于 2 周疗效差，也有学者通过大量病例证实慢性马尾神经损伤恢复与手术时间无明显关系，而急性马尾损伤须尽早手术。

☆专家点评

椎管内麻醉中 CES 的发生和预后多与麻醉医生的穿刺水平、对并发症的认识水平、预防措施、硬膜外导管类型以及麻醉药物种类、浓度等有关。

本病例的发生原因可能与穿刺针直接损伤马尾神经有关，也有可能是高浓度的布比卡因引起的神经毒性，局麻药引起局部神经周围通透性改变和神经纤维水肿。从病情发生后的腰骶部 MRI 检查结果来看，其表现也符合局麻药物导致的蛛网膜炎的诊断。脊髓麻醉后发生 CES 的病例可能与局麻药的毒性有关，尤其是利多卡因。局部麻醉药毒性被认为主要发生在马尾，因为骶神经根鞘比邻近的腰神经根长很多，且没有保护鞘，它们更容易受到麻醉药的影响。

产科椎管内麻醉后神经损伤发病率高于非产科椎管内麻醉，说明妊娠是椎管内麻醉神经损伤的高危因素，应予以重视。虽然绝大多数椎管内麻醉后神经损伤可以治愈，一旦发生却将给产妇带来巨大的痛苦和焦虑，严重影响患者的术后康复和生活质量，甚至引发医疗纠纷和医疗伤害赔偿。因此，在进行麻醉操作时要慎重选择穿刺部位，穿刺动作要做到轻柔，避免手法不当或反复穿刺，如用力过重进针过快等。椎管内麻醉时感觉异常通常预示着穿刺针或导管接触到神经根或脊髓。因此，进针时务必关注患者是否出现神经异感或疼痛等表现，当患者出现感觉异常时，应该改变穿刺针的方向，并重新评估脊柱水平。如果感觉异常完全消失，一般认为继续穿刺是可以接受的。虽然感觉异常对神经内注射既不敏感也不特异，但在绝大多数永久残疾的患者中，存在穿刺针插入时或注药时严重感觉异常或疼痛。与麻醉穿刺和注药相关的脊髓损伤的预后往往很差，在腰麻时发生脊髓损伤的病例中，所有患者均出现持续的单侧感觉丧失，伴有或不伴有泌尿症状和足下垂，大多数患者均有脊髓圆锥病变（如梗死、髓内出血或积液）的MRI证据，直接注射入脊髓实质最有可能导致截瘫。

总之，蛛网膜下腔麻醉时，应准确定位椎间隙，减少穿刺置管损伤；规范用药，避免高浓度药物导致的神经毒性损伤；加强术后随访，及早发现可能由麻醉引起患者感觉运动功能障碍的相关并发症，及早干预，最大限度改善患者预后。

（林巧霞　刘建波）

第四节　剖宫产术中突发可逆性脑血管收缩综合征

☆病情介绍

患者，女，32岁，身高158cm，体重75kg，因“停经38^{+3}周，血压持续升高”入院，患者为瘢痕子宫，合并有妊娠期高血压，拟择期行剖宫产手术。

入院诊断：G3P1 38^{+5}周宫内孕头位单活胎待产；瘢痕子宫；重度妊高征；脐带绕颈。

入院查体：体温36.5℃，心率81次/分，呼吸17次/分，血压153～169/96～103mmHg；身高160cm，体重74kg；脊柱无畸形及外伤、穿刺点周围无感染；既往无头晕、头痛史，未合并偏头痛、嗜铬细胞瘤等其他疾病。产前检查：宫高38cm，腹围99cm，胎位LOA位，胎心141次/分。术前血常规、凝血功能及肝肾功能等实验室检查无明显异常，入院后通过口服硝苯地平血压控制在正常范围。

患者入室后常规监护，血压126/95mmHg，心率78次/分，呼吸20次/分，SpO_2 97%。麻醉方式选择腰硬联合麻醉，取左侧卧位，$L_{3\sim4}$间隙穿刺，穿刺顺利，蛛网膜下腔给予重比重0.5%罗哌卡因2.5ml（12.5mg），硬膜外未置管。穿刺完毕平卧位5min后，患者出现胸闷、心慌等不适，心率118次/分，血压75/48mmHg，立即吸氧，调整手术床左倾30º，并间断静脉推注麻黄碱6mg，加快补液，患者症状缓解，血压逐渐上升到106/62mmHg，手术开始，3min后顺利剖出一名健康女婴，出生后1-5-10min Apgar评分分别为9-10-10；胎儿取出后，子宫收缩略差，产科医生给予卡前列素氨丁三醇（欣母沛）250μg肌内注注，2min后，患者述头痛剧烈，伴恶心，无呕吐。

☆处理经过

此时患者心率99次/分，血压162/118mmHg，考虑患者合并有妊娠高血压，给予硝酸甘油小剂量静脉滴注降压，甲氧氯普胺10mg，患者症状缓解，血压恢复到正常范围，手术结束患者生命体征稳定，送回病房。

☆☆☆☆

术后第 2 天，患者下床再次出现剧烈头痛，呈搏动性，血压 148/75mmHg，考虑患者本身存在妊娠高血压且术前并未合并可导致头痛的相关疾病，考虑可能存在腰麻后脑脊液外漏过多，嘱患者严格卧床休息，加大补液量，每日入量约 4000ml，术后第 4 天，患者平卧位，血压升高至 178/110mmHg，头痛加剧，给予口服降压药血压有所下降，但头痛未缓解，由于患者本身有妊高征且病情逐渐加重，头痛加剧，请神经内科会诊，查体：左侧肢体有轻微麻木感，余未见明显的阳性体征，为明确病因，完善头颅 MRI+MRA，造影示患者右侧大脑中动脉多发节段性血管狭窄，提示患者存在弥漫性血管痉挛，考虑为产后脑血管收缩综合征。予以休息、镇静、尼莫地平 60mg 口服，6 次 / 天，患者症状得到明显缓解，疼痛程度及频率明显降低；术后第 7 天，患者下床活动，肢体麻木感不明显，术后第 10 天，患者基本恢复，好转出院，电话回访述头痛未再复发。3 个月后复查造影，显示未见明显异常。

☆相关知识点

可逆性脑血管收缩综合征（reversible cerebral vasoconstriction syndrome，RCVS）又称 Call-Fleming 综合征，于 1988 年由 Call 等首先报道，主要临床特点为反复急骤发作的雷击样头痛，伴或不伴有局灶性神经功能缺损或癫痫发作，脑血管成像显示颅内外大动脉呈非动脉硬化性、非炎症性、多发节段性狭窄，因产后女性为易感人群，曾被称为产后血管炎，属少见病，目前报道较少，临床常被误诊为脑动脉硬化，需引起重视。

妊娠期间特有的病理生理变化与脑血管并发症风险增加相关。妊娠期体内凝血系统发生变化，表现为纤维蛋白原、血管假性血友病因子、Ⅷ因子、纤溶酶原激活物抑制剂等促凝因子水平增高，而蛋白 S、蛋白 C 和抗凝血酶Ⅲ活性下降。高孕酮水平会导致静脉顺应性增加和静脉淤滞。凝血因子的变化与静脉血淤滞可共同导致高凝状态，并且在妊娠晚期和产褥期最为明显，增加了脑血管疾病风险。

RCVS 的确切发病机制仍不清楚。可为自发性，也可为继发性，患者多合并有血容量增加和高血压，血管活性药物的使用和产后状况也是主要诱因。继发于产后的 RCVS 多发生在分娩后 1 ～ 3 周，也有 50% ～ 70% 的患者有药物使用史（肾上腺素类或 5-HT 药物）。也可能与促血管生成因子和抗血管生成因子水平升高以及子痫有关。其他诱因包括：免疫抑制剂或血液制品、偏头痛、嗜铬细胞瘤、外伤、颈动脉夹层、未破裂的动脉瘤等。

RCVS 的临床特征，包括急性、自限性病程和症状，可表现为单纯的严重头痛、神志不清和癫痫发作，以及短暂神经功能缺损；也可表现为重型症状，如永久性神经功能缺损、出血性或缺血性卒中、脑水肿甚至死亡。尤其以"雷击头痛"为典型症状，典型的 RCVS 具有自限性特点，发病后 3 周症状恢复，脑血管节段性收缩在 3 个月内恢复正常，因此，大多数患者预后良好，部分患者遗留轻微症状，如慢性头痛等，这主要与继发性脑卒中有关。5% ～ 10% 的患者表现为慢性过程，从而导致永久残疾或死亡，尤其以产后 RCVS 多见，故临床医生需高度警惕，尽早识别妊娠及产褥期间可能出现的脑血管病事件的高风险患者，明确病因，积极预防。当剖宫产患者在术中或术后出现明显头痛时，应立即分析和查找原因。可以根据头痛、局灶性神经功能缺损症状和癫痫性发作等症状早期识别神经血管疾病，进行多学科诊治以期改善预后，目前推荐的 RCVS 治疗方法是使用镇痛药缓解症状，必要时预防癫痫发作。从而确保母婴的安全，将这一特殊群体的生命和功能残疾的风险降至最低。

☆专家点评

该患者术前合并妊娠高血压，术中有使用麻黄碱和卡前列素氨丁三醇等药物，存在明确的诱因，有发作典型的剧烈头痛伴有血压升高等明显症状，造影显示弥漫性的血管痉挛，可以明确诊断为产后脑血管收缩综合征。

由于大多数 RCVS 的患者术前都合并有高血压，疾病发作后也是以头痛和高血压为主要表现，因此对于术中突发高血压的诊断鉴别与处理也非常重要（表 6-4-1）。对于术中突发的高血压，无论哪种类型均应立即分析病因，并针对病因给予充分镇静、镇痛等处理，对于原因不明的高血压，可优先使用短效的效用比较温和的降压药物，降压后再进一步分析病因。

表 6-4-1　术中高血压的原因及处理

类别	病因	处理
原发高血压性	遗传、环境因素，肥胖、口服避孕药、睡眠呼吸暂停低通氧综合征	降压药
继发性高血压	肾脏疾病、内分泌疾病、血管疾病、颅脑疾病以及妊娠期高血压	针对病因：降压药，利尿剂，镁剂，脱水、过度通气等
心理因素	紧张焦虑	镇静药
麻醉相关	麻醉过浅、镇痛不全，缺氧、二氧化碳蓄积	加深麻醉，充分镇痛，调整通气参数
手术操作	颅脑手术牵拉、嗜铬细胞瘤手术等	短效降压药
其他	液体过量、体外循环流量大、颅内压升高、升压药使用不当、尿潴留等	病因治疗

• 鉴别诊断：该患者头痛症状典型，有助于明确诊断，但对于症状不典型的患者还需要进行鉴别诊断，导致产科患者出现头痛后的常见原因如下。①生理原因：女性在生产后体内孕激素水平下降，雌激素水平升高，易诱发偏头痛。②心理原因：部分产妇产后焦虑、抑郁继而出现头痛症状，如紧张性头痛或神经性头痛，如果出现焦虑症、抑郁症、强迫症，也会导致自主神经紊乱引起头痛。③病理原因：感染、颅内静脉血栓、青光眼、硬膜穿刺后疼痛、意外硬脊膜穿破脑脊液丢失导致颅内压降低从而产生头痛、颅内肿瘤、脑血管因素（如脑血管收缩综合征、脑卒中、脑出血等）、可逆性脑白质后部综合征等。④药物原因：如麦角、升压药等。不管哪种原因导致的头痛，一旦发生剧烈头痛时，均应查找原因，尽早进行影像学检查，排除颅内病变。必要时行脑血管造影明确诊断，通过神经内科、麻醉科、产科、药学等多学科联合，解决因脑血管痉挛引起的大脑动脉张力失衡问题，尤其是有先兆子痫的孕产妇更应高度警惕颅内出血、血管源性水肿、多灶性梗死和死亡等情况的发生。

• 围手术期管理：该类型患者可以在术前充分调控好血压，麻醉前注意容量管理，维持循环动力学稳定，尽可能避免或减少麻醉后因剧烈血压下降而多次使用血管收缩药物这一导致RCVS发生的诱因。术毕使用PCIA和腹横肌平面阻滞等多模式镇痛，减少产妇疼痛。术后72h为产后循环波动较大的时期，术后可入ICU继续监护治疗，直到度过危险期。

总之，RCVS的典型表现为“雷击头痛”，与血管活性药物的使用、产后状态、颅内病变等因素相关，妊娠期和围生期病理生理改变可增加其发作的风险，急性发作后诊断未明确时应尽快控制血压，充分镇痛，预防癫痫发作，完善影像学检查，降低严重并发症对母婴的影响。

（刘建波　林巧霞）

第五节　腰段硬膜外麻醉后单侧霍纳综合征

☆病情介绍

患者，女，25岁，因“停经38^{+2}周，下腹胀痛不适2h”入院待产。

入院诊断：臀位，G1P0 38^{+2}周宫内孕单活胎臀位先兆临产。

查体：体温36.5℃，心率78次/分，呼吸20次/分，血压121/80mmHg，身高158cm，体重78kg。心肺查体未见明显异常，脊柱及双下肢未见异常，脊柱体表标志清楚，穿刺点周围皮肤无异常，气道Mallampati分级Ⅱ级。产前检查：宫高35cm，腹围110cm，胎位臀位，胎先露臀，宫缩不规律，胎膜未破，胎心132次/分，宫口未开，估计胎儿体重3600g。

入院辅助检查：Hb102g/L，血小板、凝血功能正常，拟在椎管内麻醉下行剖宫产术。

☆处理经过

该孕妇术前禁食5h、禁饮2h，术前30min静脉滴注雷尼替丁50mg。调节手术室室温23℃，湿度55%。孕妇入手术室后常规监测ECG、SpO_2、心率、血压、胎心，留置尿管并记录尿量。鼻导管吸氧3L/min，开放静脉通道并于麻醉开始前预扩容。取左侧卧位$L_{2\sim3}$行硬膜外麻醉，穿刺过程中患者存在宫缩，穿刺经过顺利，到达硬膜外腔后向头端置管3.5cm。操作完成后孕妇平卧位，于硬膜外腔注入2%盐酸利多卡因3ml试探剂量，5min后测试麻醉平面位于双侧$T_8\sim L_1$，孕妇未述不适，再次硬膜外腔注入盐酸罗哌卡因8ml。20min后镇痛效果良好，测麻醉平面位于双侧$T_7\sim L_3$。切皮前分次静脉注射去氧肾上腺素100μg/次以维持血压在100/60mmHg以上，且维持平均动脉压高于55mmHg。手术开始后3min顺利取出胎儿，1-5-10min新生儿Apgar评分9-10-10分，胎儿娩出后于宫体注射缩宫素10U，同时静脉滴注缩宫素10U（加入乳酸钠林格液500ml缓慢滴注）。子宫收缩可，无严重出血。手术开始15min后产妇述左侧眼部不适，立即查体发现产妇左侧眼睑下垂、左侧瞳孔缩小、左侧面部潮红，右侧无异常。此时测麻醉平面$T_5\sim L_3$，两侧对称。产妇意识清楚、对答切题，述双上肢活动可，无明显呼吸困难、胸闷、说话困难等症状。SpO_2 95%～97%，血压较术前略下降，经补液、使用血管活性药物后维持正常水平。考虑患者出现高节段的交感神经阻滞所致霍纳综合征，立即严密监测产妇生命体征，高流量吸氧，做好气管插管全身麻醉准备。手术开始40min后上述症状逐渐消退，手术历时 50min，术中出血 400ml，尿量 300ml，此时测麻醉平面 T_8 以下，术后转 PACU 继续观察。产妇在 PACU 观察约 1h 后上述症状明显减退，生命体征平稳，离开 PACU 前测麻醉平面 T_{10} 以下，产妇转回普通病房，恢复良好，无后遗症。产妇 5d 后出院，术后随访产妇无异常症状出现。

☆相关知识点

霍纳综合征（Horner's syndrome）是支配眼部和面部的交感神经被阻滞所导致的一系列临床症状，如患侧上眼睑下垂、瞳孔缩小、结膜充血、面部发红伴无汗等。多种疾病可引起霍纳综合征，如 Pancoast 瘤、丘脑 - 下丘脑梗死、第四脑室室管膜瘤及颈动脉夹层等。霍纳综合征在麻醉中出现主要见于臂丛神经阻滞或颈丛神经阻滞后，主要因素是局麻药阻滞了星状神经节所致。硬膜外麻醉并发霍纳综合征较为罕见（多见于产科患者），发病机制也不完全清楚，可能原因是局麻药向头端扩散阻滞了支配眼部和面部的交感神经。硬膜外阻滞引起的霍纳综合征多为交感神经节节前阻滞，具体部位约在脊髓灰质侧角的节前神经元发出节前纤维随相应脊神经前根出椎间孔的部位。

交感神经自中枢神经系统发出时是有髓神经纤维（B 纤维，直径＜ 3.0μm，传导速度 3 ～ 15m/s），在神经节进行突触换元后分布于支配的靶细胞，此时已变成无髓神经纤维（C 纤维，直径 0.4 ～ 1.3μm，传导速度 0.3 ～ 2.3m/s），对局麻药敏感性升高，因此最易被局麻药阻滞。交感神经、感觉神经、运动神经阻滞的平面不一致，一般来说交感神经阻滞平面高于感觉神经阻滞平面 2 ～ 4 神经节段，感觉神经阻滞平面高于运动神经阻滞平面 1 ～ 4 节段，因此出现感觉平面不高，而交感神经平面已经较高的情况，这需要麻醉医生在日常工作中提高警惕。

妊娠期女性其腹腔压力增加、血容量增加，可导致硬膜外腔静脉丛怒张、从而使硬膜外腔和蛛网膜下腔的空间减少，局麻药扩散范围变大，其相对阻滞平面增宽，局麻药需减量 30% ～ 50%。由于硬膜外腔相对减小，其发生霍纳综合征的可能性增加。孕妇在妊娠晚期，每次宫缩可致腰段硬膜外腔压力增高 10 ～ 20cmH_2O。分娩时，缩宫素的使用和腹压的增加均可导致腰段硬膜外腔压力波动，从而促使局麻药向头端扩散。孕妇在妊娠晚期平均心率可增加 10 ～ 15 次 / 分，椎管内动脉搏动频率的增加，同样会引起硬膜囊搏动频率的增加，从而会促进局麻药的扩散。

☆专家点评

由于妊娠患者椎管内容积较非妊娠状态减少，局麻药容量过大容易导致麻醉平面过高。对于大多数局麻药使用量正常的孕妇来说，当腰段硬膜外阻滞引起异常高的阻滞平面时，应该警惕导管误置入了硬膜下腔。产科急诊手术较多，孕妇往往在实施麻醉时候合并宫缩，穿刺时患者可能会出现无法控制的体动，容易造成意外刺破硬膜，如果发现不及时，存在导管置入硬膜下腔的可能。少量药物就可以导致异常广泛阻滞，而异常广泛阻滞是导致霍纳综合征的最主要的原因。腰硬联合麻醉时，如果因为蛛网膜下腔阻滞效果欠佳给予较大剂量硬膜外加药后，也有导致霍纳综合征的风险，而且其感觉阻滞平面通常也较高，患者往往还伴随上肢麻木，鼻塞等症状。该患者感觉阻滞平面不高，但仍然出现了霍纳综合征，考虑在局麻药扩散过程中极低浓度局麻药扩散范围较广，可能与妊娠本身病理生理改变，取胎儿时人为增加腹压，缩宫素使用等导致硬膜外腔压力和容积改变的因素相关。

目前多数学者认为霍纳综合征是良性并发症，有自限性，一般不会对患者产生较大影响。但是腰段硬膜外阻滞一旦出现霍纳综合征，多提示交感甚至感觉和运动阻滞平面过高，可能会影响循环和呼吸功能。也可能是异常广泛交感阻滞的前兆，不排除发生心脏意外的可能。有文献提出，硬膜外阻滞并发霍纳综合征后有出现产妇低血压和胎儿心动过缓的情况；但霍纳综合征并发的呼吸抑制却是极为少见。

若发生与椎管内麻醉相关的霍纳综合征，提示交感阻滞平面过高，首先应暂停硬膜外给药或减缓用药速度，减少对孕妇生理的影响，特别是呼吸循环的影响，必要时需更改麻醉方式。如果硬膜外腔单纯使用的利多卡因或氯普鲁卡因，霍纳综合征可以在短时间内消退，如果使用的是罗哌卡因等长效局麻药，其症状维持的时间较长，多数在 2h 内不会消退，因此术后需要延长观察时间和吸氧时间，做好随访工作。

总之，剖宫产硬膜外麻醉并发霍纳综合征是一类罕见的麻醉并发症，其发生机制有多种因素参与，是交感阻滞平面过高的特征性临床表现，虽然多数预后良好，但仍需警惕发生异常广泛阻滞导致的一系列呼吸循环抑制，术中熟悉霍纳综合征的临床表现以及处理方式，重点在于维持血流动力学稳定，维持正常氧合，以保障母婴安全。

（朱虹颖　刘建波）

第六节　腰麻后全脊髓麻醉

☆病情介绍

患者，女，35 岁，因“停经 39 周，临产”入院。患者平素健康状况好，有妊娠期高血压病史，妊娠期定期监测血压，血压波动范围：120 ～ 145/75 ～ 90mmHg。既往 6 次家中阴道分娩史。

入院后查体：血压 145/86mmHg，心率 107 次 / 分，SpO_2 97%，身高 158cm，体重 90kg，BMI36kg/m^2，双下肢轻度水肿，饱胃状态。入院后实验室检查：血常规、凝血功能、肝肾功能及电解质未见明显异常。

入院诊断：头盆不称；妊娠期高血压；G7P6 39 周宫内孕 LOA 单活胎临产。

患者因“头盆不称、临产”拟急诊行剖宫产术。入室常规监护，血压 148/88mmHg，心率 110 次 / 分，SpO_2 95%。鼻导管吸氧，氧流量 4L/min，术前用药：西咪替丁 300mg 静脉注射，甲氧氯普胺 10mg 静脉注射，复方氯化钠注射液 500ml 静脉滴注。麻醉方式为：蛛网膜下腔麻醉。穿刺节段 $L_{3\sim4}$，穿刺顺利，确认脑脊液流出通畅后，缓慢注射 0.5% 等比重布比卡因 3ml。操作完成后，立即置患者于仰卧位，并向左倾斜。监测血压 133/83mmHg，心率 105 次 / 分，SpO_2 98%，预防性使用甲氧明 2mg 缓慢静脉滴注，避免仰卧位低血压综合征。5min 后测麻醉平面 $T_4 \sim S_5$，患者无不适。麻醉 16min 后顺利取出胎儿。胎儿娩出后，患者出现了焦虑不安，胸闷，呼吸困难。

☆处理经过

麻醉医生立即安抚患者，试图消除患者焦虑，同时面罩给予 100% 氧气，血压 139/79mmHg，心率 118 次 / 分，SpO_2 100%。随着手术的进行，患者出现呼吸暂停和意识丧失，同时伴低血压、心动过缓、氧饱和度下降，此时生命体征：血压 80/34mmHg，心率 46 次 / 分，SpO_2 76%，未触及脉搏。麻醉医生立即行气管插管，机械控制通气；给予麻黄碱 6mg，加快输液。建立 16G 静脉第二通道，行容量复苏，但血流动力学仍不稳定，每 5 分钟间断给予肾上腺素（30μg、10μg、10μg）。10 ～ 15min 后，患者生命体征逐渐平稳，血压 105/60mmHg，心率 83 次 / 分，SpO_2 97%，自主呼吸逐渐恢复，患者情况好转后逐渐停用升压药。但患者意识一直未恢复，术中机械通气，直到手术结束（手术时长 70min）。

患者因并发了肺水肿、低血糖，且意识未恢复，术后送入 ICU 进一步支持治疗。给予患者持续正压通气、静脉注射呋塞米（速尿）和输注 40% 葡萄糖等对症支持治疗。经上述治疗后，患者意识仍未恢复，同时伴右手无目的运动。ICU 医生对患者进行了进一步评估，包括相应器官功能检查、电解质检查、CT 扫描等。因患者检查结果均无异常，因此排除了造成意识丧失的其他可能原因。在 ICU 严密监护和机械通气 24h 后，患者意识逐渐恢复，生命体征平稳，拔除气管导管。患者运动和感觉功能也逐渐恢复，1 周后，患者出院，无任何神经或临床后遗症。

☆相关知识点

全脊髓麻醉（total spinal anesthesia，TSA）是椎管内麻醉一种罕见的并发症，主要特征是椎管内注药后迅速发展的广泛感觉和运动神经阻滞，伴随意识消失和呼吸循环功能异常。据报道，TSA 总发生率为 1/16 200 ～ 1/2971，在美国产科人群的发病率为 1/4336。导致 TSA 原因可能是由于意外将用于硬膜外腔的药物注射到蛛网膜下腔或硬膜下腔（通过位置不当的导管或针头）、通过硬膜裂缝将药物从硬膜外腔转移到蛛网膜下腔，或注射到蛛网膜下腔的药物过量。它通常发生在局部麻醉后的几分钟内，但也可能发生在 40min 后患者体位改变时。TSA 主要体征和症状表现为：血压突然下降，交感神经、感觉和运动阻滞平面迅速上升，伴有心动过缓、低血压、呼吸困难和吞咽或发声困难。症状可进展为意识不清 [由于脑干灌注不足和（或）脑干麻醉] 和呼吸抑制（继发于呼吸肌麻痹和脑干灌注不足），甚至意识丧失，瞳孔扩大，呼吸暂停，甚至心搏骤停。如用药量过大，症状典型，诊断不难；但是，偶尔患者在血流动力学稳定时也会失去意识，这是由于局麻药硬膜下扩散所致，意识不清和呼吸抑制可能是全脊髓麻醉的最初迹象。剖宫产术中突发意识丧失的其他原因包括空气或羊水栓塞，肺栓塞，误给镇静药物，或癔症发作，均需要系统排除。一旦发生 TSA，对产妇和胎儿都可能导致严重后果。产妇可能意识丧失，呼吸心搏骤停；胎儿可因子宫胎盘血流减少甚至中断，引起胎儿缺氧、酸中毒、中枢神经系统损伤，严重时导致胎儿死亡。

TSA 的发生一般为较大量的局麻药误入蛛网膜下腔导致。而产科患者对局麻药敏感性的增加及妊娠相关的生理变化，局麻药用量较非妊娠患者有很大的不同。而在众多因素中，孕产妇硬膜外腔有效容积是下降的，同时硬膜外腔压力（epidural pressure，EP）是增加的。

两者的变化是影响局麻药用量及药物在椎管内扩散的主要因素。研究表明，体位改变、妊娠、子宫收缩、腹内压力传导、硬膜外腔注射液体、蛛网膜下腔压力传导等都会对EP造成影响，已证实，在蛛网膜下腔注射之前或之后向硬膜外腔注射局部麻醉溶液或生理盐水可导致麻醉水平高于预期，甚至导致全脊髓麻醉。妊娠妇女EP高于非孕妇女，子宫收缩会在妊娠基础上进一步增加EP，医生按压腹部娩出胎儿时腹内压增加也会传导至腰段椎旁间隙，导致EP增加，子宫收缩剂的使用也会增加EP。因此，妊娠妇女在围生期EP的增加及对局麻药敏感性增加均影响椎管内局麻药的用量，同时升高麻醉平面，如果局麻药用量不当，可导致TSA的发生。尤其是在使用大剂量的局部麻醉剂溶液进行硬膜外麻醉失败后，应谨慎进行单次脊髓注射。如果尝试脊髓麻醉，应考虑减少局部麻醉剂量。

☆专家点评

本例患者椎管内操作顺利，无硬膜外针导致的意外硬脊膜穿破，为蛛网膜下腔单次给药，无硬膜外腔追加局麻药漏入蛛网膜下腔的风险，但患者最后仍然出现了TSA，考虑原因为该患者为妊娠妇女，肥胖，EP较非妊娠患者升高，应减少局麻药用量，但该患者蛛网膜下腔麻醉使用了15mg布比卡因，高于大多数文献的推荐，麻醉后阻滞平面很快上升至T_4，随着接下来产科按压腹腔操作和缩宫素使用等的影响导致EP升高及患者在胎儿娩出后的血流动力学的变化，患者的阻滞平面很快进一步升高，导致了TSA。

本患者的围手术期管理主要从以下几个方面考虑。

• 术前评估：详细了解患者既往史，做好相关体格检查，对于拟行椎管内麻醉的患者，我们在评估产科患者时，尤其需要关注孕产妇特殊的生理状况，以避免局麻药用量过大等导致TSA的发生。椎管内麻醉操作时，避免意外硬脊膜穿破，特殊患者如产科、矮小、肥胖患者等应减少局麻药用量并减慢推药速度，避免在蛛网膜下腔注药前后硬膜外腔注射生理盐水。布比卡因在产科椎管内麻醉的推荐剂量为10～15mg，既往相关研究表明在剖宫产术中，鞘内布比卡因联合芬太尼（10μg）和吗啡（0.2mg）使用的95%的有效药物剂量在重比重和等比重时分别为11.2mg和13.0mg。因此，产科患者、肥胖，应酌情减少局麻药用量。

• 术中术后管理：椎管内穿刺成功后硬膜外腔采用试验剂量；后继硬膜外追加药物时注意回抽确保局麻药注入硬膜外腔，术中手术操作以及宫缩剂的使用等均会增加硬膜外腔压力，会导致麻醉平面的进一步上升，应重点关注患者麻醉平面变化，严密监测生命体征，尤其要识别患者TSA的早期表现，一旦发生TSA，应迅速处理，维持患者循环及呼吸功能。如果患者神志消失，应建立人工气道和人工通气；加速输液，使用血管活性药维持循环稳定；如发生心搏骤停应立即施行心肺复苏；对患者进行严密监测直至神经阻滞症状消失。尽管TSA来势凶猛，影响患者的生命安全，但只要诊断和处理及时，大多数患者均能恢复。

• 新生儿管理：发生TSA后，应立即处理，宫内复苏，维持产妇呼吸、循环稳定，尽快取出胎儿，做好新生儿急救准备。

综上，孕产妇在行椎管内麻醉过程中，未预料的TSA会产生致命的后果，合并高危因素的孕产妇应采取预防措施，避免TSA发生；TSA发生后，应早期识别和立即干预，保障母儿安全，预防母儿后遗症的发生。

（邓　萍　唐　勇）

第七节　腰硬联合麻醉后急性丘脑出血性脑卒中

☆病情介绍

患者，女，35 岁，因“孕 35^{+2} 周双活胎妊娠，偶有宫缩”入院待产。

入院诊断：妊高征；G2P1 35^{+2} 周宫内孕 LOA/ROA 双活胎先兆临产；IVF-ET 术后。

拟择期在腰硬联合麻醉下行子宫下段剖宫产术。患者既往无头晕、头痛、晕厥、黑矇等，无外伤手术史。妊娠期规律产检，日常活动可耐受，无心悸、气促、夜间憋醒等症状。

入院查体：血压 145/88mmHg，心率 94 次 / 分，呼吸 26 次 / 分，SpO_2 97%，身高 165cm，体重 70kg。脊柱无畸形，椎间隙可扪及，血常规、凝血功能和生化检查均未见异常。选择 $L_{3\sim4}$ 椎间隙，采用 18G 硬膜外穿刺针穿刺成功后，顺利置入 27G 腰麻穿刺针，脑脊液回流通畅，给予 0.5% 罗哌卡因 2.6 ml，硬膜外导管向头端置入 4ml。麻醉穿刺过程顺利，硬膜外腔未追加药物麻醉效果满意。手术开始 3min 后顺利取出胎儿，手术历时 50min，估计累计出血量 500ml，尿量 100ml，输入乳酸钠林格液 600ml。术后留置硬膜外镇痛泵，硬膜外镇痛泵配方为：0.2% 罗哌卡因复合 0.5μg/ml 舒芬太尼，共 150ml。参数设置为：首次剂量 4ml，持续 2ml，自控 4ml，锁时 15min。术毕入恢复室观察 2h，血压、心率均在正常范围，无特殊处理，转回病房。术后 4h，患者述有轻微头痛，不伴有恶心呕吐，伴血压轻度升高，与体位无关。行心电监护，吸氧，硫酸镁解痉，继续观察。术后 6h，患者述头痛加重，BP160/96mmHg，心率 102 次 / 分，硝酸甘油持续泵注降压，同时请麻醉科会诊处理。

☆处理经过

麻醉医生检查患者硬膜外导管，回抽无血液无液体，镇痛泵运行无异常。但患者头痛持续进展为严重的非体位性头痛，血压升高明显、唇周麻木、左侧偏瘫和失语症。麻醉医生立即停用硬膜外镇痛，再次检查硬膜外导管回抽无血液无液体，考虑无脑脊液渗漏及局麻药入血，排除麻醉因素。立即请神经外科会诊，并行 CT 检查，扫描显示左侧丘脑局限性高密度影，边界清晰，周围可见水肿，有占位效应，考虑丘脑少量出血，出血量估计＜ 10ml，与卒中的诊断相一致。患者通过非手术治疗，20d 后出院继续理疗及严密的神经系统随访，6 个月后，CT 复查未见异常，除了左上肢肌力降至 3 级，患者基本康复。

☆相关知识点

脑卒中指持续时间超过 24h（急诊手术或死亡除外），突然发作的局灶性或全脑功能障碍，根据缺血或出血性病因可将其分为脑梗死、脑出血和蛛网膜下腔出血三类疾病。脑出血是常见病的神经系统疾病，尤其好发于 50 ～ 65 岁的老年人，总发病率为 12 ～ 31/10 万。脑出血是由脑实质内血管破裂引起，导致出血的原因很多，包括高血压、肿瘤、炎症、动脉瘤、烟雾病、出血性疾病、可逆性脑血管痉挛等。该病起病急骤、病情凶险、死亡率非常高，是急性脑血管病中最严重的一种。患者多有高血压病史，动态卒中样起病，数十分钟至数小时达高峰，表现为头痛、恶心、呕吐等颅内压增高征象及偏瘫、偏身感觉障碍、失语等神经功能缺失征象，丘脑出血除有一般脑出血的表现外，尚有其特殊性，丘脑由背侧丘脑、上丘脑、后丘脑、下丘脑及底丘脑组成，由于其出血部位不同，临床表现也不尽相同。丘脑出血可横向延伸至内囊的后肢，向下压迫中脑顶盖，或向内侧破裂至第三脑室。症状包括轻偏瘫、偏侧感觉丧失和偶尔短暂的同向偏盲。瞳孔可能缩瞳、反应迟钝并伴有凝视麻痹。如果出血影响优势半球，则可能出现失语症，而如果出血影响非优势半球，则可能出现反应下降。丘脑前部少量出血的患者可能出现嗜睡、急性意识模糊或神经精神症状。

而妊娠相关脑卒中通常是指脑卒中发生于整个妊娠期及产后 6 周之内，发生率为 2 ～ 70/10 万，其发生率较同龄组非妊娠期妇女高 5 ～ 13 倍。产褥期的生理改变包括血容量明显减少，激素水平迅速改变、高凝状态及血管壁的改变等可能使脑卒中发生的危险性增加。其发生原因有妊娠高血压疾病、脑血管畸形、感染及羊水栓塞等。此外多产、高龄妊娠、多胎妊娠、糖尿病、水、电解质、酸碱平衡紊乱等代谢障碍也可能增加脑卒中的发生。而妊娠高血压疾病是导致妊娠相关脑出血最常见的原因，有资料显示，重度子痫前期合并脑血管疾病占重度子痫前期的 0.37%。

妊高征并发脑出血是临床上较少见危重的并发症，引起的脑出血病情更凶险、死亡率更高，极易造成母婴死亡。其发病机制与妊高征的病理生理改变有关，妊高征的基本病理改变是全身小动脉痉挛，给脑血管疾病的发生提供了病理生理基础，引起血管外周阻力增加、心脏排血量减少，使组织供血量不足、缺血、缺氧、水肿，血管内皮损伤，血管收缩因子内皮素、血栓素、血管舒张因子前列环和氧化氮比例失衡，收缩因子高于舒张因子导致血管痉挛性收缩加剧，脑血管自身的调节功能丧失。妊高征患者的脑内小动脉痉挛缺血使其脆性增加，多在情绪激动或临产时血压骤然上升，如出现子痫抽搐或产时屏气可使脑血管缺血、缺氧而发生缺血性脑出血及脑血管破裂，引起脑出血。一方面，重度子痫前期患者如果血压控制不良导致子痫发作，抽搐是脑出血和蛛网膜下腔出血的诱发因素，而子痫抽搐与脑出血昏迷又不易鉴别，易导致病情延误；另一方面，宫缩时用力屏气导致的血压升高使病变的小动脉破裂出血，大脑半球因出血和水肿，体积增大，向外移位影响颅内血液和脑脊液的循环，加重脑水肿，并可导致脑疝形成和继发性脑干出血，压迫生命中枢导致血压异常升高。妊高征合并脑出血发病率虽不高，但发病突然，致残率和病死率均高，是导致孕产妇死亡的主要原因。

☆专家点评

本例患者妊娠期间并未出现高血压，术前无凝血功能异常，也未服用抗凝药物，并且麻醉手术过程顺利。既往的病史也未提示患者有脑血管异常。患者最早出现的症状为非体位性进行性加重的头痛，进展迅速，症状符合脑卒中的表现，CT 显示为丘脑出血。在产科实践中，椎管内麻醉后脑内血肿的发生率尚未被估计，因为只有少数病例被报道。但临床中报道产科椎管内麻醉后急性硬膜下血肿比脑内血肿更常见。本例患者的麻醉管理主要从以下几个方面考虑。

- 术前评估：详细了解患者既往病史，做好相关体格检查，患者术前是否存在妊娠合并高血压、颅内血管畸形等高危因素，近期是否存在与脑血管疾病相关的症状和体征，由于妊娠期往往缺乏影像学检查证据，如非必需，很难在产前明确诊断。麻醉方式选择上，椎管内麻醉和全身麻醉均可满足手术要求，若不存在椎管内麻醉禁忌，剖宫产可首选椎管内麻醉，但尽量避免反复多次操作而造成损伤或意外硬脊膜穿破导致脑脊液大量外漏，可选择超声引导下穿刺等方法。如果患者存在脑出血相关的可疑临床症状或体征，在没有明确诊断时应警惕颅内出血的可能，避免行椎管内操作。
- 围手术期管理：需要严密监测生命体征变化，术中维持血压在合理水平，医生使用收缩子宫药物时应及时关注并处理药物的不良反应，尤其对于妊高征患者，术后充分镇痛，预防产后出血，做好术后监护，若出现术后头痛，应及时诊断与鉴别诊断，明确导致头痛的原因，包括意外穿破硬膜后头痛、原发性头痛、脑卒中、硬膜穿破后细菌性脑膜炎、颅内肿瘤和颅内出血等。根据患者不同的症状体征进行针对性检查评估，如病情不见好转，出现神经系统症状，怀疑有脑血管意外可能，及时请神经内科、神经外科医生会诊，完善头部CT扫描。妊高征合并脑出血者，常出现颅内压增高及高血压，应予利尿脱水和降压等对症处理。

总之，出血性脑卒中是妊娠期少见但严重的脑血管病变，严重威胁母婴健康。尤其是对于合并妊高征患者，未能控制的子痫，是导致脑出血的主要诱因。因此，对于围生期患者，重视对神经系统症状和体征的观察，提高对脑出血的认识和警惕性，及时诊断和治疗脑出血是降低母婴并发症及死亡的关键。

（李妮娟　唐　勇）

第八节　未确诊慢性硬膜下血肿孕妇腰麻后颅内再出血

☆病情介绍

患者，女，32 岁，因“G2P1 39^{+5} 周宫内孕，复合臀位”拟入院择期行子宫下段剖宫产术。既往 1^+ 年前，患者头部被重物砸中后出现头晕，行头颅 CT 检查，未发现明显异常，症状自行好转。入院查体及辅助检查结果均无异常，采用腰硬联合麻醉，穿刺节段 $L_{3\sim4}$，穿刺置管过程顺利，无异感。麻醉医生在蛛网膜下腔给予 0.5% 的罗哌卡因（12.5mg）2.5ml 复合舒芬太尼 5μg，麻醉平面控制在 $T_6 \sim S_5$，持续泵注去氧肾上腺素 1 ~ 2mg/h 维持血压在正常水平，麻醉效果满意，手术顺利，术中生命体征平稳，胎儿取出后静脉给予咪达唑仑 2mg，舒芬太尼 5μg 充分镇静，给予昂丹司琼 4mg 预防呕吐。术毕立即拔除硬膜外置管，拔管过程顺利，导管完整，术后采用双侧腹横筋膜阻滞复合 PCIA 术后镇痛。术后第 2 天患者开始出现头痛不适症状，表现为非体位性枕部疼痛，疼痛评分卧位 3 分，立位 5 分，下肢感觉运动均正常，其余神经系统查体均无异常，予患者口服布洛芬治疗后头痛部分缓解，术后第 5 天出院。

患者出院后头痛持续存在，服药后可缓解，不影响休息和活动。出院 23d 后，头痛逐步加重，药物不能控制，但肢体感觉和运动不受影响，由于患者在产褥期，未到医院就诊；出院 30d 后，逐渐出现左侧面部及上肢感觉异常，下肢感觉和运动不受影响；出院后第 35 天，在面部和上肢感觉异常基础上又出现了水平复视及血压增高的情况，血压最高 175/105mmHg。

☆处理经过

立即于神经外科就诊，行头颅 CT 发现双侧额部硬膜下出血，慢性出血与新发出血并存。立即收住入院拟行急诊手术。患者入室后常规监测，血压 170/100mmHg，心率 62 次 / 分，呼吸 20 次 / 分，SpO_2 98%。桡动脉置管持续监测血压变化，在气管插管全麻下施行了急诊双侧额部硬膜下血肿清除术，术中证实了患者 CT 表现，即硬膜下有慢性陈旧性出血合并新发出血的情况。麻醉和手术过程顺利，术后拔管回病房，第 10 天出院，无后遗症。患者术后第 3 个月复查头颅 CT 及头颅血管，均无异常。

☆相关知识点

硬膜下血肿是发生于硬脑膜和脑实质直接的出血性病变，根据导致硬膜下血肿的进展速度不同分为急性、亚急性和慢性硬膜下血肿（chronic subdural hematoma，CSDH）。急性硬膜下血肿进展迅速，外伤是主要因素，通常发生在外伤后 72h 以内，亚急性发生在 4 ～ 14d 内，而 CSDH 其发病和进展隐匿，可发生在损伤 2 ～ 3 周后。导致 CSDH 可能的机制包括导致桥接静脉损伤的亚临床脑损伤、炎症反应、急性硬膜下血肿的转化等。随着硬膜外血肿扩大，颅内压升高，压迫附近的脑实质，可能会导致不同的临床表现，包括头痛、恶心呕吐、精神状态改变、癫痫发作、虚弱、感觉障碍、步态异常和昏迷。

椎管内麻醉后发生硬膜下出血十分罕见，发生率在 1/100 万～ 1/50 万。尤其是单纯硬膜外患者中发生率更低。而对于蛛网膜下腔麻醉来说，由于腰麻针直径小，多数情况下其刺破硬脊膜后造成的破口较小，不会导致脑脊液大量外漏，对颅内压也不会造成明显影响。但是，蛛网膜下腔麻醉破坏了硬脊膜完整性，造成了脑脊液外漏，存在导致颅内压改变的病理生理基础。其发生硬膜下出血可能的机制为，当脑脊液丢失超过一定量时，造成颅内压降低，使脑组织顺压力梯度移动，大脑凸面与硬膜之间的桥静脉受到牵拉。桥静脉是大脑浅静脉游离在硬脑膜下腔内的一段静脉的总称，它的一端为穿出蛛网膜处，另一端为进入上矢状窦处（图 6-8-1）。在妊娠期大脑桥静脉在大脑半球的前后左右长度不等，额叶长度 96% 为 5 ～ 20mm，顶叶长 90% 为 5 ～ 20mm，左额前桥静脉最短平均只有 3.8mm，当大脑下移大于最短桥静脉的长度时，桥静脉撕断而引起硬膜下血肿。

对妊娠妇女来说，由于妊娠期激素变化引起生理性血液稀释，伴随凝血系统功能及循环系统结构的改变，例如：高凝状态合并血小板减少导致的凝血功能异常、循环容量增加导致的血管内静水压增高，增大子宫压迫下腔静脉导致下肢静脉血流缓慢等，这些均导致妊娠期发生颅内缺血和出血性病变的风险较非妊娠状态明显增高。妊娠患者颅内出血的发生率是 5/10 万～ 31/10 万，妊娠期颅内出血病因复杂多样，如妊娠期高血压症（＞ 50%）、凝血机制紊乱、脑血管畸形、产后高血压、脑肿瘤等。而围生期血流动力学剧烈变化，产后由于腹内压下降，传导导致胸内压和颅内压生理性的轻度降低，如果复合了其他导致蛛网膜下腔压力进一步降低的因素，就存在造成桥静脉撕断而引起硬膜下血肿的病理生理基础。因此，围生期是颅内出血的高危时期。

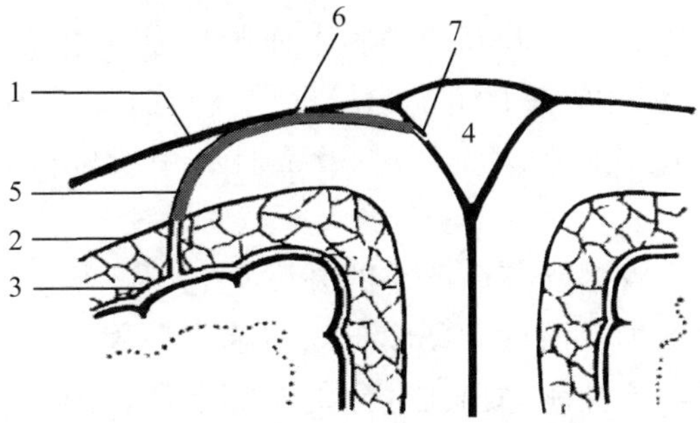

图 6-8-1　桥静脉解剖位置示意图

1. 硬脑膜；2. 蛛网膜；3. 软脑膜；4. 上矢状窦；5. 桥静脉；6. 贴段；7. 穿段

☆专家点评

该患者术前无凝血功能异常，也未服用抗凝药物；妊娠期和围生期并未出现高血压，手术过程顺利；既往的神经外科检查结果也未提示患者有脑血管异常，因此，该患者不存在明确的脑出血明显诱因。患者术后最早出现的症状为头痛，非体位性，最初药物可控，术后头痛逐步加重，并出现了颅内高压的症状及神经系统阳性体征。病程长，进展隐匿，最终确诊硬膜下出血，并行急诊手术后康复。患者的 CT 显示血肿伴新发出血，考虑此患者可能在麻醉前存在外伤导致慢性硬膜下创伤性血肿未确诊。尽管患者未出现相关症状，此次麻醉可能使未确诊的陈旧性慢性硬膜下血肿部位血管再次出血。另一种可能为，患者此次麻醉导致了邻近部位新出现的硬膜下血肿，产后逐步进展直至出现高颅压相关症状。本例患者的管理主要从以下几个方面考虑。

- 术前评估：需详细了解患者相关病史，妊娠期保健、相关产科及用药情况，重点关注患者是否有导致颅内出血的高危因素及产科合并症，如颅内血管畸形、娠期高血压疾病、妊娠期血小板减少等，警惕颅内出血的可能。
- 术中管理：麻醉方法的选择应个体化，虽然该患者既往有外伤史，但目前不存在椎管内麻醉的禁忌，优先选择椎管内麻醉。操作时避免腰穿针反复多次刺破硬脊膜而造成脑脊液大量外漏，对于穿刺困难者可选择超声引导下辅助穿刺，对存在异感等需要腰穿针多次刺破硬脊膜者应考虑放弃。术中应防止牵拉及缩宫素使用等带来的血压剧烈波动。
- 术后头痛：是椎管内麻醉后最常见的并发症之一，诊断与鉴别诊断需考虑意外穿破硬膜后头痛（post dural puncture headache，PDPH）、原发性头痛、脑卒中、硬膜穿破后细菌性脑膜炎、颅内肿瘤、颅内出血等多方面。PDPH 有一系列典型的临床特征，主要在术后 12 ～ 48h 内出现，疼痛部位以前额部与后枕部为主，多为中度钝痛、胀痛或搏动性头痛，常伴有头晕、恶心等。补液治疗或血补丁治疗后可自行好转。相反，颅内血肿的头痛与患者的体位变化不相关，通常伴有意识改变等神经症状，但症状与出血量之间往往存在密切的关系。该患者最初表现为非体位性枕部疼痛，卧位时疼痛仍然存在，立位加重，意识不受影响，术后 5d 疼痛未完全消失，出院后仍然持续存在，且进行性加重，不属于典型的颅内血肿导致的头痛伴有神经症状表现。因此，在椎管内麻醉后若出现头痛，应积极监测进展情况。若出现病程延长或程度加重时，无论是否有神经症状和体征，都应积极做影像学检查排除颅内血肿的可能。对于硬膜外血补丁的使用只能在确诊患者为PDPH时才能使用，因为它可能进一步导致颅内压升高或硬膜下血肿出血发生及加剧。硬膜下血肿的治疗可采取药物治疗或外科手术，取决于症状的严重程度、血肿大小、CT提示中线是否有偏移及最初对药物治疗的反应。血肿大小超过5mm且有中线位移的，或超过10mm的需及时行硬膜下血肿清除术。

总之，硬膜下出血是椎管内麻醉后严重的并发症之一，孕产期的病理生理改变可能会导致产后硬膜下出血风险增加，而慢性硬膜下出血临床病程长，症状隐匿且复杂，意外硬脊膜穿破后头痛症状容易与慢性颅内出血导致的头痛混淆，围手术期应综合评估分析，早期识别及处理，以改善患者预后。

（何蕾蕾　唐　勇）

第九节　未识别意外硬脊膜穿刺后癫痫发作

☆病情介绍

患者，女，25岁，因“G1P0 39^{+3}周单活胎先兆临产”入院。患者既往史无特殊，BMI35kg/m^2。

入院查体及实验室检查均无异常。

患者入院10h后临产，要求行分娩镇痛。由于患者体型较胖，麻醉医生硬膜外穿刺两次均失败，并且在第一次穿刺置管时，患者出现了枕部头痛。最终在超声引导下尝试两次后完成了穿刺，并向头端置管3.5cm，回抽无血无脑脊液，注药通畅。硬膜外镇痛泵配方为：0.1%罗哌卡因复合0.5μg/ml舒芬太尼，共150ml。使用脉冲式镇痛泵，参数设置为：首次剂量8ml，持续2ml，间隔时间30min，自控8ml，锁时15min。患者对分娩镇痛效果满意并最终顺利生产，硬膜外总镇痛时间为13h。产后第2天，患者出现了持续颈部及枕部疼痛与体位变化无关，疼痛评分3分，予患者口服布洛芬，头痛缓解后出院。产后第7天，患者述头痛加重，疼痛评分6分，并出现视物模糊、耳鸣、恶心呕吐，立即将患者召回。

入院测得血压170/105mmHg，神经系统查体无阳性，头颅MRI示：显示颅内低压、少量硬膜下积液形成，硬脊膜及脑干向下移位，无静脉血栓形成的证据。麻醉医生考虑患者诊断为未被发现的意外硬脊膜穿破后头痛，并考虑予患者血补丁治疗。由于患者前次硬膜外穿刺困难，此次在CT引导下行硬膜外血补丁治疗。在麻醉医生穿刺操作过程中，患者突然出现强直阵挛癫痫发作，伴有意识消失，口腔大量分泌物，监护仪示血压170/100mmHg，心率150次/分，SpO_2 94%。

☆处理经过

麻醉医生立即托下颌面罩给氧，予丙泊酚100mg及氯化琥珀胆碱（司可林）100mg，清除口腔分泌物，行气管插管，并持续输注丙泊酚。生命体征平稳后行头颅CT检查，检查结果较前无明显变化。麻醉医生继续在引导下使用了血补丁20ml，最后转入ICU。患者脑电图显示：癫痫发作，左后象限出现痫灶，后脑区轻度非特异性脑损伤及脑功能障碍。第 2 天拔除气管导管，复查脑电图没有进一步显示癫痫活动。第 4 天，患者头痛加重，要求再次进行血补丁治疗。第 7 天，患者头痛明显缓解并出院。

☆相关知识点

癫痫发作是指脑神经元异常和过度超同步化放电所造成的突然和一过性的临床症状，由于异常放电的神经元在大脑的部位不同，因而有多种多样的表现。围生期癫痫发作是一种罕见发生但极复杂的情况，严重威胁母儿安全。围生期的癫痫发作主要考虑 3 类情况：①最常见的是患者妊娠前合并癫痫类疾病，围生期恶化。②非妊娠相关问题导致的新发癫痫，需要准确的诊断和特殊的治疗诱发疾病，如代谢改变、脑肿瘤、感染等。③妊娠相关疾病所导致，可能继发于子痫或其他病因，包括硬膜下血肿、脑静脉窦血栓形成、血栓性血小板减少性紫癜、羊水栓塞和空气栓塞等。

硬膜外穿破后头痛相关癫痫发作，既往文献报道较少，但在非手术治疗或者进行血补丁治疗的病例均有发生，有文献描述了 8 例在硬膜穿刺后数天内出现全身强直阵挛发作的女性，其可能的机制为，穿破硬脊膜引起脑脊液外漏，脑脊液容量减少，引起颅内低压，硬脊膜及脑组织向下位移，从而引起脑血管痉挛而引起癫痫发作。MRI 可显示腰椎穿刺后脑脊液体积显著减少、硬膜强化和脑实质下移。

意外硬脊膜穿破后是否发生癫痫可能与低颅压程度相关，已证实意外硬脊膜穿破后头疼（post dural puncture headache，PDPH）的发生率在分娩镇痛的患者高于剖宫产的患者。主要原因在于分娩镇痛患者由于分娩的需要保留了自发性规律子宫收缩，每次子宫收缩可导致约 500ml 子宫血流通过下腔静脉回心，下腔静脉压力增加可传导到椎静脉，导致椎静脉丛扩张，椎管内压力增加，挤压蛛网膜下腔破口，导致更多的脑脊液外漏；另一方面，宫缩可诱发患者不自觉地增加腹压，增加的腹压可传导到胸腔导致胸内压增加，进而颅内压增加，蛛网膜下腔压力增加，加剧了脑脊液从破口外漏。而在剖宫产患者中，麻醉实施后宫缩迅速被抑制，由持续宫缩机制导致的脑脊液外漏风险较小。因此，在内外压力均增加的情况下，分娩镇痛患者在意外硬脊膜穿破后更易于出现脑脊液丢失，尤其是对于产程较长的患者，丢失量更大，发生低颅压头痛概率更高，有可能导致低颅压脑血管痉挛风险也更大，加大了由血管痉挛导致癫痫发作的风险。

☆专家点评

患者既往无癫痫病史，妊娠期保健也未发现患者有血压增高的情况。行分娩镇痛时穿刺困难，反复多次穿刺。穿刺成功后，麻醉医生回抽有无脑脊液并且试探剂量阴性，给药后血流动力学稳定。任何椎管内麻醉的患者均有发生 PDPH 及相关神经并发症的风险。该患者首次穿刺时，出现了枕部头痛，可能的原因是试探时向鞘内注射了空气。术后第 2 天随即出现了头痛症状，但非典型穿破硬脊膜后头痛，并未引起重视。患者术后第 7 天，出现典型 PDPH，并出现了一系列低颅压症状，在行血补丁治疗时癫痫发作。临床上，5% 的患者 PDPH 症状并不典型，此例患者最初未识别患者发生了 PDPH，因此导致了严重的并发症。参考患者头颅 MRI 表现，此患者出现癫痫发作原因可能考虑由穿破硬脊膜后脑脊液渗漏，进一步导致癫痫发作。本例患者的麻醉管理主要从以下几个方面考虑。

详细了解患者相关病史，妊娠期保健、相关产科及用药情况。若患者在产前患有癫痫，应关注其在整个妊娠期是否服用了抗癫痫药物及发作情况，必要时应重新评估药物的剂量。

分娩镇痛穿刺应尽量由熟练的麻醉医生完成，避免反复多次穿刺，避免意外穿破硬脊膜而造成脑脊液外漏。对于穿刺困难者可选择超声引导下辅助穿刺。重视操作过程中和患者之间的沟通，避免硬膜外针在宫缩期间进入硬膜外腔，重视患者在麻醉操作中的不适感和穿刺过程中的各种征象，及时识别意外硬脊膜穿破。除了穿刺本身可导致意外硬脊膜穿破，硬膜外置管同样可导致意外穿破硬脊膜（发生率 0.6% ～ 2.7%），甚至导致强直阵挛发作。头痛发生风险高，也存在导致癫痫发作等其他神经并发症风险。

分娩后若出现头痛，及早进行鉴别诊断，如果头痛可疑为 PDPH，应积极给予对症治疗，包括口服咖啡因饮料、使用镇痛药物及血补丁治疗等，并警惕相关严重并发症。每日随访头痛症状变化情况，直到症状消失为止。

发生不明原因导致的癫痫后，保障患者呼吸道通畅和防止反流误吸是气道管理的关键，条件允许的情况下尽快行气管插管，维持患者呼吸道通畅和有效通气，避免缺氧。在保证患者安全前提下，与产科和神经内科一道追问病史，必要时补充影像学检查，迅速查找导致癫痫的原因，尽早治疗。综上，孕妇在行椎管内麻醉的过程中，硬脊膜穿破不仅可能导致 PDPH 的发生，并可能出现严重神经系统并发症。围生期应提高对意外硬脊膜穿破相关并发症的认识，一旦发生，积极处理，以保障母儿安全。

（潘雪琳　唐　勇）

第十节　腰硬联合麻醉继发脑脊液 - 皮肤瘘后脑膜炎

☆病情介绍

患者，女，31 岁，因“前置胎盘、瘢痕子宫”，拟在腰硬联合麻醉下行择期子宫下段剖宫产术，BMI：30kg/m^2。既往有贫血、哮喘和偏头痛病史，无脊柱外伤及手术史，两次椎管内麻醉史。体格检查和辅助检查均无椎管内麻醉禁忌。入手术室后常规监测，生命体征平稳，麻醉穿刺节段为 $L_{3\sim4}$，16G 硬膜外穿刺针顺利到达硬膜外腔，置入 25G 腰麻穿刺针见脑脊液顺利流出后，蛛网膜下腔给予 0.5% 左旋布比卡因 2.5ml 及吗啡 200μg，并置入硬膜外导管，术中硬膜外腔未追加麻醉药，麻醉效果满意。术中出血约 900ml，2h 后拔除硬膜外导管。

术后 2d 患者感穿刺部位有液体渗出，浸湿床单，同时诉枕部有轻微头痛，与体位变化不相关，但很快头痛自行缓解。

☆处理经过

患者述头痛复发，呈间歇性，性质和程度同前，穿刺部位仍持续渗液。麻醉医生查体，麻醉穿刺部位皮肤持续缓慢流出透明液体。患者无其他不适症状，相关检查（头颅和周围神经学检查）无明显异常，清洁消毒穿刺部位皮肤并覆盖无菌敷料。考虑可能发生脑脊液 -

皮肤瘘导致的脑脊液渗漏，与神经外科医生讨论后，患者收治入神经外科住院观察（考虑脑膜炎可能），对患者进行了血液检查、渗液检查、MRI 检查。渗液检查显示葡萄糖及蛋白质（+），又行了 β 微量蛋白水平检测。进行了瘘管缝合，脑脊液没有继续渗出。

术后第 7 天，患者出现了嗜睡及严重的头痛，简单的药物治疗不能缓解。查体：心率 112 次 / 分，血压 150/90mmHg，体温 38.6℃；格拉斯哥评分 13 ～ 14 分，双眼水平复视，颈部僵直伴轻度畏光；背部皮下水肿，无脑脊液漏出。辅助检查提示感染指标升高，白细胞计数 11.6×10^9/L，C 反应蛋白 135mg/L，考虑脑膜炎可能。但因患者有脑脊液漏导致的颅内压降低的风险，所以未行诊断性腰穿。神经外科给予经验性阿昔洛韦、阿莫西林和头孢曲松治疗。再次行 MRI 检查，结果显示头颅形态特征与低颅压表现一致。治疗 5d 后症状逐渐缓解，感染指标及影像学复查均恢复正常，办理出院并继续口服抗生素治疗。此时 β- 微量蛋白检测结果：19.9mg/L（＞ 1.3mg/L 为阳性），证实了渗液性质为脑脊液。

☆相关知识点

脑脊液 - 皮肤瘘形成了蛛网膜下腔和皮肤之间的异常通路，导致了脑脊液渗漏，是椎管内麻醉的罕见并发症，发生率约为 0.16%。约 90% 的脑脊液 - 皮肤瘘会在 7 ～ 10d 内自发关闭，其余 10% 的瘘管持续 1 个月以上，这些瘘管的存在可能导致严重的后果，包括意外硬脊膜穿破后头痛（20%）、硬膜下血肿、假性脑膜膨出和脑膜炎等，甚至产生毁灭性的后果。及时诊断和早期处理脑脊液渗漏可最大程降低颅内感染的风险。

从硬膜外穿刺点部位泄漏的液体的性质往往很难识别，特别是在没有典型的硬脊膜穿破后症状（如头痛、颈部僵硬和视力障碍等）的情况下，渗漏液可能会被认为是由于间质水肿或局麻药从穿刺部位渗漏，这可能导致对脑脊液漏的误诊。

诊断脑脊液渗漏液，主要通过实验室检查、影像学、病史及体格检查。组织间液和脑脊液中存在葡萄糖和蛋白质，虽然葡萄糖和蛋白质检测简便快速，但其灵敏度和特异性较低，而 β- 微量蛋白检测除了更加快速和廉价，且对脑脊液有更高的灵敏度和特异性，因此临床应用范围更广。头颅及脊柱 MRI 及脊髓造影可辅助诊断，MRI 可以显示硬脑膜强化和脑组织下移，MRI 脊髓造影可以显示高密度脑脊液的渗漏和聚集。

椎管内麻醉引起的脑膜炎多为化学性 / 毒性相关（消毒剂，造影剂，穿刺部位感染），常见致病菌是草绿色链球菌感染，可能的主要原因是硬膜外穿刺操作者口咽腔未戴口罩说话或血源传染，注射部位污染。高危因素包括硬膜穿刺、阴道感染、菌血症和免疫缺陷。其诊断根据急性起病；以发热，头痛，脑膜刺激征为主要表现，脑脊液以多核粒细胞增多为主的炎性变化可初步诊断本病。脑膜炎的症状通常在椎管内穿刺后 24 ～ 48h 后出现。脑膜炎典型的三联征为颈项强直、畏光和头痛。常见症状是发热和后背痛。严重患者可出现意识障碍、呕吐、抽搐、克氏征和布氏征阳性。无菌性脑膜炎和细菌性脑膜炎症状相似，但是脑脊液细菌培养阴性。通常出现在穿刺 24h 后出现，往往有自限性。脑脊液微生物学检测是诊断化脓性脑膜炎的金标准。不仅可明确导致病菌的种类，还可指导选用针对性的抗生素。确诊脑膜炎应做腰穿术（脑脊液压力增高，外观浑浊、脓样，白细胞计数在 1000 ～ 10 000/mm）。对疑似细菌性脑膜炎患者的初始处理包括进行腰椎穿刺以判断脑脊液检查结果是否符合诊断。

☆专家点评

该病例提示，在不存在任何危险因素的前提下，腰硬联合麻醉后也可能会发生脑脊液-皮肤瘘及脑膜炎。该患者之前有两次椎管内麻醉史，均无特殊。此外，不同于既往报道的病例在瘘管形成前硬膜外导管的放置时间较长，该患者硬膜外导管放置时间较短（2h）。

不论既往是否有特殊的椎管内麻醉史，在椎管内操作后出现持续性腰背部渗液，都应该考虑脑脊液-皮肤瘘的可能，并持续随访，避免发生脑膜炎等严重并发症。瘘管的形成受多重因素影响，包括血液/组织异物在穿刺路径上的沉积、穿刺针的大小、硬膜外导管置入、反复穿刺、腰硬联合麻醉时在硬脊膜穿刺点附近留置导管、椎管内阿片类药物的使用等。

该患者患脑膜炎的原因尚不确定。可能是继发于麻醉操作时的污染，或与脑脊液-皮肤瘘形成的通道有关。鉴于脑脊液-皮肤瘘的罕见性，其最佳处理方案仍未被详细阐明。治疗策略包括非手术治疗，乙酰唑胺（一种碳酸酐酶抑制剂，可抑制脉络膜丛中脑脊液的产生，促进硬脊膜破口的愈合），预防性使用抗生素，尽早缝合瘘口皮肤，以阻断蛛网膜下腔和皮肤的异常通道，使用硬膜外血补丁，尽管血补丁使用又增加了硬脊膜意外穿破和潜在的脑膜炎的风险。在该病例中，瘘口皮肤缝合线后，经脊髓成像证实，对瘘口起到了填塞作用，防止脑脊液的进一步流失。

减少椎管内麻醉后感染风险的预防措施包括：①戴清洁口罩（接诊每位患者更换）；穿无菌衣操作（英国要求）。②用碘伏多次消毒患者皮肤，并等皮肤干燥后操作，确保穿刺部位安全铺巾。③操作过程避免任何感染物品，推荐应用细菌过滤器，穿刺结束后穿刺点使用敷料覆盖。④如有脓毒血症或污染，给予合适的抗生素；下列情况避免留置硬膜外导管：硬脊膜穿破、置管困难导致的多次尝试留置硬膜外导管、有脓毒血症证据、任何原因导致的免疫抑制。

（李春平　唐　勇）

第十一节　腰硬联合麻醉后长节段横贯性脊髓炎

☆病情介绍

患者，女，30岁，因“停经39^{+3}周，要求入院待产”。既往体健，无腰腿疼痛及脊柱相关病史，无神经系统疾病史，妊娠期无特殊。

入院后查体：体温36.5℃，心率74次/分，呼吸19次/分，血压115/71mmHg。专科查体、血常规、凝血常规均未见明显异常，腰骶部皮肤无异常，无椎管内麻醉禁忌证，拟行择期剖宫产。

入室后常规监测，于$L_{3\sim4}$行腰硬联合麻醉，穿刺过程顺利，见脑脊液顺利流出后，鞘内注入0.5%布比卡因2.5ml，给药后静脉泵注去氧肾上腺素0.5μg/（kg·min）预防低血压，留置硬膜外导管，置管过程顺利，未见硬膜外腔出血或脑脊液流出，阻滞平面达T_6水平，麻醉满意，术中血流动力学平稳，手术顺利。术毕完整拔出硬膜外导管，静脉术后镇痛，术后6h访视患者下肢运动及感觉正常，尚未下床活动，拔出尿管。

☆处理经过

术后第 2 天，患者出现下肢运动及感觉异常，排尿困难。血常规、凝血常规正常。神经系统检查示双下肢无力、本体感觉受损、T_{10} 水平以下温度觉减退，徒手肌力检测示髂腰肌 3/5 级、腘绳肌 3/5 级和股四头肌 3/5 级。耳鼻咽喉及眼科检查正常。血常规检查：白细胞 12.9×10^9/L、C 反应蛋白 34.8mg/L。血清学检测：EB 病毒、巨细胞病毒和水痘 - 带状疱疹病毒阴性，抗核抗体、抗髓鞘少突胶质细胞糖蛋白抗体和抗水通道蛋白 4 抗体阴性。脑脊液分析：细胞增多、IgG 指数升高，蛋白质、髓鞘碱性蛋白、葡萄糖及白细胞介素 6 水平正常。脑脊髓 MRI：横轴位 T_1WI 增强显示 T_6 ～ T_{10} 脊髓中央呈环形强化，造影剂增强后有明显强化；未见脊髓硬膜外或蛛网膜下腔血肿或脓肿等占位性病变；未见出血、脑梗死等颅内病变。诊断为横贯性脊髓炎。术后第 3 天开始，高剂量甲泼尼松龙 1g/d 连用 5d，患者神经系统和尿潴留的症状明显改善，徒手肌力检测 5/5，仅有轻微的姿势异常和震动感觉受损。术后第 15 天，复查 MRI 证明患者病变已消退。术后第 30 天患者出院，术后第 170 天患者神经症状和脑脊髓 MRI 病变几乎完全消退。

☆相关知识点

急性横断脊髓炎（acute transverse myelitis，ATM）是指各种原因所致、以累及数个节段的脊髓横贯性损害为主的急性脊髓病，主要病理改变为脊髓的炎症、脱髓鞘及坏死。ATM 是一种罕见的神经炎症性脊髓炎症性疾病，年发病率为 1 ～ 4/100 万，没有性别或家族倾向，所有年龄均可受累，高峰年龄为 10 ～ 19 岁和 30 ～ 39 岁。长节段横贯性脊髓炎是在脊柱 MRI 上跨越≥ 3 个椎体节段的完全性或不完全性横断脊髓炎。

ATM 按病因可分为继发性 ATM 与特发性 ATM 两种。①继发性 ATM 病因包括：中枢神经系统（CNS）炎性脱髓鞘疾病、系统性炎症性疾病（如系统性红斑狼疮、结节病或干燥综合征等）、感染性因素（如肠道病毒、水痘 - 带状疱疹病毒、疱疹病毒及单核细胞增多性李斯特菌等）、副肿瘤综合征、营养缺乏综合征等。其中 CNS 炎性脱髓鞘疾病包括多发性硬化、抗髓鞘少突胶质细胞糖蛋白抗体疾病、视神经脊髓炎谱系疾病、急性播散性脑脊髓炎及急性弛缓性脊髓炎等。这些疾病的炎症病理可能与 ATM 存在连续性，ATM 既可是一种感染后的并发症，也可能随着时间的推移 ATM 转变为 CNS 炎症性疾病。②特发性 ATM 是指全面诊断性检查后仍未明确病因的 ATM。

ATM 临床症状取决于受累脊髓的节段和病变范围，主要包括运动、感觉障碍和自主神经症状。部分患者发病前 1 ～ 2 周可有发热、上呼吸道感染、腹痛腹泻或发疹等前期症状。一般起病突然，胸背痛、腹痛、肢痛及无力是常见的初始症状。①运动障碍：迅速进展性轻截瘫，若累及上肢呈上升性四肢瘫痪，累及颈髓可出现呼吸肌麻痹，甚至危及生命。②感觉障碍：疼痛、感觉倒错和感觉异常，以痛、温觉最为明显；多数患者存在明显感觉障碍平面，提示脊髓病的本质；部分患者平面上缘可出现感觉过敏区。③自主神经症状：进行性加重的尿急、大小便失禁、排尿困难、便秘和性功能障碍等。典型的临床表现为病变部位水平以下的弛缓性瘫痪，即肢体运动、感觉、反射消失，对任何刺激无反应、肌张力降低，大小便功能障碍。运动和感觉障碍多在发病 4 ～ 21d 达到峰值。若脊髓白质受累，弛缓性瘫痪可逐渐转化为痉挛性瘫痪，若脊髓灰质受累将导致持续的弛缓性肌无力。

ATM 的诊断需要脊髓内炎症的证据。脊髓活检不宜用作常规评估，脊髓 MRI 和脑脊液分析是目前唯一可用于确定是否存在脊髓内炎症的工具。增强造影 MRI 显示脊髓病变信号增强、脑脊液（CSF）细胞增多及 IgG 指数增高是确定炎症性脊髓病变的标准。

诊断标准：①脊髓病变所致的感觉、运动或自主神经功能障碍；②脊柱 MRI T_2 加权像显示高信号改变；③排除压迫性脊髓病变；④双侧非对称体征和（或）症状；⑤明确的感觉障碍平面；⑥ CSF 或增强造影 MRI 提示脊髓炎症特征，必要时在症状发作后 2 ～ 7d 内重复 MRI 和腰椎穿刺；⑦病情在发病 4h ～ 21d 达到峰值。

特发性 ATM、大多数 CNS 或系统性炎症性疾病相关性 ATM 急性发作期通常静脉用大剂量糖皮质激素治疗，治疗无效者可考虑血浆置换。感染性因素所致的 ATM，因感染源不同治疗方案也有所不同。糖皮质激素和抗病毒药物常用于与病毒感染相关的继发性 ATM，但抗炎疗法的使用尚存在争议。急性弛缓性脊髓炎所致的 ATM 糖皮质激素、血浆置换或静脉免疫球蛋白的疗效尚不清楚。副肿瘤综合征所致的 ATM 要针对潜在恶性肿瘤进行治疗。因此，区分特发性 ATM 和疾病相关性的 ATM 非常重要，针对病情急剧恶化的患者进行快速干预，以改善患者的预后，预防 ATM 的复发。

该疾病无法自愈，经积极治疗多数患者可在 3 ～ 6 个月恢复。约 1/3 的患者恢复后几乎没有后遗症，1/3 的患者留下中度永久残疾，1/3 的患者有严重残疾。若病变范围较广、治疗不当，可能会危及患者生命。多数特发性 ATM 为单相病程，疾病相关性 ATM 的复发率高达 70%。

☆专家点评

该患者在椎管内麻醉后出现下肢运动、感觉异常，排尿困难，行脑脊髓 MRI 未见脊髓压迫症状，脑部 MRI 示 T_6 ～ T_{10} 脊髓异常信号，增强造影剂增强后脊髓病灶明显强化，脑脊液分析显示细胞增多症、免疫球蛋白指数增高，诊断为 ATM。经过静脉大剂量糖皮质激素治疗后，患者神经系统和尿潴留的症状明显改善，复查 MRI 病变消退，并于术后第 170 天症状和脑脊髓 MRI 病变几乎完全消退。

术后早期急性截瘫是椎管内麻醉后具有挑战性和危害性的严重并发症。如果截瘫节段的解剖关系及操作时间与椎管内操作邻近，常认为与麻醉相关。椎管内麻醉后急性截瘫的常见原因包括脊髓损伤、硬膜外脓肿或硬膜外血肿等病变引起的脊髓压迫（表 6-11-1）。该患者没有发热、脑膜刺激征及背痛等椎管内血肿或脓肿的临床表现及相关危险因素；穿刺过程中无异感、术中血压正常，发生双下肢感觉运动异常、本体感觉受损的脊髓节段高于椎管内操作部位，不支持脊髓损伤的诊断。

椎管内压迫超过 8h 可发生脊髓不可逆的损伤，无论何种原因引起椎管内麻醉后相应脊髓水平的感觉运动障碍、自主神经功能紊乱，应尽早考虑行影像学检查以明确诊断。CT 无法识别脊髓本身病变，条件允许的情况下，应考虑行脊柱 MRI 检查，增强造影造影剂可提高 MRI 图像的对比度，提高诊断的准确性。该患者在发现相关症状立即行增强造影 MRI，排除椎间盘突出、椎管内血肿、脓肿、肿瘤等脊髓压迫性病变，造影剂增强后脊髓病变明显强化，应考虑 ATM 的可能。

表 6-11-1 椎管内麻醉后截瘫的常见病因与 ATM 的比较

疾病	病因	临床表现	治疗
急性横断脊髓炎	1. 继发性：CNS 炎性脱髓鞘疾病、系统性炎症性疾病、感染性因素、副肿瘤综合征、营养缺乏综合征等 2. 特发性	发病 4h ～ 21d 达到峰值 急性或亚急性损伤平面以下运动、感觉和自主神经功能障碍，本体感觉（深感觉）受损	针对原发病治疗 大剂量糖皮质激素治疗 血浆置换等
脊髓损伤	1. 机械性损伤（创伤性） 2. 血管性损伤（缺血性） 3. 化学性损伤（神经毒性） 4. 周围神经非特异性炎性反应等	穿刺时有异感或不适；松弛性截瘫 神经根损伤：单侧疼痛、单节段神经根分布区域的疼痛、感觉异常、运动功能减退 脊髓损伤：感觉运动分离，主要为一侧感觉障碍，对侧运动障碍，浅感觉与深感觉神经分离	静脉大剂量糖皮质激素治疗 鞘内注射糖皮质激素 神经营养药物 脱水治疗、高压氧疗、物理治疗等
椎管内血肿	椎管内穿刺针或导管造成的损伤；血小板减少、凝血功能障碍 抗凝剂抗血小板药物使用；椎管内肿瘤或血管畸形等	12h 内出现严重背痛、肌无力、神经根痛、感觉缺失和尿潴留等，严重者可发展为截瘫 阻滞平面消退后再出现等	抗凝治疗 椎管切除减压术等
椎管内脓肿	危险因素①潜在的脓毒症、菌血症、糖尿病；②穿刺部位的局部感染和长时间导管留置；③激素治疗、免疫抑制状态等	潜伏期约为 40h，表现为发热、脑膜炎、严重的头痛和不同程度的意识障碍、背痛、神经根痛、神经功能缺损、尿失禁，最终导致截瘫	抗生素 经皮脓肿抽吸 椎板切开术等

不同原因所致的 ATM 治疗方案不尽相同，针对病情急剧恶化的患者进行快速干预有助于改善患者的预后，腰椎穿刺术有助于炎性或非炎性脊髓病的区分及 ATM 的病因诊断。该患者临床表现、MRI 结果、CSF 细胞增多及 IgG 指数升高，支持 ATM 的诊断；抗 aqp4 抗体阴性，没有疾病相关性 ATM 的病史、临床表现及实验室检查的支持，可能是麻醉相关的免疫紊乱。既往有椎管内麻醉后 ATM 对类固醇免疫治疗有反应的相关报道，尽管我们不能确定麻醉与 ATM 的致病关系，按照以往经验采用大剂量激素冲击治疗后，神经系统和尿潴留的症状明显改善。

总之，ATM 是一种罕见的获得性神经免疫性脊髓疾病，表现为短时间出现运动、感觉和（或）自主神经功能障碍的表现。评估 ATM 时，可采用脑脊液分析及增强造影 MRI 排除脊髓病的压迫性和非炎症性病因。早期免疫治疗可减轻麻醉相关的 ATM 的症状，改善预后。

（曾 葵 周文琴）

第十二节　意外穿破硬脊膜后永久性听力丧失及耳鸣

☆病情介绍

患者，女，38 岁，因“孕 G1P0 38^{+5} 周，规律宫缩自发破膜 1h”入院。既往体健，无听力系统异常，无耳毒性药物服用史。妊娠期无合并症，专科检查、血常规、凝血功能、肝肾功能及脊柱解剖均未见异常，应患者要求行分娩镇痛。使用 16G 硬膜外穿刺针行 $L_{2\sim3}$ 硬膜外分娩镇痛，用盐水阻力消失法确定硬膜外负压，穿刺困难，第一次穿刺失败。重新调整患者体位及进针方向，见清亮脑脊液从硬膜外针头流出，考虑到意外硬脊膜穿破的可能，将硬膜外导管置入蛛网膜下腔改为连续腰麻下分娩镇痛。首剂为 0.125% 布比卡因 1ml，麻醉平面达 T_{10}，连接镇痛泵，其配方 0.062 5% 布比卡因 + 芬太尼 1μg/ml，镇痛泵设置速度 2ml/h，Bolus0.5ml/ 次，间隔锁时 25min，镇痛效果满意。患者生命体征平稳，4h 后患者经阴道娩出一健康男婴。分娩后立即取出鞘内导管，嘱患者术后卧床休息、尽早使用腹带等保守处理。产后 10h 患者出现体位性头痛，伴随左侧听力丧失、耳鸣和呕吐发作等。

☆处理经过

经口服镇痛药、止吐药以及补液等非手术治疗后，患者体位性头痛及听力系统症状没有改善。产后第 3 天，患者右侧卧位下 $L_{2\sim3}$ 硬膜外间隙注射自体血补丁 20ml，穿刺顺利。1d 后患者头痛症状有所缓解，仅有轻微头痛，但左侧听力丧失及耳鸣未缓解。2d 后患者复发严重头痛、伴持续性左侧听力丧失及耳鸣。脑部 MRI 检查排除了颅内出血、血栓或肿瘤等颅内病变。考虑患者严重的体位性头痛，于 $L_{3\sim4}$ 硬膜外推注自体血 18ml，穿刺顺利。1d 后患者头痛症状明显改善，但听力丧失及耳鸣症状未完全缓解。2 周后，患者头痛基本消失，但左侧耳鸣和听力丧失仍然存在。耳鼻喉科医生诊断为左侧高频（6000 ～ 8000Hz）感音神经性聋降至 80dB、鼓室导抗测试正常、耳镜及前庭检查正常，鉴于患者自述部分症状有所改善，建议非手术治疗。随访 6 个月后发现患者左侧感音神经性耳聋和耳鸣主观上无明显改善，重复听力测试和临床检查未见变化。

☆相关知识点

感音神经性耳聋是由内耳、听神经、听觉传导通路或各级听觉中枢病变所致的耳聋。突发性感音神经性耳聋（sudden sensorineural hearing loss，SSNHL）是在 72h 内发生 3 个连续的测试频率上听力下降≥ 30dB 的感音神经性耳聋。SSNHL 多为单侧发病，主要表现为突发性听力下降、耳鸣（约 90.9%）、耳闷胀感、眩晕或头晕、听觉过敏、重听及耳周感觉异常等。

突发性耳聋的病因和病理生理机制尚未完全阐明。局部因素和全身因素均可能引起突发性耳聋，常见的病因包括血管性疾病、病毒感染、自身免疫性疾病、传染性疾病、耳毒性药物、肿瘤等，但大多数病例为特发性。妊娠期及椎管内操作也可能出现 SSNHL。目前较公认的可能发病机制包括内耳血管痉挛、血管纹功能障碍、血管栓塞或血栓形成、膜迷路积水及毛细胞损伤等。

SSNHL 在妊娠期非常罕见，即使没有任何干预措施也可能出现。目前认为妊娠期 SSNHL 与妊娠期激素、代谢、情绪变化有关，可能机制如下：①妊娠期高凝状态，引起耳蜗微循环障碍。②细胞外液体成分改变导致耳蜗周围神经水肿。③雌激素可对听觉系统发挥其保护和兴奋作用，而孕酮可拮抗雌激素的保护作用，雌、孕激素水平的变化可能引起妊娠期 SSNHL。妊娠本身不会增加 SSNHL 的风险，当孕妇合并糖尿病、心血管疾病、自身免疫性疾病、神经系统疾病及代谢性疾病时，更易患 SSNHL。

目前治疗 SSNHL 的指南主要针对非孕的成年人制定的。一线治疗是出现症状后 2 周内全身性类固醇治疗，当存在禁忌证或全身性治疗无改善时，使用鼓室内类固醇。其他治疗包括药物治疗如扩血管、溶栓、降低血管黏滞度、营养神经药物及高压氧等。而妊娠期间 SSNHL 的最佳治疗方案，尚无专家共识。当患者出现妊娠期 SSNHL，须及时请耳鼻喉专家及母婴医学专家进行多学科会诊，共同制订治疗方案。推荐孕妇使用局部注射皮质类固醇治疗，而全身性类固醇、高压氧疗法可能会对胎儿造成不良影响，在妊娠期应用尚存在争议。另外，也有少量右旋糖酐 40 和中草药疗法等在妊娠期 SSNHL 使用的成功报道。

约 75% 的成年男性和非妊娠女性 SSNHL 患者会自然消退，但妊娠妇女及椎管内麻醉相关 SSNHL 的自然病史尚未最终确定。有研究表明若无特殊处理，约 3/4 患者整个生育期听力无任何改善。听力损失程度严重患者，预后往往不佳，尽早治疗可能改善预后。

☆专家点评

该患者实施硬膜外分娩镇痛后出现体位性头痛及听力损失。考虑到该患者分娩前没有合并血管性疾病、病毒感染、自身免疫性疾病、传染性疾病、耳毒性药物、肿瘤等可能导致 SSNHL 的基础疾病，妊娠期没有听力下降的临床表现，初步排除妊娠期 SSNHL。由于存在椎管内操作困难，意外硬脊膜穿破后 14h 出现体位性头痛伴左侧听力损失，推测 SSNHL 可能是由于意外硬脊膜穿破所致。经硬膜外血补丁治疗后，患者头痛症状基本消失，但听力损失在预期时间内没有好转，最终导致左侧永久性感音神经性耳聋。

SSNHL 是椎管内麻醉的罕见并发症，发生率约为 0.4%，机制尚不清楚，可能是意外硬脊膜穿破后脑脊液压力的降低引起耳蜗外淋巴液压力的改变。蛛网膜下腔通过耳蜗导水管与耳蜗外淋巴管相通，当硬脊膜穿破后脑脊液压力降低，外淋巴液经耳蜗导水管流入蛛网膜下腔，外淋巴液压力降低。内、外淋巴液互不相通，外淋巴液压力降低使内外淋巴液之间的压力差增大，内淋巴液代偿性增多，耳蜗内的前庭膜和基底膜的变形，从而引起听力损失。

发生意外硬脊膜穿破后，约 52.1% 患者会出现体位性头痛，可伴随颈部僵硬、耳鸣、听觉减退、畏光、恶心等症状。头痛是意外硬脊膜穿刺后早期最受关注的症状，耳鸣、感音神经性耳聋及视觉系统的改变等症状可能会被低估，随访时应关注患者有无听觉、视觉系统改变。SSNHL 常伴随头痛出现，也有仅出现 SSNHL 而没有头痛的个案报道。意外硬脊膜穿破后听觉症状多是短暂的，不经治疗在几天内消失，永久性听力丧失非常罕见。该患者出现椎管内麻醉后听觉系统症状且持续时间长，其可能的原因为该患者存在较大的脑脊液漏，分娩过程中的屏气用力可加重脑脊液漏，内、外淋巴液间的压力差增大，引起内淋巴液代偿性增多从而出现 SSNHL。妊娠期生理改变可能引起耳蜗灌注受损，进一步加重本病的发生。

早期干预有利于改善 SSNHL 患者的预后，若患者出现耳塞、耳胀、耳鸣、眩晕、耳痛等感觉异常，应及时请耳鼻喉科会诊，评估有无 SSNHL。目前尚无椎管内麻醉后 SSNHL 治疗策略的专家共识或指南。与妊娠期 SSNHL 不同，椎管内麻醉后 SSNHL 不用考虑对胎儿的影响，治疗原则可参照非妊娠的 SSNHL 患者，即症状出现 2 周内首选全身性类固醇治疗。考虑到椎管内麻醉后 SSNHL 特殊病理生理改变，早期硬膜外血补丁可能成为其有效的干预措施，目前有血补丁治疗的成功报道。该患者仅采取硬膜外血补丁治疗，而没有考虑非妊娠 SSNHL 患者的治疗方案，这可能是其体位性头痛基本痊愈但存在永久性听力丧失及耳鸣的原因。

总之，SSNHL 是椎管内麻醉后的罕见并发症，其病理生理机制尚未完全清楚。意外硬脊膜穿刺后，除了关注患者头痛症状外，还应关注有无听觉系统、视觉系统的改变。早期干预有助于改善 SSNHL 患者的预后，早期硬膜外血补丁及糖皮质激素治疗可能成为意外硬脊膜穿破后 SSNHL 的有效干预措施，必要时可考虑行其他替代方案。

（曾　葵　周文琴）

第十三节　硬膜外血补丁后鞘内血肿和蛛网膜炎

☆病情介绍

患者，女，32 岁，因“孕 G1P0 38^{+2} 周，规律宫缩 2h”入院。既往体健，无神经系统疾病史，妊娠期无合并症。

入院查体：体温 36.7℃，心率 79 次 / 分，呼吸 18 次 / 分，血压 109/68mmHg。专科查体、血常规、凝血常规未见明显异常，无椎管内麻醉禁忌证，应患者要求行分娩镇痛。使用 16G 穿刺针行 $L_{3\sim4}$ 硬膜外分娩镇痛，盐水阻力消失法确定硬膜外负压，穿刺较困难，进针 4cm 处时见清亮脑脊液从穿刺针头流出。考虑到患者穿刺困难、难以配合，将硬膜外导管插入蛛网膜下腔 3cm，改行连续腰麻分娩镇痛。首剂为 0.125% 布比卡因 1ml，麻醉平面达 T_{10}，连接镇痛泵。镇痛泵配方 0.05% 布比卡因 + 芬太尼 2μg/ml，镇痛泵设置速度 2ml/h，Bolus1ml/ 次，间隔锁时 30min，镇痛效果满意。患者生命体征平稳，3h 后产妇经阴道自然分娩。分娩后立即取出鞘内导管，嘱患者术后卧床休息、尽早使用腹带及静脉输液等保守处理。产后第 2 天患者出现体位性头痛，口服对乙酰氨基酚（扑热息痛）、咖啡因治疗。产后第 3 天，患者症状未得到缓解，日常生活活动受限，于 $L_{3\sim4}$ 硬膜外间隙缓慢注入自体静脉血 25ml，穿刺顺利。注射结束时患者出现短暂的腰痛，嘱患者平躺 2h，2h 后患者体位性头痛明显缓解。

☆处理经过

3d 后患者述腰部疼痛加剧，向会阴和下肢放射，无马尾综合征、脑膜刺激征及局部神经症状。体温 36.7℃，心率 90 次 / 分，呼吸 20 次 / 分，血压 114/71mmHg。血常规及凝血功能正常。MRI 示：L_5 ～ S_2 硬膜囊末端可见明显的鞘内积血伴蛛网膜炎；硬膜外腔未见血液；未见椎管内脓肿等占位性病变，诊断为硬脊膜穿破后鞘内血肿伴蛛网膜炎。神经内科建议静脉注射地塞米松 2mg/6h，并每 2 小时进行一次神经病学检查，监测腿部力量、大小便失禁和鞍状麻醉的变化。产后第 8 天，患者腰腿痛症状明显缓解，仅余轻微臀部疼痛。产后 4 周，患者疼痛完全消失，神经系统检查正常。

☆相关知识点

意外硬脊膜穿破后头痛（postdural puncture headache，PDPH）是椎管内操作的常见并发症，85% 以上 PDPH 经过非手术治疗可以缓解，部分患者 PDPH 可持续存在，引起慢性头痛、慢性背痛、颅硬膜下血肿、脑静脉窦血栓形成、脑神经麻痹、癫痫发作甚至死亡等。硬膜外补血片（epidural blood patch，EBP）被认为是治疗中度至重度 PDPH 的金标准，成功率为 61% ～ 98%，若非手术治疗 48h 失败，应考虑使用 EBP。EBP 主要通过硬脑膜“补丁”效应及硬膜外“压力”效应发挥治疗作用。

EBP 常见副作用包括头痛、背痛、颈痛、血液副产物引起的神经根刺激和轻度发热反应，这些副作用通常轻微且短暂。背痛是 EBP 术后最常见的并发症，通常在 EBP 治疗后 48h 内缓解。但是 EBP 并非没有风险，报告的相关严重并发症有感染、硬膜外血肿、面神经瘫痪、癫痫发作、脑静脉窦血栓形成、视力障碍、尿失禁、痉挛性截瘫和马尾综合征等，若血液注射部位错误可出现硬膜下血肿、鞘内血肿，并通过释放自由基引起粘连性蛛网膜炎、化学性或感染性软脑膜及局部纤维化等。

蛛网膜炎是蛛网膜在某些特殊病因作用下发生的一种炎性反应，以蛛网膜增厚、粘连和囊肿形成为主要特征，是椎管内操作后罕见且严重的并发症。常见的病因包括感染、外伤、颅内或脊髓手术、腰椎穿刺、鞘内注射药物或造影剂等。蛛网膜炎因累及部位不同临床表现呈多样性。持续或加重的腰痛是最常见的症状，可放射到会阴和下肢。若累及脊髓、神经根和马尾神经，可出现受影响节段神经根分布区域疼痛、麻木等感觉异常及运动障碍、胃肠道及膀胱功能障碍，运动无力或瘫痪。若瘢痕过度形成导致脑脊液流阻塞，可能出现颅内压升高的症状和体征。

蛛网膜炎主要采用支持对症治疗，包括镇痛药物、糖皮质激素，偶尔也会采用脊髓刺激，症状严重或恶化的患者可能会接受手术切除瘢痕组织。脑脊液阻塞导致颅内压升高时，可能需要进行脑室腹腔分流术和枕骨大孔减压术。

EBP 后蛛网膜炎患者的神经系统预后不易预测。由于血液在蛛网膜下腔的扩散是自限性的，多数患者在没有干预的情况下可逐渐改善，但也有神经系统功能长期受损的病例报道，应通过 MRI 评估鞘内血肿的消退情况。

☆专家点评

该患者实施硬膜外分娩镇痛中意外硬脊膜刺破出现体位性头痛，非手术治疗无效后行 EBP 治疗。EBP 治疗后 3d，患者出现腰痛加剧并向会阴和下肢放射，腰椎 MRI 显示鞘内出血伴蛛网膜炎，经非手术治疗患者疼痛最终消失、神经系统功能恢复正常。

EBP 注射的血液可通过最初硬膜孔漏或直接注射进入硬膜下间隙或蛛网膜下腔，引起鞘内血肿及蛛网膜炎。EBP 穿刺间隙、血容量、位置正确性可能会影响鞘内血肿及蛛网膜炎的发生率。

① EBP 穿刺间隙：有研究表明，硬膜外注射 15ml 血液可向头端扩散 6 个、向尾端扩散 3 个脊髓节段，在 EBP 过程中注入的血液优先向头侧方向扩散。因此对于 PDPH，在原硬脊膜穿破部位以下 1 ～ 2 个平面行 EBP 可能同样有效。目前尚不清楚原硬脊膜穿破部位进行 EBP 是否会增加鞘内血肿的风险，但在不同的间隙（最好是较低的间隙）进行 EBP，可减少血液误入硬膜下或蛛网膜下腔的可能。

② EBP 用血量：重复 EBP 最佳用血量尚无研究，单次 EBP 经椎板间入路推荐血容量为 20ml，如果患者出现无法忍受的疼痛或神经功能受损的症状，应在注射 20ml 之前停止注射；超过 20ml 的 EBP 血液量，没有提供额外的益处，并可能增加副作用的风险。

③ EBP 位置正确性：EBP 的成功和安全取决于准确地将血液注入指定硬膜外腔。目前常用生理盐水阻力消失技术来确定穿刺针位置，这种方法错误率高达 25.7%。在硬膜外注射血补丁过程中，应频繁抽吸、查看是否有脑脊液，确保针尖在硬膜外腔内才注射血液，减少硬膜下注射或鞘内注射血液的可能。该患者采用原硬脊膜穿破部位进行 EBP 且注射自体静脉血，血量较大，是其可能发生 EBP 后鞘内血肿及蛛网膜炎的原因。

尽管 EBP 后严重并发症非常罕见，但仍有发生鞘内血肿和粘连性蛛网膜炎等的可能。在进行 EBP 前应谨慎考虑并讨论相关风险和收益。若 PHPH 非手术治疗失败后，可考虑 EBP 以外的干预措施，尚未发现支持使用硬膜外盐水、葡聚糖、羟乙基淀粉、鞘内放置导管防治 PDPH 的有力证据，双侧枕大神经阻滞或蝶腭神经节阻滞被证明对治疗意外硬脊膜穿破后头痛有效。若 EBP 替代治疗方案失败，可采用影像技术提高 EBP 成功率。

硬膜下血肿、鞘内血肿及粘连性蛛网膜炎症状与椎管内脓肿等类似，若患者出现 EBP 后持续性腰背痛或神经系统症状，需进行彻底的神经系统评估和 MRI 检查，并请神经内科或神经外科会诊制订治疗方案，早期诊断及处理对改善患者预后非常重要。

总之，发生意外硬脊膜穿破后，应尽量采取 EBP 替代方案进行治疗。EBP 穿刺部位应尽量选择原硬脊膜穿破部位以下 1 ～ 2 个平面，反复确认注射位置正确，尽量减少或避免血液误注硬膜下或蛛网膜下腔。若 EBP 术后出现持续性腰背痛或神经系统症状恶化，应考虑血液误入蛛网膜下腔的可能，及时行神经系统评估及 MRI 检查，必要时通过多学科协作以确定最合适的治疗方案。

（曾　葵　周文琴）

第十四节　硬脊膜刺破后脑神经麻痹

☆病情介绍

患者，女，34 岁，身高 162cm，体重 73kg，因“停经 39 周，下腹胀痛 3h”，以先兆临产入院待产。妊娠期定期产检，无腰腿疼痛及其他产科相关合并症。既往 3 年前因“臀位”行剖宫产术。

入院诊断：瘢痕子宫，G2P1 39^{+3} 周宫内孕头位单活胎临产。

入院后查体：血压 132/73mmHg，心率 85 次 / 分，呼吸 18 次 / 分。患者发育正常无畸形，头颈活动度正常，张口度正常，甲颏距大于 3 横指，马氏评分Ⅰ级。脊柱正中位，无侧凸或后凸，腰骶部无压痛，椎间隙清晰可触及。专科查体无特殊。实验室检查正常。

入院后 10h，因“不规律宫缩，瘢痕子宫”拟行急诊剖宫产术。

☆处理经过

入室后常规监护，心率 93 次 / 分，血压 128/76mmHg，SpO_2 99%。开放左前臂静脉通道，输入 500ml 乳酸钠林格液。左侧卧位下 $L_{3\sim4}$ 椎间隙行硬膜外穿刺，使用 18G 硬膜外穿刺针正中入路到达硬膜外间隙后，抽出针芯，见清亮液体漏出，判定为硬脊膜意外刺破，立即拔出穿刺针，于 $L_{2\sim3}$ 间隙重新硬膜外穿刺顺利，经 22G 笔尖式腰麻针注入 0.5% 布比卡因 2.5ml 后，向头端置入硬膜外导管，置入深度 3cm。5min 后麻醉平面达 T_4 水平，麻醉效果满意。术中持续泵注去氧肾上腺素维持收缩压＞ 100mmHg。手术开始后 4min 取出一活男婴，1-5-10min Apgar 评分 10-10-10 分。手术顺利，历时 45min，术中出血约 400ml，尿量 150ml，输入乳酸钠林格液 1000ml。术毕在超声引导下行双侧腹横肌平面阻滞复合静脉镇痛泵镇痛，告知产科医生及患者发生硬脊膜刺破，术后可能发生硬脊膜刺破后头痛等并发症，及时联系麻醉医生处理。

术后第 2 天，患者述由平卧位转为坐位及站立时发生顶枕部胀痛，平卧后缓解。考虑硬脊膜刺破后低颅压性头痛，嘱患者减少行走，头痛剧烈时可口服布洛芬缓解症状。术后第 3 天，患者下床活动时，发生严重头痛，伴发头晕、呼吸困难、吞咽困难及舌根麻木，立即转为平卧位鼻导管吸氧，5min 后症状缓解。头颅 CT 检查未见异常。经神经内科医生及麻醉科医生会诊后，考虑诊断为硬脊膜刺破后低颅压导致头痛及短暂性脑神经（舌咽神经）牵拉麻痹，建议患者平卧并尽量减少行走，可采用硬膜外自体血填充缓解症状。与患者及家属交代病情及处理方案后，患者拒绝行硬膜外自体血填充治疗，选择非手术治疗。经过 3d 卧床休息后，患者头痛症状缓解，术后第 7 天下床行走无头痛及呼吸困难发生，予以出院。术后 1 个月随访无相关后遗症。

☆相关知识点

硬脊膜刺破后脑神经麻痹（post dural puncture cranial nerve palsy，PDPCP）是指在椎管内穿刺或麻醉时刺破硬脊膜后脑脊液外漏导致颅内压力过低，进而发生大脑及脑干移位，并牵拉脑神经致其麻痹。脑神经麻痹（cranial nerve palsy，CP）是椎管内麻醉的罕见并发症，其发生率为 1/10 万～ 3.7/10 万，在硬脊膜刺破后 1d ～ 3 周内均可发生，理论上所有脑神经均可能被累及；由于展神经（Ⅵ）特殊的解剖特点（行程长且在经过岩骨时发生 90° 转角）导致极易受到牵拉应力，故其牵拉麻痹发生概率最高，占到所有报道病例的 92% ～ 95%，其次是面神经（Ⅶ）和前庭蜗神经（Ⅷ），同时三叉神经（Ⅴ）、视神经（Ⅱ）、滑车神经（Ⅳ）、迷走神经（Ⅹ）及舌咽神经（Ⅸ）也有报道。硬脊膜刺破后头痛（post dural puncture headache，PDPH）通常先于脑神经麻痹出现，二者具有共同的危险因素，如青年、女性、妊娠、阴道分娩等，故妊娠妇女发生 PDPH 和 PDPCP 危险度更高。PDPH 及 PDPCP 的预防主要强调硬膜外穿刺时技术的规范及细致，避免硬脊膜意外刺破，其次尽量选择小号的笔尖式穿刺针，以缩小硬脊膜穿刺破口大小，从而减少脑脊液外流；另外，目前研究表明硬脊膜刺破后行蛛网膜下腔置管也能有效降低 PDPH 发生率。

当发生脑神经牵拉时，通常伴随不同程度的 PDPH，并出现与脑神经支配区域相对应的感觉运动功能障碍，如展神经（Ⅵ）麻痹导致眼球外展受限而表现为视物模糊或复视、对光敏感、难以聚焦或阅读，体格检查可发现眼球外展受限，直视前方时眼球内收。CP 的诊断是排他性诊断，若患者出现相应脑神经麻痹症状，同时在 3 周内有硬脊膜穿刺及硬脊膜刺破后头痛病史，在排除了其他潜在的神经系统和系统性疾病病变后，即可诊断为 PDPCP。需要与产后头痛及脑神经麻痹鉴别的疾病如下：硬脊膜刺破后头痛（低颅内压性头痛）、脑静脉血栓、颅内血肿（包括硬膜下血肿）、病毒性、化学性或细菌性脑膜炎、子痫前期、偏头痛、硬脊膜刺破后头痛合并系统性疾病（多发性硬化、甲状腺功能亢进、糖尿病神经病变等）、特发性脑神经麻痹（特发性面瘫）、重症肌无力、颅内肿瘤。

由于 PDPCP 发病率低，病例资料有限，目前尚无确切的治疗方案，其治疗原则是根据可能的病因对症治疗。PDPCP 和 PDPH 都是由于脑脊液漏后低颅压导致，故纠正颅内压成为其可能的治疗手段，硬膜外自体血填充是治疗 PDPH 的有效手段，但在治疗 PDPCP 的效果尚不确切，是否选择自体血填充需根据患者意愿、症状、低颅内压证据及有无 PDPH 等综合考虑。药物治疗包括糖皮质激素和口服镇痛药物等。经上述治疗后，约 80% 的 PDPCP 患者能在 1d ～ 4 个月得到完全缓解，若经过观察治疗后 18 个月仍然不缓解，则可根据病因行神经松解或手术矫正等外科治疗，但仍然会有部分患者遗留永久性麻痹。

☆专家点评

本例患者有明确的硬脊膜刺破病史，在术后直立行走时发生 PDPH 和舌咽神经麻痹，在排除了颅内病变及其他系统性病变后诊断为 PDPCP，经卧床等非手术治疗后好转。妊娠妇女产后发生脑神经麻痹的管理有以下几个方面考虑。

• 危险因素：妊娠妇女在经历硬脊膜刺破后发生 PDPH 及 PDPCP 风险高于普通人群，特别是硬膜外分娩镇痛下经阴道分娩的患者。当第二产程中宫缩及屏气用力时，腹内压显著增加，传递并使蛛网膜下腔压力增高，导致脑脊液外流增加，分娩结束后就可能发生低颅压性头痛及脑神经牵拉麻痹；同时分娩时禁食、分娩后血容量快速变化及产后液体补充不足都是导致产后 PDPH 和 PDPCP 发生率增高的原因。本例患者为剖宫产手术，但硬脊膜刺破后仍然发生严重的 PDPH 及 PDPCP，故发生意外硬脊膜刺破的产科患者产后应重点关注 PDPH 及 PDPCP 的发生。

• 诊断：由于妊娠合并症（子痫前期等）、系统性疾病（重症肌无力、多发性硬化等）及其他神经系统疾病（特发性面瘫、偏头痛等）也可能表现为头痛及脑神经麻痹症状，在出现相应症状后，需排除相关疾病后才能诊断为 PDPCP。本例患者有明确的硬脊膜刺破病史，本次妊娠无妊娠高血压病等产科并发症，既往亦无神经系统疾病及其他系统性疾病，故在出现舌咽神经麻痹症状后，经头颅 CT 检查排除血肿及颅内占位等病变后确诊为 PDPCP。

• 治疗：目前针对 PDPCP 的治疗仍然没有确切的治疗方案，针对 PDPH 有效的硬膜外自体血填充，也并非在所有 PDPCP 治疗报道中有效，可能是因为脑神经受牵拉时间过长后发生神经脱髓鞘，即使硬膜外填充后颅内压恢复正常，也不能缩短脑神经麻痹的病程，故发生 PDPCP 后应尽早实施硬膜外自体血填充，尽快恢复颅内压以避免脑神经发生脱髓鞘而延长病程。另外，虽然现有证据并不支持卧床休息来预防或治疗 PDPH，但针对与体位改变明显相关的 PDPCP，若卧床能有效避免或减轻脑神经牵拉症状，则应适当延长卧床休息时间，以避免脑神经损害，但要注意预防卧床导致的血栓及栓塞风险。本例患者为体位相关性头痛及脑神经牵拉，且舌咽神经受牵拉后表现为吞咽困难及呼吸困难，平卧后症状缓解，患者拒绝行硬膜外自体血填充，但在经过严格卧床休息后恢复正常。在针对 PDPCP 治疗时，应根据实际情况灵活选择治疗方案，尽量缩短病程，避免遗留永久性损害。

总之，硬脊膜刺破后脑神经麻痹是椎管内麻醉罕见并发症，由于低颅压导致脑神经牵拉而发病，通常与 PDPH 同时发生，孕产妇是其高危人群。发生硬脊膜刺破的孕产妇术后应密切关注 PDPH 及 PDPCP 的发生。出现脑神经麻痹症状后，经神经影像学检查排除颅内血肿等病变后，应尽早行硬膜外自体血填充以缩短病程，同时避免遗留永久性损害。

（廖志敏　顾　娟）

第十五节　分娩镇痛后一过性胎儿心动过缓

☆病情介绍

患者，女，22 岁，因“停经 40^{+2} 周，要求入院待产”入院。患者妊娠期规律产检，无并发症，胎儿检查无特殊。患者既往史无特殊，实验室检查无明显异常。

查体：心率 103 次 / 分，血压 122/76mmHg，呼吸 20 次 / 分，SpO_2 99%。

入院诊断：G1P0 40^{+2} 周宫内孕头位单活胎待产。

入院后给予球囊引产和缩宫素促宫缩，患者规律宫缩后转入产房。转入产房后阴道检查宫口扩张 3cm，宫缩间期 1 ～ 3min，宫缩持续时间 35 ～ 45s，视觉疼痛评分（VAS）8 分，患者要求立刻行分娩镇痛。入室时生命体征平稳，缩宫素以 0.12U/h 速度泵注，在左侧卧位下于 $L_{3～4}$ 间隙行腰硬联合镇痛，蛛网膜下腔注入 0.125% 布比卡因和 15μg 芬太尼混合液共 2ml，固定硬膜外导管后平卧，继而行持续性胎心监护，平卧后患者心率迅速升高，最高达 140 次 / 分，患者自觉稍心悸，BP 为 112/76mmHg，麻醉平面 T_8，VAS 评分 0 分，30s 后患者心率迅速下降至 60 次 / 分，无创血压为 95/62mmHg，立即静脉给予阿托品 0.3mg，去氧肾上腺素 0.05mg，同时加快补充平衡液，此时胎监显示子宫收缩压＞ 100mmHg，持续 2 ～ 3min，无规律间隔，同时出现胎儿心动过缓，波动于 60 ～ 90 次 / 分，怀疑子宫强直收缩、胎儿心动过缓。

☆处理经过

立即停止缩宫素输注，嘱患者左侧卧位，面罩纯氧吸入，予阴道检查上推胎头，此时宫口扩张约 8cm，未扪及明显条索状物，产科医生立即给予 4g 硫酸镁静脉滴注，胎心于宫缩间期有短暂恢复后又迅速下降至 60 次 / 分，立即给予硝酸甘油 50μg 静脉推注。同时持续监测产妇无创血压，最低血压为 69/35mmHg，分次给予去氧肾上腺素共 0.2mg 升高血压，同时积极术前准备，胎心延长减速约 1.5min 后逐渐恢复至 160 次 / 分，继续持续胎心监测，胎心波动在 150 ～ 170 次 / 分，变异好，1h 后宫口开全，推入产房，80min 后胎儿娩出，1-5-10min Apgar 评分 10-10-10 分，母儿无特殊。2d 后出院。

☆相关知识点

胎儿心动过缓（fetal bradycardia）是指胎心连续 10min 小于 110 次 / 分，可能原因为两类，一类为胎儿因素，如胎儿内脏移位、长 QT 间期综合征、胎儿宫内窘迫、胎儿缺氧、酸中毒等；另一类为母亲因素，如母亲使用 β 受体阻滞剂、母体低血压、低血糖、低体温、子宫强直收缩、宫内感染等。

子宫的血液供应主要来自于子宫动脉。妊娠期间，通过母体氧合后的血液由螺旋动脉进入绒毛间隙，进行母体与胎儿氧气、营养物质和废物的交换。妊娠末期子宫胎盘循环血管已最大程度舒张，自身调节能力弱，主要依靠压力进行灌注，因此胎儿血流量的多少主要由子宫血流量决定。子宫强直收缩（收缩强度＞ 150mmHg、持续时间＞ 120s、无周期）时，子宫血管阻力增加，可导致子宫血流量减少，影响胎盘循环。

在临床上引起子宫强直收缩的原因主要有：缩宫素使用不当，宫颈球囊放置和椎管内麻醉等。虽然鞘内镇痛可获得快速、有效的镇痛效果，但可能导致异常胎监，发生率为 4% ～ 21%。另一方面鞘内阿片类药物还有可能可快速扩散到中枢神经系统，促进催产素释放，引起子宫收缩过度，继而发生胎心率变化。

关于椎管内麻醉后子宫强直收缩的机制，目前尚未明确，最可能的假说为母亲血液中肾上腺素和去甲肾上腺素暂时失衡。焦虑和产程中剧烈的疼痛可引起孕妇儿茶酚胺升高、呼吸性碱中毒、氧解离曲线左移、子宫动脉痉挛、胎儿氧供减少和氧耗增加。肾上腺素具有拟 β 交感的子宫平滑肌松弛作用，而去甲肾上腺素对子宫有收缩作用。椎管内麻醉后产妇发生子宫强直收缩的可能机制是由于腰麻迅速起效后，肾上腺素浓度比去甲肾上腺素降低幅度更大，导致子宫张力一过性的增加，严重时引起子宫强直收缩，影响胎盘血供，导致异常胎心率的发生。腰硬联合麻醉与硬膜外分娩镇痛相比，起效更迅速，儿茶酚胺波动更大。发生异常胎心率危险因素有：进展迅速、疼痛明显、镇痛后疼痛评分下降快，子宫张力过高、既往存在变异减速或胎头未入盆。但这些变化通常是短暂的且对复苏措施反应好，不增加剖宫产率，不影响胎儿 Apgar 评分。

☆专家点评

该产妇在产程活跃期行腰硬联合分娩镇痛后发生子宫强直收缩，导致一过性胎儿心动过缓，经过严密监测，积极升血压、对抗子宫强直收缩处理后胎心恢复，顺利经阴道分娩，母儿平安，获得了满意结局，关注点如下。

- 麻醉方式选择：椎管内镇痛效果显著，但也可引起相关并发症，如低血压，瘙痒等，更重要的还可能引起胎心率异常。目前研究显示，鞘内注射阿片类药物剂量与异常胎心发生率相关，而鞘内使用局麻药复合小剂量阿片类药物继发异常胎心率的风险较小。同时研究发现，胎儿心动过缓发生高峰期在硬膜外镇痛后 5 ～ 20min，并持续到硬膜外注射后 60min。因此，椎管内分娩镇痛后应进行持续性胎心监测（至少 30min），可以及早发现胎心异常，及时处理。

• 胎儿管理：一旦发生了胎儿心动过缓，应立即呼叫产科医生、助产士及高年资麻醉医生进行处理。迅速找到发生胎心减慢的原因至关重要，采取对因治疗，如为母亲因素，积极宫内复苏，如上推胎头、母亲左侧卧位减轻对主动脉 - 下腔静脉压迫，吸氧，给予去氧肾上腺素、阿托品等提高母亲血压和心率，刺激胎儿头皮，以及纠正子宫强直收缩。如经过积极处理，胎儿仍然不能恢复正常，应立即进行剖宫产，挽救胎儿生命。

• 子宫强直收缩治疗：①如患者在进行缩宫素输注，应立即停止。②药物治疗：硫酸镁，硫酸镁是发生子宫强直收缩时产科最常用的治疗药物，它可抑制中枢神经活动，抑制运动神经 - 肌接头乙酰胆碱的释放，降低平滑肌内钙离子浓度，从而起到镇静、解痉、扩血管的作用，剂量为 25% 硫酸镁 4 ～ 6g 负荷剂量；硝酸甘油可释放出一氧化氮，具有子宫平滑肌的松弛作用，半衰期短，仅为 2 ～ 3min，单次给药用量为 25 ～ 100μg，维持时间 3 ～ 5min，起效快，消除迅速，不影响后续缩宫素对子宫平滑肌的收缩作用，需要注意的是，硝酸甘油具有强烈的血管舒张作用，在使用同时注意低血压的发生，必要时可单次使用升压药维持血流动力学平稳。③其他：皮下注射 250μg 特布他林。

总之，子宫强直收缩在产妇待产过程中是一种紧急的情况，将导致子宫胎盘灌注时间减少，继发子宫胎盘血流量减少，导致胎儿缺氧，严重者会导致胎心严重下降，威胁胎儿生命安全。在施行椎管内分娩镇痛的同时，我们应当警惕其可能发生的并发症，尤其是腰硬联合分娩镇痛，发生子宫强直收缩和异常胎心率的概率比较高，密切监护及时发现后积极采取可靠的宫内复苏手段，一般不增加剖宫产率。

（周文琴　曾　葵）

第 7 章 妊娠合并重症围手术期管理

第一节 HELLP 综合征并发肝包膜下血管破裂

☆病情介绍

患者，女，37 岁，因“停经 34^{+2} 周，发现血压升高 4^{+} 周，伴腹痛 1h”急诊入院。孕 30^{+1} 周常规产检时发现血压升高，最高为 147/96mmHg。血常规、肝酶及血小板正常，尿蛋白阴性，诊断为妊娠期高血压，拉贝洛尔 100mg，bid 口服，血压控制正常。妊娠晚期血压波动于 130 ～ 147/80 ～ 95mmHg，无头晕痛、眼花等不适，定期复查肝酶轻度升高，血常规、血小板及尿常规均正常。1h 前患者无明显诱因出现上腹部持续性绞痛不适，伴腹胀、里急后重感，感头晕乏力不适，症状持续无缓解，遂入我院急诊科治疗。

入院查体：体温 36.6℃，心率 120 次 / 分，呼吸 23 次 / 分，血压 88/47mmHg，SpO_2 99%（鼻导管吸氧 2L/min）。急性病面容，被动体位，皮肤黏膜黄染，双下肺呼吸音减弱。心律齐。全腹肌紧张，有压痛反跳痛，上腹部及右侧肋下明显。移动性浊音阳性。双下肢无水肿。子宫轮廓清，无张力，偶可触及宫缩。胎心、胎监正常。

辅助检查：腹部超声示肝右叶延至部分肝左叶包膜下见范围约 14cm × 5cm 混合回声区，肝周、肝肾间隙、脾肾间隙查见液性暗区，最深约 7.2cm。大部分肝右叶受压。未发现胎盘早剥及子宫破裂征象。血常规：血红蛋白 100g/L，血细胞比容 22%，血小板 45×10^9/L。肝肾功能：谷丙转氨酶 540U/L，谷草转氨酶 1306U/L，白蛋白 29g/L，总胆红素 546.4μmol/L，乳酸脱氢酶 1943U/L。凝血酶原时间 12s，活化部分凝血活酶时间正常，纤维蛋白原 101mg/dl，D- 二聚体 16.82mg/L。动脉血气：pH7.35，$PaCO_2$ 30mmHg，$PaO_2$100mmHg，BE -7，Lac1.8mmol/L，K^+4mmol/L。

入院诊断：腹腔内出血？低容量休克；HELLP 综合征；重度先兆子痫；G2P1^{+1} 34^{+2} 周宫内孕头位单活胎待产。

☆处理经过

在急诊科立即开启绿色通道，建立静脉通路，持续心电监护，吸氧，补液扩容、输血纠正休克及凝血功能障碍，并联合肝胆外科行急诊剖宫产及腹腔探查术。入手术室时患者神志清楚，急性病面容，可回答简单问题。贫血貌，肢端冷。心率 118 次 / 分，血压 98/54mmHg，SpO_2 96%（鼻导管 2L/min）。予去白红细胞悬液、平衡液快速输注，全麻下顺利娩出一女活婴。术中探查见右膈下、肝下间隙大量暗红色血凝块，约 2800ml。右肝膈面见肝包膜部分撕裂，肝右叶延至部分肝左叶包膜下血肿，有活动性出血。行肝右动脉结扎术，清除血肿后予明胶海绵填塞压迫止血，右肝下间隙放置引流管一根。手术历时 3h，共计出血 4600ml，补充晶体液 2800ml，胶体液 1500ml，去白红细胞悬液 9.5U，血小板 1 治疗量，新鲜冷冻血浆 1000ml，纤维蛋白原 2g，尿量 400ml。术毕复查血红蛋白 90g/L，血小板 40×10^9/L，凝血酶原时间 11s，活化部分凝血活酶时间 42.6s，纤维蛋白原 280mg/dl。术后顺利拔除气管导管。患者生命体征平稳，神志清楚，转入 ICU 治疗。予预防感染，监控血压，硫酸镁解痉，地塞米松静推提高血小板数量，促宫缩，保肝，预防应激性溃疡，镇痛镇静等对症支持治疗，并动态监测血常规、肝肾功电解质、凝血功能和血气情况。转入后 1h，发现患者阴道流血伴血凝块共 550ml，考虑为宫缩乏力导致，遂立即加快补液，增加缩宫素剂量，按摩子宫同时予卡前列素氨丁三醇（欣母沛）肌内注射促进子宫收缩，患者阴道流血变少。复查血红蛋白 84g/L，血小板 50×10^9/L，白细胞 17.7×10^9/L，中性粒细胞百分比 87.8%。凝血功能正常。术后第 4 天，复查血红蛋白 86g/L，血小板升至 102×10^9/L，肝功能好转。患者一般情况恢复好，术后 21d 出院。

☆相关知识点

HELLP 综合征并发肝包膜下血肿及破裂是一种罕见且严重的并发症，有文献总结，肝包膜下血肿的发生率为 1/22 5000 ～ 1/45 000，母婴死亡率高达 50%。患者主要因大量失血和凝血障碍死亡。HELLP 综合征的多器官微血管损伤和肝细胞损伤坏死，导致肝窦内血流受阻，肝脏淤血性肿大，出现肝包膜下或肝实质内出血。血肿可以位于左肝或者右肝，但以右肝更为常见。多数患者起病急骤，可发生于妊娠晚期或产后数天内，最常见于产后 48h 之内。

患者多有HELLP综合征的典型临床表现，如全身不适，右上腹胀痛、肝区压痛及反跳痛。随着病情进展，由于肝被膜的过度伸展，导致被膜破裂和出血，腹痛加剧，并伴有右肩部放射性痛，出现急性失血症状和体征，甚至休克症状。孕妇分娩、腹部受压等均可导致腹腔压力增加，可诱发肝包膜下血肿破裂大出血。合并肝脏破裂者，若及时诊治，产后及远期肝功能均可恢复正常，但再次妊娠时复发率为 2% ～ 6%，患心血管疾病和慢性高血压的风险亦升高。

☆专家点评

本例患者妊娠中期诊断为妊娠期高血压疾病，病情控制稳定。以突发“持续性剧烈腹痛”为首发表现，伴休克症状，起病急，发展迅猛，病情危重。急诊实验室检查提示血小板减少；肝酶持续升高，胆红素、乳酸脱氢酶升高；血管内溶血，符合完全性 HELLP 综合征的诊断；超声提示腹腔内出血，急诊手术证实为肝包膜下血肿破裂出血，诊断明确。此类患者的救治需注意以下几个方面。

- 综合评估病情，避免误诊：该患者妊娠中期诊断妊高征，因妊娠期血压控制好，一周前复查肝酶轻度升高，血常规、血小板及尿常规均正常，入院时呈休克状态，医生在接诊时可能对子痫前期及其并发症 HELLP 综合征的考虑有忽略，更多地关注到急腹症休克，如胎盘早剥、子宫破裂、急性胆囊炎、胰腺炎、泌尿系结石等消化、泌尿系统合并症，直到超声检查、血常规、肝功等生化结果回时方考虑到 HELLP 综合征并发肝包膜下血肿破裂。这提示临床上如遇腹痛、腹胀患者，合并妊娠期高血压疾病患者，尤其是子痫前期休克患者，无论产前还是产后，需警惕并发肝脏损伤、肝包膜下血肿破裂可能。首选床旁超声检查。CT 检查，尤其是上腹部增强 CT 检查有助于明确诊断，并和其他病变引起的腹腔出血相鉴别。

● 术前急救：肝包膜下血肿未破裂者，若血流动力学稳定，可以非手术治疗，要避免突然增加腹压导致血肿破裂，同时积极静脉输液，输血纠正贫血及凝血功能异常，解痉、降压治疗原发病，使用糖皮质激素提升血小板。严密监测血流动力学变化和相关生化检查，采用 B 超、CT 等动态监测肝脏情况，综合母儿情况评估终止妊娠时机。一旦发生血肿破裂，导致失血性休克，原则就是补液扩容抗休克，病因治疗，应尽快探查止血，终止妊娠。故该患者进行了紧急手术。

● 术中术后管理：治疗原则按照重度子痫前期的一般治疗，包括积极控制血压、解痉、预防子痫、容量管理、预防产后出血、预防血栓、镇静镇痛等，需密切监测患者生命体征及各项实验室指标。应注意产科腹腔内出血。休克患者术中均应先取出胎儿，再探查腹腔和止血，避免腹部加压造成二次损伤。术后镇痛同时可复合右美托咪定静脉泵注，加强镇痛镇静效果，利于平稳降压，呼吸抑制风险低。

● 有指征地使用肾上腺皮质激素和输注血小板。糖皮质激素有促进胎肺成熟、改善微循环、免疫抑制、降低肝酶等作用，但能否促进血小板生成尚存争议。《妊娠期高血压疾病诊治指南（2020）》推荐，血小板＜ 50×10^9/L 者，可考虑肾上腺皮质激素，如地塞米松治疗，产后也应静滴地塞米松 10mg/d，连续 3d，以免出现血小板继续下降，肝功能恶化。该患者在地塞米松连续治疗 3d 后，血小板即上升至 102×10^9/L。入 ICU 后 1h，虽因宫缩乏力并发了产后出血，但经按摩子宫、卡前列素氨丁三醇（欣母沛）促进宫缩等治疗后出血减少，复查血小板大于 50×10^9/L，凝血功能正常，故未输注血小板，提示对于此类患者，尤其应严密监护产后出血情况，从而早发现早处理。如果产后血小板低于 50×10^9/L 且迅速下降或者存在凝血功能障碍时，应输注血小板。产后 72h 病情无缓解，胆红素或肌酐持续性升高，可行血浆置换疗法。产后如果少尿持续存在，提倡用 250 ～ 500ml 液体静脉输注。利尿剂不作常规使用，仅在必要时使用，如：急性心力衰竭、肺水肿、全身性水肿、慢性高血压、慢性肾炎或血容量过高，有潜在肺水肿风险者。

● 术后管理：术后可尽早使用气压治疗预防血栓，但低分子肝素的启用时机尚无明确标准。建议在椎管内麻醉操作 24h 后或硬膜外导管拔出 4h 后，并评估肝脏、子宫伤口等出血风险低情况下方可使用低分子肝素。

总之，HELLP 综合征并发肝包膜下血管破裂虽罕见但却是致命性并发症。因临床表现不典型，病情进展快，很容易误诊误治而导致母儿死亡。HELLP 综合征患者合并腹痛、腹胀者，可借助于超声早期识别是否合并肝包膜下血肿破裂。一旦确诊，应积极纠正凝血功能异常，纠正休克，手术止血。

（舒丽娟　宋　豪）

第二节　妊娠合并艾森门格综合征并发肺动脉高压危象

☆病情介绍

患者，女，24 岁，因“停经 37^{+1} 周，咳嗽、咳痰 2 个月，心悸、气促，不能平卧 1 周”入院。妊娠期未产检，2 个月前患者受凉后出现咳嗽、咯痰，为黄稠痰，痰内可见陈旧性血凝块，当地医院予以抗感染、雾化等药物治疗后好转出院。1 周前患者出现胸闷、气促，活动后加重，夜间不能平卧，伴双下肢轻度水肿。因心脏彩超示先天性心脏病：房间隔缺损、重度肺动脉高压，急诊转入我院 ICU 治疗。

入院查体：神志清，精神差，半卧位，呼吸急促，口唇发绀，杵状指。血压 110/80mmHg，心率 105 次 / 分，呼吸 32 次 / 分，脉搏氧饱和度 85%（面罩吸氧 4L/min）。颈静脉充盈，双肺呼吸音清，可闻及少量湿啰音，肺动脉瓣区第二心音亢进。四肢轻度水肿。

辅助检查：心电图示窦性心动过速、右心室肥厚、完全性右束支传导阻滞、ST-T 改变。心脏彩超示：先心病：房间隔缺损，房水平双向分流，房间隔中份连续性中断 31mm，肺动脉增宽（38mm），肺动脉高压（重度），TI 法估测肺动脉压 136mmHg，右房室增大（RA=61mm，RV=36mm），三尖瓣反流（重度），心包积液少量。EF=71%，FS=38%。胸部 X 线片：肺动脉高压，肺动脉段明显突出，两肺血增多，肺血管呈树根状分布，右心房室增大。腹部彩超未见异常。实验室检查：PLT 70×10^9/L。生化：ALT 141U/L，AST 110U/L。NTproBNP 3414pg/ml，降钙素原 0.18ng/ml。床旁血气：pH7.44，$PaCO_2$ 31mmHg，PaO_2/FiO_2 126mmHg，Lac1.3mmol/L。

入院诊断：妊娠合并先天性心脏病：房间隔缺损（继发孔中央型）；艾森门格综合征；重度肺动脉高压；妊娠合并三尖瓣反流；妊娠风险 V 级；心功能Ⅳ级；妊娠合并肺部感染；妊娠合并肝功能异常；妊娠合并血小板减少症；臀位（混合臀）；脐带绕颈一周；G1P0 37^{+1} 周宫内孕臀位单活胎待产。

☆处理经过

术前在 ICU 持续面罩吸氧，心电监护，完善血常规、免疫全套、凝血功能、D- 二聚体，下肢血管超声等相关检查。中心静脉穿刺置管，静脉泵注曲前列尼尔降低肺动脉压，遵说明书要求，初始输注速率为 1.25ng/（kg・min），根据患者耐受情况，每 3 小时增加 1.25ng/（kg・min），术前增至 10ng/（kg・min）；头孢曲松钠抗感染；利尿减轻容量负荷；备 ECMO。心脏内外科、感染科、麻醉科、新生儿科多科会诊。入院后第 2 天在腰硬联合麻醉下行剖宫产术。患者术中血流动力学稳定，顺利娩出一活男婴，Apgar 评分为 10-10-10 分。手术经历 50min，术中出血约 300ml，补液 700ml，尿量 50ml。术后患者安返 ICU，持续生命体征监护，面罩吸氧，头孢曲松钠抗感染，曲前列尼尔逐渐加量至最大剂量 20ng/（kg・min）泵注降低肺动脉高压；地高辛 0.125mg 口服改善心功能，呋塞米静脉推注减轻容量负荷；充分镇痛，酌情镇静；预防产后出血、低分子肝素预防深静脉血栓等。术后第 2 天，患者休息时出现脉搏氧饱和度下降，最低 74%，心率增快至 128 次 / 分，血压下降至 93/65mmHg，考虑为肺动脉高压危象，立即予无创呼吸机辅助呼吸，去甲肾上腺素 0.15μg/（kg • min）泵注升压，米力农 0.3μg/（kg • min）泵注改善心功能，加强利尿治疗后病情逐渐好转。术后第 4 天，停用无创呼吸机和升压药物，曲前列尼尔减量的同时皮下泵加量，至术后第 8 天曲前列尼尔静脉泵注停用，仅予皮下泵输注，维持剂量 7.2U/h。术后第 9 天出院，嘱 1 个月后心内科门诊就诊。

☆相关知识点

艾森门格综合征相关知识点详见第 1 辑第 2 章第一节“妊娠合并艾森门格综合征”相关内容。

肺动脉高压危象，是由于各种因素突然诱发肺血管阻力增高，造成肺动脉压力在短时间内急骤升高，超过体循环的压力和主动脉的压力，导致严重的低心排血量、低血压、低氧血症的临床危重症状，是引起围手术期死亡的主要原因。如果发生肺动脉高压危象，患者突然出现烦躁、呼吸加快、发绀、缺氧、静脉扩张，心率加快、血压、氧饱和度下降等严重表现，很容易死亡。发生肺动脉高压危象时，可采取下列治疗措施：保持气道通畅、充分供氧，纠正缺氧和酸中毒；持续泵注扩张肺血管药物；肾上腺素或去甲肾上腺素维持血压，提高心排血量；纠正右心衰竭；有效镇痛镇静，去除诱因，减少应激反应；给予呼吸机支持、体外膜肺氧合治疗等。

☆专家点评

本例患者为初产妇，自述孕前活动耐量正常，未常规产检。发病前有感染诱因，以急性心力衰竭为主要临床表现，超声发现房间隔缺损，房水平双向分流，重度肺动脉高压。病情危重，心脏病妊娠风险分级Ⅴ级，ASA 分级Ⅳ级。该患者孕 37^{+1} 周，胎儿已足月，目前心功能Ⅳ级，随时有死亡风险，经多学科会诊后建议在控制感染、纠正心力衰竭的同时尽快行剖宫产终止妊娠。该类患者围手术期管理应注意以下几个方面。

- 术前准备：持续氧疗避免缺氧和二氧化碳蓄积，积极控制感染，利尿减轻容量负荷，维持内环境稳定。持续静脉泵注曲前列尼尔降低肺动脉压。备一氧化氮吸入设备，股动脉留置鞘管，备 ECMO。做好安抚工作，稳定患者情绪。医务科备案，多学科团队合作。
- 麻醉监测及管理：详见第 1 辑第 2 章第一节“妊娠合并艾森门格综合征”相关内容。
- 术中管理：产科医生手术时控制好胎儿及胎盘娩出的时间和速度。胎儿娩出后给予适当镇静，以免患者情绪紧张。采取头高足低位，腹部压沙袋，预防回心血量突然增加导致急性右心衰及肺动脉高压危象。禁用缩宫素、卡前列素氨丁三醇（欣母沛）、麦角新碱等宫缩剂。
- 术后管理：该类患者分娩期和产后第 1 周容易发生循环危象，是死亡高风险期，应在 ICU 内精细化管理：避免缺氧和疼痛；继续使用曲前列尼尔降低肺动脉压；缓慢撤退血管活性药物，如去甲肾上腺素；监测出入量，避免容量负荷过重，可使用利尿剂治疗，保持出入量负平衡 500 ～ 1000ml/d；避免过度利尿导致血容量不足；严密观察阴道出血量，预防产后出血；椎管内麻醉后 24h 或硬膜外导管拔管后 4h，无出血倾向的情况下，开始使用低分子肝素预防性抗凝，疗程 2 ～ 6 个月；避免哺乳。产后住院监护至少 1 周。

该患者术后第 2 天出现了心率增快，氧饱和度下降，血压下降，考虑为肺动脉高压危象，立即予无创呼吸机辅助呼吸，吸纯氧，过度通气使 $PaCO_2 < 30mmHg$，危象得到控制后稳定 24h，再减少通气量，使 $PaCO_2$ 逐渐上升至正常范围。充分镇痛镇静，停用一切可能刺激患者的操作。上调去甲肾上腺素剂量至 0.15μg/（kg・min），加用米力农 0.3μg/（kg・min）持续泵注强心，加强利尿后患者症状好转，顺利出院。

总之，艾森门格综合征患者禁止妊娠，一经发现应立即终止妊娠。围手术期管理原则就是避免一切引起肺动脉压急性升高及低血压的因素，以免诱发肺动脉高压危象而危及生命。一旦肺动脉高压危象，可采取下列治疗措施：保持气道通畅、充分供氧，纠正缺氧和酸中毒；持续泵注扩张肺血管药物；肾上腺素或去甲肾上腺素维持血压，提高心排血量；纠正右心衰竭；有效镇痛镇静，去除诱因，减少应激反应；给予呼吸机支持、体外膜肺氧合治疗等。

（舒丽娟　宋　豪）

第三节　妊娠合并围生期心肌病

☆病情介绍

患者，女性，35 岁，因“停经 29^{+6} 周，胸闷气促 2^{+} 周，加重伴咳嗽、咯痰 3d”急诊入院。2 周前患者无明显诱因出现胸闷、气促乏力，活动后加重，夜间有憋醒，需高枕位休息。未引起重视。3d 前，患者受凉后出现咳嗽、咯黄稠痰，伴胸闷、气促加重，无发热、咯血、晕厥等不适，遂入我院治疗。

入院查体：神志清楚，精神差，呼吸促，颈静脉稍充盈。半卧位休息。体温 36.4℃，窦性心律，120 ～ 140 次 / 分，血压 85 ～ 98/48 ～ 60mmHg，呼吸频率 25 ～ 33 次 / 分，SpO_2 93%（鼻导管 2L/min），听诊双肺呼吸音粗、散在啰音；奔马律，二尖瓣区有收缩期杂音，双下肢轻度水肿。

辅助检查：白细胞计数 $15 \times 10^9/L$，中性粒细胞比例 88.9%，降钙素原 1.25ng/ml。血红蛋白 125g/L。肝酶轻度升高。肌酸激酶同工酶 93.45ng/ml，肌钙蛋白 6.231ng/ml。N 端脑钠肽 890pg/ml。动脉血气：pH7.456，$PaCO_2$ 26.3mmHg，BE-4.2，乳酸 3mmol/L，$PaO_2/FiO_2$300mmHg。心电图：不完全左束支传导阻滞，偶见室性期前收缩，心率 124 次 / 分。心脏超声：全心增大，（LV=58mm，LA=47mm，RA=33mm，RV=27mm），左心室收缩功能测值减低（EF38%），二尖瓣反流（中 - 重度）。双下肢静脉彩超：下肢血流速度缓慢。痰涂片：草绿色链球菌。

入院诊断：围生期心肌病？急性心力衰竭；全心增大；室性期前收缩；心功能Ⅳ级；肺部感染；$G4P^{2+}1$ 29^{+6} 周宫内孕头位单活胎待产。

☆处理经过

收入 ICU 后立即予无创通气辅助呼吸，予头孢哌酮钠舒巴坦钠 2g，q12h 抗感染；米力农 0.4μg/（kg・min）静脉泵注改善心功能，呋塞米（速尿）20mg 静推减少容量负荷，补钾、限制液体等对症支持治疗，控制心力衰竭（心衰）。患者咳嗽、咯痰明显减轻，胸闷、气促缓解，心率 90 ～ 110 次 / 分，血压 90 ～ 100/45 ～ 60mmHg，呼吸频率 20 ～ 25 次 / 分，SpO_2 98%（吸氧浓度 40%），听诊双肺呼吸音粗，少许湿啰音；无奔马律。2d 后择期剖宫产。术前予中心静脉及桡动脉穿刺置管测压，小剂量腰麻复合硬膜外麻醉下实施剖宫产及绝育手术。术中患者心率 85 ～ 115 次 / 分，血压 85 ～ 105/42 ～ 58mmHg。手术顺利，娩出一活女婴，转新生儿科监护。胎儿娩出后予缩宫素缓慢静滴预防产后出血，上腹部压沙袋、头高足低减少回心血量处理。手术历时 50min，术中补液 600ml，出血 400ml，尿量 50ml。术后转回 ICU，继续予无创呼吸机支持呼吸，予控制感染，利尿、强心，限液、补钾、回奶等治疗。术后 24h 予低分子肝素预防血栓。术后第 3 天，停用无创呼吸机，予鼻导管吸氧（2L/min），患者心率 80 ～ 100 次 / 分，血压 95 ～ 105/48 ～ 60mmHg，呼吸频率 18 ～ 22 次 / 分，脉搏氧饱和度 97%。术后第 5 天，患者一次性进饮约 400ml 后感胸闷气促较前加重，心率增快，110 ～ 125 次 / 分，血压 93/52mmHg，呼吸频率 25 ～ 32 次 / 分，SpO_2 91% ～ 93%，需坐位休息，双肺闻及较多湿啰音，N 端脑钠肽升高至 1785pg/ml。感染指标较前有下降趋势。心脏彩超示左心室收缩功能测值减低（EF34%）。双侧下肢未见血栓，CTPA 未见肺动脉血栓。故考虑为急性心力衰竭加重，立即予无创呼吸机辅助呼吸，加强利尿，米力农 0.4μg/（kg • min）持续泵注，加用左西孟旦 0.1μg/（kg • min）泵入改善心功能，伊伐布雷定 2.5mg，bid 口服控制心率，重组人脑钠肽 0.03mg/h 持续泵入后，患者症状逐渐缓解。3d 后停用无创呼吸机。术后第 10 天，患者下床活动、行走无不适，第 14 天出院。

☆相关知识点

围生期心肌病（peripartum cardiomyopathy，PPCM）是指心脏健康的女性在妊娠晚期至产后数月内发生的心力衰竭，呈特发性心肌病表现，其突出特点是左心室收缩功能下降，左心室射血分数＜ 45%，伴或不伴左心室扩张。有报道中国发病率为 2.3/10 000，已成为中国孕产妇除产科因素外的主要死亡原因之一。

发病机制可能和妊娠晚期的激素改变对母体脉管系统的影响以及 PPCM 的基因特异性有关。危险因素有多胎多产、家族史、种族（非洲裔高发）、吸烟、糖尿病、高血压、子痫前期、营养不良、母亲年龄（年龄越大风险越高）、长时间使用 β 受体激动剂类的保胎药等。

主要表现为充血性心力衰竭症状，包括劳力性气短、乏力、心悸、胸闷不适、端坐呼吸、夜间阵发性呼吸困难、水肿。体格检查常有呼吸急促、心动过速、颈静脉充盈、肺部湿啰音、外周水肿和第三心音及心尖异常搏动。少数 PPCM 患者发病即为心源性休克、严重心律失常、血栓栓塞性并发症或心脏性猝死。也有部分患者以咳嗽、气喘为主要表现，临床上容易被误诊为哮喘。早期表现易被误认为妊娠晚期血容量增加所致，但检查仍可发现心脏受累（心脏扩大或心功能降低）。肌钙蛋白大多正常或仅轻度高于正常阈值。急性发病者脑钠肽（BNP）或 N 端脑利钠肽（NT-proBNP）明显升高。若 BNP ＜ 100pg/ml，NT-proBNP ＜ 300pg/ml，一般可排除 PPCM 诊断。心电图有助于 PPCM 与心肌梗死、肺栓塞等其他疾病的鉴别诊断。超声心动图为诊断 PPCM 的最重要检查方法。

PPCM 多在产后 1 个月内发病，妊娠晚期发病的也相对多见，故在上述时段出现心力衰竭表现的孕产妇应考虑本病可能性，需做进一步的检查和评估。由于本病临床表现无特征性，主要为排除性诊断，诊治流程依据《围生期心肌病诊断和治疗中国专家共识 2021》，见表 7-3-1。多数患者经标准化抗心衰治疗后心脏功能可恢复。个别疗效不佳而死于心衰或栓塞。围生期心肌病建议的治疗时限至少 12 个月，甚至更长。

表 7-3-1　PPCM 的诊治流程

	轻	中	重
临床表现	亚急性心衰， 血流动力学稳定	急性心衰 血流动力学稳定 呼吸功能障碍	心源性休克 血流动力学不稳定 呼吸功能障碍
心电图	非特异性改变	非特异性改变 常见心动过速	非特异性改变 常见心动过速
胸部 X 线片	肺淤血，也可正常	肺淤血，心影增大	肺淤血，心影增大，胸腔积液
利钠肽	轻度升高	中度升高	重度升高
超声心动图	LVEF30% ～ 45%	LVEF 20% ～ 35%	LVEF ＜ 25%，可有右心室扩大和功能不全
治疗	普通病房，部分患者门诊治疗	中级护理，心衰病房	重症监护室病房（ICU）
	- 口服心衰药物 - 如有容量负荷过重，口服利尿剂 - 可考虑口服溴隐亭 1 周	- 静脉使用利尿剂 - 血压＞ 110mmHg 使用血管扩张剂 - 必要时无创通气补充氧气 - 避免使用正性肌力药物和儿茶酚胺类药物 -LVEF ＜ 25% 者可考虑口服溴隐亭 8 周 - 口服抗心衰药物	- 静脉使用利尿剂 - 酌情使用正性肌力药（左西孟旦首选）和儿茶酚胺类药物（去甲肾上腺素首选） - 有创通气 - 机械循环支持（ECMO） - 可考虑口服溴隐亭 8 周，需根据泌乳素水平增加剂量 - 病情稳定后口服抗心衰药物

注：LVEF. 左心室射血分数；ECMO. 体外膜肺氧合

☆专家点评

此例患者排除了其他心脏疾病史，妊娠晚期出现了胸闷、气促、乏力、夜间憋醒等心力衰竭的临床表现，心电图、超声心动图、NT-proBNP 结果均符合围生期心肌病特点，故诊断明确。患者起病急，病情危重，感染加重了心力衰竭，随时有死亡风险。围手术期管理需注意以下几方面。

● 术前评估：患者入院时收缩压＜ 90mmHg，心率＞ 130 次 / 分，呼吸频率＞ 25 次 / 分，外周血氧饱和度（SpO_2）＜ 90%，乳酸＞ 2mmol/L，为血流动力学不稳定和呼吸衰竭的临床表现，考虑为心肺功能危象状态，可能很快会发展为心源性休克，故应立即予无创呼吸机辅助呼吸，抗生素控制感染，积极纠正急性心衰，监测胎儿情况，并请心脏科、麻醉科、新生儿科、产科多学科团队共同管理，积极做好术前准备。

● 终止妊娠时机与麻醉方式选择：经过积极治疗仍表现为进展性心衰和血流动力学不稳定的孕妇，无论胎儿月份大小，均建议行紧急分娩处理。紧急分娩优选椎管内麻醉下的

☆☆☆☆

剖宫产术详见第 1 辑第 2 章第十一节“妊娠合并围生期心肌病”相关内容。

• 术中管理：总体原则就是避免加重心肺功能负荷，维持循环稳定，可行有创动脉和中心静脉置管连续监测，心肺超声监测，有助于良好的容量、血压、心脏收缩功能、内环境、肺水肿的监测，避免发生心衰、肺水肿、心律失常等不良事件发生。可持续泵注米力农等强心药物，“预防性”持续泵注小剂量升压药物，如去甲肾上腺素维持循环稳定。控制液体入量，胎儿娩出后予上腹部压沙袋、足低头高位以减少回心血量。应缓慢静脉滴注缩宫素，避免引起患者血压下降、心率增快，心排血量下降，严重者会导致心搏骤停。

• 术后管理：可采用腹横肌平面阻滞联合静脉镇痛，酌情镇静，降低疼痛应激。此外，心脏前负荷的优化管理非常重要。产后一周内，尤其是前 3d，是发生心衰、肺水肿的高危时期。液体总入量每天应控制在 1500ml 以内，甚至更少，保持出入量负平衡 500 ～ 1000ml。避免一次性大量进饮诱发加重心衰。本例患者术后恢复过程中，因未重视这个问题，从而诱发加重了急性心衰。予无创呼吸机辅助呼吸，加强利尿，米力农、左西孟旦泵入改善心功能，伊伐布雷定口服控制心率，重组人脑钠肽持续泵入后，患者急性心衰得到了纠正。总之，治疗原则与其他原因引起的急性心衰相同。对于 LVEF 明显下降（LVEF ＜ 35%）或 NYHA 心功能Ⅲ级或Ⅳ级的严重 PPCM 患者，目前建议不要哺乳。

• 药物治疗方案：我们参照 2019 年 ESC 的 PPCM 专家共识中提出的“BOARD”方案，即：溴隐亭、抗心衰治疗、抗凝药物、血管扩张剂和利尿剂。但需要注意以下几个问题：①溴隐亭在国际上的临床应用差别较大。美国很少使用，而德国和非欧盟参加“PPCM 全球注册研究”的国家使用广泛。目前尚无溴隐亭治疗 PPCM 的大型 RCT 研究。《围生期心肌病诊断和治疗中国专家共识 2021》推荐的使用原则见表 7-3-1。决定使用溴隐亭者则必须停止哺乳并进行抗凝治疗，以免增加血栓形成风险。②急性心衰时可尽早使用伊伐布雷定控制心率，减少心脏做功。③妊娠期及产后早期极易发生心脏及体循环血栓，故所有的患者均应接受抗凝治疗，并至少维持至产后 2 个月或心功能恢复正常。术后在椎管内麻醉操作 24h 后或硬膜外导管拔出 4h 后使用低分子肝素预防血栓。④血管活性药物可选用硝酸酯类、甲基多巴、肼屈嗪和去甲肾上腺素。因硝普钠中的氰化物对胎儿有毒性，不建议在妊娠期使用。正性肌力药首选左西孟旦；其次为米力农等磷酸二酯酶抑制剂。多巴酚丁胺治疗 PPCM 现存争议。PPCM 患者多表现出心脏 STAT3 表达降低，多巴酚丁胺可诱导其出现不可逆性心力衰竭，故应避免使用。多巴胺、肾上腺素等儿茶酚胺类正性肌力药物疗效差，且远期预后不良。⑤有指征的使用利尿剂，首选呋塞米。

综上，一旦诊断为 PPCM，应接受多学科（心脏科、产科、麻醉科、新生儿科和 ICU）共同管理，着重心力衰竭的治疗，积极处理感染等加重病情的并发症，适时终止妊娠。产后要注意容量管理，尤其是前 3d，除液体的负平衡外，还应避免一次性大量进饮进食而诱发加重心衰。

（舒丽娟　宋　豪）

第四节　妊娠合并先天性心脏病相关性肺动脉高压

☆病情介绍

患者，26 岁，因“停经 12 周，核实孕周 12^{+5} 周，发现合并先天性心脏病 2d”入院。自述近 1 周活动后呼吸困难，休息后可缓解，产科建卡时产检医生体格检查发现“心脏杂音”，遂于孕 12^{+3} 周外院心脏彩超检查示：先天性心脏病：房间隔缺损；右心长大；三尖瓣反流（中度），肺动脉瓣反流（轻度），肺动脉高压（重度）；心包腔少量积液。因心脏病妊娠风险分级 V 级，急诊收入院。

入院查体：体温 36.7℃，心率 108 次 / 分，呼吸 20 次 / 分，血压 104/71mmHg。颈静脉无怒张，双肺未闻及干、湿啰音，心律齐，P_2 亢进，胸骨左缘第 2 肋间收缩期杂音，双下肢不肿。

辅助检查：入院时复查超声心动图：EF66%，FS36%，房间隔中份连续性中断 25mm × 27mm，室间隔连续，估测肺动脉收缩压约 101mmHg。血气分析：pH7.436，$PaCO_2$ 26.1mmHg，$PaO_2$76.1mmHg，$PaO_2/FiO_2$362mmHg，K^+3.9mmol/L，Lac1.7mmol/L，BE^- 5.0mmol/L，HCO_3^- 17.5mmol/L。NTBNP ＜ 50pg/ml。

入院诊断：妊娠合并先天性心脏病：房间隔缺损（继发孔 - 中央型），肺动脉高压（重度），窦性心律，心功能Ⅲ级；G1P0 12^{+5} 周宫内孕单活胎。

☆处理经过

入院后组织心内科、心脏外科、产科、麻醉科多科会诊后，建议尽快终止妊娠，加用马昔腾坦及他达拉非口服、围生期联合曲前列尼尔持续泵入降肺动脉压，终止妊娠方式考虑利凡诺羊膜腔内注射引产术，并加用米非司酮软化宫颈。遂于入院后第 2 天加用马昔腾坦 10mg，qd，他达拉非 40mg，qd 口服，并行中心静脉置管，泵入曲前列尼尔，逐渐上调至最大耐受剂量 20ng/（kg • min），低分子肝素预防性抗凝，口服补钾，维持出入量平衡等治疗。入院后第 7 天在 B 超监测下行利凡诺羊膜腔穿刺术。术后第 2 天出现规律宫缩，宫缩疼痛评分 VAS7 分，经麻醉科评估后行分娩镇痛下引产。5h 后患者阴道出血多，宫口开大仅 2cm，阴道检查见部分胎儿样组织嵌顿于宫颈口，有活动性出血，遂在 B 超监测下钳夹出胎儿及胎盘组织约 110g，术中出血约 100ml。术毕 B 超提示：子宫呈前位，前后径约 5.9cm，宫腔内查见数个 3 ～ 5mm 稍强回声，肌壁回声欠均匀。术后返回 ICU，继续予降肺动脉压、补钾、预防性抗凝、回奶等治疗。产后第 2 天安置皮下泵泵入曲前列尼尔，并逐渐减停曲前列尼尔静脉泵入，拔除中心静脉置管。产后第 3 天复查超声心动图：EF65%，右房室增大（RA=51mm，RV=31mm），房间隔中份连续性中断 24mm × 27mm，估测肺动脉收缩压约 72mmHg。产后第 5 天，患者生命体征平稳，双乳不涨，子宫收缩好，阴道恶露量少，无异味，自解大小便顺畅，嘱出院 1 个月后心内科门诊随访。

☆相关知识点

肺动脉高压（pulmonary arterial hypertension，PAH），是指因肺小动脉原发病变或其他相关疾病导致肺血管阻力增高而形成的一种血流动力学和病理生理学状态，最终可导致右心衰竭，又称为Ⅰ型肺高压。其血流动力学诊断标准为：在海平面状态、静息状态时，通过右心导管测得平均肺动脉压力≥ 25mmHg。按超声心动图估测的平均肺动脉压力，可将PAH分为轻度PAH（25 ～ 50mmHg）、中度PAH（50 ～ 80mmHg）及重度PAH（≥ 80mmHg）。在我国，先天性心脏病（congenital heart disease，CHD）是引起PAH最常见原因，病死率高，国内外指南将该病列为妊娠禁忌。先天性心脏病相关性肺动脉高压（CHD-PAH）分为体肺分流相关性PAH、小型缺损伴PAH、艾森门格综合征、手术后PAH四大类。

非妊娠期患者由肺动脉导管测量肺动脉楔压是诊断CHD-PAH的金标准，但由于此项操作有创，在妊娠期不常规使用。超声心动图对CHD-PAH诊断价值较高，具有价格低廉、无创、可重复性好等优点，是目前国内外测量肺动脉压力的最常用方法。

《中国妊娠合并心脏病的诊治专家共识（2016年版）》中明确了不同程度肺动脉高压患者妊娠风险分级及分层管理措施（表7-4-1）。对于需终止妊娠的患者，其最佳分娩方式仍存在争议。目前国内专家共识推荐以选择性剖宫产术为宜。

表 7-4-1　PAH 妇女妊娠风险分级及分层管理

妊娠风险分级	PAH 分度	预后及终止妊娠时机	就诊医院级别
Ⅲ级	轻度	孕妇死亡率中度增加或者母儿并发症重度增加 心功能Ⅰ级者可以妊娠至34 ～ 35周，监护条件良好者可妊娠至37周	三级妇产科专科医院或者三级综合性医院
Ⅳ级	中度	孕妇死亡率明显增加或者母儿并发症重度增加，如果继续妊娠需告知风险，需要产科和心脏科专家在妊娠期、分娩期和产褥期严密监护母儿情况 建议在妊娠32 ～ 34周终止妊娠	有良好心脏专科的三级甲等综合性医院或者综合实力强的心脏监护中心
Ⅴ级	重度	极高的孕妇死亡率和严重的母儿并发症，属妊娠禁忌证；如果妊娠，须讨论终止问题；如果继续妊娠，需充分告知风险；需由产科和心脏科专家在妊娠期、分娩期和产褥期严密监护母儿情况	有良好心脏专科的三级甲等综合性医院或者综合实力强的心脏监护中心

CHD-PAH的治疗主要以改善右心功能和防治血栓为目的的基础治疗及靶向药物治疗。前者包括充分休息、限盐、限制液体入量、铁缺乏者补铁纠正贫血、氧疗、小剂量使用洋地黄制剂强心、口服利尿剂减轻右心负荷、抗凝防止肺小动脉血栓形成等。靶向药物治疗可分为5类：内皮素受体拮抗剂、鸟苷酸环化酶抑制剂、钙离子通道阻滞剂、5型磷酸二酯酶抑制剂和前列环素类似物。内皮素受体拮抗剂及鸟苷酸环化酶抑制剂有导致胎儿畸形风险，孕妇禁用。吸入伊洛前列素起效较快，可用于抢救肺动脉高压危象患者。曲前列地尔为静脉制剂，常于妊娠晚期或病情严重时开始使用，国内指南推荐目标剂量为20 ～ 80ng/（kg • min）。病情严重者可考虑不同作用机制的靶向药物联合使用，但应注意体循环低血压甚至休克等副作用，可选择使用多巴胺和（或）多巴酚丁胺[推荐起始剂量

为 2μg/（kg·min），可逐渐加量至 8μg/（kg·min）]。体外膜肺氧合（ECMO）能部分替代心肺作用，如预计围生期发生肺动脉高压危象风险高或右心功能严重衰竭、左心明显缩小的患者，可考虑预置或及时使用 ECMO。

产褥早期患者血流动力学将发生较大改变，部分患者表现为肺动脉压力继续增高；妊娠期高凝状态亦可能造成远端肺小动脉血栓形成，参与并促进肺动脉高压的发展。因此，在产后 72h 内，仍为肺动脉高压危象高风险，应严密监护，注意出入量平衡，产后 24h 评估出血风险后尽早加用低分子肝素抗凝。

☆专家点评

本例患者为青年女性，既往未体检，否认心脏病病史及家族史，妊娠前无明显活动耐量下降及右心功能不全表现，亦无胸痛、咯血、黑矇、晕厥史。妊娠后渐出现轻微活动后心累、气紧。产检时产科医生听诊发现心脏杂音，完善超声心动图检查发现“先天性心脏病、重度肺动脉高压”，及时发现高危妊娠，成功挽救了孕妇生命。警示产科医生对于年轻孕妇，应警惕隐匿性疾病，除详尽询问病史外，不应忽视常规体格检查，以尽早发现高危妊娠。

- 终止妊娠方式选择：该患者重度肺动脉高压（101mmHg），妊娠风险Ⅴ级，为妊娠禁忌，根据指南建议应尽早终止妊娠。若经阴道分娩，产程中子宫强烈收缩，静脉回心血量增加，第二产程时的屏气用力动作、疼痛刺激均可引起巨大的血流动力学改变。剖宫产手术时间短，虽可避免长时间子宫收缩及第二产程引起的血流动力学改变，但围生期麻醉管理难度大，手术创伤及术后切口疼痛刺激亦可增加肺动脉高压危象风险。因此，无论采取剖宫取胚或引产，风险均极高。考虑到该患者为早孕，超声提示胚胎小（顶臀长 6.16cm），遂采取米非司酮软化宫颈 + 利凡诺羊膜腔内注射引产术。米索前列醇、缩宫素、卡前列素氨丁三醇、麦角新碱等药物可引起强烈子宫收缩，导致剧烈血流动力学改变，升高肺动脉压，围生期应避免使用。
- 围生期管理：该患者在围生期发生心源性猝死风险极高，收入 ICU 进行围生期管理，并联合相应专科进行多学科评估。在治疗上给予吸氧、利尿、抗凝、维持电解质平衡，并加用三联靶向药物降肺动脉压治疗，肺动脉压从入院时 101mmHg 降至出院前 72mmHg，治疗效果明显，降低了围生期死亡风险，并为此后心脏专科评估手术干预治疗创造了有利条件。

（宋　豪　舒丽娟）

第五节　妊娠合并多形性室性心动过速

☆病情介绍

患者，女性，31 岁，藏族，因“停经 8⁺ 个月，心慌、气短 15d”入院。自述停经 8⁺ 个月，未产检。入院前 15d 出现心慌、气短，活动后加重，伴双下肢水肿，水肿进行性加重，蔓延至会阴，未诊治。10d 前心慌，气短症状加重，伴咳嗽、咳痰，痰呈粉红色泡沫样，不能平卧。至当地县人民医院就诊行心脏彩超提示“左心房增大，二尖瓣反流（中 - 重度），三尖瓣反流（中度），心包积液”；血红蛋白 85g/L；尿蛋白 3+；产科彩超提示“宫内单活胎，胎盘下缘液性暗区：不除外胎盘早剥；脐血流 S/D=3.8；舒张期频谱异常”。监测血压波动于 137 ～ 147/77 ～ 103mmHg，考虑“子痫前期、妊娠合并心脏病伴心力衰竭”，遂转入上级医院治疗。

入院诊断：重度子痫前期；妊娠合并心脏病：左心房长大，二、三尖瓣反流，窦性心律，心功能Ⅳ级；妊娠合并中度贫血；瘢痕子宫；胎儿脐血流异常；G2P1 8^{+} 个月宫内孕头位单活胎先兆早产。

查体：患者呈端坐呼吸，干咳，体温 37.2℃，心率 71 次 / 分（偶可见室性期前收缩），血压 135/90mmHg，呼吸 23 次 / 分，SpO_2 98%（鼻导管吸氧 2L/min）。口唇发绀，双肺呼吸音粗，未闻及明显啰音，心律齐，心前区闻及收缩期杂音，可扪及不规律宫缩，监测胎心正常，阴道无流血流液。双下肢及会阴重度水肿。

辅助检查：急诊血气分析：pH7.430，$PaCO_2$ 23.25mmHg，$PaO_2$123.75mmHg，BE － 7.8mmol/L，HCO_3^-15.3mmol/L，Lac1.2mmol/L，K^+3.9mmol/L。肝功：ALT20U/L，AST33U/L，Alb27.5g/L，LDH838U/L，心肌损伤及心肌酶未见异常，NTBNP6330pg/ml。急诊心脏彩超示：EF49%，FS30%，左心室稍长大（LV=54mm），余房室大小基本正常；后心包查见液性暗区，宽约 9mm，二尖瓣上探及少 - 中量反流，三尖瓣上探及少 - 中量反流。

☆处理经过

入院后予补充白蛋白并利尿，口服补钾，监测胎心胎动等处理。待产过程中突发抽搐，呼之不应，双眼凝视，口吐白沫，肌张力增高，心率 180 ～ 240 次 / 分，血氧饱和度下降至 85%，血压 142/95mmHg，予面罩吸氧，地西泮 10mg 静脉推注，甘露醇 125ml 静脉滴注，硫酸镁解痉，持续约 30s 后停止，5min 后意识恢复，对答切题，遵嘱动作，四肢肌力及肌张力未查及异常。急诊头颅 CT 未见明显出血灶。产科考虑子痫发作，遂于抽搐控制后急诊在全麻下行剖宫产术，术中生命体征平稳，术后返回 ICU。

继续硫酸镁解痉，硝苯地平控释片及拉贝洛尔口服控制血压，补充白蛋白并利尿，口服及静脉补钾，米力农静脉泵入强心，维持容量负平衡等治疗。患者产后第 2 天再次出现意识丧失，伴抽搐、牙关紧闭、双眼凝视，心电监护示：室颤心律，心室率 175 次 / 分，血压及氧饱和度测不出，予电除颤一次后心律恢复窦性，但患者仍持续抽搐，意识未恢复，行气管插管呼吸机支持。复查心电图提示：窦性心律，QTc 明显延长（560ms）。经心内科会诊后考虑“尖端扭转型室性心动过速”，停用拉贝洛尔，继续硫酸镁静脉输注，静脉及鼻饲管喂氯化钾，间断呋塞米静推利尿控制心力衰竭等处理。患者次日停用镇静镇痛药物后意识恢复，握拳、咳嗽有力，顺利停机拔管，于产后 1 周好转出院，心内科门诊随访。

☆相关知识点

多形性室性心动过速（polymorphic ventricular tachycardia，PMVT），是 QRS 波群形态在 1 个或多个导联发生变化，R-R 间期不等的一类快速性室性心律失常。伴 QT 间期延长的多形性室性心动过速称为尖端扭转型室性心动过速（torsades de pointes，TdP），临床上常表现为反复发作的阿斯综合征，重者发生心源性猝死。常由药物（如某些抗心律失常药、利尿药、三环类抗抑郁药）、电解质紊乱（如低血钾、低血镁、低血钙）、器质性心脏病（如心肌缺血、心功能不全）等引起。心电图显示 QT 间期延长（校正的 QT 间期女性 > 480ms，男性 > 470ms），心室率常在 160 ～ 250 次 / 分，有反复发作和自行终止的特点，亦可蜕变为心室颤动，见图 7-5-1。

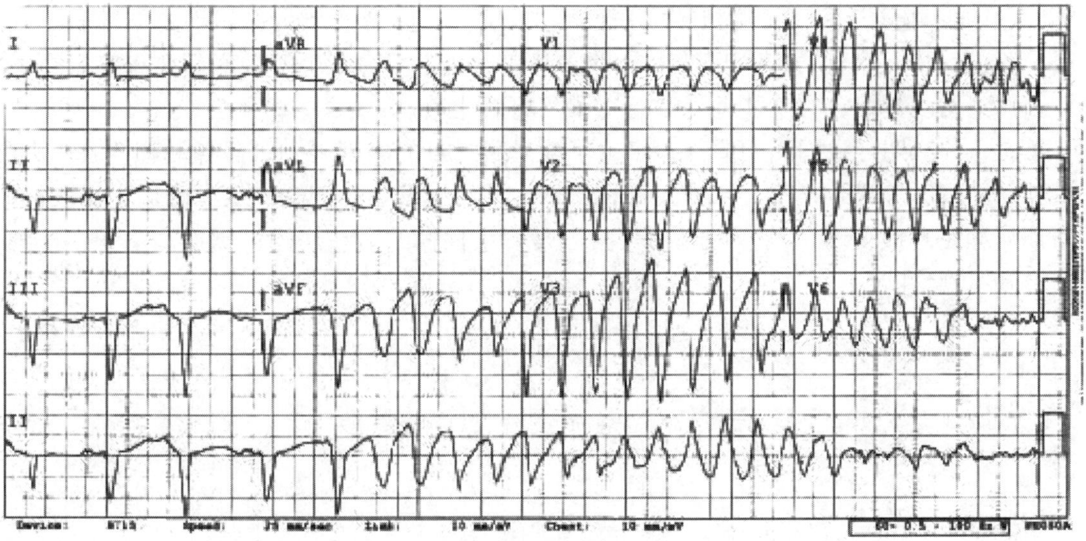

图 7-5-1　尖端扭转型室性心动过速

处理原则：①停用一切可引起 QT 间期延长的药物、纠正相关因素。②硫酸镁：静脉给予负荷量硫酸镁 2g（心搏骤停患者 1 ～ 2min 输完，无心搏骤停的患者 15min 输完），部分患者还需以 3 ～ 20mg/min 的速度连续输注，直至 TdP 减少和 QT 间期缩短至 500ms 以内。③积极静脉及口服补钾，维持血钾在 4.5 ～ 5.0mmol/L。④血流动力学不稳定者应按心室颤动处理。

☆专家点评

本例患者为少数民族地区来源，因经济原因未规律产检，妊娠晚期出现急性心力衰竭表现后急诊入院，入院后监测血压升高、尿蛋白 3+，诊断“子痫前期”。待产过程中发生抽搐、意识障碍，经解痉、控制抽搐等治疗后，抽搐迅速中止，急诊头颅 CT 排除脑血管意外可能后，产科首先考虑“子痫”可能。根据《妊娠期高血压疾病诊治指南》（2020）推荐，子痫孕妇抽搐控制后应尽快终止妊娠。患者妊娠合并心脏病、心功能Ⅳ级，分娩方式无法耐受阴道分娩，宜剖宫产终止妊娠。

入院时心电监护即发现“偶发室性期前收缩”，查血钾 3.9mmol/L，给予口服补钾治疗。因合并“心力衰竭”，多次予呋塞米静推利尿，可能导致严重低钾、低镁血症，易诱发恶性心律失常。首次抽搐在产科病房发生，速发速止，产科医生未发现心电图改变，误诊为“子痫”发作。警示产科医生在产检过程中应重视心电图异常改变，必要时应完善 24h 动态心电图检查评估心律失常风险，有条件者到心内科专科门诊就诊。对于心电图提示“QT 间期延长”者，应避免使用可能导致 QT 间期延长的药物（包括大环内酯类及氟喹诺酮类抗菌药物、抗精神病药物、胃肠道促动力药等），避免使用可能导致心率减慢的药物，在补钾基础上，也应注意血镁水平；动态监测心电图，维持 QT 间期在 500ms 以内，预防 TdP 发作。

本例患者经多科协作顺利行剖宫产终止妊娠，术后返回 ICU 严密监护。在 ICU 再次抽搐时及时明确诊断为“尖端扭转型室性心动过速”，因合并严重血流动力学障碍，立即给予电除颤后恢复窦性心律，后续以补钾、补镁、纠正心力衰竭等处理后，患者未再发生恶性心律失常及抽搐，心功能逐渐改善，最终好转出院。

总之，孕产期导致抽搐的原因很多，子痫是最常见的原因之一。但各种恶性心律失常、严重肺动脉高压等导致左室心排血量急剧下降，从而继发急性脑缺氧等原因均可诱发抽搐。妊娠期病理生理改变可诱发恶性心律失常，是发生抽搐的潜在病因，需提高认识，仔细分析并做好鉴别诊断。

（宋　豪　舒丽娟）

第六节　妊娠期急性脂肪肝

☆病情介绍

患者，女，25 岁，因“停经 36 周，恶心呕吐乏力 5d”入院。妊娠期常规产检，无特殊。入院前 5d，不明原因出现恶心、呕吐数次，为非喷射性，伴厌油，乏力不适，未就诊治疗。今日常规产检，发现血常规、凝血功能、肝肾功能等检查异常，考虑“妊娠期急性脂肪肝”收入重症监护室。

入院查体：生命体征正常。神志清楚，精神可，对答流利正常。巩膜轻度黄染，未见肝掌及蜘蛛痣。皮肤无瘀斑瘀点，心、肺均无异常。腹部生理性膨隆，未见腹壁静脉曲张，肝区无叩痛，双下肢无水肿。

辅助检查：白细胞 $22 \times 10^9/L$、中性粒细胞百分比 83.2%、血小板 $85 \times 10^9/L$；肌酐 75.4μmol/L、尿素氮 198.8mmol/L、血糖 3.79mmol/L、白蛋白 26.7g/L、血清总胆红素 376.5μmol/L、结合胆红素 165μmol/L、谷丙转氨酶 563U/L、谷草转氨酶 458U/L；凝血酶原时间 18.1s、活化部分凝血活酶时间 59.3s、纤维蛋白原 89pg/dl、国际标准化比值 1.98。血氨正常。肝炎标志物全套指标检测阴性。腹部超声示：肝实质回声呈弥漫性增加、稍粗且增强，呈雪花状，强弱不一，少量腹水。

入院诊断：妊娠期急性脂肪肝；G1P0 36 周宫内孕头位单活胎待产。

☆处理经过

入院后立即输注新鲜冷冻血浆 1000ml、纤维蛋白原 2g 纠正凝血功能异常；多学科会诊，积极做好术前准备。第 2 天在全麻下行剖宫产术。手术历时 40min，术中补液 500ml，估计出血量 400ml，尿量 100ml。术后转回 ICU，予头孢西丁钠预防感染，缩宫素及益母草促进宫缩，异甘草酸镁、多烯磷脂酰胆碱保肝，奥美拉唑预防应激性溃疡，支链氨基酸预防肝性脑病，乳果糖保持大便通畅，补充白蛋白，维持水、电解质平衡等治疗。每日输注新鲜冷冻血浆 800ml、纤维蛋白原 2g 纠正凝血功能。术后第 4 天患者凝血酶原时间、活化部分凝血活酶时间仍延长，纤维蛋白原低于 100mg/dl，血氨有升高趋势，有胆酶分离趋势，肾功能及尿量正常，遂加用白醋灌肠，门冬氨酸鸟氨酸静脉滴注等预防肝性脑病，并行血浆置换治疗。术后第 5 天，患者出现烦躁不安，胡言乱语，考虑为肝性脑病。连续 4d 血浆置换后，患者神志清楚，生命体征平稳，凝血功能恢复正常，肝功能恢复正常，小便正常，停止血浆置换。患者病情稳定，于术后第 12 天出院。

☆相关知识点

妊娠期急性脂肪肝（acute fatty liver of pregnancy，AFLP）是妊娠期特有的少见致命性疾病。一般发生在妊娠 20 ～ 38 周，以妊娠 35 周左右初产妇多见。好发于妊娠期高血压疾病、双胎和男胎者。机制可能和妊娠引起的激素变化，病毒感染、药物（如四环素）、营养不良、妊娠期高血压疾病、遗传等多因素对线粒体脂肪酸氧化的损害作用可能有关。

该病起病急骤，变化快。初期以消化道和全身症状为主要表现，如持续性恶心、呕吐、厌油、乏力、上腹痛。数天至 1 周后孕妇出现黄疸，且进行性加深，常无瘙痒。常伴有各种并发症如消化道出血、肝性脑病、肝肾综合征，肝衰竭，DIC。AFLP 时死胎、早产及产后出血多见，加上手术刺激及麻醉可导致产后脏器功能损害进行性加重，多因急性肝肾功能不全、DIC 及 MODS 而亡。推荐使用 Swansea 标准对 AFLP 进行诊断，见表 7-6-1。对于不满足 Swansea 标准的疑似患者，推荐尽快复查肝功能及凝血功能。肝组织活检不作为必需的诊断依据，需和重症肝炎、HELLP 综合征、肝内胆汁淤积、妊娠剧吐引起肝损害相鉴别。

目前尚无产前治愈的报道，多主张早期诊断、对症处理、尽早结束妊娠。大部分 AFLP 患者产后可逐渐恢复正常。但是，有部分患者终止妊娠后病情进一步加重。术后肝肾功能持续异常、凝血功能恢复时间延迟、恶化或持久不恢复可作为预后不良指标。AFLP 与遗传有关，新生儿可能存在先天性的肝酶缺乏而影响线粒体的自由脂肪酸的 β 氧化能力，出生后要密切随访。

表 7-6-1　AFLP 的 Swansea 诊断标准

类别	诊断标准
临床症状	呕吐 腹痛 烦渴或多尿 肝性脑病

续表

类别	诊断标准
生化指标	胆红素＞ 14μmol/L（0.8mg/dl） 血糖＜ 4mmol/L（72mg/dl） 尿酸＞ 340μmol/L（5.7mg/dl） 白细胞计数＞ 11×10^9/L 转氨酶＞ 42U/L 血氨＞ 47μmol/L（27.5mg/dl） 血清肌酐＞ 150μmol/L（1.7mg/dl） PT ＞ 14s 或 APTT ＞ 34s
超声检查	腹水或明亮肝
肝组织活检	微泡性脂肪变性

注：表中所有指标的异常以检测实验室所定标准进行界定，符合 6 个及以上的条目诊断为 AFLP；AFLP. 妊娠期急性脂肪肝；PT. 凝血酶原时间；APTT. 部分凝血活酶时间

☆专家点评

本例患者入院 5d 前出现了恶心、呕吐、乏力、厌油的消化道症状，自认为是妊娠期间常见不适反应，又因邻近下次产检，故未引起重视未及时就医。待到产检时血常规、肝功、凝血功能已出现严重异常，虽然在 ICU 进行紧急治疗并及时终止了妊娠，但产后病情继续发展，术后第 5 天出现了肝性脑病，病情危重，人工肝等综合治疗后病情得到了控制，痊愈出院。对于 AFLP 患者围手术期管理需注意以下几点。

● 术前评估与治疗：一旦确诊或高度怀疑 AFLP，应尽快终止妊娠。立即建立 MDT 快速反应团队（包括产科、感染科、麻醉科、ICU、新生儿科、输血科），共同制订 AFLP 患者的手术、麻醉方案。血清总胆红素升高、凝血酶原活动度（PTA）或国际标准化比值（INR）、纤维蛋白原异常、血清肌酐升高、血小板计数降低及发病时长与 AFLP 孕妇的预后密切相关。该患者术前有上述指标异常，应被视为极高危患者管理，须严密监护生命体征和病情变化，监测血常规、肝肾功能、凝血功能，尿酸。术前应预防性使用抗生素，选用对肝功能影响小的抗生素，如氨苄西林。保肝治疗的同时输注白蛋白、去白红细胞悬液，输注血浆、纤维蛋白原等积极纠正凝血功能异常。注意胎心胎动的监测。

● 术后治疗

①病情观察。产后最常见的危及生命的并发症有急性肝肾衰竭伴脑病、DIC 和胃肠道出血。应严密监测，产后前 2d 内，每 6 ～ 12 小时进行血常规、肝肾功能、凝血功能监测。术后腹部压沙袋 24h，减少回心血量。严密监测阴道出血量和腹部切口敷料情况。观察患者神志意识和行为情况，可及早发现肝性脑病。

②支持治疗至关重要。给予低脂肪、低蛋白、高碳水化合物饮食，保证足够热量。保持大便通畅。纠正凝血功能异常：如肌注维生素 K、输注新鲜冷冻血浆及冷沉淀。纠正低血糖：q4h 监测血糖，静脉滴注 10% ～ 50% 的葡萄糖。改善肝功能：可予维生素 C、支链氨基酸、异甘草酸镁、多烯磷脂酰胆碱、三磷腺苷（ATP）、辅酶 A 等。给予缩宫素、益母草预防

产后出血。可给予奥美拉唑预防应激性溃疡。注意维持水、电解质平衡，补液纠正酸中毒。

③人工肝可以清除 AFLP 患者血液中的毒性物质，并补充凝血因子，利于血小板、肝肾功能、凝血功能恢复，缩短病程。血浆置换可取得较好疗效，其使用指征为：中枢神经系统障碍加重，如出现感知异常或者昏迷；持续的凝血功能障碍，需要持续输注大量的血浆、红细胞或者冷沉淀。若合并出现少尿或无尿 8h 以上；肾功能急剧恶化；血钾≥ 6mmol/L；严重代谢性酸中毒；肺水肿或脑水肿；持续的体液紊乱，包括大量腹水、水肿时，可将血浆置换和连续滤过透析结合起来。

血浆置换一般在产后 6h 内进行。一般使用新鲜冷冻血浆 2000ml/ 次或 40 ～ 60ml/kg。治疗过程中，血流速度一般设置为 80 ～ 100ml/min，血浆分离速率为 20ml/min，每次置换时间持续 5 ～ 6h。因患者多存在凝血功能障碍，常采用无肝素化治疗。一般血浆置换每天 1 次，持续 1 ～ 3d。具体血浆置换的次数则根据患者临床症状及实验室检查结果的改善程度来决定。当患者临床症状及实验室检查结果得到明显改善时，尤其是胆红素水平恢复可无须继续使用血浆置换。重症患者是否需要行肝移植术治疗，目前研究尚存在争议。

综上，对于有消化道症状或全身不适症状的中晚期妊娠女性，要警惕合并 AFLP 可能。早期识别和及时终止妊娠是抢救 AFLP 的最有效措施。产后 ICU 密切监测血常规、肝肾功能、凝血功能、血糖及病情变化，积极地支持治疗，改善肝功能、纠正凝血功能，维持水、电解质及酸碱平衡等；病情危重时，及时的血浆置换和连续滤过透析可缩短病程，改善患者结局。

（舒丽娟　宋　豪）

第七节　妊娠合并糖尿病酮症酸中毒

☆病情介绍

患者，女，29 岁，因“停经 30^{+3} 周，恶心、呕吐 2d，伴神志不清 1h”入院。妊娠期 25^{+2} 周发现糖尿病，妊娠期未规律产检，血糖控制不详。2d 前无诱因出现恶心、呕吐、乏力不适，伴头昏痛，烦渴多饮，尿量多，未就诊。入院前 1h，患者出现神志不清，烦躁不安，遂急诊入院。

查体：体温 39℃，心率 140 次 / 分，呼吸 30 次 / 分，血压 140/90mmHg，SpO_2 97%。神志不清，烦躁不安，重度脱水貌，查体不配合。心肺无异常，胎儿已无胎心。

辅助检查：血红蛋白 128g/L，白细胞 10×10^9/L，中性粒细胞百分比 89%。肝肾功能正常。血糖 55.5mmol/L。血酮 8.5mmol/L。尿常规：酮体 2+，尿糖 3+。血气：pH7.1，$PaCO_2$ 30mmHg，$PaO_2$100mmHg，BE － 7mmol，AG23mmol/L，HCO_3^- 10mmol/L，K^+4.2mmol/L，Na^+138mmol/L。心电图检查：窦性心动过速。

入院诊断：G2P1 30^{+3} 周孕宫内死胎；妊娠期糖尿病酮症酸中毒。

☆处理经过

患者入院后给予补液、降糖、维持水、电解质平衡和内环境稳定、监测尿量等综合治疗。先静脉推注普通胰岛素 6U，再以 4 ～ 6U/h 持续静脉滴注，每小时监测血糖；每 2 小时监测血气；同时用生理盐水快速补液并补充电解质。3h 后，患者神志逐渐恢复，精神差，查体配合，共输入普通胰岛素 21U，生理盐水 2000ml，尿量 150ml。5h 后，患者血糖降至 13.5mmol/L，遂改为 5% 葡萄糖溶液，按比例加入胰岛素（胰糖比 1 ： 4），1h 后测血糖 10mmol/L 遂停用，改为 q4h 监测血糖，并三餐前皮下注射胰岛素。根据血气复查结果，补钾、补钠，纠酸。入院当日共补液 7000ml，10% 氯化钾 70ml，尿量为 2800ml。待患者病情稳定后行人工破膜，同时静脉滴注缩宫素，顺产一死婴。同时予头孢西丁钠预防感染，6d 后出院。

☆相关知识点

妊娠合并糖尿病酮症酸中毒（diabetic ketoacidosis，DKA）是妊娠合并糖尿病和妊娠期糖尿病的严重并发症。糖尿病患者胰岛素分泌相对或绝对不足，引起酮体生成增多，水、电解质紊乱和酸碱失衡，以高血糖、高血酮、严重脱水和代谢性酸中毒为主要临床表现的综合征。约 69% 的妊娠合并 DKA 见于 1 型糖尿病患者，2 型糖尿病者相对少见。妊娠期间胎盘分泌多种胰岛素拮抗激素，增加了 DKA 发生概率。好发于妊娠中晚期。诱因包括不规范产前检查导致糖尿病漏诊，治疗不规范、妊娠剧吐或消化道疾病导致胃肠功能紊乱、感染、创伤、手术和分娩，用 β 受体激动剂抑制宫缩、糖皮质激素促胎肺成熟也会导致血糖升高。

妊娠合并 DKA 症状有恶心、呕吐、口渴、多尿、上腹部不适，随着病情的加重，出现尿少，深大呼吸、呼气有烂苹果味，血压下降，嗜睡，昏迷等。分为轻中重三度，见表 7-7-1。

表 7-7-1　妊娠合并 DKA 病情程度

	pH	碳酸氢根离子（mmol/L）	阴离子间隙（mmol/L）	血酮（mmol/L）
轻度	7.25 ～ 7.3	15 ～ 18	＞ 10	3 ～ 4
中度	7.0 ～ 7.24	10 ～ 15	＞ 12	4 ～ 8
重度	＜ 7.0	＜ 10	＞ 12	＞ 8

妊娠合并 DKA 罕见，如果救治不及时，患者可发生母体急性肾损伤、成人呼吸窘迫综合征、心肌缺血和脑水肿等，是妊娠期糖尿病孕产妇死亡的主要原因。胎儿畸形发生率增加，早产，缺氧及酸中毒，严重时胎死宫内。此外，远期可影响新生儿的智力与中枢神经功能的发育。

由于妊娠期 DKA 的症状和体征不典型，早期不易识别，而且病情比非妊娠期发展更快，需要高度重视。早期诊断与治疗可以明显改善新生儿预后。

☆专家点评

该孕妇有明确的妊娠期糖尿病史，确诊后未规律产检，也未正规治疗。入院时有典型的重度糖尿病酮症酸中毒的临床表现，病情危重且胎儿已无胎心。对妊娠期糖尿病患者，围生期应注意提高孕妇风险防范意识，一旦发生血糖控制差、恶心呕吐、多饮、感染等症状时及时就诊。围生期合并糖尿病酮症酸中毒者，救治上需注意以下两方面。

● 应由围手术期医生（包括 ICU、内分泌医生等）和产科医生共同急救管理。急救原则主要是密切监测下积极补液、降糖、补钾、纠酸等。补液是治疗的关键措施，原则是先快后慢、先盐后糖。

①补液治疗：首选等渗液体，如生理盐水和乳酸钠林格液。第 1 个小时内，以 15 ～ 20ml/（kg • h）（1 ～ 1.5L）的速度输注。第 2 个小时后，重症低血容量休克者，以 1 ～ 2L/h 的速度持续输注生理盐水，直到病情稳定；而轻中度低血容量血症的患者，在前 4h 内以 500ml/h 的速度，然后 250 ～ 500ml/h 输注生理盐水。一旦血糖达到或低于 11.1mmol/L，换为 5% 葡萄糖液和普通胰岛素混比以 150 ～ 250ml/h 的速率输注。对于心脏损害或合并妊娠期高血压疾病者，应酌情控制输液量及速度，以免发生肺水肿。

②胰岛素治疗：轻中度 DKA 可使用皮下注射胰岛素。重度 DKA 可先予普通胰岛素 0.1U/kg 静脉推注，然后 0.1μg/(kg•h) 持续静脉泵注；也可以不用静脉注射量，以 0.14U/(kg•h) 持续静脉泵注。以每小时血糖降低 3mmol/L，血酮下降 0.5mmol/L，血碳酸氢盐升高 3mmol/L 为宜。如果没有达到任何一个水平，则胰岛素输注量可每小时增加 1 单位。一旦血糖达到或低于 11.1mmol/L，应将 5% 葡萄糖液和普通胰岛素按（4 ～ 6）：1 比例输注，保持血糖在 8.3 ～ 11.1mmol/L。

③补钾和纠正酸中毒：补钾原则为见尿补钾，尿量≥ 50ml/h。但是血钾小于 3.3mmol/L 者，暂不开始胰岛素治疗，应先补钾，直到血钾大于 3.3mmol/L，以免发生致命性的心律失常。维持血钾水平在 4 ～ 5mmol/L。DKA 纠正后能进食者，可改为口服补钾，3 ～ 6g/d，持续 5 ～ 7d。

通过控制血糖和纠正低血容量后，酸中毒大多可以纠正。不推荐常规应用碳酸氢盐，其可能降低脑组织和胎儿的供氧。推荐在严重酸中毒（pH ＜ 6.9）或合并心功能障碍、休克、败血症时应用，但需要更多的研究来权衡利弊。

④监测：严密监测患者生命体征、精神、出入量情况，静脉泵注胰岛素时，最初每小时监测 1 次血糖，直到血糖稳定。而血电解质、血尿素氮、肌酐、血酮、动脉血气应每 2 ～ 4 小时监测一次。

⑤去除诱因及治疗并发症：如停用糖皮质激素，治疗休克、感染、心力衰竭、心律失常、脑水肿、肾衰竭等。

● 妊娠合并 DKA 时围生期处理：妊娠晚期发生 DKA，建议持续胎心监护。可以通过吸氧、左侧卧位、纠正代谢紊乱改善胎儿宫内缺氧状况。DKA 所致的胎儿窘迫可随酸中毒纠正而恢复，所以出现胎儿窘迫并不需要立即终止妊娠，但是当酸中毒不能及时纠正或灭酮纠酸后胎儿窘迫持续存在，建议尽早终止妊娠，以防胎死宫内。

在纠正酸碱失衡、电解质紊乱、大量补液的同时，术前、术中和术后应静脉滴注葡萄糖＋胰岛素，每小时监测血糖及酮体变化。根据血糖情况调制葡萄糖和胰岛素比例，控制血糖在 7.8 ～ 10.0mmol/L 为宜。胎盘娩出后拮抗胰岛素激素迅速下降，容易发生低血糖、低血钾，注意监测血糖和电解质，及时调整胰岛素剂量。

总之，妊娠合并 DKA 是产科严重的并发症，若不及时诊治可造成严重不良妊娠结局。正规产前检查，糖尿病的及时诊断和规范管理是预防的关键。一旦考虑为妊娠合并 DKA，须尽快补液恢复血容量，纠正失水状态，降低血糖，纠正电解质紊乱和酸碱失衡，同时积极寻找并消除诱因，防治并发症，才能降低病死率，改善母儿预后。

（舒丽娟　宋　豪）

第八节　妊娠合并甲状腺功能亢进危象

☆病情介绍

患者，女，25 岁，因“停经 39 周，发现血糖异常 3^+ 个月，不规律下腹痛 2h”入院。妊娠期未规律产检。2 年前甲状腺功能亢进（甲亢）病史，曾口服药物治疗 6 个月，自诉治愈停药。妊娠期未监测甲功。入院后甲功：促甲状腺激素（TSH）< 0.01mU/L，游离甲状腺素（FT_4）42.7pmol/L，游离三碘甲状腺原氨酸（FT_3）8.3pmol/L，三碘甲状腺原氨酸（T_3）2.12nmol/L，四碘甲状腺原氨酸（T_4）130nmol/L。甲状腺过氧化物酶（TPO）抗体 > 1000U/ml，促甲状腺球蛋白抗体（TGAb）> 148U/ml。

诊断：妊娠期糖尿病（A1 级）；脐带绕颈一周；$G2P0^{+1}$ 39 周宫内孕头位单活胎待产；妊娠合并甲状腺功能亢进。

遂予甲巯咪唑控制甲亢、美托洛尔控制心率。因“胎儿宫内窘迫”急诊在腰硬联合下行子宫下段横切口剖宫产术。手术顺利。术中心率波动在 90 ～ 110 次 / 分。新生儿 Apgar 评分正常，甲功筛查正常。术后转入 ICU，继续口服甲巯咪唑、美托洛尔治疗。术后第 1 天，进食后出现恶心、呕吐，伴发热、大汗和心动过速。

查体：体温 39.1℃，心率 124 次 / 分，呼吸 24 次 / 分，血压 98/52mmHg，SpO_2 95%（未吸氧）。神志清楚，焦虑、躁动、双手震颤。皮肤潮湿。甲状腺弥漫性肿大，无触痛。双肺呼吸音清，未闻及干、湿啰音。窦性心动过速，胸骨左缘可闻及 1/6 收缩期杂音。辅助检查：血红蛋白 110g/L，白细胞 12×10^9/L，血小板正常。血钙 11.2mg/dl。血糖 6.5mmol/L。碱性磷酸酶 380U/L。促甲状腺激素（TSH）< 0.01μg/ml，FT_4 2.3μg/dl，FT_3 5.2μg/dl。动脉血气分析：pH 7.46，$PaCO_2$ 36mmHg，PaO_2 96mmHg，Lac 1.0mmol/L。小便查见脓细胞。心电图示：窦性心动过速。心脏彩超示：二尖瓣反流（轻 - 中度）。腹部及泌尿系超声正常。

☆处理经过

考虑术后发生了甲亢危象，遂立即给予丙硫氧嘧啶 600mg 顿服，随后 200mg，q4h 口服。口服丙硫氧嘧啶 2h 后予复方碘溶液 8 滴 q6h 口服，以抑制甲状腺释放新的激素。普萘洛尔 40mg，q6h 口服。氢化可的松 200mg q8h 静脉滴注，病情稳定后逐渐减量。奥美拉唑预防应激性溃疡。并予头孢哌酮舒巴坦钠 2g，q12h 控制尿路感染。同时予吸氧、心电监护；物理降温；纠正水、电解质紊乱及酸碱失衡；补充营养及维生素；镇静镇痛等积极对症支持治疗。术后第 2 天，患者恶心、呕吐症状消失，体温 38℃、心率波动在 78 ～ 90 次 / 分，神志清楚，精神差，查体合作，震颤消失。甲亢危象得以控制。术后第 3 天，患者体温正常，精神好转，无特殊不适。术后第 7 天，患者甲亢控制稳定，尿检查正常，心率 70 次 / 分。好转出院，内分泌科门诊随诊。

☆相关知识点

甲状腺功能亢进症，简称“甲亢”，是由多种病因导致甲状腺激素分泌过多，从而引起高代谢和交感神经系统兴奋性增加的一系列临床表现。其中以毒性弥散性甲状腺肿，即格雷夫斯病最多见。甲亢危象是指甲亢患者病情没有被控制情况下，由于各种应激因素的刺激，导致原有甲亢症状的急骤加重和恶化，严重危及生命的严重合并症。妊娠期发生甲亢危象的风险约比非妊娠期增高 10 倍，可危及母儿生命。

对已控制的甲亢，妊娠不会产生严重的影响。如病情控制不佳，在手术、分娩、感染、子痫前期、引产、精神刺激、糖尿病酮症酸中毒等各种应激情况下，可诱发甲亢危象。主要临床表现为高热（体温 39℃以上）；脉率＞ 140 次 / 分、脉压增大等心血管系统表现；焦虑、烦躁、大汗淋漓等神经系统表现；恶心、呕吐、腹泻等消化道症状，可伴有脱水、休克、心律失常、心力衰竭（心衰）或肺水肿。死亡的主要原因为心力衰竭、低血钾所致呼吸肌麻痹和粒细胞减少继发的感染。

甲亢时孕妇代谢增快，可导致胎儿生长受限和低出生体重儿。重症或经治疗未控制的甲亢病例，易引起流产、早产及死胎。格雷夫斯病可引起胎儿和新生儿暂时性甲亢。大量的抗甲状腺药物可通过胎盘进入胎儿体内，导致胎儿和新生儿甲减、甲状腺肿大或畸形。

甲亢危象主要根据有甲亢病史、合并感染、妊娠、手术等诱发因素和临床表现进行诊断，而不是实验室检查。甲亢患者发生甲亢危象时的甲状腺素水平和没有发生者比较并没有显著差异，甚至 T_3 水平没有升高，所以甲状腺素水平的高低并不是诊断甲亢危象的必要条件。单纯根据甲状腺素水平的高低也无法鉴别甲亢和甲亢危象。妊娠或产后妇女有甲亢病史或有典型甲亢表现（如突眼、甲状腺肿大、手震颤），出现甲亢症状加重，应首先考虑甲亢危象。而对于既往病史不明确以及无典型甲亢表现的患者，如出现心率增快、高热、腹泻、大汗、神志异常等症状，不能用感染、急性胃肠炎、子痫前期等单一疾病解释时，应行甲状腺查体、甲状腺功能和促甲状腺激素受体抗体等检查排查是否存在甲亢。

☆专家点评

该病例妊娠前有甲亢疾病史，自述治愈已停药。但妊娠期不规律产检，甲状腺功能未正规监测。术前查 TSH ＜ 0.1mU/L，FT_3、FT_4 升高，考虑为甲亢。追问病史，近期有尿频不适，故小便常规常见脓细胞。术后第 1 天，患者出现恶心、呕吐、发热、心率增快表现，有高代谢和自主神经兴奋的临床表现，考虑为甲亢病情控制不佳，在尿路感染、手术、分娩、糖尿病等各种应激情况下，诱发了甲状腺危象。遂立即抢救治疗。

对于甲亢患者，围手术期应注意以下几方面。

● 妊娠合并甲亢的围生期处理

妊娠期：需增加产检次数，避免感染，并提前住院待产。PTU 与 MMI 都有一定的胎盘通透性，对胎儿和新生儿会有一定影响，但应以母体安全为前提，权衡利弊果断使用。中国《妊娠和产后甲状腺疾病诊治指南》提出妊娠期控制甲亢，妊娠早期首选 PTU，妊娠中、晚期优先选择 MMI。

分娩期：分娩前应以药物控制甲亢，除产科因素外，应尽量选择阴道分娩。选择椎管内分娩镇痛减少应激，临产后予以精神安慰，适当镇静，尽可能缩短第二产程，必要时阴道助产。产程不顺利时应放宽剖宫产指征，术中镇静，以防甲亢危象产生。妊娠晚期并发甲亢危象者，在病情控制后 2 ～ 4h 终止妊娠，以剖宫产为宜。

麻醉方面：椎管内麻醉和全身麻醉均可安全使用。术中避免使用引起心动过速的药物。椎管内麻醉出现低血压时，建议使用 α 受体激动剂如去氧肾上腺素。

新生儿：出生时取脐血测定 T_3、T_4 和 TSH，注意甲状腺大小，有无甲亢或甲减的症状和体征，并随访。

产褥期：术后注意镇痛镇静，预防感染、防治产后出血和甲亢危象的发生。哺乳期抗甲状腺药物应在哺乳后服用，首选 MMI20 ～ 30mg/d。

● 甲亢危象处理：一旦因分娩、手术、感染等因素诱发甲亢危象，立即抢救治疗，见表 7-8-1。

表 7-8-1　妊娠期甲亢危象的临床表现和治疗

项目	
诱因	手术、分娩、刺激、感染
临床表现	1. 甲亢症状加重，发热、恶心呕吐、心动过速 2. 体温＞ 39℃，大汗，腹痛、腹泻、谵妄、昏迷、心力衰竭、肺水肿 3. T_3 升高明显，WBC 升高
治疗	吸氧，心电监护，物理降温，对症处理 PTU 600 ～ 1200mg 顿服，维持 300 ～ 600mg/d 碘化钾，5 滴 / 次，口服 q6h 普萘洛尔，10 ～ 20mg，口服，tid 氢化可的松 100mg，静脉注射，或地塞米松，10 ～ 30mg，静脉滴注 分娩前发病者，病情稳定 2 ～ 4h 后剖宫产终止妊娠

①支持治疗非常重要。吸氧、心电监护；对乙酰氨基酚退热，物理降温，必要时给予人工冬眠疗法；纠正水、电解质紊乱及酸碱失衡；补充营养及维生素。维持呼吸和循环稳定。因为阿司匹林的水解产物水杨酸盐，可以和甲状腺激素竞争性地与甲状腺激素结合球蛋白结合，使血中的游离甲状腺激素水平升高，从而加重病情，故甲亢危象时禁用阿司匹林。

②应尽早使用抗甲状腺药物抑制甲状腺素的合成。首选丙硫氧嘧啶（PTU），首剂量口服 600 ～ 1000mg，此后 200 ～ 250mg，q4h，每日总剂量为 1200 ～ 1500mg。症状控制后改为维持剂量。有肝脏疾病的患者慎用 PTU。甲巯咪唑（他巴唑，MMI）治疗甲亢危象的首次剂量为口服 40mg，此后 25mg，q4h，每日总剂量 120mg。

③使用抗甲状腺药物至少 1h 以后再加用复方碘溶液：8 ～ 10 滴 / 次，q6 ～ 8h 口服；或碘化钾，5 滴 / 次，q6h 口服，以减少甲状腺激素的释放。病情缓解后，应尽早减量至停用，否则危象控制后甲亢难以控制。

④ β 受体阻断剂可拮抗甲状腺激素的外周作用，首选普萘洛尔，每次顿服 20 ～ 200mg，或每日 160 ～ 320mg，分次给药。

⑤大剂量的糖皮质激素能抑制甲状腺激素的释放，阻碍外周组织中 T_4 转化为 T_3，改

善存活率。氢化可的松静脉负荷量 300mg，然后 200mg，q8h；病情稳定后，尽早减量停药。对上述药物治疗效果不满意，可进行血浆置换。

总之，甲亢危象是罕见的妊娠期合并症，病情凶险，病死率高。妊娠期甲亢的良好控制，是预防甲亢危象的关键。一旦并发子痫前期、感染、糖尿病等可能诱发甲亢危象的疾病，应在治疗并发症的同时监测甲状腺功能。高度怀疑甲亢危象时不需等待化验结果应尽早开始治疗。支持治疗联合抗甲状腺药物治疗是抢救成功的关键。

（舒丽娟　宋　豪）

第九节　妊娠合并嗜铬细胞瘤

☆病情介绍

患者，女，33 岁，因“停经 26^{+6} 周，心悸 10^{+} d，加重伴呕吐 3d”入院。妊娠期甲状腺功能、肝肾功能、心电图、心脏彩超未见明显异常。10^{+} d 前无明显诱因出现心悸，无胸闷、头痛、咽痛、咳嗽咳痰等不适。3d 前上述症状稍有加重，伴头痛、多汗、呕吐。外院就诊后发现血压升高，波动于 116 ～ 150/74 ～ 89mmHg，伴心率增快，最快至 140 次 / 分，考虑“重度子痫前期”，予解痉、降压等处理后急诊收入院。

既往史：9^{+} 年前行“右肾嗜铬细胞瘤手术”。

入院诊断：心悸待诊：急性心肌炎？ 重度子痫前期？ G1P0 26^{+6} 周宫内孕头位单活胎待产。

☆处理经过

入院查体：体温 36.7℃，心率 130 次 / 分，呼吸 20 次 / 分，血压 162/94mmHg，心肺未查及异常。入院后 24h 尿蛋白定量 0.312g/24h，予硫酸镁解痉、拉贝洛尔降压。入院后血压呈阵发性增高伴心率增快（最高血压达 207/121mmHg，心率波动在 84 ～ 118 次 / 分），肾上腺 MRI 结果提示：左侧肾上腺区囊实性占位，实性成分为著，嗜铬细胞瘤？或左肾上腺区神经源性肿瘤可能。完善儿茶酚胺及其代谢产物检查：多巴胺 1076.1pmol/L，肾上腺素 6826.8pmol/L，去甲肾上腺素 49698pmol/L；尿肾上腺素 185.68μg/24h，尿去甲肾上腺素 1475.54μg/24h，尿甲氧基肾上腺素 678.44μg/24h，尿甲氧基去甲肾上腺素 1240.37μg/24h。考虑诊断为“左侧肾上腺占位：嗜铬细胞瘤（复发）”。予酚苄明、拉贝洛尔、硝苯地平控释片口服控制血压，在血压平稳的基础上缓慢、适当扩容，美托洛尔缓释片口服控制心率，保持排便通畅，避免用力挤压左侧腰腹部，避免左侧卧位休息。拟血压控制 2 ～ 4 周后行剖宫产终止妊娠。遂继续于 ICU 保胎治疗 3^{+} 周（30^{+2} 周孕）后，患者出现不规律宫缩，先后予硫酸镁、阿托西班保胎治疗无效，于孕 30^{+6} 周在腰硬联合麻醉下行剖宫产术。术前中心静脉置管，乳酸钠林格液补液扩容，术中行桡动脉置管持续有创动脉血压监测。术中生命体征平稳，术后继续予控制血压、控制心率、补液等治疗，产后第 7 天出院，于内分泌科门诊随访，拟终止妊娠后 1 ～ 3 个月于泌尿外科评估是否行外科手术。

☆相关知识点

嗜铬细胞瘤和副神经节瘤（pheochromocytoma paraganglioma，PPGL）是起源于肾上腺髓质和肾上腺外的交感神经链，并具有激素分泌功能的神经内分泌肿瘤，主要合成、分泌和释放大量儿茶酚胺（如肾上腺素、去甲肾上腺素和多巴胺），引起患者血压升高和代谢性改变等一系列临床症候群，并造成心、脑、肾、血管等严重并发症，甚至危及生命。妊娠合并 PPGL 罕见，发生率约为 0.007%，临床表现缺乏特异性，常被误诊为妊娠剧吐、甲亢危象、妊娠期糖尿病、先兆流产、子痫前期等，可进展为 PPGL 危象，导致高血压危象、心律失常、代谢紊乱等，严重者导致母儿死亡。头痛、心悸、多汗是 PPGL 患者高血压发作时最常见的三联征。由于内源性儿茶酚胺的大量释放，导致孕妇全身小血管痉挛，血压升高，心肌肥厚、心律失常、胎盘灌注不足等，容易导致早产、胎盘早剥、胎儿生长受限，甚至胎死宫内。此外，儿茶酚胺促进蛋白质、脂肪、糖原的分解，胰岛素分泌减少或胰岛素抵抗增强，可引起血糖升高。嗜铬细胞瘤对各系统的影响见表 7-9-1。

表 7-9-1 嗜铬细胞瘤对各系统的影响

系统	影响
心血管系统	儿茶酚胺 - 心肌病：左心室肥厚，心律失常，心肌病，心绞痛，急性冠脉综合征，心肌梗死，心力衰竭，低血压休克
消化系统	恶心、呕吐、腹痛、便秘、肠梗阻、胆石症
泌尿系统	血尿、蛋白尿、肾衰竭
神经精神系统	头痛、失眠、烦躁、焦虑
血液系统	发热、白细胞增多
内分泌代谢系统	糖、脂代谢紊乱，糖耐量受损或糖尿病；多汗、体重下降、代谢率增高

临床一旦诊断或高度怀疑妊娠合并 PPGL 时，应考虑立即使用 α 受体阻滞剂（如酚妥拉明、酚苄明、哌唑嗪、乌拉地尔等）降压治疗，充分扩容恢复血容量，发生反射性心动过速或心律失常时可加用 β 受体阻滞剂（如普萘洛尔、阿替洛尔、美托洛尔、艾司洛尔等）。妊娠期常用降压药物拉贝洛尔和甲基多巴可能会使此类患者产生高血压危象，不推荐使用。产科、心内科、内分泌科等多学科会诊，综合评估器官功能状态，评估是否继续妊娠。妊娠早、中期患者，如症状控制良好，可在严密监测下继续妊娠。妊娠晚期患者，如症状控制欠佳，应积极完成促胎肺成熟和胎儿脑保护等治疗后再终止妊娠；如症状控制良好，可继续妊娠至足月后再终止妊娠。一旦出现危及母儿生命的严重并发症应随时终止妊娠。

☆专家点评

本例患者外院及我院入院时均诊断为“重度子痫前期”。入院后经仔细询问病史后提示既往有“嗜铬细胞瘤”病史，入院时表现为典型的头痛、心悸、多汗三联征，伴发作性血压升高，入院后完善血及尿液去甲肾上腺素及其代谢产物水平明显升高，MRI 检查提示

"左侧肾上腺区囊实性占位，实性成分为主"，诊断妊娠合并嗜铬细胞瘤明确。PPGL 由于临床表现缺乏特异性，易发生误诊，警示产科医生在诊治妊娠期高血压患者时，需详细询问高血压的发作特点、伴随症状等，注意鉴别诊断，避免因误诊带来严重后果。

● 终止妊娠时机：妊娠早、中期的患者，可尽早手术摘除肿瘤，妊娠晚期的患者可内科治疗，等待胎儿成熟，先行剖宫产。该患者入院时孕 26^{+6} 周，经内分泌科、心内科、泌尿外科、产科、ICU 多科讨论后转入 ICU 监护，并口服酚苄明、拉贝洛尔、硝苯地平控释片等，血压控制良好，发作频率降低；美托洛尔缓释片口服控制心率，未发生严重心律失常事件。遂在严密监护下继续妊娠。后因出现先兆早产征象，宫缩无法抑制，遂于孕 30^{+6} 周时终止妊娠。

● 分娩方式选择：尽管有自然分娩成功的报道，但分娩时长时间子宫收缩所致血流动力学变化，用力、疼痛所致自主神经反射可使血压骤升，增加患者发生 PPGL 危象风险，因此，分娩方式以剖宫产为宜。围手术期麻醉管理可详见前述相关章节。

● 产后监护：产后 72h 是发生 PPGL 危象、急性心力衰竭、恶性心律失常的高危时期，应转入 ICU 严密监护。术后疼痛、夜间睡眠差，均可导致血压波动，可进行多模式镇痛，以降低疼痛引起的应激反应，夜间泵入右美托咪定镇静保证充足睡眠。术后反复按压子宫可导致腹部切口疼痛加剧，引起血压剧烈波动，因此，对于无明显阴道出血的患者，不建议反复按压子宫。子宫收缩乏力者可小剂量使用缩宫素，麦角新碱及卡前列素氨丁三醇因可导致严重高血压，应避免使用。术后可通过动态监测中心静脉压、床旁心脏超声及下腔静脉变异度测量等措施进行容量评估，维持容量平衡。严密监测血糖，围手术期禁食期间可予比例糖水输入，维持血糖 8 ～ 10mmol/L。该患者经多学科协作处理后平稳度过围生期后顺利出院，随后泌尿外科就诊进行肿瘤切除。

总之，妊娠合并 PPGL 在临床罕见，容易与妊娠期高血压疾病和妊娠期甲状腺功能亢进等疾病相混淆，妊娠本身的生理改变也容易掩盖病情。影像学检查和实验室检查是确诊 PPGL 的有效手段，围手术期针对 PPGL 的规范化管理是剖宫产术中安全和术后良好转归的有力保障。

（宋　豪　舒丽娟）

第十节　产后肺栓塞

☆病情介绍

患者，女，42 岁。因"停经 38 周，发现子宫颈癌 2^{+} 个月"入院。2 个月前因阴道出血就诊，子宫颈组织活检提示鳞状细胞癌，建议其立即住院治疗，但患者未遵医嘱，直到孕 38 周才入院。

入院查体：神志清楚，生命体征平稳。血常规、生化、凝血功能等检查无异常。胎儿发育正常。

入院诊断：G2P1 38 周宫内孕单活胎待产；妊娠合并子宫颈鳞状细胞癌ⅡB 期。

☆处理经过

患者有 2 个血栓栓塞危险因素（合并癌症，年龄＞ 35 岁），予血栓知识宣教，依诺肝素 8000U,qd联合下肢气压治疗仪预防血栓。经妇科、放化疗、ICU多学科会诊及充分术前准备后，考虑先行剖宫产术，术后再行同步放化疗。入院后第3天腰硬联合麻醉下行剖宫产，手术顺利，分娩一活婴。术后血栓危险因素为3个（合并癌症，年龄＞ 35 岁，剖宫产），鼓励患者尽早活动，继续下肢气压治疗仪治疗，并于术后 24h 开始给予低分子肝素 4000U，qd 皮下注射预防血栓。剖宫产术后 28^+ h，患者下床活动后突然倒地，感呼吸困难，烦躁不安，无胸痛、咳嗽、咳痰、咯血、腹痛等不适。查体面色发绀，四肢湿冷，呼吸急促，心音微弱，脉搏 50 次 / 分，SpO_2 57%，血压未测出。即刻启动抢救流程，予肾上腺素静脉推注，心肺复苏、气管插管，正压通气，多巴胺持续泵注维持血压。予依诺肝素 6000U 皮下注射。患者心率波动在 90 ～ 120 次 / 分，血压维持在 85 ～ 96/45 ～ 58mmHg。急诊 CT 肺动脉造影（CTPA）示：右肺中上肺动脉主干及分支可见多处充盈缺损，双肺间质改变并肺内炎症。双下肢静脉彩超：左侧小腿肌间静脉血栓。予尿激酶负荷量 4400U/kg 加入生理盐水 10ml，静脉注射 10min，然后用 4400U 持续滴注 12h，然后予依诺肝素治疗量抗凝（6000U，q12h），同时给予心脑肾等脏器保护、抗感染、预防应激性溃疡、对症支持治疗。术后第 4 天，患者顺利停机拔管，脱氧 SpO_2 为 97%，无胸闷、气促等不适。呼吸内科会诊后建议继续使用依诺肝素治疗性抗凝，总疗程至少维持 3 个月。术后第 8 天出院，嘱半个月后妇科肿瘤放化疗科门诊就诊。

☆相关知识点

肺栓塞（pulmonary embolism，PE）是指内源性或外源性栓子堵塞肺动脉系统引起的以肺循环和呼吸功能障碍为主的一系列临床和病理综合征。常见的症状有：不明原因的呼吸困难、胸痛、烦躁不安、咳嗽、咯血、晕厥等，肺栓塞的症状、体征多不典型，容易漏诊，漏诊率可达 70%，但临床后果严重，如未及时治疗，病死率可达 25%。诊断依赖于症状、体征、辅助检查等。

妊娠导致凝血活性增强、高凝，是肺栓塞的高危因素。此外长大的子宫对下腔静脉和盆腔静脉的压迫导致血流淤滞，手术创伤、术后卧床活动减少等多因素的影响，容易形成静脉血栓，导致肺栓塞。产后 1 周内发生深静脉血栓的风险最大。下肢深静脉血栓是最常见的栓子来源，栓子脱落导致 PE。急性 PE 是围生期孕产妇死亡的主要原因之一。

产后 PE 常不典型且缺乏特异性，容易误诊。大多数患者表现为少许胸闷、气短，下肢肿胀与正常妊娠产后相似，或者仅有氧饱和度稍有下降，无任何不适。有胸痛、咯血、下肢不对称性肿胀疼痛等典型症状者不到 30%。对于疑诊 PE 的孕产妇，建议行心电图、动脉血气分析、超声心动图、盆腔及下肢静脉彩超检查，一旦确诊下肢深静脉血栓形成，即可诊断 PE，无须进行其他诊断性影像学检查。如静脉超声检查阴性，临床仍高度怀疑 PE，建议行核素肺通气 / 灌注（V/Q）显像或 CTPA。具体如何选择应依据当地医院医生的经验，并告知患者检查的安全性和风险。

☆专家点评

该患者入院前 2 个月即发现患有子宫颈鳞状细胞癌，有治疗指征，但患者未遵医嘱，直到孕 38 周才入院。因合并子宫颈恶性肿瘤，围生期发生静脉血栓栓塞的风险极大，入院后立即规范化地采取血栓预防措施，但产后第 2 天，患者仍发生了肺栓塞，并导致心搏骤停，经及时抢救治疗后，顺利康复出院。对于发生 PE 的孕产妇来说，应尽快启动多学科（呼吸科、血管外科、ICU、麻醉科）会诊，急救措施如下。

● 复苏：包括吸氧、心肺复苏或辅助通气。广泛性 PE 者会发生缺氧、酸中毒、高碳酸血症、右心功能衰竭。当发生心搏骤停时，应紧压患者胸部，主要可去掉鞍形血栓，维持一定的血循环，可能会挽救患者生命。

● 对症治疗：①纠正缺氧，宜紧急气管内插管，呼吸、循环支持。②剧烈胸痛或烦躁者需镇静和镇痛，可用哌替啶或吗啡等。③右心衰竭可给小剂量西地兰和利尿剂。④缓解支气管痉挛可用氨茶碱、罂粟碱。⑤抗休克，低血压者可给予多巴胺、去甲肾上腺素静脉滴注。

● 溶栓、抗凝治疗

①溶栓治疗。对于大面积的肺栓塞或即刻有生命危险的高危肺栓塞患者，溶栓治疗能恢复肺组织再灌注，逆转右心力衰竭，降低病死率和复发率。肺动脉血栓栓塞发生 4 ～ 6h 内溶栓治疗疗效显著，常用尿激酶、链激酶。尿激酶负荷量 4400U/kg 加入生理盐水或葡萄糖液 5 ～ 10ml，静脉注射≥ 10min，然后再用 4400U 持续滴注 12h。链激酶负荷量 25 万 U/30min，继 10 万 U/h 滴注 24h，使凝血酶原时间达正常的 2 倍。以上两种药物使用之前均需异丙嗪 25mg、地塞米松 5mg 滴注预防副作用。但是活动性内出血、近期自发性颅内出血为绝对禁忌证。手术、分娩、出血疾病、严重高血压等为相对禁忌。

②抗凝治疗。可选用肝素、低分子肝素或华法林。低分子肝素副作用少，效果好，为目前妊娠、产褥期女性常用抗凝药物，如依诺肝素，剂量为 1000U/10kg，q12h。华法林在使用肝素或低分子肝素的第 1 天即可开始重叠，控制 APTT 为正常的 1.5 ～ 2.5 倍，INR 达到治疗水平（2.0 ～ 3.0）。

③外科肺动脉血栓摘除术。在内科治疗无效或 PE 范围＞ 50% 且有明显肺动脉高压和心排血量者，采用栓塞摘除术可及时挽救患者生命。

④产前发生者，迅速剖宫取胎可解除子宫对下腔静脉及腹主动脉的压迫，有利于抢救治疗。

● 预防：对于孕产期 PE 的预防，需注意以下两点。

①注意 PE 的危险因素，孕产期需全程动态评估高危因素。高龄、多胎、剖宫产、肥胖、妊娠期高血压疾病、糖尿病、获得性易栓症等均为深静脉血栓的危险因素。

② PE 高危患者给予预防性措施包括健康宣教、物理方法如弹力袜、气压治疗、术后应及早下床活动、低分子肝素的预防使用。低分子肝素在分娩前 24h 停用，评估并排除出血风险后，于剖宫产后 24h 或阴道分娩后 6h、椎管内导管拔除 4h 后可重新开始使用。下腔静脉滤器植入可预防 PE。

总之，妊娠是发生肺栓塞的独立高危因素，特别是妊娠晚期和产褥期，肺栓塞症状、体征不典型，容易漏诊，危害性高，已成为孕产妇死亡的主要原因之一，妊娠期需全程动态评估高危因素，高危患者采取预防性措施（弹力袜、气压治疗、低分子肝素的预防使用等）。凡遇到呼吸困难或氧饱和度下降的孕产妇，均应考虑 PE 的可能，以心电图、动脉血气分析、超声心动图、盆腔及下肢静脉彩超检查为初步筛查。V/Q 显像或 CTPA 进一步检查，一旦确诊，应根据生命体征是否平稳选择抗凝或溶栓。若发生心搏骤停者，应立即心肺复苏、呼吸、循环生命体征支持，溶栓、抗凝治疗，并评估是否需要肺动脉血栓摘除、肺动脉导管碎解和抽吸血栓、放置腔静脉滤器治疗，挽救孕产妇生命。

（舒丽娟　宋　豪）

第十一节　妊娠合并严重胸廓畸形

☆病情介绍

患者，女，23 岁。因“停经 32^{+5} 周，阴道流液 6h，胸闷、气促 2d”入院。入院前 2d，患者出现胸闷、气促，不能平卧，夜间有憋醒，活动耐量下降，无发热、咳嗽、咯痰等不适。

查体：体温 36.2℃，脉搏 120 次 / 分，血压 100/58mmHg，呼吸 25 次 / 分，SpO_2 92%（鼻导管 2L/ 分）。身高 140cm，体质量 42kg。营养中等，神志清楚，精神较差，呼吸急促，脊柱明显向后侧弯呈“S”形畸形，不能平卧。胸廓畸形，右侧胸部第 10、11、12 肋骨未触及，气管偏左，双肺呼吸音粗，肺底可闻及少许湿啰音。心尖搏动位于第 5 肋间锁骨中线内侧 0.5cm 处，搏动局限，心律齐。腹部膨隆，骨盆畸形，双下肢水肿。

辅助检查：动脉血气分析示：pH7.32，$PaCO_2$ 60mmHg，PaO_2 65mmHg。心电图示：窦性心动过速。心脏彩超示：左室射血分数（LVEF）48%，左心室收缩及舒张功能减低，心包腔内少量积液。胸部 MRI 示：双侧胸廓不对称，脊柱呈“S”形扭曲，右侧肋骨大部分融合，双肺下部少许不张，双肺炎症改变，心包少量积液。肺功能检查：肺通气功能重度受损（$FEV_1$46.4%，FEV_1/FVC63.9%）。

入院诊断：心力衰竭；呼吸衰竭；呼吸性酸中毒；妊娠合并肺功能重度受损；双下肺感染；妊娠合并先天性脊柱侧弯畸形；先天性胸廓畸形；G1P0 32^{+5} 周宫内孕一活胎；胎膜早破。

☆处理经过

入院后给予头孢曲松钠抗感染，吸氧、利尿、去乙酰毛花苷 0.133mg 静脉推注改善心肺功能，同时积极做好剖宫产术前准备工作。入院第 2 天，患者心力衰竭缓解后即行剖宫产终止妊娠。入手术室时生命体征：血压 102/58mmHg，心率 110 次 / 分，呼吸 22 次 / 分，SpO_2 96%（面罩吸氧 6L/min）。由于患者严重脊柱侧弯畸形，无法平卧，肩背部垫大量棉垫，呈半卧位，全麻下实施剖宫产，术中维持呼气末二氧化碳压力（$PetCO_2$）为 40 ～ 50mmHg。手术顺利，术后带气管导管，由转运呼吸机转入 ICU，次日成功拔管。术后继续抗感染治疗，缩宫素促进宫缩，雾化、排痰，肺功能锻炼，去乙酰毛花苷静脉推注，酌情利尿，维持水电解质平衡和内环境稳定。术后第 6 天，患者康复出院。

☆相关知识点

引起胸廓畸形的原因有佝偻病性驼背、脊椎结核天性骨骺发育异常、先天性脊柱后凸、脊柱侧弯等。严重先天性脊柱侧弯畸形和胸廓畸形，肺有效通气和血流比例失调，通气功能严重受损，极易发生缺氧和二氧化碳排除障碍。组织低氧代谢，体内乳酸蓄积，出现低血氧和高碳酸血症，发生呼吸性酸中毒、代谢性酸中毒，最后发展为呼吸衰竭，进入失代偿阶段。

严重先天性脊柱侧弯畸形和胸廓畸形往往伴肺活量降低和肺循环阻力增加，从而加重右心负荷，长时间可引起右心肥大和心脏储备力减退，甚至发展为肺源性心力衰竭。

妊娠与胸廓畸形：妊娠晚期，孕妇膈肌上抬，胸廓畸形者心脏移位和肺功能障碍明显，心脏、肺脏负荷重，更容易发生心力衰竭和呼吸衰竭。胸廓、脊柱有严重畸形的孕妇，一直处于慢性缺氧状态，胎儿生长发育会受到影响，胎儿宫内生长受限、围生儿死亡率、死胎发生率增加。母体则合并症增多，如妊娠期高血压疾病、呼吸道感染、肺炎及呼吸、循环衰竭，死亡率增加。骨盆异常发病率升高，常致胎位异常，难产发生率也较正常妊娠高。

☆专家点评

胸廓畸形合并妊娠是产科一种复杂的合并症，其主要涉及心、肺功能障碍及骨骼畸形三个问题。妊娠晚期，子宫长大，孕妇膈肌上抬，加重胸廓畸形患者心肺负担，更容易发生心力衰竭和呼吸衰竭，若处理不当常危及母儿生命。本例患者为严重先天性脊柱后凸、侧弯畸形，在妊娠前就已存在严重的限制性通气功能障碍，到了妊娠晚期孕妇出现心力衰竭和呼吸衰竭，病情十分危重，手术麻醉风险极高。围手术期管理应注意以下几点。

- 术前评估：术前完善肺功能测定和动脉血气分析，以了解产妇的代偿功能状况。若发现心肺功能有失代偿的情况，则应立即终止妊娠。肺功能评估对选择适时分娩有决定意义。积极防止妊娠期的呼吸道感染，术前预防性抗感染治疗。补充营养，避免贫血以增加心肺功能负担。注意监测胎儿情况。
- 分娩与麻醉方式选择：以选择性剖宫产较为安全，麻醉方面具体内容见相关章节。
- 术后管理：①术后慎用镇静药、镇痛药。如哌替啶、吗啡，因对呼吸中枢均有抑制作用，可加重缺氧和二氧化碳潴留。即使应用，剂量为一般患者的 1/3 ～ 1/2。必要时可选用地西泮镇静。②重视纠正引起缺氧加重的原因，改善机体的氧合状态，及时合理的氧疗。低浓度、低流量吸氧，不宜用高浓度给氧。由于高浓度氧反而麻痹了颈动脉窦和主动脉化学感受器对缺氧的敏感性，引起反射性呼吸动作的减弱，反而加重了二氧化碳的蓄积。吸氧的浓度一般以 27% ～ 32% 为佳。③术后需使用足量的广谱抗生素，积极控制感染。因这类孕妇大多发育、营养较差，多伴肺部感染，若不能控制则后果严重。应保证呼吸道通畅，鼓励咳痰，必要时需用吸引器吸痰。可适量使用气管平滑肌解痉剂，如氨茶碱，无效时可用氢化可的松。④静脉输液量和输液的速度需严格控制，每天输液量不要超过 1000ml，否则易导致急性左心衰竭和肺水肿。产后 3d 内可酌情利尿。⑤胸廓畸形的患者大多矮小，腹腔的容量亦相对较小，这类产妇剖宫术后若不注意肠功能的早日恢复，可导致肠粘连和肠梗阻的发生。应鼓励患者术后多翻身，早期活动。⑥如果同时有心力衰竭存在，则给予洋地黄类药物，但洋地黄要比常规用量小，因胸廓畸形的患者易引起洋地黄中毒。⑦需对电解质、血气分析进行动态监测，纠正酸碱失衡，维持电解质稳定。

总之，妊娠合并胸廓畸形是一种严重的合并症，由于胸廓和横膈活动均受限制，肺活量进一步降低，孕产妇容易导致呼吸衰竭及心力衰竭，母儿的死亡率均较高。围生期应严密监护母体的心肺功能，选择适时分娩时机。产后纠正缺氧，加强抗感染治疗，纠正心力衰竭和呼吸衰竭，改善心肺功能，维持酸碱平衡和内环境稳定，可以明显改善母婴预后。

（舒丽娟　宋　豪）

第十二节　妊娠合并重症急性胰腺炎

☆病情介绍

患者，25岁，因“停经36^{+1}周，核实孕36^{+4}周，上腹痛1d”入院。妊娠期外院建卡定期产检，未见明显异常。入院前1d无明显诱因出现持续腹痛伴发热、恶心、呕吐，呕吐物为胃内容物及黄色水样分泌物，呕吐共7～8次，建卡医院查血清淀粉酶345U/L、脂肪酶1980U/L，甘油三酯23.8mmol/L，考虑“妊娠合并急性胰腺炎”后转入上级综合医院。入院后予生长抑素、乌司他丁、奥美拉唑等治疗，因伴不规律宫缩，无阴道流血流液，考虑“先兆早产”，经会诊后急诊收入院。

入院查体：神志清楚，面色潮红，呼吸急促。体温38.9℃，心电监护：心率130次/分，呼吸32次/分，血压102/65mmHg，SpO_2 98%（面罩吸氧6L/min）。双下肺呼吸音低，未闻及明显干、湿啰音。腹膨隆，张力稍高，剑突下压痛、反跳痛明显，肠鸣未闻及。扪及不规律宫缩，阴道无流血流液。双下肢轻度水肿。

辅助检查：床旁血气分析示：pH 7.324，$PaCO_2$ 23.7mmHg，PaO_2 89mmHg，PaO_2/FiO_2 198mmHg，Lac 4.3mmol/L，BE－11.0mmol/L，HCO_3^- 15.9mmol/L。血常规：白细胞计数16.4×10^9/L，中性粒细胞百分比92.0%，C反应蛋白98.5mg/L。肝肾功能：谷丙转氨酶11U/L，谷草转氨酶35U/L，总胆红素12.4μmol/L，白蛋白34.0g/L，肌酐38μmol/L，随机血糖8.86mmol/L，Ca^{2+}1.85mmol/L，甘油三酯＞18.0mmol/L，血清淀粉酶410IU/L，脂肪酶541U/L，降钙素原0.14ng/ml；凝血功能未见异常。床旁彩超提示：胰头厚约3.9cm，胰体厚约3.3cm，胰尾厚约3.9cm，胰腺实质回声减弱、欠均匀，主胰管不扩张，肝脏、胆囊、脾脏未见异常。

入院诊断：妊娠合并重症急性胰腺炎；急性呼吸窘迫综合征；I型呼吸衰竭；G3P0^{+2} 36^{+4}周宫内孕头位单活胎先兆早产。

☆处理经过

入院后予无创机械通气维持氧合，禁食，安置胃管持续胃肠减压，抗感染，乳酸钠林格液1000ml/h快速补液，并请消化内科会诊后加用奥美拉唑抑酸、生长抑素泵入抑制胰腺分泌、非诺贝特降脂等治疗，地塞米松肌注促胎肺成熟，密切监测胎心、胎动。入院后

2h，患者自然破膜，产科医生行阴道检查：头先露，S－3，宫颈消退 100%，质软，居中，宫口开大约 2cm，羊水清亮，宫缩不规律。立即转产房继续待产。入院后 5^{+}h 顺娩一活婴，新生儿 Apgar 评分 10-10-10 分。产后返回 ICU，继续予无创机械通气、抗感染、补液、抑酸、抑酶、降脂、促宫缩等治疗。

入院 24h 共输入液体 7700ml，白蛋白 20g，尿量 1850ml。产后第 1 天，患者述上腹痛较产前缓解，但腹胀加重，心电监护：心率 118 次 / 分，血压 110/72mmHg，呼吸 24 次 / 分，SpO_2 98%。复查血气分析：pH 7.42，$PaCO_2$ 23.7mmHg，PaO_2 98mmHg，PaO_2/FiO_2 245mmHg，Lac 1.2mmol/L，BE －3.5mmol/L，HCO_3^- 21.3mmol/L。血常规：白细胞计数 18.9×10^9/L，中性粒细胞百分比 90.0%，C 反应蛋白 123mg/L；降钙素原 2.34ng/ml；生化：谷丙转氨酶 7U/L，谷草转氨酶 21U/L，总胆红素 12.7μmol/L，白蛋白 26.2g/L，肌酐 97μmol/L，甘油三酯 8.5mmol/L，Ca^{2+}1.76mmol/L，NTBNP856pg/ml；凝血功能未见异常。胸腹腔彩超提示：双侧胸腔少量积液、腹腔大量积液。遂在超声定位下行腹腔穿刺引流腹水缓解腹胀，继续输注白蛋白并利尿，比例糖水输注控制血糖，中药灌肠导泻。患者腹胀逐渐缓解，氧合逐渐改善，完善腹部增强 CT 回示：急性胰腺炎可能；腹盆腔大量积液，有腹膜炎征象；双肺下叶炎症伴部分压迫性不张；双侧胸腔少量积液。产后第 3 天恢复流质低脂饮食，产后第 4 天停止无创呼吸机支持，改鼻导管吸氧，病情平稳，产后 1 周转中医科继续治疗，产后 2 周好转出院。

☆相关知识点

妊娠合并急性胰腺炎（acute pancreatitis in pregnancy，APIP）是严重威胁母婴健康的少见的妊娠期外科急腹症之一，可发生于妊娠各个阶段，以中晚期居多，产褥期（产后 6 周内）亦可发生，以胆源性胰腺炎及高脂血症性胰腺炎最为常见。临床上符合以下 3 项标准中的 2 项即可诊断 APIP：①急性、突发、持续、剧烈的上腹部疼痛，可向背部放射。②血清淀粉酶和（或）脂肪酶活性至少高于正常上限值 3 倍。③腹部影像学检查结果显示符合急性胰腺炎影像学改变（胰腺水肿或胰周渗出积液）。

APIP 严重程度分级：①轻症：符合 APIP 诊断标准，不伴有器官功能衰竭及局部或全身并发症。②中度重症：伴有一过性的器官衰竭（48h 内可以恢复），或伴有局部 / 全身并发症。③重症（SAPIP）：伴有持续（＞ 48h）的器官功能衰竭，改良 Marshall 评分≥ 2 分，见表 7-12-1。

表 7-12-1　改良 Marshall 评分系统

评分指标	0 分	1 分	2 分	3 分	4 分
呼吸（PO_2/FiO_2 mmHg）	＞ 400	301 ～ 400	201 ～ 300	101 ～ 200	＜ 101
循环（收缩压，mmHg）	＞ 90	＜ 90 补液后纠正	＜ 90 补液后不能纠正	＜ 90 pH ＜ 7.3	＜ 90 pH ＜ 7.2
肾脏（Cr，μmol/L）	＞ 134	134 ～ 169	170 ～ 310	311 ～ 439	＞ 439

发病 72h 后的血清 C 反应蛋白≥ 150mg/L、BUN ＞ 7.5mmol/L、血细胞比容（Hct）＞

44%、肌酐进行性上升是病情重症化的指标。血钙降低通常提示胰腺坏死严重。降钙素原水平的升高也是作为有无继发局部或全身感染的参考指标。超声检查是胆源性 APIP 首选的影像学检查，但容易受肠道积气的影响。磁共振胰胆管成像技术（MRCP）有助于判断隐匿性胆道系统结石。CT 虽然作为非妊娠期急性胰腺炎诊断的常用方法，但因其放射性可能影响胎儿，妊娠早期应尽量避免，妊娠中晚期在知情选择的基础上可酌情选择。

APIP 患者常因腹痛就诊，通常需与妇产科急腹症（卵巢囊肿蒂扭转、胎盘早剥、先兆子宫破裂、子宫破裂等）、外科急腹症（急性阑尾炎、急性肠梗阻、消化性溃疡穿孔、胆石症及急性胆囊炎、急性坏死性小肠炎等）、心脏疾病（急性心肌梗死、主动脉夹层破裂等）相鉴别。

SAPIP 的治疗如下。

（1）常规治疗：①一般治疗。禁食、胃肠减压，中药灌肠可能刺激盆腔诱发宫缩从而导致流产、早产风险，妊娠期不建议使用。②质子泵抑制剂、H_2 受体阻滞剂等抑酸药物，抑制胰酶分泌药物，抑制胰酶药物，妊娠期给药安全性尚未确定，使用前需权衡考虑。③营养支持。若孕产妇能耐受，尽早实行以鼻空肠管为主的低脂肠内营养（入院后 24 ～ 72h）。④抗菌药物使用。酌情经验性预防使用抗菌药物，后根据血培养或其他病原学证据加以选择。

（2）器官功能的维护：①循环衰竭的早期液体复苏。采用“目标导向治疗”策略，晶体液（乳酸钠林格钠液 / 生理盐水）5 ～ 10ml/（kg·h），维持尿量＞ 0.5ml/（kg·h）、平均动脉压＞ 65mmHg、中心静脉压 8 ～ 12mmHg、中心静脉血氧饱和度≥ 70%。达到复苏指标后，应控制液体输注速度和输液量，并可小剂量应用利尿剂避免组织水肿。②呼吸功能支持。可根据患者情况选择鼻导管吸氧、面罩吸氧、经鼻高流量吸氧、无创 / 有创机械通气。③持续血液净化治疗。伴急性肾衰竭，或尿量≤ 0.5ml/（kg·h）；早期伴 2 个或 2 个以上器官功能障碍；SIRS 伴心动过速、呼吸急促，经一般处理效果不明显；伴严重水、电解质紊乱；伴胰性脑病等。经内科处理无效的严重高脂血症可考虑尽早行血浆置换。

（3）病因治疗：对于胆源性 APIP 患者，妊娠早期原则上尽量非手术治疗；妊娠中期可行腹腔镜下胆囊切除术，胆管结石者可选择行胆总管探查术或 ERCP；妊娠晚期可在行剖宫产术同时解除胆道疾病，或者产后择期行相关手术。高脂血症性 APIP 患者，给予低脂饮食、降脂药物及其他辅助降脂手段，尽快将甘油三酯水平降至 5.65mmol/L 以下。

（4）产科处理：合并以下情况应尽快终止妊娠：①病情经治疗无明显好转；②胎儿宫内窘迫；③足月；④伴难免流产、早产临产症状等。对非重症孕妇如已临产、宫颈已成熟或短期内能经阴道分娩者可阴道试产，除此以外建议剖宫产尽快终止妊娠。

☆专家点评

该患者急性起病，以发热、持续上腹痛为首发症状，结合血清淀粉酶、脂肪酶升高及 B 超结果，诊断 APIP 明确。入院时甘油三酯水平高、B 超未发现胆结石征象，考虑高脂血症性胰腺炎可能性大。入院时即存在呼吸衰竭，改良 Marshall 评分 3 分，考虑 SAPIP 倾向，继续妊娠导致继发其他脏器功能障碍风险极高，且因母体严重炎症反应，可能导致胎盘血流灌注不足，合并代谢性酸中毒，从而引发胎儿宫内窘迫、胎死宫内等不良妊娠结局，宜尽快终止妊娠。患者入院时即存在不规律宫缩，入院后经产科医生检查产程进展快，在

5h 内即分娩，产程中严密监护胎儿，积极助产，并通知新生儿团队到场协助抢救，最终早产儿无明显不良结局。

● 容量管理：SAPIP 患者容量管理是治疗的难点。在发病早期，因严重炎症反应，导致全身毛细血管通透性增加，造成血容量丢失与血液浓缩，易发生低容量性休克，需快速补液，避免出现急性肾衰竭；但快速补液极易发生容量过负荷，导致腹腔积液增多、腹内压升高、急性肺水肿等，再加上本身存在的 ARDS，常需气管插管行有创机械通气治疗。该患者入院时心率快、乳酸高，伴明显代谢性酸中毒，遂给予快速静脉补液治疗。经治疗后，心率逐渐下降，乳酸水平降至正常水平，代谢性酸中毒逐渐改善，尿量增加，有效避免了因容量不足导致的急性肾损伤。但次日全身水肿加重，腹水增多，NTBNP 明显升高，在保证循环稳定情况下给予利尿，减轻组织水肿；行腹腔穿刺引流腹水，减轻腹内压，避免了氧合进一步恶化。

● 机械通气：SAPIP 患者极易发生 ARDS，常需机械通气治疗。该患者入院时呼吸频率快，氧合差，普通氧疗不能满足机体需求，严重呼吸窘迫导致氧耗增加，进一步加重机体缺氧，正压通气支持可在改善氧合的同时减少呼吸做功。给予无创机械通气后，患者呼吸频率从 30^{+} 次 / 分下降至 24 次 / 分左右，呼吸窘迫明显改善，氧合指数亦从 198 上升至 245，避免了因急性缺氧而导致的多脏器功能损害。

● 持续的高甘油三酯血症可形成乳糜颗粒栓塞致胰腺微循环障碍，损伤胰腺细胞，更易发展为重症。该患者入院时甘油三酯水平超过检测上限，给予禁食、降脂治疗后甘油三酯水平迅速下降，内科非手术治疗有效。考虑到血浆置换可能涉及的导管相关感染、出血、病毒感染、容量过负荷风险，血浆置换治疗不应优先考虑。

总之，妊娠合并急性胰腺炎因其发病急、并发症多、治疗困难、病死率高，常导致早产、死产，对孕妇及胎儿危害极大，规范的诊治流程至关重要；重症患者常需产科、消化内科、中医科、普通外科、重症医学科、麻醉科及新生儿科多学科合作，在 ICU 支持下积极纠正器官功能障碍，及时终止妊娠，以期降低并发症发生率，提高治愈率，改善母婴结局。

（宋　豪　舒丽娟）

第十三节　妊娠合并血栓性血小板减少性紫癜

☆病情介绍

患者女性，31 岁 8 个月，因“停经 37^{+4} 周，NT 核实孕周 38^{+4} 周，要求入院待产”入院。孕 13 周建卡定期产检，未见明显异常。妊娠期甲状腺功能、肝肾功能、胎儿系统彩超、OGTT 未见明显异常。妊娠中期检查发现轻度贫血，予多糖铁复合物口服补铁治疗至今，同时发现抗心磷脂抗体阳性，予口服阿司匹林 100mg/d，服用 2 个月后自行停药。妊娠中晚期，无胸闷、气紧，无头晕、眼花，无皮肤瘙痒，无多食、多饮、多尿，无双下肢水肿，妊娠晚期患者心脏彩超提示：二尖瓣反流（轻度），左心室收缩功能测值正常。自述无心慌、气促等不适。现停经 38^{+4} 周，无腹痛、腹胀，无阴道流血、流液，入院待产。

入院诊断：瘢痕子宫；二尖瓣轻度反流；轻度贫血；脐带绕颈一周；G2P1 38^{+4} 周宫

内孕头位单活胎待产。

☆处理经过

入院内科查体未见异常。入院时查血常规：白细胞计数 10.1×10^9/L，中性粒细胞百分比 78.6%，血红蛋白 103g/L，血小板计数 104×10^9/L。因“瘢痕子宫，患者及家属要求”在硬膜外麻醉下行剖宫产术，术后常规予头孢西丁预防感染，缩宫素、益母草促宫缩治疗。术后第 1 天出现发热，最高 38.9℃，无明显咳嗽、咯痰、咽痛、流涕，无尿频、尿急、尿痛，无腹痛、腹泻。复查血常规：白细胞计数 17.5×10^9/L，中性粒细胞百分比 84.0%，血红蛋白 97g/L，血小板计数 99×10^9/L，C 反应蛋白＞ 190mg/L；降钙素原 0.61ng/ml；甲流 / 乙流检测阴性。考虑产褥感染可能，更换为哌拉西林他唑巴坦抗感染治疗，并继续予退热、补液等对症支持治疗。患者仍反复发热，术后第 2 天复查血常规：白细胞计数 16.6×10^9/L，中性粒细胞百分比 86.8%，血红蛋白 89g/L，血小板计数 79×10^9/L，C 反应蛋白 147mg/L；降钙素原 2.13ng/ml。血培养、尿培养、宫颈分泌物培养均为阴性。术后第 2 天下午患者自述四肢无明显诱因出现散在瘀点，偶有牙龈出血。再次复查血常规：白细胞计数 11.7×10^9/L，中性粒细胞百分比 86.0%，血红蛋白 90g/L，血小板计数 27×10^9/L。请感染科及血液科会诊后指出：患者产前曾查见抗磷脂抗体阳性（但血小板正常、凝血未见异常，曾服用阿司匹林，已停药），近期有手术、感染，上述因素均可引起免疫活跃、血小板减少；建议联系血小板输注防治颅内出血，更换为美罗培南控制感染，地塞米松 10mg/d 或甲泼尼龙 40mg/d、联合丙种球蛋白（总量 1g/kg，分 3 ～ 5d）冲击治疗。患者未再发热，共输注血小板 3 治疗量后，血小板波动于（7 ～ 12）$\times 10^9$/L。患者术后血压呈升高趋势，波动于 136 ～ 160/87 ～ 97mmHg，24h 尿蛋白定量 5.89g/24h，考虑不全性 HELLP 综合征可能。术后第 6 天复查血常规：白细胞计数 9.5×10^9/L，中性粒细胞百分比 66.8%，血红蛋白 69g/L，血小板计数 9×10^9/L；肝肾功能：谷丙转氨酶 21U/L，谷草转氨酶 48U/L，总胆红素 55.3μmol/L，间接胆红素 55.3μmol/L，肌酐 64μmol/L；体液免疫、细胞免疫、自身抗体检查均未见明显异常。患者溶血相关指标较前升高，暂停输注血液制品，完善 Coombs 试验结果为阳性。术后第 7 天出现神志淡漠，反应迟钝，吐字不清，定向力异常。查体：双侧瞳孔等大等圆，直径约 4mm，光反射灵敏。四肢肌力及肌张力未查及异常，双侧病理征（-），无大小便失禁。急查血氨 21μmol/L，随机血糖 3.2mmol/L，急诊颅脑 CT 回示：双侧大脑半球脑沟稍宽，余头颅 CT 平扫未见异常。患者意识障碍，行气管插管呼吸机支持。考虑诊断为血栓性血小板减少性紫癜，外送检测 ADAMTS13 活性＜ 5.0%。连续 4d 每日行治疗性血浆置换，患者神志恢复至清楚，顺利停机拔管。后间断输注新鲜冰冻血浆 400ml/d × 2d，联合甲泼尼龙 40mg，q12h、利妥昔单抗 500mg，qw 治疗。患者痊愈出院，出院时复查血小板计数 287×10^9/L。

☆相关知识点

血栓性血小板减少性紫癜（thrombotic thrombocytopenic purpura，TTP）为一种少见、严重的血栓性微血管病，其主要临床特征包括微血管病性溶血性贫血（MAHA）、血小板减少、神经精神症状、发热和肾脏受累等。临床上完全符合 TTP 典型“五联征”的患者相对少见，以 MAHA、血小板减少和神经精神症状为主的“三联征”多见。在妊娠期间（尤其是妊娠晚期），凝血系统的生理学改变导致血液呈高凝状态，vWF 浓度在晚期达到高峰，而 ADAMTS13 活性逐步降低，直至产后 1 ～ 3d 达到低谷（可降低至 25% ～ 30%），产后 7 ～ 21d 逐渐恢复至正常水平。这种 vWF-ADAMTS13 平衡的改变部分解释了妊娠期 TTP 的发生机制。TTP 分为遗传性 TTP（cTTP）和免疫性 TTP（iTTP）。TTP 分类、诊断、鉴别诊断及风险分级等内容详见相关章节。

临床上在中度或高度怀疑本病时即应尽快开始相关治疗，以免因延迟治疗导致大量微血管血栓形成影响胎盘循环，从而诱发胎盘缺血或梗死，导致胎儿宫内生长迟缓、流产或死产等不良妊娠结局。首选血浆置换治疗，并酌情联合使用糖皮质激素。新鲜冷冻血浆可提供充足的 ADAMTS13，同时清除循环中的抗 ADAMTS13 抗体。糖皮质激素可去除 ADAMTS13 自身抗体。

血浆置换采用新鲜冷冻血浆，血浆置换量推荐为每次 2000 ～ 3000ml 或 40 ～ 60ml/kg，每日 1 ～ 2 次，直至症状缓解、血小板计数恢复正常连续 2d 后可逐渐延长血浆置换间隔直至停止。对确无大剂量血浆置换条件者，可暂输注新鲜冷冻血浆每日 20 ～ 40ml/kg。治疗可延续直到病情完全缓解（血小板恢复正常范围内，血红蛋白稳定，血清 LDH 水平正常，精神状态正常）后 2d。妊娠＜ 24 周的患者，血浆置换应维持治疗至产后 6 周以上。糖皮质激素可选用甲泼尼龙（80 ～ 120mg/d）或地塞米松（15 ～ 20mg/d）静脉输注，病情缓解后可过渡至泼尼松 [1 ～ 2mg/（kg • d）]，并逐渐减量至停用。在使用过程中应注意对易感人群的不良影响，如高血压、糖尿病等。利妥昔单抗可清除体内抗 ADAMTS13 自身抗体，虽然急性发作期使用可提升治疗有效率、降低早期死亡率、减少复发率、延长缓解期，但由于缺乏妊娠期用药安全性证据，通常只推荐在产后使用，推荐使用剂量及疗程为 $375mg/m^2 \times 4$ 周。在高度疑似 TTP 且尚未进行血浆置换的患者不宜进行血小板输注。当血小板上升至 $50 \times 10^9/L$ 后，可考虑加用低剂量阿司匹林或低分子肝素以减少额外胎盘血管损伤风险及静脉血栓形成、脑梗死风险。诊治流程详见图 7-13-1。

cTTP 患者再次妊娠复发率几乎为 100%，iTTP 患者再次妊娠时仍存在复发可能。因此，在妊娠前、妊娠期及产后，应定期监测 ADAMTS13 活性，维持在 20% ～ 25% 或以上。预防性治疗可能有助于减少母婴死亡率。如 iTTP 孕妇血浆 ADAMTS13 活性＜ 10% 可进行血浆置换，每周 1 ～ 2 次；如出现 TTP 临床表现需每日 1 次血浆置换，并联合使用糖皮质激素治疗。对 cTTP 的孕妇，建议自妊娠开始即进行血浆输注，输注间隔随妊娠期而逐渐缩短，从每 2 周一次至隔日一次不等；如出现 TTP 临床表现，则需增加输注量或改为血浆置换；血浆输注治疗需维持至产后 3 周。重组 ADAMTS13 更适合 cTTP 孕妇的预防治疗。

☆专家点评

目前我院产科在产检时已常规开展抗心磷脂抗体、狼疮抗凝物等检查，该患者产检时即发现抗心磷脂抗体阳性，应及时完善免疫相关检查以排查是否合并慢性免疫系统疾病，尽早评估继续妊娠风险。

• 诊断：该患者在剖宫产术后第 1 天即出现中度发热，降钙素原明显升高，考虑感染可能。应积极排查呼吸系统、泌尿生殖系统及消化系统，积极搜寻致病原，如血培养、尿培

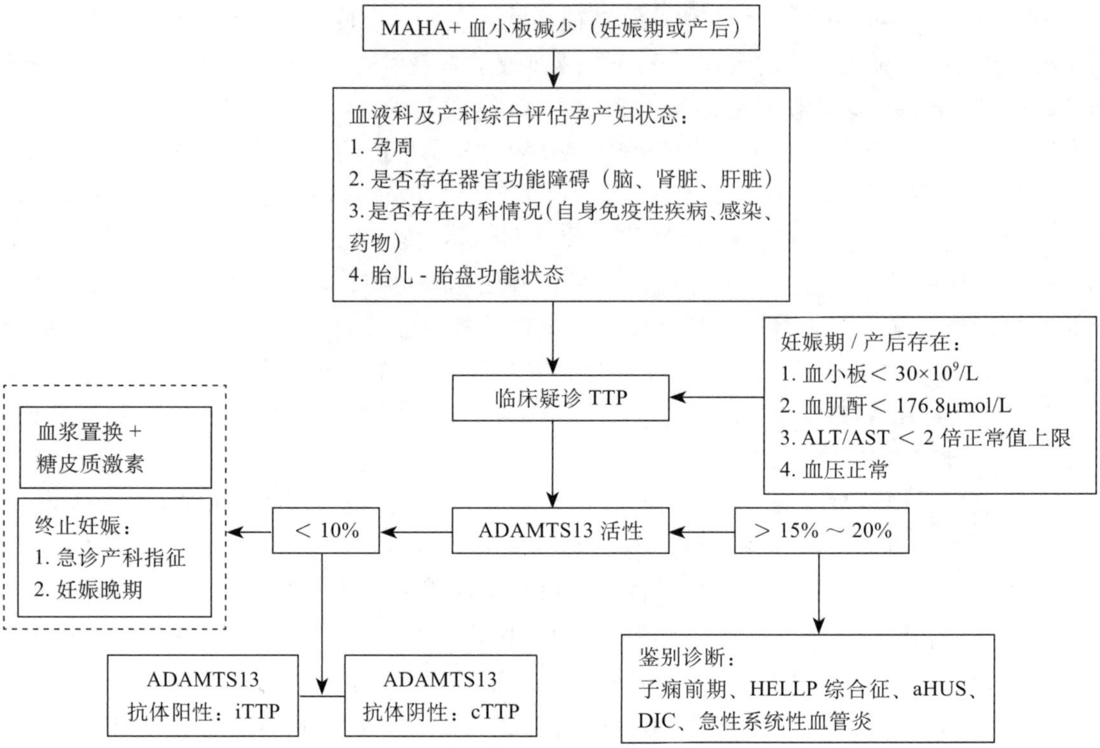

图 7-13-1　妊娠期 TTP 诊治流程图

养、大便筛查、阴道分泌物培养等；也应排查少见病原体，如病毒、真菌、支原体、衣原体、结核杆菌感染。在给予强力抗感染治疗后，患者未再发热，血小板进行性减少，在考虑重症感染导致骨髓抑制以外，结合妊娠期抗心磷脂抗体阳性，亦不排除妊娠、手术等因素激活自身免疫可能。输注血小板后出现溶血性贫血征象（外周血涂片出现红细胞碎片、LDH 升高、间接胆红素升高），血小板持续降低，应高度警惕妊娠期血栓性微血管病，如 HELLP 综合征、血栓性血小板减少性紫癜、溶血性尿毒综合征等。该疾病罕见，临床医生经验较少，直至出现神经精神症状才确诊，警示妇产科医生需保持对此类疾病的警惕性，避免误诊及漏诊。

● 治疗：高度疑诊 TTP 后，应停止血小板输注，避免继续加重微血管病性溶血而导致急性肝肾衰竭。连续给予血浆置换，后继以新鲜冷冻血浆输入，并联合应用甲泼尼龙、利妥昔单抗治疗，患者治疗效果好，痊愈出院。患者为育龄期女性，有继续妊娠需求，须特别告知，下次妊娠前复查 ADMAMTS 13 活性，定期监测血小板计数。

总之，妊娠期出现血小板减少疾病众多，最常见者与妊娠自身免疫变化相关，妊娠相关并发症如 HELLP 综合征、妊娠期急性脂肪肝等亦可引起。若出现血栓性微血管病征象时，应高度警惕 TTP 及 aHUS 可能，避免因误诊、漏诊而延误治疗。血浆置换作为 TTP 的一线治疗方案，治疗效果好，及时治疗母胎预后较好。对有妊娠需求的育龄期妇女，应做好健康教育，再次妊娠前做好妊娠前咨询，定期监测 ADMAMTS 13 活性，必要时预防性血浆输注，降低妊娠期复发风险。

（宋　豪　舒丽娟）

第十四节 妊娠相关非典型溶血性尿毒症综合征

☆病情介绍

患者，女性，42岁，因“停经35周，阴道出血1h”入院。妊娠孕期外院建卡定期产检未见异常。入院前1h上厕所时突发阴道大量出血，家属述患者于家中阴道流血量2～3瓶矿泉水，救护车转运途中出血量600～700ml，据此估计产前出血量约1500ml。急诊以“胎盘早剥”收治入院。既往妊娠5次，21岁于当地医院顺娩一活婴，3次因社会因素行人工流产。急诊查血常规：白细胞计数8.2×10^9/L，中性粒细胞百分比47.6%，血红蛋白91g/L，血小板计数137×10^9/L；肝肾功能：谷丙转氨酶24U/L，谷草转氨酶27U/L，总胆红素7.1μmol/L，白蛋白25.9g/L，肌酐47μmol/L；凝血功能：PT11.9s，APTT 21.7s，纤维蛋白原185mg/dl。

入院诊断：妊娠晚期阴道流血：胎盘早剥？前置胎盘？多次宫腔操作史；$G5P1^{+3}$ 35周宫内孕头位单活胎先兆早产。

☆处理经过

入院后急诊在全麻下行“子宫下段横切口剖宫产术＋双侧子宫动脉上行支结扎术＋子宫修补术＋宫颈内口提拉式缝合术＋子宫捆绑术”，术毕因子宫下段仍有明显活动性出血，予填塞宫腔纱条1根。术中出血量2000ml（其中自体血回输300ml），输入红细胞悬液12U、新鲜冷冻血浆800ml、纤维蛋白原浓缩物8g。术后转入ICU，查体：神志清楚，对答切题，遵嘱动作。心电监护示：心率58次/分，呼吸17次/分，血压134/90mmHg，SpO_2 100%（鼻导管吸氧，2L/min）。内科查体无明显异常。宫底脐上3指，质硬，阴道流血少。常规予头孢西丁预防感染，缩宫素促宫缩，补液，维持电解质平衡等治疗。术后立即复查血常规：白细胞计数8.6×10^9/L，血红蛋白109g/L，血小板计数29×10^9/L；肝肾功能：谷丙转氨酶21U/L，谷草转氨酶71U/L，总胆红素15.3μmol/L，白蛋白20.6g/L，肌酐73μmol/L；凝血功能：PT16.1s，APTT38.2s，纤维蛋白原257mg/dl。患者凝血功能异常、血小板减少考虑与急性失血、弥散性血管内凝血等因素有关，予新鲜冷冻血浆400ml及血小板1治疗量输入。术后24h阴道流血约156ml。再次复查血常规：血红蛋白91g/L，血小板计数11×10^9/L；肝肾功能：谷丙转氨酶95U/L，谷草转氨酶302U/L，总胆红素39.3μmol/L，间接胆红素27.4μmol/L，乳酸脱氢酶2524U/L，肌酐268μmol/L；凝血功能未见异常。经血液科会诊后，考虑多器官功能损害与围手术期失血性休克、多脏器缺血缺氧有关，予继续输注血小板、重组人血小板生成素肌内注射升血小板治疗，继续保肝治疗。术后第2天再次复查血常规：血红蛋白69g/L，血小板计数6×10^9/L，镜下见红细胞碎片约6%；肝肾功能：谷丙转氨酶84U/L，谷草转氨酶229U/L，总胆红素43.8μmol/L，间接胆红素31.4μmol/L，乳酸脱氢酶3041U/L，肌酐373μmol/L；凝血功能未见异常；完善Coombs试验直抗阳性，体液免疫、细胞免疫及自身抗体检查均为阴性；补体C3 0.588g/L，C4 0.109g/L。经肾脏内科、血液内科、消化内科、产科、ICU多学科会诊后考虑溶血性尿毒综合征可能，完善 ADAMTS13 活性检查（65%）排除血栓性血小板减少性紫癜。连续行治疗性血浆置换，每日 1 次，共 5 次。产后第 8 天复查血常规：血红蛋白 106g/L，血小板计数 131×10^9/L；肾功能：肌酐 274μmol/L。患者血小板恢复至正常，暂停血浆置换，后续予甲泼尼龙 48mg/d 口服治疗，产后第 20 天复查血小板计数 372×10^9/L，肌酐 111μmol/L，病情好转出院，肾内科门诊随访调整激素用量。出院后 1 个月门诊复查血小板计数 269×10^9/L，肌酐 80μmol/L。

☆相关知识点

非典型溶血性尿毒综合征（atypical hemolytic uremic syndrome，aHUS）是指由补体旁路途径异常活化导致的以微血管病性溶血性贫血、血小板减少和急性肾损伤“三联征”为主要表现的一组临床综合征。在妊娠期，补体成分可以在包括胎盘在内的多种组织中合成，功能完整的补体系统对于维持宿主防御以及保护胎儿和母体免受感染至关重要，妊娠期补体激活增加从而保证胎儿和胎盘的正常发育。但若孕妇体内存在补体蛋白基因突变或补体蛋白抗体，经触发事件（如剖宫产、急性感染、失血、合并自身免疫性疾病等），可引起补体旁路途径不可抑制的持续激活，形成膜攻击复合物，导致肾脏内皮损伤、凝血级联活化和肾小动脉微血栓形成，从而导致妊娠相关非典型溶血性尿毒综合征。目前认为，补体因子 H（CFH）基因突变最为常见，其他常见补体相关因子基因突变包括 CD46、补体因子 I（CFI）、补体因子 3（C3）、补体因子 B（CFB）和血栓调节蛋白（THBD）等。据统计，有 10% ～ 20% 的 aHUS 在妊娠时诊断。经典三联征（微血管病性溶血性贫血、血小板减少症和急性肾衰竭），不伴腹泻病史，是诊断 aHUS 主要的临床依据。多数患者补体 C3 降低，但是血浆 C3、C4、CFB、CFH 和 CFI 水平正常，并不能排除 aHUS，检出补体蛋白相关基因突变及补体因子抗体有助于进一步明确诊断。肾脏病理不是临床诊断所必需的检查。主要与其他血栓性微血管病相鉴别（详见第 1 辑第 7 章第十三节和第十四节“妊娠合并血栓性血小板，减少性紫癜”）。

治疗方案如下。

①终末补体阻断治疗：包括依库珠单抗（Eculizumab）和瑞武丽珠单抗（Ravulizumab）。FDA 已于 2011 年批准该类药物用于治疗 aHUS，目前为 aHUS 患者的一线治疗方案。目前研究表明，该类药物可安全用于妊娠期和母乳喂养期。因此，对于疑诊 p-aHUS 的患者，应尽快开始终末补体阻断治疗。具体用法见表 7-14-1。

表 7-14-1 终末补体阻断治疗用法

药品名称	负荷剂量	后续治疗	维持剂量
依库珠单抗	900mg/ 周 ×4 周	1200mg，第 5 周	1200mg，每 2 周
瑞武丽珠单抗	2700mg	3300mg，第 3 周	3300mg，每 8 周

注：治疗期间患者应接种预防带荚膜微生物感染的疫苗及接受抗脑膜炎球菌预防

②血浆置换：血浆置换可以帮助清除有缺陷的突变补体蛋白及自身抗体，并补充功能正常的补体蛋白。在无依库珠单抗情况下，应尽早（24h 内）启动经验性血浆置换治疗。建议每天 1 次，每次 2000 ～ 3000ml 或 40 ～ 60ml/kg，连续 5d；之后每周 3 ～ 5 次，连续 3 ～

4 周。停止时机：血小板计数＞ 150×10^9/L，溶血停止（即外周血涂片无破碎红细胞、乳酸脱氢酶水平正常），持续至少 2 周。需要注意的是，仅有约 50% 的 aHUS 患者对血浆治疗有反应，*CFH* 基因突变或 CFH 抗体介导的 aHUS 效果较好，C3 和 *THBD* 基因突变患者也可能获益，而 *CFI* 基因突变、CD46 缺陷患者疗效较差。因此，对 aHUS 患者进行基因水平检测可有效预测血浆置换疗效，优化治疗方案选择，避免发展成为终末期肾衰竭。

③综合治疗：严重贫血者可输注红细胞纠正贫血，提高组织携氧能力；原则上不建议输注血小板，对有明显出血倾向，或需进行有创操作者，可尝试输注血小板支持；提供充足的营养支持，维持容量及电解质平衡；停用肾毒性药物；酌情给予肾脏替代治疗。

p-aHUS 患者终生有急性复发的风险，再次妊娠时复发概率更大，目前尚无大型临床研究证实有效的预防措施。有小样本研究认为，在孕 15 周起给予预防性血浆输注（10 ～ 20ml/kg，隔周 1 次），直至产后 12 周；或采用期待疗法，一旦出现血栓性微血管病征象时，立即启动终末补体阻断治疗；两种方式均可有效预防 p-aHUS 的复发。

☆专家点评

本例患者既往无血小板减少病史，妊娠期产检时血小板计数正常，妊娠晚期因中央性前置胎盘、胎盘早剥致失血性休克，急诊剖宫产，术中失血量大，术中仅给予红细胞悬液及新鲜冷冻血浆输入，并未补充血小板，术后出现血小板减少，首先考虑急性失血导致。术后存在止血困难情况下，应及时输注血小板，提升血小板＞ 50×10^9/L，动态监测凝血功能，补充凝血因子及纤维蛋白原，维持纤维蛋白原在 250mg/dl 以上。

p-aHUS 需要与 HELLP 综合征相鉴别，HELLP 综合征通常在产后迅速缓解，而该患者在产后 2d 内血小板进行性下降，反复输注血小板后，仍无明显改善，HELLP 综合征可能性小。且随即出现溶血性贫血征象（贫血、镜检查见破碎红细胞、间接胆红素及乳酸脱氢酶升高），需高度警惕血栓性微血管病。而该患者以血小板减少、肾脏损害为主，高度怀疑 p-aHUS 可能，行 ADAMTS13 活性检测排除 TTP。补体蛋白相关基因突变及补体因子抗体检测有助于诊断，可以预测疾病预后、治疗反应和移植后复发风险。但国内大部分医院均未开展，需外送检查，检查周期长，费用高，本例患者家属因经济原因拒绝行该项检测，无法明确其基因型，无法预测血浆置换疗效。

依库珠单抗作为孤儿药，号称“世界最贵单抗”，国家药品监督管理局已于 2018 年批准了其进口注册申请，用于治疗成人和儿童阵发性睡眠性血红蛋白尿症和非典型溶血性尿毒症综合征。但其由于价格极其昂贵，国内医疗机构获取渠道困难，即使在国外早已作为 aHUS 的一线治疗方案，该患者仍只沿用了血浆置换这一权衡方案。因诊断及治疗及时，保护了患者的残余肾功能，避免发展成为终末期肾衰竭。

总之，p-aHUS 仍然是一种罕见疾病，其临床症状与许多其他类似的疾病过程重叠，临床医生容易漏诊、误诊，应提高警惕，早期明确诊断，并立即进行治疗，可以预防发展成为慢性肾衰竭。对于有生育要求的育龄期女性，再次妊娠前应到肾脏内科就诊评估病情，妊娠期提高血液学检查频率，怀疑复发时尽早启动终末补体阻断治疗。

（宋　豪　舒丽娟）

☆☆☆☆

第十五节 妊娠合并可逆性后部脑病综合征

☆病情介绍

患者，22岁6个月，因“晚期妊娠，反复抽搐4次”入院。患者抽搐伴昏迷，由其母亲代述病史。入院前2^{+}h，患者睡眠时出现全身抽搐，意识不清，伴呕吐，呕吐物为胃内容物，持续约30s，抽搐结束后意识稍清醒，无大小便失禁等。后30min内再发抽搐2次，每次持续约30s，情景同前。于当地医院就诊，行彩超检查提示晚期妊娠（未见报告，具体不详），行彩超检查后再次抽搐。后转入我院急诊，测血压170/110mmHg，考虑“子痫”可能，予硫酸镁输注后急诊收入院。

入院查体：躁动、意识不清。颈软，双侧瞳孔等大等圆4mm，对光反射灵敏，心肺听诊无异常。疼痛刺激四肢可见轻微活动，四肢腱反射对称，双侧克氏征阴性，双侧病理征阳性。宫高30cm，腹围83cm，胎方位：LOA，胎心：145次/分。宫口未开，宫颈管消退70%。

入院诊断：抽搐伴高血压待诊：子痫？晚期妊娠状态。

☆处理经过

入院后查小便常规提示尿蛋白3+，考虑子痫可能性大，予硫酸镁解痉、硝酸甘油静脉泵入控制血压、地塞米松促胎肺成熟等治疗。于入院后2h再次出现全身强直性抽搐，伴意识丧失，持续约3min后自行停止，抽搐停止后意识未恢复。血气分析示：pH7.220，$PaCO_2$ 23.25mmHg，PaO_2 127.5mmHg，BE − 11.9mmol/L，HCO_3^- 11.9mmol/L，Lac8.6mmol/L。安置口咽通气道，面罩吸氧维持氧合，间断地西泮注射液10mg静推控制抽搐，甘露醇250ml静滴降颅压，5%$NaHCO_3$250ml静脉滴注纠正酸中毒。急诊头颅CT示：左侧顶枕脑白质叶片状密度减低区，以顶叶为著，未见明显占位效应，病灶主要位于颅内大脑后动脉供血区域。神经内科会诊后建议病情稳定后完善头部MRA检查，并加用丙戊酸钠静脉泵入控制抽搐。患者抽搐时床旁胎监示胎心进行性下降，最低50^{+}次/分，后胎监未闻及胎心。抽搐停止后行床旁产科彩超未见胎心搏动。抽搐控制后急诊在全麻下行剖宫产术，术后带气管插管返回ICU。予呼吸机支持，继续予硫酸镁解痉、硝普钠泵入控制血压、丙戊酸钠控制抽搐等治疗。术后第1天停用镇静镇痛药物后，患者神志恢复清楚，未再抽搐，顺利停机拔管，经神经内科会诊后停用丙戊酸钠，调整为左乙拉西坦0.25g，bid控制抽搐。入院第4天完善头颅MRA提示：双侧顶叶、枕叶皮质及皮质下白质区、双侧额叶皮质区见片状异常信号。考虑妊娠合并可逆性后部脑病综合征。继续对症处理后，患者神志清楚，无头痛、视觉障碍等不适，未再抽搐，产科情况稳定，于产后第9天痊愈出院。

☆相关知识点

可逆性后部白质脑病综合征（reversible posterior leukoencephalolpathy syndrome，RPLS）是1996年由Hinchey等首次提出的临床影像学综合征，以头痛、视觉障碍、意识障碍、癫痫发作及局灶性神经功能缺损为主要临床表现。随着影像学技术的不断发展，Casey等在2000年的研究中发现，这一综合征同样可累及大脑皮质，因此又提出了可逆性后部脑病综合征（posterior reversible encephalopathy syndrome，PRES）。目前研究表明，其可能的发病机制包括：①急剧的血压波动导致大脑毛细血管自动调节功能受损，血管舒张，脑组织过度灌注，导致血管源性脑水肿。②毛细血管内皮受损，血脑屏障破坏，血管内水分子和大分子物质进入组织间隙内继而引起脑水肿。常见病因包括高血压、肾衰竭、使用细胞毒性药物、自身免疫性疾病、妊娠期高血压疾病等。颅脑影像学有助于诊断及鉴别诊断。CT 平扫主要表现为双侧病变区对称性脑白质密度减低，严重者可出现大脑皮质密度减低，累及部位多见于双侧顶枕叶，增强扫描后强化不明显。对于部分意识障碍不能配合 MRI 检查，且不能排除脑血管意外的患者，CT 检查是其首选检查方法。颅脑 MRI 敏感性更高，典型表现为双侧顶枕叶为主的血管源性水肿，呈 T_1 低信号，T_2/FLAIR 高信号，DWI 等或低信号，ADC 高信号。

妊娠期高血压疾病的基本病理改变是全身小动脉痉挛导致血压升高，同时血管内皮损伤、通透性增加，使体液和蛋白质漏出至血管外，在颅内形成脑水肿时即合并 PRES。研究表明，几乎所有行颅脑影像学检查的子痫患者均显示出与 PRES 相似的影像学改变。妊娠期高血压疾病合并 PRES 患者出现早产、死胎等妊娠不良结局可能性大，若诊断不及时或治疗不恰当可遗留神经功能后遗症（如永久性偏瘫、癫痫发作、视力下降、头晕），危及母婴安全。PRES 的临床症状和体征并无特异性，也可以见于其他神经科疾病，如静脉窦血栓形成。该疾病与 PRES 具有一些共同危险因素，如妊娠、感染、自身免疫性疾病、服用激素等，磁共振静脉造影或数字减影血管造影术发现静脉窦闭塞可鉴别。

目前尚无特异性治疗方法，主要是对症治疗和病因治疗。对于伴有严重高血压患者，应持续静脉使用降压药物，平稳降压，避免降压速度过快而导致脑缺血，以平均动脉压下降 10% ～ 25% 为宜，24 ～ 48h 达到稳定。使用硫酸镁解痉。癫痫发作者急性期需要使用抗癫痫药物控制癫痫。存在脑水肿者可给予呋塞米、甘露醇等脱水降颅压（具体治疗方案参见第 1 辑第 1 章“妊娠期高血压及并发症”。）。多数患者可在 1 周内恢复，少数患者需要数周达到完全缓解。

☆专家点评

该患者为妊娠晚期，急性起病，以抽搐、意识障碍为主要表现，神经系统查体双侧病理征阳性。经急诊头颅 CT 后未见明显脑出血及脑梗死征象，影像学表现考虑诊断为可逆性后部脑病综合征。虽然头颅 MRI 检查是诊断该疾病的金标准，敏感性更高，但由于 MRI 检查时间长、体位要求高、国内大部分医疗机构无急诊检查条件等局限性，对于部分意识障碍不能配合检查且不能排除脑血管意外的患者，CT 检查对于疾病的早期诊断似乎是更恰当的选择，可以尽快排除诊断，及早采取治疗，避免造成不可逆的神经系统损伤及不良妊娠结局。而该患者病情平稳后的头颅 MRI 检查也证实了该疾病的诊断，较 CT 结果提示病变范围更广，定位更准确。

该患者入院时病情危重，诊治过程由产科、麻醉科、神经内科、ICU 等多学科合作。基础疾病为子痫，应在抽搐控制后尽早终止妊娠。产科医生评估：初产妇，无明显宫缩及阴道流血流液等先兆临产征象，短时间内无法经阴道分娩，终止妊娠方式以剖宫产为宜。麻醉医生评估：反复抽搐，不排除颅内高压可能，存在椎管内麻醉禁忌。遂急诊在全麻下行剖宫产终止妊娠。考虑到患者反复抽搐、意识障碍，气道保护条件差，存在脑疝和误吸风险，手术结束后带气管插管转入ICU继续予呼吸机支持及对症对因治疗。患者产后病情迅速缓解，未再抽搐，意识恢复，顺利停机拔管，未遗留神经系统后遗症。

经验教训：该患者由于经济条件原因未定期产检，未能早期发现子痫前期，直至妊娠晚期出现严重并发症才就诊，最终发生胎死宫内等不良妊娠结局。母亲虽预后良好，无神经功能后遗症，但抢救过程凶险，再次为基层普及产检的重要性敲响警钟。

总之，PRES起病急，症状重，临床上较为少见，产科医生对其了解及认识不够充分，极易发生漏诊、误诊，一旦处理不及时，可能导致严重母婴不良结局。尤其是在妊娠期高血压疾病孕妇中，出现头痛、视觉异常时，应考虑颅内病变可能，尽早完善头颅影像学检查明确诊断，尽早治疗。

（宋　豪　舒丽娟）

第十六节　妊娠期支气管哮喘

☆病情介绍

患者，女，26岁，因“停经38^{+1}周，流涕3d，咳嗽、咯痰、气促1d”入院。幼时诊断为“支气管哮喘”，规律治疗后停药，平时及妊娠期均无哮喘发作。入院前3d，患者受凉后出现流清鼻涕，无发热、头痛、咳嗽等不适。入院前1d，出现咳嗽、咯白稠痰，量少而不易咳出，感胸闷、气促不适，夜间明显，说话断续，遂急诊入院。

查体：体温37.1℃，脉搏112次/分，血压110/60mmHg，呼吸26次/分，SpO_2 97%（未吸氧）。神志清楚，精神差，呼吸稍促，急性病面容，双肺可闻及明显哮鸣音，右中下肺可闻及少量湿啰音。心律齐，下肢无水肿。血常规：白细胞14.5×10^9/L，中性粒细胞百分比83.2%；动脉血气分析示：pH7.45，$PaCO_2$ 30.4mmHg，$PaO_2$80mmHg。降钙素原0.3ng/ml。

入院诊断：支气管哮喘急性发作；G1P0 38^{+6}周宫内孕一活胎。

☆处理经过

入院后立即吸氧，心电监护，给予哌拉西林他唑巴坦钠4.5g，q8h抗感染治疗。布地奈德混悬液2ml、特步他林注射液2ml，tid雾化吸入。静脉滴注甲泼尼松龙40mg，qd，连用3d。注射用多索茶碱0.3g，qd。氨溴索液30mg，bid静脉滴注。5d后患者咳嗽明显好转，无痰液、胸闷、气促等不适。夜间休息好。呼吸18次/分，双肺呼吸音清，未闻及干湿啰音，心律齐。1周后患者无咳嗽、咯痰、气促不适，复查血常规、体温正常，停药安排出院。半个月后患者因“胎膜早破”入院，顺产一活男婴，分娩顺利，患者无哮喘发作。2d后顺利出院。

☆相关知识点

哮喘的核心是慢性气道炎症、气道高反应性和可变的气流受限。哮喘同时受遗传和环境双重因素的影响。妊娠、精神刺激、接触变应原、冷空气、病毒性上呼吸道感染等均可诱发。妊娠期哮喘是指在青少年时期患有哮喘，青春期后已缓解的基础上妊娠；或妊娠前已是未缓解的哮喘者，在妊娠后哮喘加重；或妊娠后才出现的哮喘。哮喘是孕妇最常见慢性合并症之一，全球患病率也在增加。

临床表现为反复发作的喘息、气急、胸闷或咳嗽，在夜间及凌晨发作和加重。轻者能自行缓解。发作时胸部呈过度通气状态，双肺闻及广泛的哮鸣音，呼气相延长。严重者常规治疗无效，持续时间长，患者被迫采取坐位或呈端坐呼吸，呼吸急促，多数患者只能单音吐字，心率增快、奇脉、胸腹反常运动和发绀，哮鸣音可不出现，称为寂静胸，若不及时救治或治疗措施不适当常有死亡的危险。需和心源性哮喘相鉴别，根据疾病病史、诱发因素、痰的性质，查体所见和对解痉药的反应等不难鉴别。

哮喘控制情况在整个妊娠期间会发生变化。妊娠期妇女因激素改变、每分钟通气量增加，残气量等下降，或者妊娠期治疗哮喘的用药不规范，容易诱发哮喘急性发作，并促使哮喘恶化。可并发进行性低氧血症、呼吸性酸中毒、呼吸衰竭、肺不张、气胸、纵隔气肿、奇脉、心力衰竭及妊高征，从而使孕产妇病死率增高。胎儿体重低下，早产，畸形发生率增加，严重者胎死宫内。

妊娠期哮喘的治疗主要包括四个方面。①肺功能监测和哮喘的严重程度评估，分为轻中重三度，见表 7-16-1。②按哮喘严重程度分级行药物阶梯治疗。③避免过敏原或刺激物等诱发加重哮喘。④妊娠期哮喘的健康知识和技能的教育。

表 7-16-1　哮喘严重程度分级

哮喘分级	症状频次	夜间频率	FEV_1/PFFR
轻度、间断性（控制较好）	每周 2 次或更少	每月 2 次或更少	＞ 80%
轻度、持续性（控制一般）	＞每周 2 次，非每日	＞每月 2 次	＞ 80%
中度、持续性（控制较差）	每日	＞ 1 次 / 周	60% ～ 80%
重度、持续性（控制极差）	全天	＞ 4 次 / 周	＜ 60%

一线药物包括支气管舒张剂和激素。支气管舒张剂有 β_2 受体激动剂，如沙丁胺醇及特布他林气雾剂或溶液，起效作用最快、最强，对孕产妇最安全。另一类支气管舒张剂为短效抗胆碱能药物，如异丙托溴铵，两者联合使用效果更好。激素是最有效的抑制哮喘气道炎症的药物，也是治疗中重度哮喘急性发作的重要药物，首选布地奈德。轻度发作者吸入短效支气管扩张剂或小剂量糖皮质激素；中度者吸入中等剂量的糖皮质激素，或小剂量吸入糖皮质激素加长效 β_2 受体激动剂；重度者吸入大剂量糖皮质激素甚至静脉使用糖皮质激素。

☆专家点评

妊娠期特殊的呼吸生理改变或者妊娠期哮喘用药不规范，容易诱发哮喘急性发作，发生重型哮喘概率高，增加产妇病死率。该患者哮喘病情平时控制较好，但在围生期因呼吸道感染急性发作。对于哮喘患者围生期管理应注意以下几方面。

- 围生期常规管理。

产前病情评估：详细的病史和体格检查，用药情况、肺功能测定、动脉血气分析，可以帮助评估患者的肺功能状态。呼气流速峰值（PFFR）和第一秒用力呼气量（FEV_1）是评估气道阻塞程度最客观的指标。围生期哮喘用药仍需维持，遵循严重程度分级药物阶梯治疗方案。

麻醉管理：见第 1 辑第 5 章第一节“妊娠合并哮喘”。

产科处理：一般认为，支气管哮喘并非终止妊娠的指征，但对长期反复发作伴有心肺功能不全的孕妇，或哮喘持续状态经各种治疗不见好转者，应考虑行人工流产或引产。临产后可适当给予支气管扩张剂与抗生素。宫缩剂如前列腺素制剂、缩宫素、麦角生物碱类可能引起支气管痉挛哮喘，需谨慎使用。

产后管理：①避免疼痛、情绪激动、冷空气、粉尘等诱发因素。急性哮喘产妇需谨慎使用具有组胺释放作用的阿片类，如吗啡和哌替啶。β 受体拮抗药可能引起支气管痉挛，需谨慎使用。②观察产后出血。缩宫素、麦角生物碱类宫缩剂预防产后出血药物可能引起支气管痉挛，需谨慎使用。沙丁胺醇可抑制子宫收缩，诱发产后出血，分娩时避免使用。③加强对呼吸道感染的预防和治疗。合并哮喘的产妇全身及呼吸系统抵抗力差，容易引起严重感染。注意选用有效且对胎儿无不良影响的广谱抗生素。④病情平稳者，恢复产前治疗方案，呼吸内科门诊随诊。

● 围生期支气管哮喘急性发作的处理：急性哮喘发作时，激素类药物如布地奈德溶液可雾化吸入，起效快，可替代全身激素的应用，孕妇耐受性良好。严重急性发作者应及时静脉注射或滴注激素。常用琥珀酸氢化可的松，每天 200 ～ 400mg 稀释后静脉注射，或甲泼尼松龙 40 ～ 80mg、地塞米松 5 ～ 10mg，q6h 短期使用。

具体急救措施如下：①半卧位，吸氧，保持呼吸道通畅。②吸入支气管扩张剂，如沙丁胺醇， 每 20 分钟一次。吸入激素，如布地奈德溶液，每日 2 次。补液、纠正水电解质、酸碱紊乱等治疗。静脉使用茶碱，严重者静脉给予糖皮质激素。③治疗 1 ～ 2h 后，重新评估对治疗的反应。疗效良好者，异常体征消失或明显改善，无呼吸窘迫，可短期大剂量吸入短效 $β_2$ 受体激动剂和激素，以后改用小剂量长期吸入维持治疗。疗效差者，继续使用吸入和静脉药物 3 ～ 7d。如果有 $PaCO_2$ 进行性升高伴酸中毒者、呼吸浅表伴神志不清或昏迷，或发生呼吸心搏停止者则需要机械通气。④精神紧张、烦躁不安者，可给予苯巴比妥（鲁米那）、地西泮等镇静，避免使用吗啡、哌替啶等，以免加重哮喘发作和呼吸衰竭。

综上，哮喘控制不良对妊娠妇女肺功能的危害很大，可导致母儿不良结局，需要规范化药物治疗。围生期需评估产前哮喘严重程度，避免诱发哮喘的物理、药物因素；加强呼吸道感染的预防和治疗。哮喘急性发作时需联合呼吸内科、麻醉科、ICU 立即抢救，吸氧，吸入支气管舒张剂和激素，静脉使用茶碱类药物、激素，必要时机械通气，方能保障母婴安全。

（舒丽娟　宋　豪）

第十七节　妊娠合并结核病

☆病情介绍

患者，30 岁，因“胚胎移植术后 19^{+5} 周，反复阴道出血 1^+ 个月，下腹痛 18d”入院。

4^+ 个月前于当地医院移植 5d 冻胚 1 枚，孕 11^{+6} 周于当地医院建卡定期产检，未见明显异常。入院前 1^+ 个月开始出现阴道流血，量时多时少，量多时明显超过平素月经量，孕 16^{+5} 周时彩超提示“胎盘下极边缘覆盖宫颈内口”，遂住院保胎治疗。入院前 18d 开始出现下腹不规律疼痛，间隔时间 2 ～ 20min，予以头孢西丁预防感染，利托君抑制宫缩，地屈孕酮保胎等治疗。入院前 10^+h，患者阴道流血及腹痛较前明显加重，予以调节利托君用量，待病情平稳后急诊转入我院。既往因“原发不孕”，3^+ 年先后两次于当地医院行 IVF-ET 术，胚胎均未着床；2^+ 年前在当地医院行宫腔镜检查术，未见明显异常。专科查体：宫缩间歇 7 ～ 10min，持续约 30s。阴道内见少许暗红色液体自宫腔流出。产科彩超未见明显异常。

入院诊断：G1P0 22^{+3} 周宫内孕臀位单活胎先兆流产；IVF-ET 术后。

☆处理经过

入院后予头孢西丁预防感染，地塞米松促胎肺成熟，硫酸镁保护胎儿脑神经，硝苯地平口服抑制宫缩等治疗，患者仍有不规则宫缩，胎监 30min 提示有 3 次宫缩，间歇 6 ～ 8min，遂更换为利托君保胎治疗。住院治疗 2d 后，患者夜间无明显诱因出现发热，最高 38.2℃，自述入院前 2 周出现体位变换后干咳，无畏寒、寒战，无胸闷、气紧，脱氧状态下氧饱和度为 91%，予鼻导管吸氧 4L/min 下氧饱和度 96%，听诊左肺呼吸音粗，右下肺闻及少量细湿啰音。完善血气分析：pH7.480，$PaCO_2$ 24mmHg，$PaO_2$84mmHg，BE － 4.5mmol/L，Lac1.20mmol/L；血常规：白细胞计数 5.3×10^9/L，中性粒细胞百分比 81.8%；降钙素原 0.66ng/ml，B 型利钠肽 17.76pg/ml。床旁超声提示：心脏各房室大小正常，EF65%。胸腹腔未见明显积液；胎膜与孕妇子宫右前壁肌壁间查见范围约 6.2cm × 0.9cm × 6.5cm 的液性暗区，内见絮状弱回声，未探及明显血流信号，向上延伸至胎盘边缘。考虑“肺部感染、胎膜早破伴感染”，疑胎膜剥离伴胎盘边缘剥离。经感染科会诊后调整为哌拉西林他唑巴坦抗感染，并完善血培养、尿培养、宫颈分泌物培养均为阴性。予利托君治疗后，心率增快至 130^+ 次 / 分，呼吸频率增快，考虑药物不良反应可能，调整为阿托西班保胎治疗。患者每日下午至夜间仍反复低热，最高体温波动于 37.5 ～ 38.3℃。入院第 8 天，患者仍间断下腹疼痛，间隔 3 ～ 4min，强度强，且阴道见血性分泌物较前增多，消毒阴道检查：宫颈消退 60% ～ 70%，居中，质中，宫口未开。复查产科 B 超示：胎膜与子宫右前壁近宫底处宫壁间查见范围 5.9cm × 1.0cm × 5.4cm 液性暗区，内见絮状稍强回声，其一侧延伸至胎盘后缘。患者出现高热，最高 39.2℃，伴轻微咳嗽，无咳痰，无心慌、胸闷，复查血常规：白细胞计数 8.2×10^9/L，中性粒细胞百分比 85.6%，C 反应蛋白 16.7mg/L；降钙素原 0.40ng/ml。经感染科会诊后调整为美罗培南抗感染，再次留取血培养、宫颈分泌物培养，完善真菌 G 试验、GM 试验、TB-IGRA、TORCH-IgM、EB-DNA、CMV-DNA、免疫全套、隐球菌抗原、肺炎支原体、衣原体检查，结果均未见异常。患者宫缩无法抑制，放弃保胎治疗，于入院后第 9 天流产一暂活婴，留取宫腔分泌物及胎盘组织送培养及病理检查。患者产后仍持续高热，干咳加剧，伴胸闷、气紧，产后第 3 天完善胸部 CT 提示：双侧胸膜增厚，有少量胸腔积液；双肺弥漫肺间质病变，有斑片和大片样渗出和实变。CT 检查过程中，患者咳嗽明显，一过性氧饱和度下降至 70%，遂转诊至 ICU。

☆☆☆☆

转入查体：心电监护：心率 111 次 / 分，呼吸 32 次 / 分，血压 101/67mmHg，SpO_2 98%（面罩吸氧 6L/min）。双肺呼吸音粗，双下肺闻及少量细湿啰音，余内科查体均为阴性。复查血气分析：pH7.52，$PaCO_2$ 29.3mmHg，$PaO_2$112.5mmHg，PaO_2/FiO_2 250 mmHg，Lac2mmol/L，BE1.3mmol/L，HCO_3^- 23.7mmol/L。考虑“重症肺炎、呼吸衰竭”，调整为美罗培南及万古霉素抗感染，经鼻高流量吸氧维持氧合。经呼吸内科会诊阅片后不排除“血行播散性肺结核”可能，追加胎盘抗酸染色、结核分枝杆菌培养、结核分枝杆菌 *Xpert* 基因检测，有痰时反复留取痰标本查抗酸杆菌，停用万古霉素，并给予 HRZEO 方案诊断性抗结核治疗（异烟肼 300mg，qd，po+ 利福平 450mg，qd，po+ 吡嗪酰胺 0.75g，bid，po+ 乙胺丁醇 0.75g，qd，po+ 莫西沙星 0.4g，qd，ivgtt）。产后第 5 天，痰液结核分枝杆菌 *Xpert* 基因检测：结核分枝杆菌复合群（MTB）DNA 阳性，利福平耐药性阴性。病理科报危急值：胎盘抗酸染色（+）。诊断“宫腔结核、血行播散性肺结核”明确，继续予抗结核治疗。患者氧合逐渐改善，产后第 9 天停止高流量吸氧，并转入结核科继续治疗，产后第 20 天治疗好转出院，结核科门诊随访。

☆相关知识点

全球结核病负担很高，在冠状病毒（COVID-19）大流行之前，结核病是单一感染源导致死亡的主要原因。据 WHO 最新统计，2020 年全球结核病新发病例数约 1000 万，估计艾滋病毒抗体阴性人群中有 130 万人死于结核病，艾滋病毒抗体阳性人群中有 21.4 万人死亡。妊娠合并结核病在临床上并不罕见，目前我国妊娠妇女结核病的发病率为 2.0% ～ 7.0%，约是未妊娠妇女的 3 倍。随着二孩政策的放开和辅助生殖技术的发展，该病病例明显增多。

妊娠有利于结核的易感和复发，妊娠后体内激素水平升高，IVF-ET 患者超促排卵和胚胎移植后的高激素水平，均可抑制淋巴细胞免疫功能，使孕妇免疫力下降；此外，对于某些反复胚胎移植失败的患者，常伴随自身免疫紊乱，为提高移植成功率，可能会使用糖皮质激素或免疫抑制剂（如环孢素 A），诱导母胎免疫耐受偏向利于接受胚胎的方向，导致孕妇处于免疫抑制状态，造成其对结核杆菌易感或使体内潜伏病灶复发。同时，妊娠期血容量增加，微血管通透性增加，更有利于结核分枝杆菌进入血液发生血行播散。

结核对妊娠有明显的影响，女性生殖系统结核是导致不孕不育的常见原因之一，如输卵管结核、子宫内膜结核、宫颈结核、盆腔腹膜结核等。妊娠期结核活动可导致胎盘感染引起绒毛膜羊膜炎，使流产率及围生儿死亡率增加。也有少量文献报道结核分枝杆菌可通过胎盘血行播散至胎儿，引起胎儿先天性感染。

因此，对于结核高风险人群，特别是在经济水平相对落后的贫困山区及少数民族地区，在计划妊娠或采取辅助生殖技术前，应进行结核病相关筛查，以提高潜伏结核感染（LTBI）及活动性结核的检出率。筛查手段包括结核菌素皮肤试验（TST）和 γ - 干扰素释放试验（IGRA）。TST 或 IGRA 阳性者若有相关流行病学史，合并发热、咳嗽、体重减轻等症状，痰抗酸杆菌涂片阳性、痰核酸扩增检测（如结核分枝杆菌 *Xpert* 基因检测）阳性，以及胸部影像学检查（在适当屏蔽防护下）提示“上肺叶浸润”，可诊断为活动性肺结核。

结核病的治疗主要包括对 LTBI 的治疗和对活动性结核的治疗。WHO、英国胸科协会、国际结核病和肺病联合会等机构一致认为，目前一线抗结核药物在妊娠期的使用对母婴是安全的，可改善孕产妇和新生儿结局。

LTBI 的治疗：近期接触过未经治疗的活动性呼吸道结核病患者，建议在妊娠期启动 LTBI 治疗。近期未接触者，建议推迟到患者分娩 3 个月后再治疗 LTBI，以尽可能降低妊娠期 LTBI 治疗相关的异烟肼肝炎和不良妊娠结局风险。首选治疗方案是异烟肼，一次 5mg/kg（最多 300mg），qd，连用 9 个月；异烟肼不能耐受者可选择利福平，600mg/d，连用 4 个月。

活动性结核的治疗：经验治疗首选方案为：异烟肼（300mg/d）、利福平（600mg/d）和乙胺丁醇（0.75g/d）治疗 2 个月，之后异烟肼和利福平治疗 7 个月，总疗程为 9 个月（2HRE/7HR 方案）。

值得注意的是，妊娠期及产后早期应用异烟肼可能使异烟肼诱发肝毒性的风险增加，在进行抗结核治疗前，应进行肝功能检查，并定期随访。母乳中一线抗结核药物的浓度较低，对母乳喂养的婴儿无明显毒性作用，因此，对于接受活动性结核治疗至少 2 周，以及接受潜伏性结核治疗的女性，应鼓励母乳喂养。接受异烟肼治疗的产妇，纯母乳喂养婴儿应补充维生素 B_6。

☆专家点评

本例患者原发不孕病史，既往曾行两次胚胎移植均未着床，宫腔镜检查虽未发现阳性结果，仍应考虑生殖系统结核可能。此类患者行 IVF-ET 术前建议行结核病筛查（如 TST/IGRA）及胸部影像学检查，以排查有无 LTBI。若怀疑输卵管积水、子宫内膜结核者可考虑腹腔镜、宫腔镜手术，并对病理标本进行抗酸染色及结核分枝杆菌 *Xpert* 基因检测。

该患者胎膜早破伴发热，首先考虑宫腔细菌感染可能，反复升级抗菌药物治疗后，体温高峰无明显下降，感染指标轻度升高，应考虑特殊病原体感染可能，包括病毒、支原体、衣原体、结核分枝杆菌、真菌等，应逐一进行筛查，及时明确致病原，条件允许者可对疑似标本进行病原体宏基因二代测序。

该患者在痰液及胎盘标本中发现结核分枝杆菌感染证据，最终确诊为宫腔结核、血行播散性肺结核。患者在妊娠早中期反复出现腹痛伴阴道流血等先兆流产症状，极可能是由于结核活动导致胎盘感染，引发绒毛膜羊膜炎，最终导致流产。因此，育龄期妇女妊娠前结核筛查、诊断结核后及时处理，可能会减少母胎不良妊娠结局。

总之，我国妊娠合并结核病发病率呈逐年上升趋势，未治疗的潜伏性结核可能在妊娠期复燃，甚至经血行播散至全身，引发以呼吸功能障碍为主的多器官功能障碍。相比抗结核治疗，未治疗的活动性结核会给母胎造成更大危害。因此，妇产科医生对于妊娠合并结核病应提高警惕，一旦诊断应根据患者情况尽早开始抗结核治疗。

（宋　豪　舒丽娟）